U0746031

中医非物质文化遗产临床经典名著

古今医鉴

明·龚信 纂辑

龚廷贤 续编

王肯堂 订补

熊俊 校注

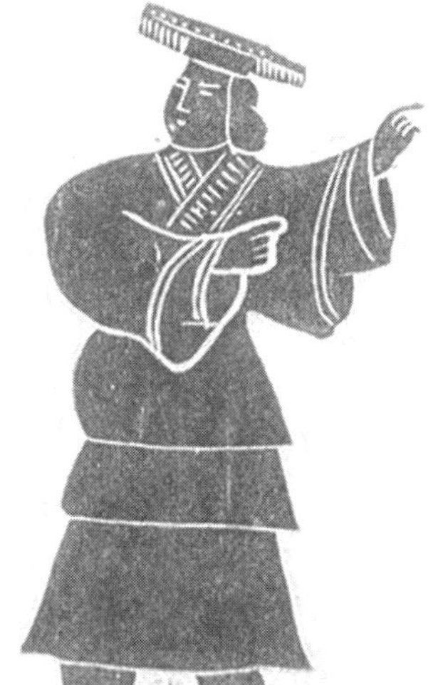

中国医药科技出版社

图书在版编目（CIP）数据

古今医鉴／（明）龚信纂辑；龚廷贤续编；王肯堂订补；熊俊校注．—北京：中国医药科技出版社，2014.1

（中医非物质文化遗产临床经典名著/吴少祯主编）

ISBN 978－7－5067－5475－0

Ⅰ.①古…　Ⅱ.①龚…　②龚…③王…④熊…　Ⅲ.①中医学－中国－明代②医案－中国－明代　Ⅳ.①R2－52②R249.248

中国版本图书馆 CIP 数据核字（2012）第 078770 号

版式设计　郭小平

出版　中国医药科技出版社

地址　北京市海淀区文慧园北路甲 22 号

邮编　100082

电话　发行：010－62227427　邮购：010－62236938

网址　www. cmstp. com

规格　787×1092mm 1/16

印张　17 1/4

字数　313 千字

版次　2014 年 1 月第 1 版

印次　2023 年 8 月第 2 次印刷

印刷　三河市万龙印装有限公司

经销　全国各地新华书店

书号　ISBN 978－7－5067－5475－0

定价　65.00 元

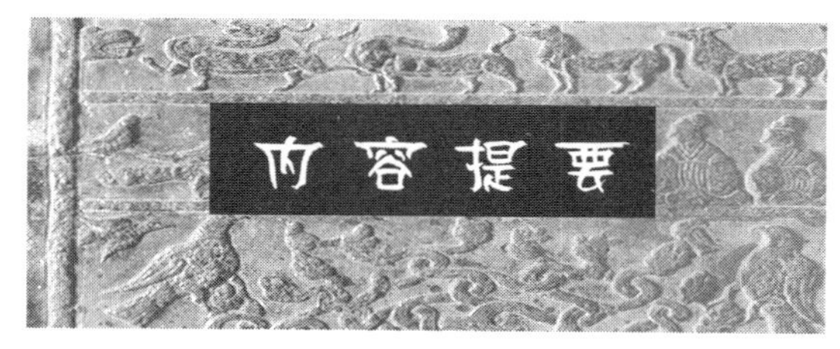

《古今医鉴》是一部综合性医书，明·龚信纂辑，龚廷贤续编，约成书于明万历四年（1576年）。原作8卷，后经王肯堂订补，改为16卷。

首论脉诀、病机、药性、运气四项总论，作为临证的理论基础，而后分述内、外、妇、儿、五官等各科病证141种。各病证先总论其要，再分若干脉证；每证皆按脉、证、治、方分项阐述，间附以验案。上考诸古，下质诸今，凡论辨之精确、脉方之神妙者悉采而集纂，结合其临床经验互为参订，以昭医学之正传，示后学以成法。其论脉证，先详脉象，后议病证，注重据脉剖辨病源，主张诊脉先须知晓十二经脉、脏腑及五行四时生克之理，然后体认浮沉迟数诸藏象所现部位，分辨其阴阳主病之源，阐述诸证病机，确立证治法则。各科病证主治，概以表里、虚实、寒热、邪正为纲，于阐发表汗里下、虚补实泻、寒温热清、邪分内外而治、养正尤重胃气诸论说之同时，强调临证者“最重变通，不宜固执”。全书“考古证今，察脉治病，如执鉴以照物”（刘自强序），复经王氏订补发明，“便后学知合宜之用”，于临床证治颇有参考价值。书中部分内容，以歌诀或韵文概括，便于诵读记忆。所收方剂颇为广泛，其中还记载了不少民间经验方和外治、针灸疗法。

但是由于时代原因，本书在论证和处方上，亦存在许多不正确的看法，但仍不失为一部对临证有重要参考价值的医著。

《中医非物质文化遗产临床经典名著》
编 委 会

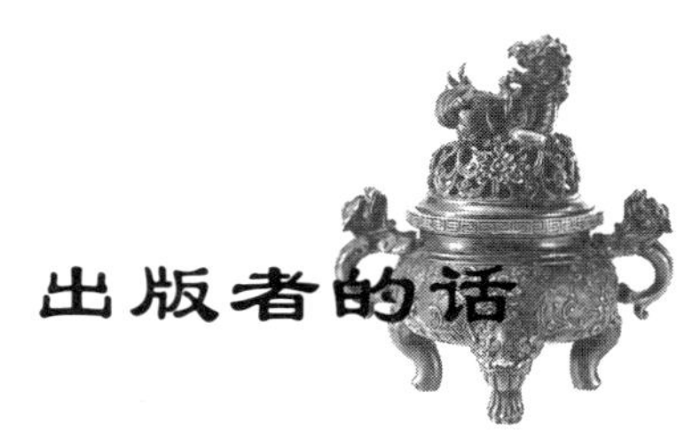

出版者的话

中华医学源远流长，博大精深。早在两汉时期，中医就具备了系统的理论与实践，这种系统性主要体现在中医学自身的完整性及其赖以存续环境的不可分割性。在《史记·扁鹊仓公列传》中就明确记载了理论指导实践的重要作用。在中医学的发展过程中，累积起来的每一类知识如医经、经方、本草、针灸、养生等都是自成系统的。其延续与发展也必须依赖特定的社会人文、生态环境等，特殊的人文文化与生态环境正是构成中医学地域性特征的内在因素，这点突出体现在运用“天人合一”、“阴阳五行”解释生命与疾病现象。

但是，随着经济全球化趋势的加强和现代化进程的加快，我国的文化生态发生了巨大变化，中国的传统医学同许多传统文化一样，正在受到严重冲击。许多传统疗法濒临消亡，大量有历史、文化价值的珍贵医药文物与文献资料由于维护、保管不善，遭到损毁或流失。同时，对传统医药知识随意滥用、过度开发、不当占有的现象时有发生，形势日益严峻。我国政府充分意识到了这种全球化对本民族文化造成的冲击，积极推动非物质文化遗产保护。2005年《国务院办公厅关于加强我国非物质文化遗产保护工作的意见》指出：“我国非物质文化遗产所蕴含的中华民族特有的精神价值、思维方式、想象力和文化意识，是维护我国文化身份和文化主权的基本依据。”

中医药是中华民族优秀传统文化的代表，是国家非物质文化遗产保护的重要内容。中医古籍是中医非物质文化遗产最主要的载体。杨牧之先生在《新中国古籍整理出版工作的回顾与展望》一文中说：“古代典籍是一个民族历史文化的重要载体，传世古籍历经劫难而卓然不灭，必定是文献典籍所蕴含精神足以自传。……我们不能将古籍整理出版事业仅仅局限于一个文化产业的位置，要将它放到继承祖国优秀文化传统、弘扬中华民族精神、建设有中国特色的社会主义的高度来认识，从中华民族的文化传统和社会主义精神文明建设的矛盾统一关系中去理解。”《保护非物质文化遗产公约》指出要“采取措施，确保非物质文化遗产的生命力，包括这种遗产各个方面的确认、立档、研究、保存、保护、宣传、承传和振兴”。因此，立足于非物质文化遗产的保护，确立和展示中医非物质文化遗产博大精深的内容，使之得到更好的保护、传承和利用，对中医古籍进行整理出版是十分必要的。

而且，中医要发展创新，增强其生命力，提高临床疗效是关键。而提高临床疗效的捷径，就是继承前人宝贵的医学理论和丰富的临床经验。在中医学中，经典之所以不朽是因其经过了千百年临床实践的证明。经典所阐述的医学原理和诊疗原则，已成为后世医学的常规和典范，也是学习和研究医学的必由门径，通过熟读经典可以启迪和拓宽治疗疾病的思路，提高临床治疗的效果。纵观古今，大凡著名的临床家，无不是在熟读古籍，继承前人理论和经验的基础上成为一代宗师的。因此，“读经典做临床”具有重要的现实意义。

意识到此种危机与责任，我社于2008年始，组织全国中医权威专家与中医文献研究的权威机构推荐论证，按照“中医非物质文化遗产”分类原则组织整理了本套丛书。本套丛书包括《中医非物质文化遗产临床经典读本》与《中医非物质文化遗产临床经典名著》两个系列，本套丛书所选精当，涵盖了大量为历代医家推崇、尊为必读的经典著作，也包括近年来越来越受关注的，对临床具有很好指导价值的近代经典之作。

本次整理突出了以下特点：①力求准确：每种医籍均由专家遴选精善底本，加以严谨校勘，为读者提供准确的原文。②服务于临床：在书目选择上重点选取了历代对临床具有重要指导价值的作品。③紧密围绕中医非物质文化遗产这一主题，选取和挖掘了很多记载中医独特疗法的作品，尽量保持原文风貌，使读者能够读到原汁原味的中医经典医籍。

期望本套丛书的出版，能够真正起到构筑基础、指导临床的作用，并为中国乃至世界，留下广泛认同，可供交流，便于查阅利用的中医经典文化。

本套丛书在整理过程中，得到了作为本书学术顾问的各位专家学者的指导和帮助，在此表示衷心的感谢。本次整理历经数年，几经修改，然疏漏之处在所难免，敬请指正。

中国医药科技出版社

2013 年 10 月

校注说明

《古今医鉴》，明·龚信纂辑，龚廷贤续编。约成书于明万历四年（1576 年）。龚信，字瑞芝，金溪（今江西省金溪县）人，精岐黄术，隶职太医院。其子龚廷贤，字子才，号云林、悟真子，幼习儒业，后承家学，弃儒随父习医，曾任太医院吏目，并获“医林状元”匾额。一生著述颇丰，除续编本书外，还著有《寿世保元》、《万病回春》、《鲁府禁方》、《小儿推拿秘旨》、《种杏仙方》等。龚氏父子熟读医学经典及名家著作，博学众采，重视民间秘方、验方的收集与运用，积累了丰富的临床经验。尤其是龚廷贤，更是悬壶之处编及江苏、河南、河北、山东等地，医名甚著。

本书原作8卷，初刊本已不可见。后经王肯堂（字宇泰，号损庵、念西居士）订补，题署《王宇泰先生订补古今医鉴》，改为16卷本刊行。该书汇集上自《黄帝内经》，下至元明诸家之论，博采众长，分门别类，涉内、外、妇、儿、杂科病证百余种，是一部切合实用的综合性医著，具有较高临床参考价值。现存版本数十种，最早版本为明万历间重刊本，卷首作“王宇泰先生订补古今医鉴”，另有日本明历二年（1656 年）刊本，亦为16卷，首行也有“王宇泰先生订补古今医鉴”字样。清康熙二十三年甲子（1684 年）文盛堂据蕴古堂余元声重刻本又改为8卷，题作“新刻增补古今医鉴”，为坊间刻本。现通行本有1958 年商务印书馆铅印本、1990 年江西科学技术出版社本等。

此次整理，以明万历十七年（1589 年）刻本为底本，以日本刊本为校本。

一、凡底本中有明显的误字或不规范字，如“己、已、巳”不分，“胁、肋”混用，“楂、渣”误作“查”等，均径改，不出校记。对个别生僻的字词酌加注释。

二、底本正文中有脱漏或讹误处，据校本或文义补、改，并出校记说明。

三、原书中通假字与异体字一律径改为规范的简化字。

四、原书系竖排本，现易为横排本。依照惯例，原文中的“右锉一剂”、“右为末”之类的“右”字，一律径改为“上”字。

五、原文中的中药名称，均改为现代的通用名，均不出注。如“黄蘗、黄檗”径改为“黄柏”；“斑猫”径改为“斑蝥”等。

六、原书目录中个别与内容不一致者，均按内容径改。

七、书中刘自强、刘巡二人之序以及书末“劝善良方”、“口占八绝”，均据日刊本增补。

由于校注者水平有限，书中差错在所难免，敬请读者斧正。

校注者

2011 年 9 月 6 日

序 一[1]

余备员台省，历事三朝，佐理庶政。以天下之民不无病于饥寒困穷颠连而无告者，思所以生养安全之，广圣天子好生之德，跻之仁寿之域焉。盖尝殚厥心矣。顷以衰病，乞休林下，蒙诏赐归，佩恩隆渥，罔所事事，日惟掩扉检阅方书，以求所谓调摄之宜，戒忌之法，以延修龄，以永至眷。然篇章浩瀚，论议繁冗。欲文约而事详，辞简而义当者，艰弗能获。一日，金溪世医龚生持《古今医鉴》谒余曰："是书乃家君暨廷贤所编辑，欲付诸梓，幸得名言于弁首。"余观之，见其说祖之岐黄，宗诸仓、越，下及刘、张、李历代名家。凡论辩之精详，脉方之神妙者，悉采而集之。先之以脉息，次之以病症，终之以治方。立为纪纲，列为十六卷。且游两畿[2]，历诸省，循许昌而抵于扶。凡缙绅家珍藏秘录，靡不搜萃其精，逾二十载而书始就。是诚远稽先圣之遗言，以绍其正传；近取诸儒之确论，以示之成法。余前所谓文约而事详，辞简而义当者，舍是书其奚以也。以《医鉴》名，信哉不诬。龚生不自私而与天下后世共之，则夫业医者得而宗之，将可以考古证今，察脉治病。如执鉴以照物，以起天下之昏扎。天下之民皆为太平考终之人，功岂浅浅哉。抑尝闻开诸古曰：上医医国，次医医人。又曰：达则为良相，不达则为良医。龚生以是道举而措之天下，咸跻于仁寿之域。圣天子好生之德广矣。又何间于穷与达，次与上哉？遂书之以著其用心之仁。龚生名廷贤，字子才，别号云林，江西金溪人氏。其父西园，讳信，字瑞之。父子并以医大行于世。

扶沟三周刘自强撰

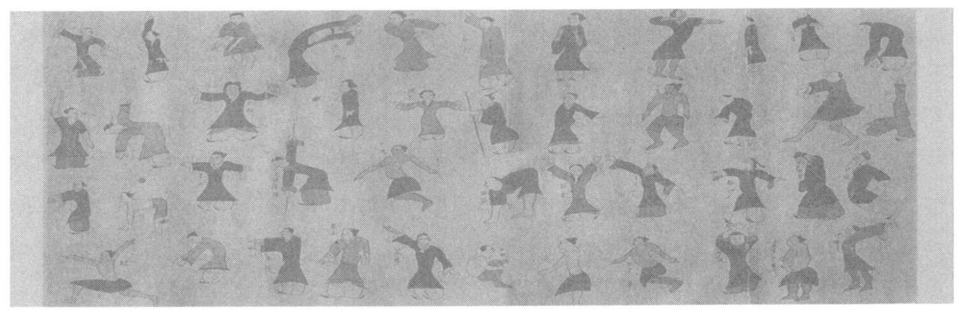

---

[1]原本无此序，据日刊本补。

[2]两畿（jì记）：畿，指京都。两畿指南京、北京。

序　二[1]

夫鉴以照物，妍媸见焉，其形可执也。医，意也，宜不执于形。而谓之医鉴者何？以意为医，而以其精蕴形之记载，俾观者因形会意，诸所疾症脉方，于焉悉达，亦如鉴之照物，妍媸毕见焉。古谓医为鉴也。鉴，一也，医犹夫鉴，亦一也。而谓之《古今医鉴》者何？鉴有古今，医仿诸家要诀，以为卷帙亦有古今，故不徒曰医鉴，而必以古今冠也。拟医于鉴，其察症照物，诚均毫发不爽也。而为之序者何？医鉴既成，将梓而行世，是不容无序也。其鉴此古今医者何？金溪云林龚子也。龚子少为儒，已以单子弃去，惟雅好医病，世俗末学执偏见而源本昧也。乃只其父西园君意，取黄帝《素问》、《灵枢》读之，刻意研精，辄识真要。凡运气之标本，阴阳之升降变化，生死之由兆，既分焉晰矣。复发为论著，以释群疑，而医遂裒然名吴楚间。乃龚子以名吴楚为未足，由是游大梁，历许昌，遂北如燕而售其术于公孙之前。如大学士中玄高公，大司寇三川刘公，咸雅重龚子，授之衔以示褒嘉。而龚子之名，复盛称于燕、于梁许无休已时。久之并集周汉和、缓、淳于，下至金元刘、张，本朝朱、戴辈。诸方奇验者，檃栝成帙，名曰《古今医鉴》。以古今医术尽于此，如悬鉴故也。先之论说以阐其理，既之门类以悉其端，终之旁行以广其见。厘为八卷，要诀悉备，按法取用，厥验如神。盖真不刊书云：凡医家者流，究论说则其理明，观门类则其端显，窥旁引则其见周，文简意博，一览无遗。辟如既型之鉴，粉之玄锡，摩之白蔚，而其体明也。譬玉荣石精，尘垢莫蚀，而须眉鬓毛，可得而察也。故谓医为鉴可也。谓古今之医为古今之鉴亦可也。而岂形迹之足拘哉。嗟龚子之心之仁，成是书而公于天下，又有大过人者。昔者长乐君以禁方传越人，而戒以无泄，徒为越人传，不欲为天下公，狭小之见，是反鉴索照者类也，而非所以语龚子也。庄子曰：至人之用心也着镜，不将不迎，应而不藏。殆龚子公是书之谓乎。其父西园君，负才玄览，为世儒医，嘉靖末受先少保公异知，尝欲修此书，而其子云林竟成之。盖世医云：余以知西园，故因知其子。于其请也，遂为之序。

鄢陵水山刘巡书

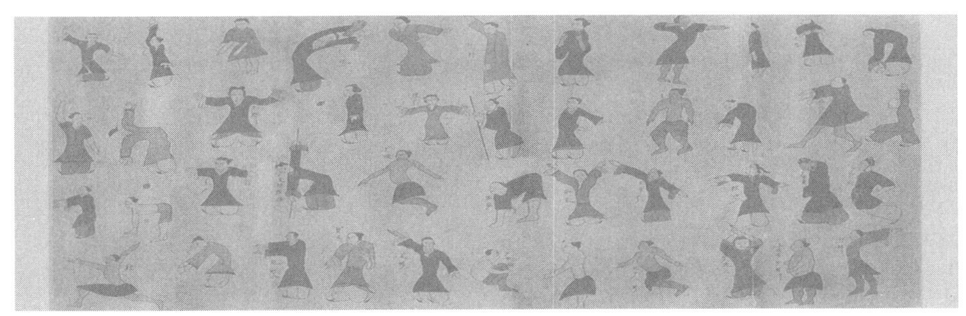

---

[1] 原本无此序，据日刊本补。

自　序

余幼业儒，读张子西铭：天下疲癃残疾，皆吾兄弟。韩子原道：为之医药，以济其夭死。深叹二公之言，民胞物与之心也。然膺厥任，惟宰相上佐天子，调燮阴阳，节宣元气，庶足起疲癃而寿国脉。余诵之，直欲于身亲见之，殊庸劣鲁钝，为时所厄，会家君医学竭来燕豫，响应中原，医之正传，已有所得。余因省焉，遂弃儒就学，绍岐黄仓越之心传，阐刘张朱李之秘诀，于当时云游高士有裨医教者，尤竭诚晋谒，与之上下其议论。远宗先哲，近取名公，殚精竭神，磨光刮垢，与家君相为渊源，盖有年矣。每视疾则先诊以脉息，次察其病原。而攻治之法，方药之制，又酌其脉病而投之。执是以往，影响不殊。既而以脉病治方，分门别类，以古今之确论为枢要，间亦窃附己意，参互考订，遗者补之，略者详之，纂辑成帙。医有十三科，此其粗备，厘为八卷，名以《古今医鉴》。夫医，意也。何取于鉴？鉴惟空而后无遗照，医必明而后无遗疾。是书上考诸古，古之明验者取之；下质诸今，今之明验者取之。虽隐伏沉痼，罔不洞察，与鉴之照物，妍媸不爽，有相类者，此之谓医鉴。此余命名意也。藁甫成，不敢自秘，爰付诸梓，以公诸天下后世，俾医有小补，病有救援。视医国良相，故小大不同，而疲癃可起，夭死可苏，亦宛乎张、韩二公之用心。余不佞言之无文，聊述成书之概于篇端，其订讹正误，尚有俟于后之君子。

时万历己丑仲冬之吉金溪后学龚廷贤书于恒我斋

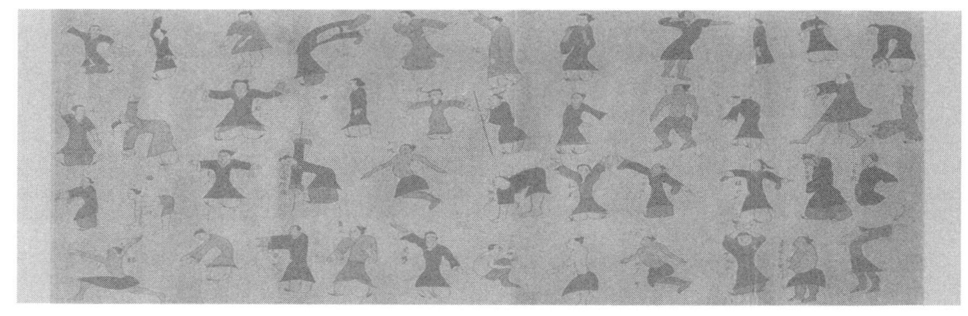

凡　例[1]

一、医家门路，须要指下明，而后病源悉；药性熟，而后证治投。是书脉诀、病机、药性、运气，掇拾其辞简义当者，置之前列，正以启后学之进趋云。

二、脉诀，诸儒论载详明，兹采其切要者录之。凡诊得某脉当得某病，脉之生克，病之轻重，一指掌即见。学者须得手应心，神而明之，斯为善学。

三、病发根于脏腑，至为难识，必先知某经亏损，而后知病在某经，必调理某经而后某经病愈。是书凡内外伤外感之类，条分缕析，论究详明，使后学知所自来，则攻治投剂，方能箭中鸿鹄。

四、治病必先识虚实寒热，苟补泻温凉不得其宜，则将如柄凿不入。兹以经年历试治法，详附于各病之下，或补或泻，或温或凉之间，自有斟酌，执此以治，自然病根悉拔。

五、方有古方，有今方。古方皆历代医师所制，予试其百发百中者始纂之，其未试者，虽工不录。此盖人所共知，故不以姓氏再赘。今方皆太医院传自秘阁，及诸缙绅家藏。当代名医与愚父子所制得效者，于各方下每系以姓号官衔，示不忘本也。又有所谓秘方者，乃上方异人所授，不能悉纪其名，惟著以秘方二字。潜心经二十载，就正阅千万人，罄南北之奇良，括古今之秘验，方药之制，有自来矣。

六、制方有全虚全实者，有半虚半实者，有中正和平者，有攻击杀伐者，有全表全里者，有半表半里者，各明注方下，使后学知合宜之用。

七、针灸之法，虽有祛病之功，但取其素所试验者，附于治末，以济方药之所不及，其未奏效者，姑阙之。

八、妇人科、小儿科、外科、眼科之类，各有专门，余皆就门采其成法，更以己意试之，姑从其说，盖非泛然所得者。

---

[1] 原本无此凡例，据日刊本补。

目录

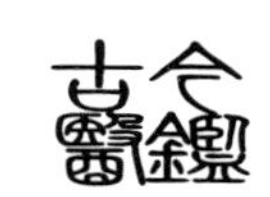

卷 一

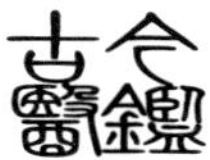

脉 诀

脉学大要

凡诊脉之法，先要定得三部，位分明白；又要晓得十二经络、五脏六腑及五脏配合五行、四时生克之理；又要知得脉之息数，分别浮、沉、迟、数、滑、涩，及诸脉阴阳主病之原也。何谓三部？谓人两手俱有寸、关、尺也。凡诊脉，先以中指揣摩掌后，有小高骨，就是关脉。然后下前后二指，关前至鱼际，得同身之一寸，故名为寸口，为阳；关后至尺泽，得同身之一尺，故名为尺部，为阴。又寸脉六分，关脉六分，其上三分，入于寸内，是阳得寸内九分，阳数九也；尺内七分，关下三分，入于尺内，是阴得尺内一寸，阴数十也。终始一寸九分此也。又长人脉长，当疏排指；短人脉短，当密排指。人瘦小，则轻取之；人肥大，则重取之。性急人脉急，性缓人脉缓。又有反关脉，在三部之后或臂侧。若过寸口上鱼际者，名曰鱼际脉。有左大右小者，有左小右大者，有贵人两手清微而无脉者，有两手俱洪大者，须用心诊视。凡诊脉，先须调平自己气息，男左女右，初轻按消息之，次中按消息之，再重按消息之。推而上消息之，上即关之前也；推而下消息之，下即关之后也；推而内消息之，内即脏之脉也；推而外消息之，外即腑之脉也。然后自寸、关、尺，逐步寻究，一呼一吸之间，要以脉行四至为率。闰以太息脉五至，是为平脉也。其有太过不及，则为病脉也。凡人十二经动脉，循环一昼夜五十周，朝于寸口，会于平旦。《内经》凡诊平人之脉，常以平旦。至诊病脉，则不以昼夜拘也。《难经》独取寸口者，即手太阴之经也。上古诊法有三：其一，各于十二经动脉见处，分为三部，天、地、人以候各脏腑；其二，寸口、人迎参之，以验引绳四时之大小以决病；其三，独取寸口，以内外分脏腑，以高下定身形，斯叔和所取以为寸口脏腑之位也。

何谓五脏六腑？盖五脏者，心、肝、脾、肺、肾也；六腑者，胆、胃、大肠、小肠、膀胱、三焦也。左手关前一分为人迎，右手关前一分为气口。左手寸口，心与小肠之脉所出，君火也；左手关部，肝与胆之脉所出，风木也；左手尺部，肾与膀胱之脉所出，寒水也；右手寸口，肺与大肠之脉所出，燥金也；右手关部，脾与胃之脉所出，湿土也；右手尺部，命门与三焦之脉所出，相火也。盖五脏者，藏精气而不泻，满而不能实；六腑者，传化物而不藏，实而不能满。故脉始于中焦，饮食入口藏胃，精微之化，注于手太阴肺、手阳明大肠、足阳明胃、足太阴脾、手少阴心、手太阳小肠、足太阳膀胱、足少阴肾、手厥阴心胞、手少阳三焦、足少阳胆、足厥阴肝，复还注于手太阴肺，循环灌溉，朝于寸口、人迎，以处百病而决死生也。

然以对待之位言之，则左寸火克右寸金，左关木克右关土，左尺水克右尺火。左刚右柔，有夫妇之别也。然左手属阳，右手属阴。左寸君火以尊而在上，右尺相火以卑而在下，有君臣之道也。又以循环之序言之，盖以右寸金生左尺水，水又生左关木，木又生左寸火，火复通右尺相火，相火又生右关土，土又生右寸金，而金复生水，此五行更相生养，循环无端，有子母之亲也。盖子能令母实，母能令子虚是也。治法云：虚则补其母，实则泻其子。如水生木，是水为母，木为子，木复生火，是木受窃气，故水怒而克火。所谓子逢窃气，母乃力争。火又生土，是火为母，土为子，土见火被水克，故怒而克水。所谓母被鬼伤，子来力救。假如肝木有余，是肺金不足，金不能克木，故木无所畏，其气有余，反薄激肺金而乘其脾土也，故曰薄所不胜而乘所胜也。此五脏之气，内相淫并为疾也。又如肝木气少不及，则不能以制土。土无所畏，而遂妄行，乃凌其肾水矣，故曰所胜妄行，而所生者受病也。肝木之气不平，则肺金之气自薄，故曰所不胜薄之也。盖木气不平，土金交薄，相迫为疾，故曰气迫也。相生、相克、相胜展转无穷，举一以例其余也。

何谓五脏配合五行、四时、五音？盖五行者，金、木、水、火、土也；四时者，春、夏、秋、冬也；五音者，宫、商、角、徵、羽也。肝主筋，其华在爪，其藏魂，其声呼，其液泣，应角音，调而直，属木，应乎春令，其色青，其味酸；心主血脉，其荣在色，其藏神，其养血，其候音，其声言，其液汗，应征音，和而长，属火，应乎夏令，其色赤，其味苦；肺主皮毛，其华在毛，其充在皮，其藏魄，其声哭，其液涕，应商音，轻而劲，属金，应乎秋令，其色白，其味辛；肾主骨，其华在发，其充在骨，其藏精与志，其候耳，其声呻，其液唾，应羽音，沉而深，属水，应乎冬令，其色黑，其味咸；脾主肌肉，其华在唇四白，其充在肌，其藏意与志，其声歌，其液涎，应宫音，大而和，属土，应乎四季月[1]，其色黄，其味甘，是五脏配合五行、四时、五音也。何谓四季之脉？谓春弦、夏钩、秋毛、冬石。然春脉弦者，谓正月寅，二月卯，木旺，春日脉浮，如鱼游在波，虽出犹未全浮，故其脉弦而长，以应东方肝木之气也；夏脉钩者，谓四月巳，五月午，火上炎，夏日在肤，阳气太盛，故其脉来有力，浮大而散，以应南方心火之气也；秋脉毛者，谓七月申，八月酉，金旺，而金性轻浮，秋日下肤，随阳气渐降，将欲藏去，故其脉来浮涩而短，以应西方肺金之气也；冬脉石者，谓十月亥，十一月子，水旺，而水性下流，冬日在骨，阳气伏藏，故其脉沉濡软滑，以应北方肾水之气也；辰戌丑未四季月，脉迟缓者，谓土性厚重，其脉来和缓而大，以应中央脾土之气也。四时之脉，虽有弦、钩、毛、石之分，然春三月，六部中俱带弦；夏三月，俱带洪；秋三月，俱带浮；冬三月，俱带沉。六部内按之，又兼和缓为有胃气，此无病之脉也。若乃见弦、钩、毛、石而无和缓，此是真脏之脉，人不病而死也。大抵脉者，气血之先也，气血盛则脉盛，气血衰则脉衰，气血热则脉数，气血寒则脉迟，气血壮则脉大，气血微则脉小，气血和则脉平。试以脉之大纲言之，初持脉，轻手候之，脉见

---

[1] 四季月：夏历四季的第三月的总称。

于皮肤之间者，阳也，腑也，心脉之应也。盖心肺在上，故其脉皆浮，若浮大而散者，心也；浮涩而短者，肺也。重手按之，脉附于肌肉之下者，阴也，脏也，肝肾之应也。盖肝肾在下，故其脉皆沉，若弦而长者，肝也；沉而软滑者，肾也。不轻不重，中而取之，脉应于肌肉之间，阴阳相适，中和之应，脾胃之候也。盖脾居中州，故脉缓而大，此五脏不病之平脉也。诊视者必熟知平脉，然后可以辨病脉也。若短小而见于皮肤之间者，阴乘阳也；洪大而见于肌肉之下者，阳乘阴也。寸尺皆然。

又以脉之十二经细分之，脉有浮沉，诊有轻重也。左寸先以轻手得之，是小肠属表；后以重手如六菽之重得之，是心属里。心在肺下，主血脉。心脉循血脉而行，按至血脉而得为浮；稍加力，脉道粗大为大；又稍加力，脉道润软而散，此乃浮大而散，不病之脉也。若出于血脉之上，见于皮肤之间，是其浮也；入于血脉之下，见于筋骨之分，是其沉也。左关先以轻手得之，是胆属表；后以重手如十二菽之重取之，是肝属里。肝在脾下，主筋。肝脉循筋而行，按至筋平，脉道如筝弦者为弦，次稍加力，脉道迢迢为长，此弦长不病之脉也。若出于筋上，见于皮肤血脉之间，是其浮也；入于筋下，见于骨上，是其沉也。左尺先以轻手得之，是膀胱属表；后以重手取之，度如十五菽之重而得之，是肾属里。肾在肝下，主骨。肾脉循骨而行，按至骨上得之为沉；又重手按之，脉道无力者为濡；举指来疾流利者为滑，此乃沉濡而滑，不病之脉也。若出于骨上，见于皮肤血脉筋肉之间，是其浮也；入而至骨，是其沉也。右寸先以轻手得之，是大肠属表；后以重手取之，如三菽之重得之，是肺属里。肺居最高，主皮毛。肺脉循皮毛而行，按至皮毛而得者为浮；稍加力，脉道不利为涩；又稍加力，脉道缩入关中，上半指不动；下半指微动者为短，此浮涩而短，不病之脉也。若出于皮毛之上，见于皮肤之表，是其浮也；入于血脉筋肉之分，是其沉也。右关先以轻手得之，是胃属表；后以重手取之，如九菽之重得之，是脾属里。脾在心下，主肌肉。脾脉循肌肉而行，按至肌肉，脉道如微风轻杨柳梢之状为缓；又稍加力，脉道敦实者为大，此为缓大，不病之脉也。若出于肌肉之上，见于皮毛之间者，是其浮也；入于肌肉之下，见于筋骨之分者，是其沉也。右尺先以轻手得之，是三焦为表；后以重手得之，是命门属里，为相火，气与肾通也。

又有三部九候之诀。三部者，寸、关、尺也；九候者，浮、中、沉也。凡三部，每部各有浮、中、沉三候，三而三之，为九候也。浮主皮肤，候表及腑；中主肌肉，以候胃气；沉主筋骨，候里及脏也。寸为阳，为上部，法天，为心肺，以应上焦，主心胸以上至头之有疾也；关为阴阳之中，为中部，法人，为肝脾，以应中焦，主膈以下至脐之有疾也；尺为阴，为下部，法地，为肾命，以应下焦，主脐以下至足之有疾也。此三部诊候之大法也。

又脉有上下、来去、至止，此六字不明，则阴阳虚实不别也。上者、来者、至者为阳；下者、去者、止者为阴。上者，自尺部上于寸口，阳生于阴也；下者，自寸口下于尺部，阴生于阳也。来者，自骨肉之分，而出于皮肤之际，气之升也；去者自皮肤之际，而还于骨肉之分，气之降也。应曰至，息曰止也。

何谓生克之理？谓五行有相克、相生也。相生者，谓金生水、水生木、木生火、火生土、土生金是也；相克者，谓金克木、木克土、土克水、水克火、火克金是也。凡脉遇相生者吉，相克者凶，何也？盖心若见沉细，肝见短涩，肾见迟缓，肺见洪大，脾见弦长，皆遇克也，为鬼贼相侵，危证也。又心若见缓，肝见洪，肺见沉之类，是子扶养于母，遇我之脉生也，虽病易瘥。至而肾病传肝，肝病传心之类，此母来抑子，病虽不死，亦延绵日久矣。又我克者为妻，假如春属木，脉见脾土，是夫得妻脉也。妻来乘夫，虽非正克，然春中独见脾脉，土乘木衰，土乘之，则生金来克木耳。若肝脉弦缓，而本体尚存，脾土虽乘之，为微邪，不足虑也；若本脉全无，而独见脾缓之脉，为害必矣。《脉赋》云：假令春得肺脉为鬼，得心脉则为肝儿，肾为其母，脾则为妻。故春得脾而莫疗，冬见心而不治，夏得肺而难瘥，秋得肝亦何疑。此即四时休旺，以例生克之义也。然人脉之息数，出气为呼，入气为吸。一呼一吸，为之一息。一息之间，脉来四至或五至，为平和，不大不小，和缓舒畅，此无病之脉也。至于三迟二败，冷而危也；六数七极，热之甚也；八脱九死，极于十一二至，与夫奄奄两息一至，则又散而为变也。如六数七极，热也，脉中有力，为有神矣，当泄其热；三迟二败，寒也，脉中有力，为有神矣，当去其寒；若数极迟败中，不复有力，为无神也，将何所恃耶？可与之决死期矣。

然脉理大要，元人又谓不出于浮、沉、迟、数、滑、涩六脉也。浮脉轻手取之；沉脉重手取之；迟、数之脉，以己之呼吸而取之；滑、涩之脉，则又察乎往来之形也。浮者，阳也，脉在肉上行也，轻手乃得，而芤、洪、散、大、长、濡、弦，皆轻手而得之类也。沉者，阴也。脉在肉下行也，重手乃得，而伏、石、短、细、牢、实，皆重手而得之类也。迟者，脉不急也，一息二三至，而濡、缓皆迟之类也。数者，脉来速也，一息六七至，而疾、促皆数之类也。至于滑、涩之脉，则以往来察其形状也。浮为阳，在表，为风、为虚；沉为阴，在里，为湿、为实；数则在腑，为热、为阳、为燥；迟则在脏，为寒、为冷、为阴；滑为血多气少；涩为气多血少；滑为血有余；涩为气独滞。是浮、沉、迟、数、滑、涩六脉，此诊家之要法也。

男子左手脉常大于右手者，为顺；女子右手脉常大于左手者，为顺。男脉在关上，女脉在关下。男子尺脉常弱，寸脉常盛；女子尺脉常盛，寸脉常弱，是其常也。反者，男得女脉为不足，女得男脉为太过。是以男子不可久泻，女子不可久吐。上部有脉，下部无脉，其人当吐，不吐者死；上部无脉，下部有脉，病虽重，不死，何也？盖人有尺脉，谓有元气，犹树之有根也。凡人左手属阳，右手属阴；又关前属阳，关后属阴。汗多亡阳，下多亡阴。诸阴为寒，诸阳为热。

至于疾病为证，又有阴阳表里之辨。盖六淫之邪，袭于经络，而未入于胃腑，如左手人迎脉紧盛，大于气口一倍，为外感风寒，皆属于表，为阳也，腑也。七情之气，郁于心腹之内，不能越散。饮食五味之伤，留于肠胃之间，不能通泄。如右手气口脉大人迎一倍，脉紧盛，为内伤饮食，皆属于里，为阴也，脏也。若人迎、气口俱紧盛，此为夹食伤寒，为内伤外感俱见也。又阳经取决于人迎，阴经取决于气口。左脉不和，为病在表，为阳，主四肢；右脉不和，为病在里，为阴，主腹脏。

至于诸脉，又有表里、阴阳主病之异，何也？盖谓脉有七表、八里、九道，凡二十四种是也。自六朝以前，诊视固无此说，然此起于高阳生之议论，义虽未得其统要，然智者缘此而进，亦足以察病之原委焉。七表者何？谓浮、芤、滑、实、弦、紧、洪也。歌曰：浮按不足举有余，芤脉中空两畔居，滑体如珠中有力，实形逼逼与长俱，弦如始按弓弦状，紧若牵绳转索状[1]，洪举按之皆极大。此名七表不同途。其见于病曰：浮为中风芤失血，滑吐实下分明别，弦为拘急紧为疼，洪大从来偏主热。八里者何？微、沉、缓、涩、迟、伏、濡、弱也。歌曰：微来如有又如无，沉举全无按有余，迟缓息间三度至，濡来散止细仍虚，伏须切骨沉相类，弱脉沉微指下图，涩脉如刀轻刮竹，分明入里坦如途。其见于病曰：迟寒缓结微为痞，涩因血少沉气滞，伏为积聚濡不足，弱则筋痿少精气。九道者何？长、短、促、结、虚、细、代、牢、动也。歌曰：长脉流利通三部，短脉本部不及些，虚脉迟大无力软，促脉来数急促欤，结脉时止而迟缓，代脉不还真可吁，牢脉如弦沉更实，动脉鼓动无定居，细脉虽有但如线，九道之形乃自殊。其见于病曰：长为阳毒三焦热，短气壅郁未得倡，促阳气拘时兼滞，虚为血少热生惊，代主气耗细气少，牢气满急时主疼，结主积气闷兼痛，动是虚劳血痢崩。然七表属阳、八里属阴，九道有阴有阳，各随寸、关、尺及脏腑诊之。若在寸口，膈以上病；在关中，胃以下病；在尺内，脐以下病。大抵元气之来，力和而缓；邪气之至，力强而峻。凡尺脉上不至关为阴绝，寸脉下不至关为阳绝。阴阳相绝，人何以依，脉之大概，如斯而已。

脉体捷法

浮脉 按之不足，轻举有余，满指浮上曰浮。为风虚运动之候。为病在表，为风应人迎，为气应气口，为热，为痛，为呕，为胀，为痞，为喘，为满不食。浮大为伤风鼻塞，浮滑疾为宿食，浮大长为风弦癫疾，浮细而滑为伤饮。

芤脉 浮大而软，按之中空旁实，如按葱叶，中心空虚曰芤。为失血之候。大抵气有余，血不足，血不能充气，故虚而大，若芤之状。

滑脉 往来流利，应指圆滑如珠曰滑。为血实气壅之候，盖不胜于气也。为呕吐，为痰逆，为宿食，为经闭。滑而不断绝者，经不闭；其有断绝者，经闭也。上为吐逆，下为气结，滑数为热结。

实脉 浮、中、沉三字皆有力曰实。为三焦气满之候，为热，为呕，为痛，为气塞，为气聚，为食积，为利，为伏阳在内。

弦脉 端直以长，如弦隐指曰弦。为气血收敛不舒之候。为阳之伏阴，或经络间为寒所滞，为痛，为饮，为疟，为疝，为拘急，为寒热，为血虚盗汗，为寒凝气结，为冷痹，为劳倦。弦数为劳疟，弦紧为恶寒，双弦胁痛，弦长为积，随左右上下。

紧脉 举按急数，指下如牵绳转索之状，曰紧。为邪风激搏伏于荣卫之间。为寒，为痛。浮紧为伤寒身痛；沉紧为腹中有寒，为风痫；紧数为寒热。

洪脉 极大，在指下来大去长而满

---

[1] 状：原作“初”，据日刊本改。

指曰洪。为荣卫大热血气燔灼之候。为表里皆热，为烦，为满，为咽干，为大小便不通。洪实为癫；洪紧为痈疽喘急，亦为胀满不食。

微脉 极细而软，无浮沉之别曰微。为血气俱虚之候。为虚弱，为呕，为泄，为虚汗，为拘急，为崩漏败血不止。微弱为少气，浮而微者为阳不足。主脏寒下痢。

沉脉 轻手不见，重手乃得曰沉。为阴逆阳郁之候。为气，为水，为寒，为喘，为停饮，为癥瘕，为胁胀，为厥逆，为洞泄。沉细为少气，臂不能举；沉迟为痼冷；沉滑为宿食；沉伏为霍乱。沉而数主内热，沉而迟主内寒，沉而弦主心腹冷痛。

缓脉 举按大而慢，一息四至曰缓。为风，为虚，为痹，为弱，为疼。在上为项强，在下为脚弱。浮缓、沉缓血气弱。

涩脉 按之则散而复来，举之则细而不足曰涩。为气多血少之候。为血痹，为亡汗，为伤精。女人有孕为胎漏，无孕为败血病。

迟脉 呼吸之间脉仅三至，随浮沉而见曰迟。为阴盛阳虚之候。为寒，为痛。浮而迟，表有寒；沉而迟，里有寒。居寸为气不足，居尺为血不足。气寒则缩，血寒则凝。

伏脉 轻手取之，绝然不见，重手取之亦不得，必按至于骨乃见曰伏。为阴阳潜伏、关格闭塞之候。为积聚，为疝瘕，为霍乱，为溏泄，为停食，为水气，为荣卫气闭而厥逆。关前得之为阳伏，关后得之为阴伏。

濡脉 极软而浮细，轻手乃得，不任寻按曰濡。为血气俱不足之候。为虚，为痹，为少气，为无血，为自汗，为下冷。

弱脉 极软而沉细，按之欲绝指下曰弱。由精气不足，故脉痿弱而不振也。为元气虚损，为痿弱不用，为痼冷，为哄热，为泄精，为虚汗。

长脉 按之则洪大而长，出于本位曰长。气血俱有余也。为阳毒内蕴，三焦烦郁；为壮热。若伤寒得长脉，欲汗出而自解也。

短脉 两头无，中间有，不及本位曰短。为气不足，以前导其血也。为阴中伏阳，为三焦气壅，为宿食不消。

虚脉 按之不足，迟大而软，轻举指下豁然而空曰虚。为气血两虚之候。为暑，为烦满多汗，为恍惚多惊，为小儿惊风。

促脉 按之来去数，时一止复来曰促。阳独盛而阴不能相和也，或怒逆上，亦令脉促。为气捔[1]，为狂闷，为瘀血发狂，又为气、血、饮、食、痰。盖先以气热脉数，而五者或有一流滞乎其间，则因之而为促。

结脉 按之往来迟缓，时一止复来曰结。阴独盛而阳不能相入也。为癥结，为七情所郁。浮结为寒邪滞经，沉结为积气在内，又为气、血、饮、食、痰。盖先以气寒脉缓，而五者或一有流滞于其间，则因之而为结。故张仲景谓结、促皆病脉，然渐加即死，渐退即生。

代脉 动而中止，不能自还，因而复动，由是复止，寻之良久，乃复强起曰代。主形容羸瘦，口不能言。若不因病而人羸瘦，其脉代止，是一脏无气，他脏代之，真危亡之兆也。若因病而气血骤损，以致元气不续，或风家、痛家、

---

[1] 气捔（jué 觉）：捔，挤也。气捔言人身气机壅塞不通，发为狂闷。

脉见代止，只为病脉。故伤寒家亦有心悸而脉代者，心腹痛亦有结涩止代不匀者。盖凡痛之脉，不可准也。又妊娠亦有脉代，此必二月胎也。

牢脉 沉而有力，动而不移曰牢。为里实表虚，胸中气促为劳伤痿极，大抵近乎无胃气，故诸家皆以为危殆。亦有骨间疼痛，气居于表。

动脉 状如豆大，厥厥动摇，寻之有，举之无，不往不来，不离其处，多于关部见之。为痛，为惊，为虚劳体痛，为崩，为泄利。阳动则汗出，阴动则发热。

细脉 按之则萦萦如蛛丝，如欲绝，举之如无而似有，且微曰细。盖血冷气虚，不足以充故也。为元气不足，乏力无精，内外俱冷，痿弱洞泄，忧劳过度；为伤湿；为积；为病在内及在下。

数脉 一息六至，过平脉两至曰数，为烦满。上为头疼上热；中为脾热口臭，胃翻呕逆。左关为肝热目赤，右尺为小便赤黄，大便闭涩。浮数，表有热；沉数，里有热。

散脉 举之则似浮而散大无力，按之则满指散而不聚，来去不明，漫无根底。为气血耗散，脏腑气绝，在病脉主阳虚不敛，又主心气不足。

诸脉相类

微与濡、弱相类。极软而浮细曰濡；极软而沉细曰弱；极细而软，无浮沉之别者，微脉也。微与涩、结何以别？细而短，又迟于微，来往蹇滞曰涩；细而稍大，常有曰细；细稍长，似有似无曰微。

缓与迟二脉相类。缓脉大而慢，迟脉细而衰；缓者卫有余而荣不足，迟者阴气盛而阳气衰。二诊不同，迟脉一息三至，缓脉一息四至是也。

止脉

诸脉有止者，涩、促、结、代也。脉细而迟往来难，时一止者为涩；脉来数，时一止者，为促；脉来缓，时一止者，为结。

分人迎气口脉诀

《脉赞》曰：关前一分，人命之主。左为人迎，右为气口。神门决断，在两关后。故曰人迎紧盛则伤于寒，气口紧盛则伤于食，此人迎、气口所以有内伤、外感之辨也。

左为人迎，以候天之六气，风、寒、暑、湿、燥、火之外感者也。人迎浮盛则伤风，紧盛则伤寒，虚弱则伤暑，沉细则伤湿，虚数则伤热，皆外所因，法当表散渗泄则愈。右为气口，以候人之七情，喜、怒、忧、思、悲、恐、惊，内伤之邪。其喜则脉散，怒则脉激，忧则脉涩，思则脉结，悲则脉紧，恐则脉沉，惊则脉动，皆内所因。看与何部相应，即知何脏何经受病，方乃不失病机，法当温顺以消平之。其如诊按表里，名义情状，姑如后说。但经所述，谓神者，脉之主；脉者，血之府；气者，神之御。脉者，气之使，长则气治，短则气病，数则烦心，大则病进。文藻虽雅，义理难明。动静之辞，有博有约。博则二十四字，不滥丝毫；约则浮、沉、迟、数，总括纲纪，辞理粲然。浮为风，为虚；沉为湿，为实；迟为寒，为冷；数为热，为燥。风、寒、湿、热属于外，虚、实、冷、燥属于内。内外既分，三因须别，学者宜详观览，不可惮烦也。

内因脉喜怒忧思悲恐惊，内应气口

喜则伤心脉必虚，思伤脾结脉中居，因忧伤肺脉必涩，怒气伤肝脉便濡，恐则于肾脉沉是，缘惊伤胆动相须，脉紧因悲伤胞络，七情气口内因之。

外因脉风寒暑湿燥火，外应人迎

紧则伤寒肾不移，虚因伤暑向胞推，涩缘伤燥须观肺，细缓伤湿要观脾，浮则伤风肝部应，弱为伤火察心知，六部各脉须当审，免使将寒作热医。

不内不外因脉

劳神役虑定伤心，虚涩之中仔细寻。劳役阴阳伤肾部，忽然紧脉必相侵。房帷任意伤心络，微涩之中宜忖度。疲极筋力便伤肝，指下寻之脉弦虚。饮食饥饱并伤脾，未可轻将一例推。饥则缓弦当别议，若然滑实饱无疑。叫呼损气因伤肺，燥弱脉中宜熟记。能通不内外中因，生死吉凶都在是。

死绝脉

雀啄连来三五啄，屋漏半日一点落，弹石硬来寻即散，搭指散乱真解索，鱼翔似有亦似无，虾游静中跳一跃，寄语医家仔细看，六脉见一休下药。

动止脉

一动一止两日死，两动一止四日迩，三动一止六日亡，四动一止八日事，五动一止只十日，十动一止一年去，春草生时即死期，二十一动二年住，清明节后始倾亡，三十动止三年次，立秋节后病则危，四十动止四年次，小麦一熟是死期，五十一止五年试，草枯水寒时死矣，此为太素脉玄秘。

诸脉宜忌类

伤寒热病宜洪大，忌沉细。咳嗽宜浮濡，忌沉伏。腹胀宜浮大，忌虚小。下痢宜微小，忌大浮洪。狂疾宜实大，忌沉细。霍乱宜浮洪，忌微迟。消渴宜数大，忌虚小。水气宜浮大，忌沉细。鼻衄宜沉细，忌浮大。心腹痛宜沉细，忌浮大弦长。头痛宜浮滑，忌短涩。中风宜浮迟，忌急实大数。喘急宜浮滑，忌涩脉。唾血宜沉弱，忌实大。上气浮肿宜浮滑，忌微细。中恶宜紧细，忌浮大。金疮宜微细，忌紧数。中毒宜洪大，忌微细。妇人带下宜迟滑，忌浮虚。吐血宜沉小，忌实大。肠澼下脓血宜浮小沉迟，忌数疾。妇人已产宜小实，忌虚浮；又宜沉细缓滑微小，忌实大弦急牢紧。内伤宜弦紧，忌小弱。风痹痿弱宜虚濡，忌紧疾急。温病发热甚，忌脉反小。下痢身热脉忌数。腹中有积脉忌虚弱。腹痛宜虚小迟，忌坚大疾。病热忌脉静。泄忌脉大。脱血而脉实，病在中；脉虚，病在外；脉涩，皆所忌也。

验诸死证脉

温病穰穰大热，脉细小者死。头目痛，卒视无所见者死。温病汗不出，出不至足者死。疟病久，腰脊强急、瘈疭者不可治。热病得汗，脉安静者生，躁急者死，及大热不退者亦死。瘦脱形发热，脉坚急者死，皮肉着骨者死。形瘦脉大，胸中多气者死。热病七八日，当汗反不得汗，脉绝者死。真脏脉见者死。黑色入耳、目、鼻，渐入口者死。张口如鱼出气不反者死。循衣摸床者死。妄语错乱及不能语者不治（热病不在此例）。尸臭不可近者死。面无光，牙龈黑者死。发直如麻者死。遗尿不知者死。舌卷卵缩者死。面肿、色苍黑者死。五脏内绝，神气不守，其声嘶者死。目直视者死。汗出身体不凉者死。

归空十法

第一法：天鼓不鸣，叩齿不响，命终。二法：天柱倒，上灯后用左手按己额上，观臂许大，命终。三法：楼头鼓响，两手掩耳，次将指弹不响音，命终。四法：神光不在，灯后不见黑影，暗中用手掐眼皮，睛中不光起，命终。五法：曹溪神水干，舌津液不出者，若无味，命终。六法：钓罢竿，肾子缩入腹，左三右四，命终。七法：地狱哄动，忽然左脚有似针刺，命终。八法：己影向灯后见影，命终。九法：丹府水火相推，腹中肾痛，寒毛竖起，命终。十法：神明不在，遍身如蚁子行，胸前蛇走，命终。

病 机

杂病赋

病机玄蕴，脉理幽深。虽圣经之备载，匪师授而罔明。处百病而决死生，须探阴阳脉候，订七方而施药石。当推苦乐志形，邪之所客，标本莫逃乎六气。病之所起，枢机不越乎四因。一辨色，二辨音，乃医家圣神妙用。三折肱，九折臂，原病者感受舆情。能穷浮、沉、迟、数、滑、涩、大、缓八脉之奥，便知表、里、虚、实、寒、热、邪、正八要之名。八脉为诸脉纲领，八要是众病权衡。涩为血少精伤，责责然往来涩滞，如刀刮竹之状；滑为痰多气盛，替替然应指圆滑，似珠流动之形。迟寒数热，纪至数多少；浮表沉里，在举按重轻。缓则正复，和若春风柳舞，大则病进，势如秋水潮生。六脉同等者，喜其勿药；六脉偏盛者，忧其采薪。表宜汗解，里即下平。救表则桂枝、芪、芍，救里则姜、附、参、苓。病有虚实之殊，虚者补而实者泻。邪有寒热之异，寒者温而热者清。外邪是风寒暑湿燥之所客，内邪则虚实贼微正之相乘。正乃胃之真气，良由国之鲠臣。驱邪如逐寇盗，必亟攻而尽剿；养正如待小人，在修己而正心。地土厚薄，究有余不足之禀赋；运气胜复，推太过不及之流行。脉病既得乎心法，用药奚患乎弗灵？

原夫中风，当分真伪。真者，见六经形证，有中脏腑、血脉之分；伪者，遵三子[1]发挥，有属湿火，气虚之谓。中脏命危，中腑肢废。在经络则口眼㖞斜，中血脉则半身不遂。僵仆卒倒，必用补汤；痰气壅塞，可行吐剂。手足瘈疭曰搐，背项反张曰痉。或为风痱偏枯，或变风痹、风懿，瘫痪痿易，四肢缓而不仁，风湿寒并，三气合而为痹。虽善行数变之莫测，皆木胜风淫之所致。雪霜凛冽总是寒邪；酷日炎蒸皆为暑类。伤寒则脉紧身寒，中暑则脉虚热炽。暑当敛补而清，寒可温散而去。诸痉强直，体重胕肿，由山泽风雨湿蒸；诸涩枯涸，干劲皴揭，皆天地肃清燥气。湿则害其皮肉，燥则涸其肠胃。西北风高土燥，尝苦渴闭痈疡；东南地卑水湿，多染瘴肿泄痢。其邪有伤有中，盖伤之浅，而中之深。在人有壮有怯，故壮者行而怯者剧。天人七火，君相五志，为工者能知直折顺性之理，而术可通神。善医者解行反法求属之道，而病无不治。虚火实火，补泻各合乎宜；湿热火热，攻发必异乎剂。既通六气之机，可垂千古之誉。

尝闻血属阴，不足则生热，斯河间之确论；气属阳，有余便是火，佩丹溪之格言。气盛者为喘急，为胀满，为痞塞，兼降火必自已；血虚者为吐衄，为劳瘵，为烦蒸，非清热而难痊。理中汤治脾胃虚冷，润下丸化胸膈痰涎。暴呕吐逆，为寒所致；久嗽咯血，是火之愆。平胃散疗湿胜濡泄不止，益荣汤治怔忡恍忽无眠，枳壳散、达生散令孕妇束胎而易产，麻仁丸、润肠丸治老人少血而难便。定惊悸须索牛黄、琥珀，化虫积必仗鹤虱、雷丸。通闭以葵菜、菠薐，

[1] 三子：指刘河间、李东垣和朱丹溪。

取其滑能利窍；消瘿以昆布、海藻，因其咸能软坚。斯先贤之秘妙，启后进之无传。

所谓夏伤于暑，秋必作疟。近而暴者，即时可瘳；远而痎者，三日一发。若瘅疟但用清肌，在阴分勿行截药。人参养胃，治寒多热少而虚；柴胡清脾，理热多寒少而渴。自汗阳亏，盗汗阴弱。嗽而无声有痰兮，脾受湿侵；咳而有声无痰兮，肺由火烁。霍乱有寒有暑，何《局方》议乎辛温？积聚有虚有实，岂世俗偏于峻削？当知木郁可令吐达，金郁泄而土郁夺，水郁折而火郁发。泄发即汗利之称，折夺是攻抑之别。倒仓廪，去陈莝，中州荡涤良方；开鬼门，洁净府，上下分消妙法。如斯瞑眩，反掌生杀，辄有一失，悔噬脐之莫追，因而再逆，耻方成之弗约。

大抵暴病非热，久病非寒。臀背生疽，良由热积所致；心腹卒痛，却乃暴寒所干。五泄五瘅因湿热，惟利水为尚；三消三衄为燥火，若滋阴自安。呕吐咳逆，咎归于胃；阴癞疝瘕，统属于肝。液归心而作汗，敛之者黄芪六一；热内炽而发疹，消之者人参化斑。身不安兮为躁，心不宁兮为烦，忽然寒僵起粟，昏冒者名为尸厥，卒尔跌仆流涎，时醒者号曰癫痫。腹满吞酸，此是胃中留饮。胸膨嗳气，盖缘膈上停痰，欲挽回春之力，当修起死之丹。

窃谓阴阳二证，疗各不同；内外两伤，治须审别。内伤、外伤，辨口鼻呼吸之情；阴证、阳证，察尺寸往来之脉，既明内外阴阳，便知虚实冷热。曰浊曰带，有赤有白，或属痰而或属火。白于❶气而赤于❷血，本无寒热之分，但有虚实之说，痢亦同然。瘀积湿热，勿行淡渗兜涩汤丸，可用汗下寒温涌泄。导赤散通小便癃闭，温白丸解大肠痛结，地骨皮散退劳热偏宜，青礞石丸化结痰甚捷。火郁者必扪其肌，胎死者可验其舌。玄胡、苦楝医寒疝控引于二丸；当归、龙荟泻湿热痛攻于两胁。谙晓阴阳虚实之情，便是医家玄妙之诀。

当以诸痛为实，诸痒为虚。虚者精气不足，实者邪气有余。泄泻有肠垢、鹜溏，若滑脱则兜涩为当；腹痛有食积郁热，倘阴寒则姜附可施。厥心痛者，客寒犯胃，手足温者，温散即已。真头痛者，入连于脑，爪甲黑者，危笃难医。结阳则肢肿有准，结阴则便血无疑。足膝屈弱曰脚气，肿痛者湿多热甚。腰痛不已曰肾虚，闪挫者气滞血瘀。巅顶苦疼，药尊藁本，鼻渊不止，方选辛夷。手麻有湿痰死血，手木缘风湿气虚，淋沥似欲通不通。气虚者清心莲子。便血审先粪后粪。阴结者平胃地榆。盖闻溲便不利谓之关，饮食不下谓之格，乃阴阳有所偏乘，故脉息因而覆溢。咳血与呕血不同，咳血嗽起，呕血逆来。吞酸与吐酸各别，吞酸刺心，吐酸涌出。水停心下曰饮，水积胁下曰癖。行水以泽泻、茯苓，攻癖以芫花、大戟。控涎丹虽云峻利，可逐伏痰；保和丸性味温平，能消食积。溺血则血去无痛，有痛者自是赤淋。短气乃气难布息，粗息者却为喘急。胃脘当心而痛，要分客热客寒；遍身历节而疼，须辨属风属湿。通圣散专疗诸风，越鞠丸能开六郁。虚弱者目眩头晕，亦本痰火而成；湿热者精滑梦遗，或为思想而得。缘杂病绪繁无据，机要难明，非伤寒经络有凭，形证可识，临病若能三思，用药终无一失，略举众

---

❶ 于：原本作“干”，据日刊本改。

❷ 于：原本作“干”，据日刊本改。

疾之端，俾为后学之式。

病机赋

窃谓臣虽小道，乃寄死生，最要变通，不宜固执。明药、脉、病、治之理，悉望、闻、问、切之情。药推寒、热、温、凉、平和之气，辛、甘、淡、苦、酸、咸之味，升、降、浮、沉之性，宣、通、泻、补之能。脉究浮、沉、迟、数、滑、涩之形，表、里、寒，热、实、虚之应，阿阿嫩柳之和，弦、钩、毛、石之顺。药用君、臣、佐、使，脉分老、幼、瘦、肥。药乃天地之精，药宜切病，脉者气血之表，脉贵有神。病有外感、内伤，风、寒、暑、热、燥、火之机，治用宣、通、泻、补、滑、涩、湿、燥、重、轻之剂，外感异乎内伤，寒证不同热证。外感宜泻而内伤宜补，寒证可温而热证可清。补泻得宜，须臾病愈；清温失度，顷刻人亡。外感风寒，宜分经而解散；内伤饮食，可调胃以消熔。胃阳主气司纳受，阳常有余；脾阴主血司运化，阴常不足。胃乃六腑之本，脾为五脏之源。胃气弱则百病生，脾阴足而万邪息。调理脾胃，为医中之王道，节戒饮食，乃却病之良方。病多寒冷郁气，气郁发热，或出七情动火，火动生痰，有因行脏动静以伤暑邪，或是出入雨水而中湿气，亦有饮食失调而生湿热，倘或房劳过度以动相火。制伏相火，要滋养其真阴；祛除湿热，须燥补其脾胃。外湿宜表散，内湿宜淡渗。阳暑可清热，阴暑可散寒。寻火寻痰，分多分少而治；究表究里，或汗或下而施。痰因火动，治火为先；火因气生，理气为本。治火，轻者可降，重者从其性而升消；理气，微则宜调，甚则究其源而发散。实火可泻，或泻表而或泻里；虚火宜补，或补阴而或补阳。暴病之谓火，怪病之谓痰。寒热湿燥风，五痰有异；温清燥润散，五治不同。有因火而生痰，有因痰而生火。或郁久而成病，或病久而成郁。金、木、水、火、土，五郁当分；泄、折、达、发、夺，五法宜审。郁则生火生痰而成病，则耗气耗血以致虚。病有微甚，治有逆从。微则逆治，甚则从攻。病有本标，急则治标，缓则治本。法分攻补，虚而用补，实而用攻。少壮新邪，专攻是则；老衰久病，兼补为规。久病兼补虚而兼解郁，陈癥或荡涤而或销熔。积在胃肠，可下而愈；块居经络，宜消而痊。女人气滞于血，宜开血而行气；男子阳多乎阴，可补阴以配阳。苁蓉、山药，男子之佳珍；香附、缩砂，女人之至宝。气病、血病，二者当分；阳虚、阴虚，两般勿紊。阳虚气病，昼重而夜轻；血病阴虚，昼轻而夜重。阳虚生寒，寒生湿，湿生热；阴虚生火，火生燥，燥生风。阳盛阴虚则生火，火逼血而错经妄行；阴盛阳虚则生寒，寒滞气而周身浮肿。阳虚畏外寒，阴虚生内热。补阳补气，用甘温之品；滋阴滋血，以苦寒之流。调气贵用辛凉，和血必须辛热。阳气为阴血之引导，阴血乃阳气之依归。阳虚补阳，而阴虚滋阴；气病调气，而血病和血。阴阳两虚，惟补其阳，阳生而阴长；气血俱病，只调其气，气行而血随。藏冰发冰，以节阳气之燔；滋水养水，以制心火之亢。火降水升，斯人无病，阴平阳秘，我体常春。小儿纯阳而无阴，老者多气而少血。肥人气虚有痰，宜豁痰而补气；瘦者血虚有火，可泻火以滋阴。膏粱无厌发痈疽，热燥所使；淡薄不堪生肿胀，寒湿而然。北地耸高，宜清热而润燥；南方洿下，可散湿以温寒。病机既明，用药勿忒。以方加减存乎人，要审病而合宜；用药补泻

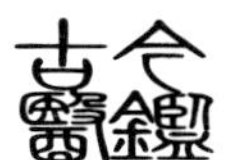

在于味，须随时而换气。奇、偶、复七方须知，初、中、末三治要察。寒因热用，热因寒用；通因通用，塞因塞用；高者抑之，下者举之；外者发之，内者夺之。寒则坚凝，热则开行。风能胜湿，湿能润燥，辛能散结，甘能缓中，淡能利窍，苦以泄逆，酸以收耗，咸以软坚。升降浮沉则顺之，寒热温凉宜逆也。病有浅深，治有难易。初感风寒，乍伤饮食，一药可愈；旧存痃癖，久患虚劳，万方难疗。履霜之疾亟疗，无妄之药勿试。病若挟虚，宜半攻而半补。医称多术，或用灸而用针，针有劫病之功，灸获回生之验；针能去气病而作痛，灸则消血以成形。脏寒虚脱者，治以灸焫；脉病挛痹者，疗以针刺。血实蓄结肿热者，宜从砭石；气壅痿厥寒热者，当仿导引。经络不通，病生于不仁者，须觅醪醴；血气凝泣，病生于筋脉者，可行熨药。病剽悍者，按而收之；干霍乱者，刮而行之。医业十三科，宜精一派；病情千万变，仔细推详。姑撮碎言，以陈管见，后之学者，庶达迷津。

病机抄略

病本十形，风寒燥湿，暑火二分，内伤外伤，内积外积，六气四因，病机以明。气固形实，形虚中风，或为寒热，或为热中，或为寒中，或为厉风，或为偏枯，半身不遂。此率多痰，或属血虚，在左死血，在右属痰。痰壅盛者，口眼㖞斜，不能言语，皆用吐法。气虚卒倒，降痰益气。火热而甚，燥热潮热，治经随之。阴虚补阴，勿骤凉治。轻可降散，实则可泻。重者难疗，从治可施。中寒感寒，阴毒阴逆，四肢厥冷，腹痛唇青，退阴正阳，急可温中。伤寒所致，痉病有二：发热恶寒，头项强痛，腰脊反张，口噤面赤，瘈疭如痫，有汗柔痉，无汗名刚痉。春伤于风，夏必飧泄；夏伤于暑，秋必痎疟；秋伤于湿，冬必咳嗽；冬伤于寒，春必温病。夏月身热，汗出恶寒，身重脉微，渴乃中暍。春时病温，温疫温毒，温疟风温，脉证分异，五种疾因。中湿风湿，暑成湿温，三种可别，湿热可分。寒痰脚气，食积劳烦，要知四证，乃似伤寒，伤寒之病，见中风脉；中风之病，得伤寒脉。大小青龙，治剂必识，调卫调荣，斯须两得。疟木伤暑，或痰，或食。老疟疟母，久则羸疲。三日一发，病经一岁；间日发者，受病半年；一日一发，新病所以。连二日发，住一日者，气血俱病。或用截法，或随经治。嗽多感寒，当分六气，六本一标，病机所秘。风热与寒，随证治之。暑燥清金，湿则利水。有声无痰，有痰咳少。痰可降蠲，咳随本治。喘有气虚，或有痰壅，或因气逆。或倚息使。痢本湿热，或因食致，腹痛下血，后重不利，治可通散，勿使涩住，湿热未消，成休息痢。泄泻多湿，热食气虚，如本脾泄，胀而呕吐，洞泄不禁；肠泄则疼，瘕泄不便，后重茎痛；胃泄色黄，食饮不化。《太素》分五，溏泄、骛泄、飧濡、滑泄。渗闭阑门，泄实对证。瘴乃湿热，畲曲相似。消渴热因，水肿气致。自汗阳亏，盗汗阴虚，东垣有法，对证可施。头风头痛，有痰者多。血虚与热，分经可治。头旋眩晕，火积其痰，或本气虚，治痰为先。腰痛湿热，或本肾虚，或兼恶血。胁痛多气，或肝火盛，或有死血，或痰流注。劳瘵阴虚，癫狂阳炽。呕吐咯衄，气虚脉洪，火载血上，错经妄行。溺血便血，病同所因。梦遗精滑，湿热之乘。便浊本热，有痰有虚。白浊属卫，赤浊属荣。热极成淋，气滞不通。血虚惊悸，气虚耳聋。哕因胃病，疝本肝经，痿惟湿热，气弱少荣。厥多痰气，虚热所乘。手麻气虚，手木湿痰，或死血病。霍乱吐泻，感风湿暍。心痛脾疼，阴寒之说。气热烦劳，令人煎厥。气逆太甚，使人薄厥。浊气在上，则生䐜胀，清气在下，则生飧泄。阴火之动，发为喉痹。阳水变病，飧泄方是。三阳病结，乃发寒热，下生痈肿，及为痿厥。二阳之病，病发心脾，男子少精，女子不月。一阳发病，少气嗽泄，寒客在上，胃寒阳[1]热，水谷不化，痞胀而泄；热气居上，肠寒胃热，消谷善饥，腹胀便涩。蕴热怫郁，乃生诸风。风寒与湿，合而为痹。膏粱之变，乃生大疔。荣气不从，逆于内里，乃生痈肿。疮疡凭脉，治乃不惑。身重脉缓，湿胜除湿，身热脉大，躁热发肿，退热凉荣。眩晕动摇，痛而脉弦，降痰去风。气涩卫滞，躁渴脉涩，补血泻气。食少恶寒，脉来紧细，宜泻寒水。辨经部分，详审为治。湿热生虫，水积痰饮。目痛赤肿，精散荣热。牙痛龈宣，寒热亦别。五脏本病，热争重疸。六腑不和，留结为痈。五脏不和，九窍不通。脏腑相移，传变为病，不可胜纪。间脏者存，传其所生；七传者死，传其所制。五脏有积，肝曰肥气，在左胁下，大如覆杯，或有头足，久则变病，咳逆痎疟，连岁不已；心积伏梁，病起脐上，其大如臂，上至心下，如久不愈，令人烦心；脾积痞气，其在胃脘，覆大如盘，久而不愈，四肢不举，乃发黄疸，虽食而瘦；肺积息贲，在右胁下，覆大如杯，久而不愈，令人喘急，骨痿少气。鼓胀发蛊，中满郁痞，开提其气，升降是宜。人身之本，脾胃为主。头痛耳鸣，九窍不利，肠胃所生。胃气之虚，虚极变病，五乱互作。东垣所论：王道之学，一虚一实，五实五虚。五劳七伤，六极乃痿；五郁七情，九气所为。怒则气上，喜则气缓，悲则气消，恐则气下，寒则气收，暑则气泄，惊则气乱，劳则气耗，思则气结。忧愁思虑，甚则伤心；形寒饮冷，过则伤肺；喜怒气逆，逆则伤肝；饮食劳倦，甚乃伤脾；坐卧湿地，强力入水，故乃肾伤。皆因气动。形神自病，喜怒不节。劳形厥气，气血偏胜。阴阳相乘，阳乘阴病，阴乘阳病。阳乘则热，阴乘则寒。重寒则热，重热则寒、寒则伤形，热则伤气。气伤则痛，形伤则肿。先痛后肿，气伤形也；先肿后痛，形伤气也。阴阳变病，标本寒热，如大寒甚，热之不热，是无火也；热来复去，昼见夜伏，夜发昼见，时节而动，是无火也，当助其心。如大热甚，寒之不寒，是无水也；热动复止，倏忽往来，时动时止，是无水也，当助其肾。内格呕逆，食不得入，是有火也；病呕而吐，食入反出，是无火也。暴逆注下，食不及化，是有火也；溏泄而久，止发无常，是无水也。心盛生热，肾盛生寒。又热不寒，是无火也，寒不得热，是无水也。寒之不寒，责其无水；热之不热，责其无火。热之不久，责心之虚；寒之不久，责肾之少。审察病机，无失气宜，纪于水火，余气可知。室女病多，带下赤白，癥瘕癞疝，气血为病。经闭不行，或漏不止，经过作痛，虚中有热。行而痛者，血实之证，如不及期，血热乃结；过期血少，闭或血枯。淡者痰多，紫者热故。热极则黑，调荣降火，调理妊娠，清热养血。一当产后，如无恶阻，大补气血，虽有他证，以末治之。大凡小儿，过暖生热，热极生风，风痰积热，随病为治。生有胎恶，月里生惊，生赤

[1] 阳：据医理及下文“热气居上，肠寒胃热”，疑作“肠”字。

生呕，生黄不便。脐风撮口，变蒸发热，风痫癫痫，急慢惊风，瘈疭惊愕，惊悸虚冒，暴急吐岘，腹胀齁嗽，中恶天吊，鹅口重舌，木舌弄舌，客忤夜啼，脓耳鼻疳，眉炼丹瘤，阴肿便浊，舌烂口臭，龂蚀牙疳，虫痛吐蛔，疳瘦解颅，便青颊赤，食吐饮水，吐泻青白，昏睡露睛，呵欠面黄，呷牙咬齿，泻痢脱肛，痈疡瘾疹，疮痘发斑，惊疳诸积。大率为病，肝与脾经，脉治凭允。钱氏方论，男女病情，饮食起居，暴乐暴苦。始乐后苦，皆伤精气；先富后贫，病曰失精；先贵后贱，虽不中邪，病从内生，名曰脱营。身体日减，气虚无精，良工勿失，脉病证治，知微可已，举腹痛经，阴证治例，海藏所云，玄机之秘。

卷　二

药性

药性赋

业医之道，药性为元。品味虽多，主治当审。人参补元气，泻虚热而止渴，色苍肺实休凭。黄芪补三焦，敛盗汗而抵疮，肥白卫虚宜准。白术健脾强胃，主湿痞虚痰。苍术发汗宽中，导窠囊积饮。茯苓安惊利窍，益气生津，和中用白，而导水用赤，禁与阴虚。甘草补气助脾，调和百药，温中用炙，而泻火用生，满家须谨。川芎血中气药，通肝部而疗头疼。当归血中主药，身养新，而梢逐损。白芍药泻脾伐肝，疗血虚腹痛，下痢用炒，而后重用生。赤芍药性味酸敛，治疮疡热壅。调经最宜，而产后最禁。熟地黄补血而疗虚疼。生地黄生血而凉心肾，酒炒则俱温，姜制无膈闷。半夏姜制，和中止呕，大医痰厥头疼。贝母去心，治嗽消痰，烦热结胸合论。南星主风痰、破伤身强，胆制尤佳。枳实治虚痞，消食行痰，麸炒最捷。枳壳宽中削积，气滞所宜。青皮下食安脾，泄肝大稳。陈皮留白，和中补胃，去白泄气消痰。厚朴用苦，治胀宽膨，用温益气除湿。大腹皮开胃通肠，泄胀满，煎用姜盐。槟榔降气杀虫，祛后重性如铁石。草果仁宽中截疟，更除酸水寒痰。肉豆蔻止痢调中，又且解酲[1]消食。草豆蔻制熟，客寒胃痛方宜。白豆蔻炒香，目翳胸膨可觅。香附理胸膈不和，气血凝滞，妇室如仙。乌药主心腹暴痛，小便滑数，女科最急。三棱利血消癥癖，折伤产后多疼。蓬术[2]通理内伤荣，心脾瘀结诸积。山楂子导气消食健脾，更攻儿枕。使君子疗泻祛虫止痛，大治儿疳。大黄夺土将军，逐滞通瘀，下胃肠结热。巴豆斩关猛将，削坚通闭，荡脏腑沉寒，玄胡祛宿垢，消癥瘕，豁痰化积。芒硝开结热，通脏腑，泄实软坚。葶苈泻肺喘，利小便，炒须隔纸。牵牛逐膨肿，利水道，更损胎元。木通泻小肠，开热闭而行涩溺。车前主渗利，清目赤而实大便。猪苓治水气浸淫，服多损肾。泽泻治淋癃脱垢，湿肿神丹。薏苡下水宽膨，疗肺痈痿咳。灯心通淋利浊，吹喉痹危难。滑石荡积聚，通津利水。防己疗风湿，脚气酸疼。木瓜理下焦湿肿。芫花治水病留痰。大戟虚浮可瘥。甘遂肿胀皆安。榆皮性滑，善行消浮急剂。石韦去毛，微炒淋闭均堪。萆薢导膀胱宿水，关节酸疼，腰足冷痛。商陆利胸腹肿满，水家峻药，性味酸辛。萹蓄捐疽痔，利热淋，蛔疼自已。香薷清肺家，分暑湿，霍乱随痊。黄芩枯则泻肺退热痰，实则凉大肠而化源获救。黄连生则泻心清热毒，酒炒厚肠胃，而姜制除呕。黄柏泻伏火而扶痿厥，大治阴虚。知母滋肾水而除烦渴，骨蒸是守。石膏解肌表而消烦渴，降胃火而理头疼。山栀止衄吐而炒如墨，凉肺胃而泡用酒。麦门

[1] 酲（chéng）：形容醉后神志不清。
[2] 蓬术：即莪术。下同。

冬引生地黄至所补之处，而生津止烦渴。天门冬引熟地黄至所补之乡，而保肺治痰嗽。柴胡少阳要药，在肌主气，在脏调经。前胡通治风寒，宁嗽消痰，安胎不谬。葛根解肌，清酒渴而醒补胃脾。竹叶止渴，疗虚烦而喉风退走。竹茹止呕哕、咳逆，尤安热病血家。竹沥治风痉虚痰，又主金疮产后。连翘退诸经客热，痈肿须寻。鼠黏疗风热瘾疹，疮疡并奏。青黛除热毒、虫积、疳痢，收五脏郁火而泻肝。玄参主虚热，明目祛风，治无根之火而补肾。瓜蒌子下气喘、结胸，痰嗽斯专。天花粉治热痰，止渴消烦独任。草龙胆主下焦火湿，明目凉肝。山豆根解咽喉疼痛，退黄消肿。地骨皮治骨蒸有汗，凉血解肌。牡丹皮治无汗骨蒸，破血止衄。常山捐痰疗疟，醋炒方嘉。紫草利水消膨，痘疮总属，茵陈主黄疸而利小便。艾叶保胎痛而疗崩漏。胡黄连骨蒸劳热，小儿疳痢当求。川升麻发表除风，举胃升阳最速。桔梗疗肺痈咽痛，利膈宽胸。桂枝解卫弱寒邪，横行肢节。麻黄发表寒，止汗用其根。防风捐脑痛，泄肝除风毒。细辛发少阴汗，除头痛痰咳诸风。白芷行阳明经，退头痛皮肤痒粟。羌活排巨阳痈肿，风湿四肢。独活治颈项难舒，痿痹双足。藁本除疼于巅顶，薄荷清阳于首面。藿香止霍乱而开胃温中。紫苏利胸膈，而子医喘嗽。荆芥散血中风热，疮疡头痛俱良。苦参治细疹大风，除湿补阴不浅。泽兰疗胎产打扑，行气消痈。天麻主眩晕风痫，语言涩謇。桑寄生续筋骨，益血脉，利腰背掣痛。甘菊花治头风，消目疾，退红睛泪眼。蔓荆子祛风明目，除头痛，湿痹能安。威灵仙祛风止痛治腰膝，骨吞自软。木贼去目翳，崩漏、汗风尤妙。葳蕤疗目烂腰疼，风湿最善。何首乌消疮肿，黑发延年。蓖麻子引刺骨，催生最便。石菖蒲开心明耳目，去痹除风。白附子祛风治面斑，崩中悉断。郁李仁润血燥，除浮利水。破故纸主劳损，肾冷阳衰。高良姜治霍乱转筋，而调气消食。吴茱萸疗厥阴疝痛，而胃冷能除。川乌阳中少阳，温脏腑寒邪，诸积冷痛。附子阳中纯阳，补三焦厥逆、六腑寒拘。茴香主霍乱腹疼，调中暖胃。牛膝利月经阻涩，膝痛精虚。苁蓉能峻补精血，过用反致便涩。杜仲主肾虚骨痿，入药酥炙去丝。锁阳味甘补阴，如虚而大便不燥结者不用。鹿茸甘温益气，治女子崩带而男子溺血遗精。枸杞益精气而明目祛风。山药能补肾而生消肿核。山茱萸涩精补肾，而核反滑精。巨胜子补髓填精，而延年驻色。益智仁盐煎捶碎，自然暖肾固精。菟丝子补髓填精，大治虚寒遗沥。远志去心草制，壮神益志，梦遗惊悸何愁。巴戟去心酒浸，疗肿除风，虚病鬼交须觅。茯神去木益心脾，开心助志而除健忘。酸枣取仁宁魂魄，多眠用生而不眠炒。五味消烦，止嗽渴，生脉补元。杏仁温润大肠，冷嗽尤妙。桑白皮甘寒，治咳嗽痰中见血，肺实方宜。金沸草甘寒，逐痰水唾如胶漆，秋行最好。阿胶面炒，益肺安胎止嗽，血崩下痢皆宜。紫菀酒洗，热寒气结胸中，咳血唾痰立效。百合敛肺，止嗽休无。百部劳嗽骨蒸莫少。款冬花甘辛润肺，消痰止嗽，肺痈、肺痿全凭。马兜铃苦寒清肺，下气定喘，血痔、瘘疮须要。诃子敛嗽化痰，止痢除崩。乌梅止渴生津，和中断下。地榆疗崩漏下行诸血，胃弱须防。粟壳止滑泄虚痢频仍，积瘀莫下。茅根、茅花吐红鼻衄自消。槐角、槐花血痔肠风自罢。小蓟疗宿血呕衄，崩漏折伤。大蓟前功之外，痈疽肿痛还医。红花主败血经枯，血虚血晕。苏木前证之余，死血疮疡更藉。桃仁破滞生新，润闭燥，逐瘀恶，活血有功。柏叶善守益脾，安蔑衄，止血崩，补阴无价。灵脂去心腹死血作疼，炒除漏下。蒲黄主胎产恶露凝滞，炒黑医崩。凌霄花血痛所宜，治热毒而补阴甚捷。白头翁治血痢神效，止鼻衄而头癞多功。郁金苦寒善散，治女子赤淋、血气心痛。延胡辛温活血，主小肠疼刺，胎产皆同。姜黄辛热，主经闭癥瘕，血块痈肿。秦皮苦寒，治惊痫崩带、痹湿寒风。秦艽主黄疸、四肢风湿。漏芦能下乳疗眼医痈。海藻、海带疗疝气、瘿瘤，软坚利水。白及、白蔹，痈疽疮癣，长肉箍脓。藜芦吐痰杀疥。椿皮止泻涩精。芦根止消渴、噎膈气滞。射干已积痰、结痰喉痛。海桐皮漱牙、洗目、除风，性味苦平无毒。五加皮女人腰痛、阴痒、男子溺浊、淋癃。梧桐泪治风热牙疼，牛马急黄研饮。木鳖子主乳痈肿痛，肛门痔肿堪平。松脂疗疽疮白秃死肌，节已脚痹虚风，子补虚羸不足。皂角治痰涎中风口噤，子导五脏风热，刺达痈溃之经。天竺黄疗惊风中风，失音痰壅。密蒙花治热疳入眼，肤翳青盲。五倍主齿慝血痔，脱肛顿愈。硇砂破癥瘕、积聚，生服烂心。干漆削积破坚，还医血晕。芦荟杀疳敷癣，清热平惊。没药破血捐疼，大利折伤产后。阿魏消瘕破癖，最能削块除癥。丁香止呕因寒，消风疗疟。木香行肝气阻涩，胸胁俱疼。沉香疗风水肿，又止转筋霍乱。檀香似此之外，更除恶气相侵。乳香止痛催生，疗诸疮如桴应鼓。麝香辟邪杀鬼，攻风疰如影随形。龙脑主风湿积聚，不宜入眼。苏合杀虫毒恶气，温疟如神。乌犀角解热毒而化血清心，以入阳明，故升麻可代。羚羊角治惊狂而祛风目，性寒味苦、故肺肝能清。僵蚕去皮肤风行痒痹。全蝎止小儿惊搐、风痫。牡蛎主女人带下、崩中，涩精敛汗。蛤粉攻疝痛、反胃，能软顽痰。牛黄主狂躁、惊痫，定魄安魂退热。龙骨主遗精、崩痢，敛疮收汗缩便。虎骨理寒湿风毒，去恶疮而安惊治产。龟板主补阴续骨，逐瘀血而酥炙宜丸。鳖甲除崩止漏，消痃癖，骨蒸劳热。龟甲破癥医漏，攻疟痔劳复伤寒。羊乳性温，润心肺、止消渴，利大便，安呕哕，口疮热肿宜含饮。牛乳微寒，补虚羸，疗渴疾，润胃干，滋血燥，并宜冷饮，畏羹酸。象牙性寒，出杂物入肉，又消骨鲠。龙齿神物，疗癫邪宁志，更主安惊。蜗牛专治五痔，而更医温毒。田螺壳安反胃，而肉敷热睛。虻虫善行积血。黍米炮去头足。水蛭能吮下疽，煅则破血通经。白丁香溃痈点目。自然铜接骨续筋。铜绿明目钓涎，止金疮出血。金箔安魂定魄，镇狂叫邪惊。水银唾研，杀疥癞而下死胎，若过服令人痿躄。轻粉性冷，杀疮虫而治瘰疬，以伤胃故动齿龈。硫黄逐冷壮阳，利风痹而杀疥。砒霜除齁截疟，有大毒而不仁。雄黄理息肉，治喉风、温邪蛇毒。辰砂通血脉，杀鬼魅，养气安神。白矾消痰，疗泻痢、恶疮、喉痹。琥珀消血，主安心，利水通淋。赤石脂止泻除崩，法当醋炒。花蕊石金疮崩产，煅用泥封。东壁土主脱肛、泄痢、霍乱。伏龙肝治遗精、崩漏、吐血。大枣养胃和脾，遇中满而勿与。胡桃入夏禁食，虽肥肌而动风。藕实补中益气。柿蒂止哕神功。葱白解表除风。善治阳明头痛。瓜蒂吐痰宣食，消浮退疸皆通。干姜生发表，炒和中，定疼止痛。生姜除头痛，平呕哕，痰嗽还同，大蒜虽化食而耗气伤脾，终成目疾。韭汁利胸膈而下痰清火，子乃涩精。胡荽酒煎，喷痘自然红润。萝卜子炒，研入药，下气宽膨。胡椒燥食宽胸，肺胃真气自耗。川椒温中去冷，目中云气能空。缩砂定胎痛，主食伤泄泻。神曲温胃脘，导食积攻冲。麦蘖性温，行上焦滞血，宿食肠鸣宜用。麸皮性凉，消大肠停积，壅留陈莝堪投。红曲健脾，活血消食，诸痢得效。浮麦养心，煎同大枣，盗汗能收。麻仁血闭肠枯，入汤或粥。扁豆转筋霍乱，单服能瘳。绿豆主霍乱、反胃，解一切丹毒。赤豆涂痈疽焮热，消水肿虚浮。粳米和胃温中，陈仓为上。粟米补血除热，肾病须求。豆豉治伤寒，胸中懊侬。石蜜安五脏，益气躅疼。饴糖敛汗补虚，消痰止嗽。米醋清咽退肿，功效如神。盐消痰癖，溻疮疡，食多损肺。酒通血脉，厚肠胃痛饮伤生。乳汁已目赤睛昏，却老还童功不浅。童便益虚劳寒热，损伤产后并宜行。血余灰乃乱头发，淋闭鼻红有准。人中白即溺桶垢，肺痈唾衄须凭。此特摘集偏长之功用，譬诸高远，将自卑而升。

运气

五运主病

诸风掉眩，皆属肝木。诸痛痒疮疡，皆属心火。诸湿肿满，皆属脾土。诸气膹郁病痿，皆属肺金。诸寒收引，皆属肾水。

六气主病

风

诸暴强直，支痛緛戾，里紧筋缩，皆属于风。厥阴风木，乃肝胆之气也。

热

诸病喘呕，吐酸，暴注下迫，转筋，小便浑浊，腹胀大，鼓之如鼓，痈疽疡疹，瘤气结核，吐下霍乱，瞀郁肿胀，鼻衄衄，血溢，血泄，淋闭，身热，恶寒，战栗，惊惑，悲笑谵妄，衄蔑血污，皆属于热。少阴君火之热，乃真心小肠之气也。

湿

诸痉强直，积饮痞膈中满，霍乱吐下，体重胕肿，肉如泥，按之不起，皆属于湿。太阴湿土，乃脾胃之气也。

火

诸热瞀瘈，暴瘖[1]冒昧，躁扰狂越，骂詈惊骇，胕肿酸疼，气逆上冲，禁栗如丧神守，嚏呕，疮疡，喉哑，耳鸣及聋，呕涌溢，食不下，目昧不明，暴注瞤瘈，暴病暴死，皆属于火。少阳相火之热，乃心胞络、三焦之气也。

燥

诸涩枯涸，干劲皴揭，皆属于燥。阳明燥金，乃肺与大肠之气也。

寒

诸病上下所出水液，澄彻清冷，癥瘕癞疝，坚痞腹满紧痛，下利清白，食已不饥，吐利腥秽，屈伸不便，厥逆禁固，皆属于寒。太阳寒水，乃肾与膀胱之气也。

中风

脉

脉风邪中人，六脉多沉伏，亦有脉随气奔，指下洪盛者。挟寒则脉带浮迟，挟暑则脉虚，挟湿则脉浮涩。《脉经》曰：脉微而数，中风使然。寸口沉大而滑，沉则为实，滑则为气，气实相搏，

---

[1] 瘖：同“喑”。下同。

入于脏则死，入于腑则愈。此为卒厥不知人，唇青身冷为入脏，死。身温和，汗自出，为入腑，而复自愈。脉阳浮而滑，阴濡而弱者，宜吐。或浮而滑，或沉而滑，或微而虚者，皆虚与痰也。大法宜浮迟，不宜强大数。若脾脉缓而无力者，最为难治。盖风喜归肝，肝木克脾土，则大便洞泄，故不治也。

证

夫风中于人也，曰卒中，曰暴仆，曰暴瘖，曰蒙昧，曰喎僻，曰瘫痪，曰不省人事，曰语言謇涩，曰痰涎壅盛，或死，或不死，皆以为中风之候也。《内经》曰：风者，百病之长也。至为变化，乃为他病，无常方。又曰：风者，善行而数变。又曰：风之伤人也，或为寒热，或为热中，或为寒中，或为厉风，或为偏枯。《千金》云：岐伯所谓中风，大法有四：一曰偏枯，谓半身不遂也；二曰风痱，谓身无疼痛，四肢不收也；三曰风懿，谓奄忽不知人也；四曰风痹，谓诸痹类风状也。《金匮要略》曰：寸口脉浮而紧，紧则为寒，寒虚相搏，邪在皮肤；浮者血虚。络脉空虚，贼邪不泻，或左或右，邪气反缓，正气即急，正气引邪，喎僻不遂。邪在于络，肌肤不仁；邪在于经，即克❶不胜；邪入于腑，即不识人；邪入于脏，舌即难言、口吐痰沫。是以古之明医，皆以外中风邪立方处治。及近代刘河间、李东垣、朱丹溪三子者出，始与古人异矣。河间曰：中风瘫痪者，非谓肝木之风实甚而卒中之，亦非外中于风，良由将息失宜，心火暴甚，肾水虚衰，不能制之，则阴虚阳实，而热气怫郁。心神昏冒不用，而卒倒无所知也，多因喜、怒、思、悲、恐五志有所过极，而卒中者。夫五志过极，皆为热甚故也。俗云：风者，言末而忘其本也。东垣云：中风非外来风邪，乃本气自病也。凡人年逾四旬，气衰之际，或因忧、喜、忿、怒伤其气者，多有此证。壮岁之时无有也，若肥者，则间而有之，亦是形盛气衰，故如此耳。丹溪曰：有气虚，有血虚，有痰盛。又曰：西北气寒，为风所中，诚有之矣。东南气温，而地多湿，有风者，非风也，皆是湿生痰，痰生热，热生风也。三子之论，河间主乎火，东垣❷主乎气，丹溪主乎湿，反以风为虚象。若以三子为是，古人为非，则三子未出之前，固有从古人而治愈者；若以古人为是，三子为非，则三子已出之后，亦有从三子而治愈者，大抵古人与三子之论，皆不可偏废。盖古人之论，言其证也；三子之论，言其因也，因则为本，证则为标，其所谓外中风邪者，未必不由元精虚弱，荣卫失调，而后感之也，其所谓因火，因气，因湿者，亦未必绝无外邪侵侮而作也。

治

治风之法，全在活变。若重于外感者，先驱外邪，而后补中气；重于内伤者，先补中气，而后驱外邪。或以散风药为君，而以补损药为臣使；或以滋补药为君，而以散邪药为臣使，量重轻而处之也。《内经》曰：有取本而得者，有取标而得者；有本而标之者，有标而本之者。又曰：急则治其标，缓则治其本。若夫初病暴仆，昏闷不省人事，或痰涎壅盛，舌强不语，两寸口脉浮大而实者，急宜瓜蒂、藜芦等药吐之，以遏其势；或人迎脉紧盛，或六脉俱浮弦者，急用小续命汤表之。盖风气太盛，心火

---

❶ 克：《金匮要略》原文作“重”。

❷ 垣：原作“南”，据文义应为“垣”，属讹字，径改。

暴甚，而痰涎壅遏于经络之中，于斯时也。岂寻常药饵而能通达于上下哉？或本方加附子，以其禀雄壮之资，而有斩关夺将之势，能引人参辈并行于十二经，以追复其失散之元阳，又能引麻黄、杏仁辈发表开腠理，以祛散其在表之风寒；引芎、归、芍药辈入血分，行血养血，以滋养其亏损之真阴。或加石膏、知母以降胃火，或加黄芩以清肺金，看所挟见证，与夫时月寒温，加减施治。病势稍退，精神稍复，辄当改用丹溪之法，而以补气补血消痰之剂，以调其本气而安，此急则治其标，与夫标而本之治也。凡人手足渐觉不随，或臂膊及髀股、指节麻痹不仁，或口眼㖞斜、语言謇涩，或胃膈迷闷、吐痰相续，或六脉浮滑而虚软无力，虽未至于倒仆，其为中风晕厥之候，可指日而定矣。早当从丹溪之法调治，其左手脉不足，及左半身不遂者，以四物汤补血之剂为主治；右手脉不足及右半身不遂者，以四君子汤补气之剂为主治；痰盛者，二陈、导痰等汤兼用；气血两虚而挟痰者，八物汤加南星、半夏、枳实、竹沥、姜汁之类。若夫真元渐复，痰饮渐消，或觉有风邪未退者，仍以羌活愈风汤、防风通圣散之类出入加减，调治而安，此缓则治其本，与夫本而标之之治也。抑考先哲有云：其证有中脏、中腑之分，证各不同。中腑者多着四肢，故面加五色，脉浮而恶风寒，四肢拘急不仁，或中身之前，或中身之侧，皆曰中腑也，其治多易。中脏者，多滞九窍，唇缓失音，鼻塞耳聋，目瞀，大小便闭结，皆曰中脏，其治多难。大法中腑者，小续命以发其表；中脏者，三化等汤以通其里；脏腑兼见者，又不可拘泥，或一气之微汗，或一旬之通利。又曰：治须少汗，亦须少下。多汗则虚其卫，多下则损其荣，斯又不可不谨。或外无六经之形证，内无便溺之阻隔，但手足不随，语言謇涩者，此邪中于经，又当从乎中治，而不可以标本论也。是以养血通气，大秦艽汤、羌活愈风之类治之。外有痿痹气厥，脾虚伤食，及乎土太过，令人四肢不举之候，皆似中风，又当体察明白，各从其类以治之。

不治证

凡中风，但见发直、摇头、吐沫，上窜、面赤如妆、汗缀如珠，或头面青黑、痰声如拽锯者，皆不治。若目闭，手散、鼻鼾、口张、遗尿不知，此五者为五脏绝，死候。但见其一，犹当施治。若心肾绝，尤难治也。若动止筋痛，是无血养筋，故痛，曰筋枯，不治。

一切初中风、中气，昏倒不知人事、牙关紧急、涎潮壅塞、口眼㖞斜、半身不遂、精神恍惚，仓卒之际，急以手大指掐刻人中，即醒。或急令人将病者两手两足，从上而下，频频赶出四肢，痰气即散，免致攻心，即醒。或急以三棱针刺手中指甲角、十井穴，将去恶血，就以气针刺合谷二穴、人中一穴，皆是良法。如或未效，用通关散吹鼻，即提起头顶发，候有嚏可治，无嚏不可治。如口噤不开，破棺散擦之，口即开，即多灌香油，或少加麝香一二分，或用姜汁亦可，或太白散、化风丹、摄生饮之类，当随证选而用之。如风痰顽结，诸药不效者，夺命散一服即愈。

一、痰涎壅盛者，口眼㖞斜者，不能言语者，皆当用吐法，宜独圣散吐之。或口噤，用藜芦末少加麝香，灌入鼻内吐之。一吐不已，再吐之，亦有气血虚而不可用吐法者。

肥人多有中风，以其形盛于外，而

气歉于内也。肺为气出入之道。人胖者气必急，气急则肺邪盛。肺金克木，胆为肝之腑，故痰涎壅盛，所以治之，必先理气为急，中后气未尽顺，痰未尽除，调理之剂，惟当以藿香正气散加南星、木香、防风、当归，此药非特治中风之证，而中恶、中气尤宜。

二、气虚卒倒，参芪补之。挟痰，则浓煎人参汤，加竹沥、姜汁。血虚四物汤补之。挟痰者，四物汤以姜汁炒过，更加竹沥、姜汁。

三、左瘫右痪者，因气血虚而痰火流注也。血虚则痰火流注于左，而为左瘫，宜四物汤加白芥子、竹沥、姜汁，兼有死血加桃仁、红花。气虚则痰火流注于右，而为右痪，宜四君子汤合二陈汤，加白芥子、竹沥、姜汁，能食者去竹沥，加荆沥尤妙。肥人多湿，少加附子行经。瘫痪初起，急治则可，久则痰火郁结而难治也。

四、中风饮食坐卧如常，但失音不语，俗呼为哑风，小续命去附子，加石菖蒲一钱，或诃子清音汤亦可。然不语岂止一端，有舌强不语，有神昏不语，有口噤不语，有舌纵语涩，有舌麻语涩，其间治痰、治风、安神、养气血，各从活法，又难拘续命、诃子而已。

五、中气亦似中风，但风中口中多痰涎，气中则无。又风中身温，气中身冷。风中脉浮洪，气中脉沉伏。此七情内伤，气逆为病，治当顺气，用乌药顺气散、八味顺气散主之，或藿香正气散亦可。经云：无故而瘖，脉不至，不治自已，谓气暴逆也，气复则已，审如是，虽不服药，亦自可。

六、中风、中气，口眼㖞斜，语言蹇涩，或口噤牙关紧急，筋脉挛缩，骨节酸疼，行步艰辛，一应风气疼痛，太乙紫金丹用酒磨服。方见通治。

七、中风不语，瘫痪初起，宜导痰小胃丹，用姜汤送三五十丸，少时即能言语如故。方见痰饮。

八、中风头痛如破，语言謇涩，小续命汤加羌活。

九、中风口眼㖞斜，头疼发热，恶风初作者，羌活冲和汤加独活、藁本。方见伤寒。

十、中风一身俱麻，乌药顺气散加人参、白术、川芎、当归、麦门冬。

十一、中风面目十指俱麻，乃气虚也，补中益气汤加木香、附子、羌活、防风、乌药。方见内伤。

十二、中风满身刺痛，四物汤加荆芥、防风、蔓荆子、蝉蜕、麦门冬。方见补益。

十三、中风半身不遂，羌活愈风汤加天麻、荆芥、僵蚕。

方

通关散秘方　治中风不语，不省人事，水汤不入。

天南星　半夏　猪牙皂荚各五分

上为末，每用少许吹鼻。有嚏可治，无嚏不可治。

破棺散　治中风牙关紧急，难以下药。

天南星五分　片脑少许

上五月五日午时合，每用五分，于病患牙间频频擦之令热，牙关自开。

夺命散　治卒暴中风，涎潮气闭，牙关紧急，眼目上视，破损伤风，搐搦潮作，及小儿急惊风并治。

天南星　甜葶苈　香白芷　半夏汤泡，去皮　巴豆去壳，不去油，各等份，生用

上为细末，每服五分，生姜汁二三匙调下。牙关紧急，汤剂灌不下者，此药辄能治之。小儿以利痰或吐为愈。按

此方风痰必顽结者，宜用之。

独圣散 治中风痰迷心窍，癫狂烦乱，人事昏沉，痰涎壅塞，及五痫心风等证。

甜瓜蒂

上为末，每服五分，重者一钱，熟水调下，即吐，如不吐，须再进一服，倘不止，以白汤止之，或葱汤亦妙，或麝香少许，研，水饮之，即解。如吐风痰，加全蝎五分微炒。如有虫者，加雄黄五分，猪脂油五分，甚者加芫花五分，其虫立吐。如湿肿满，加赤小豆末一钱。凡吐令人目睛上窜，吐时令闭双目。

太白散秘方 治中风痰气厥绝，心腹微温，喉间微响，此药下痰如神。

陈石灰千年古者

石刮去土为细末，水飞过，每服三钱，水一碗，煎至七分温服。

太玄汤秘方 治中风失音，昏迷欲死。

染布活靛缸水一盏，温而灌之，即能言语。

化风丹 治一切中风痰厥风痫，牙关紧急，不省人事，及小儿惊风，搐搦，角弓反张，发热痰嗽喘促。

天南星牛胆制过，二钱 天麻煨 防风去芦 荆芥穗 羌活 独活去芦 人参去芦 细辛 川芎各一钱 木香五分

上为细末，炼蜜为丸，如芡实大，朱砂为衣，薄荷泡汤研化服。因气忿，用紫苏汤化下。如牙关口噤，用少许擦牙即开。

摄生饮 治一切卒中，不论中风、中寒、中暑、中湿及痰厥、气厥之类，不省人事者，初作即用此方，神效。

苍术生，一钱 南木香 天南星湿纸煨 半夏汤泡，各一钱五分 辽细辛 石菖蒲 甘草生，各一钱

上㕮咀，生姜七片，水煎温服，痰盛加全蝎二枚，炙

三生饮 治中风昏不知人，口眼㖞斜，半身不遂，声如拽锯，痰涎上壅，无问外感风寒，内伤喜怒，或六脉沉伏，或指下浮盛，并宜服之。兼治痰厥、气厥及气虚眩晕。若真气虚，而风邪所乘，加人参一两。

天南星一两 川乌去皮、尖 黑附子去皮、尖，各五钱 木香二钱五分

上㕮咀，生姜十片，水煎温服。如气盛人，只用南星五钱、木香一钱、生姜十四片，水煎服。

乌药顺气散 治男子女人一切风邪攻注，遍身麻痹，骨节酸疼，手足瘫痪，语言謇涩，筋脉拘挛，步履艰辛，腿膝软弱，妇人血气不调，胸膈胀满，心腹刺痛，吐泻肠鸣。凡治风，先理气，气顺则痰自消，风自散。

麻黄去节 陈皮去白 乌药各二钱 川芎 白芷 僵蚕炒 枳壳麸炒 桔梗去芦，各一钱 干姜炮，五分 甘草炙，三分

上㕮咀，生姜三片，黑枣二枚，水二盅，煎八分，温服。如憎寒壮热，肢体倦怠，加葱白。遍身瘙痒，加薄荷。手足拘挛，加木香、石斛。湿气，加苍术、白术、槟榔。

足浮肿，加牛膝、五加皮、独活。遍身疼痛，加当归、官桂、乳香、没药。自汗，加黄芪、麻黄根，去麻黄、干姜。胸膈胀满，加枳实、莪术。头眩，加细辛、细茶。脚不能举动，加羌活、防风、麝香。心腹刺痛，加小茴香。手足不能动，头不能起，加川续断、威灵仙。阴囊浮肿，合五积散。四肢冷痹，加川乌、附子、交桂、秦艽。久患左瘫右痪，去麻黄、干姜，加天麻、防风，羌活、半夏、南星、木香、当归。麻痹作痛，加

天雄、细辛、防风。妇人血风，加防风、荆芥、薄荷。臂痛，加羌活、防风、薄桂、苍术、紫苏。气滞腰痛，加桃仁，入酒同服。背心痛，合行气香苏散，加苍术、半夏、茯苓。口眼㖞斜，加姜炒黄连、羌活、防风、荆芥、竹沥、姜汁。麻痹疼痛极者，合和三五七散。午后痛甚，合和神秘左经汤。经年不能举动者，合和独活寄生汤。

八味顺气散　凡中风，先服此药顺气，然后治风。

人参去芦　片白术炒　白茯苓　白芷　青皮　陈皮去白　乌药各二钱　甘草一钱

上㕮咀，分作二剂，每一剂用水二钟，煎至八分，滤去渣，食远服。或加南星、木香以醒痰气。或痰盛，加半夏二钱、生姜三片。

小续命汤　治卒暴中风，不省人事，半身不遂，口眼歪斜，手足颤掉，语言謇涩，肢体麻痹，精神眩乱，头目昏花，痰涎壅盛，筋脉拘挛，及脚气缓弱，不能动履屈伸，治外有六经之形证，则此方加减以发其表。

防风二钱　麻黄去节　杏仁泡，去皮、尖　白芍药　肉桂　川芎　防己　黄芩　人参去芦　甘草炙，各一钱四分　附子泡，去皮、脐，七分

上㕮咀，生姜五片，水二盅，煎至一盅，温服。

凡中风，不审六经之加减用药，虽治之，不能去其邪也。《内经》曰：开则淅然寒，闭则热而闷。知暴中风邪，宜先以续命汤随证加减治之。

太阳中风，无汗恶寒，麻黄续命主之。依本方麻黄、防风、杏仁各加一倍。太阳中风，有汗恶风，桂枝续命主之，依本方桂枝、芍药、杏仁各加一倍。阳阴中风，有汗，身热不恶寒，白虎续命主之，依本方甘草加一倍，外加石膏、知母各一钱。阳明中风，有汗，身热，不恶风，葛根续命主之，依本方桂枝、黄芩各加一倍，外加葛根一钱。太阴中风，无汗，身凉，附子续命主之，依本方附子加一倍，甘草加三分，外加干姜二钱。少阴中风，有汗无热，桂枝续命主之。依本方桂枝、附子、甘草各加一倍。中风六证混淆，系之于少阳、厥阴，或肢节挛痛，或麻痹不仁，宜羌活连翘续命主之，小续命八钱，外加羌活二钱、连翘三钱。大法，春夏加石膏、知母、黄芩，秋冬加肉桂、附子、芍药。有热去黑附子，加白附子。筋脉拘挛，语迟，脉弦，加薏苡仁。若筋急，加人参，去黄芩、芍药，以避中寒，服药后稍轻，再加当归。烦躁，不大便，去附子、肉桂，倍芍药加竹沥。大便燥结，三五日不出，胸中不快，加枳实、大黄。语言謇涩，手足战掉，加石菖蒲、竹沥。发渴，加麦门冬、天花粉、干葛。热而渴，加秦艽。身痛，加羌活，搐者亦加之。烦躁多惊，加犀角、羚羊角。多怒，加羚羊角。恍惚错语，加茯神、远志。不能言，加竹沥。失音不语，加石菖蒲。头痛如破，加羌活。骨节痛，此有寒湿，倍附子、肉桂。呕逆、腹胀，加人参、半夏。脚膝屈弱，加牛膝、石斛。腰疼，加桃仁去皮尖，杜仲、姜汁炒。不眠加酸枣仁。痰多加天南星。肥人多湿，加乌头、附子行经，用童便浸煮，以杀其毒，以助下行之力，入盐尤妙。脏寒下痢，去防己、黄芩，倍附子，加白术。或歌笑哭泣，妄言谵语，加白术，倍麻黄、人参、桂枝。自汗，去麻黄、杏仁，加白术。

三化汤　治中风外有六经之形证。先以加减续命汤随证治之，内有便溺之

阻隔，复以此药导之。

厚朴姜汁炒　羌活　大黄　枳实各等份

上㕮咀，姜三片，水二盅，煎一盅，温服，以利为度，不利再投。如内邪已除，外邪已尽，当从愈风汤，以行中道，加减治之。久则清浊自分，荣卫自和，而大病悉去矣。

大秦艽汤　治中风外无六经之形证，内无便溺之阻隔。知血弱不能养于筋，故手足不能运动，舌强不能言语，宜养血而筋自荣。

秦艽　甘草　当归　川芎　白芍药　石膏　独活　白茯苓各一钱　羌活　防风　黄芩　白芷　白术　熟地黄　生地黄各五分　细辛三分　心下痞满加枳实一钱

上㕮咀，加竹沥、姜汁，姜三片，水二盅，不拘时服。

羌活愈风汤　治肝肾虚，筋骨弱，语言謇涩，精神昏愦，风湿袭虚，入人经络，或瘦而一肢偏枯，或肥而半身不遂。大抵心劳则百病生，心静则万邪息。此药能安心养神，调理阴阳，使无偏胜，治中风内外无邪，服此药以行中道。

羌活　甘草　蔓荆子　防风去芦　川芎　细辛去苗　枳壳麸炒　熟地黄　人参去芦　麻黄去节　薄荷　甘菊花　当归去芦　知母去毛　黄芪　地骨皮去骨　独活　白芷　杜仲酒炒，去丝　枸杞子　秦艽　柴胡去芦　半夏姜制　梓厚朴姜汁炒　前胡　防己各三分　黄芩　白茯苓　白芍药各四分　石膏　苍术　生地黄各六分　桂枝一分

上㕮咀，水二盏，煎一盏，温服。遇阴雨，加姜三片。

防风通圣散　治中风一切风热，大便燥结，小便赤涩，头面生疮，眼目赤痛；或热极生风，舌强口噤；或鼻生紫赤风刺瘾疹，而为肺风；或成风厉而俗呼为大风或肠风，而为痔漏；或肠郁而为诸热，谵妄惊狂，悉能调治。

防风　川芎　当归　白芍药　大黄　芒硝　连翘　麻黄不去节　薄荷各四分　石膏　桔梗　黄芩各八分　白术　山栀仁　荆芥各二分　滑石二钱四分　甘草炙，一钱

上㕮咀，生姜三片，水二盏，煎一盏，温服。

劳汗当风，汗出为皶，郁乃坐劳，出于玄府，脂液所凝，去芒硝，倍加芍药、当归，发散玄府之风，当调其荣卫。俗云风刺。生瘾疹，或赤、或白，麻黄、盐豉、葱白出其汗，麻黄去节，并去芒硝，咸走血而内凝，故不发汗。还依前方中加四物汤、黄连解毒汤，三药合而服之，日二服。故《内经》曰：以苦发之，谓热在肌表连内也。小便淋涩，去麻黄，加滑石、连翘，煎药汤调木香末二钱。麻黄主表，不宜里，故去之。腰胁走注疼痛，加芒硝、石膏、当归、甘草各二钱，调车前子末、海金沙末各一钱。《内经》曰：腰者，肾之府。若破伤风者，如在表，则辛以散之；在里，则苦以下之，兼散之。汗下后，通利气血，祛逐风邪者，每一两内，加荆芥穗、大黄各二钱，调全蝎末、羌活末各一钱。诸风潮搐，小儿急慢惊风，大便闭结，邪热暴甚，肠胃干涩，上窜切牙，盗汗睡语，转筋惊悸，肌肉蠕动，每一两加大黄一钱、栀子二钱，调茯苓末二钱。肌肉蠕动者，调羌活末一钱。经曰：肌肉蠕动，命曰微风。风伤于肺，咳嗽喘急，每一两加半夏、茯苓各二钱。打扑损伤，肢节疼痛，腹中恶血不下，每一两加当归、大黄各三钱五分，调乳香、没药各二钱。解利四时伤寒，内外所伤，每一两内加益元散一两、葱白十茎、豆

豉一合、生姜五钱，水一大碗，煎八分，先温服一半，以筯[1]探之，即吐，吐后，再热服一半，汗出立解。饮酒中风，身热头痛，加黄连须二钱，葱白十茎，慎勿用桂枝麻黄汤解之。头旋鼻塞，浊涕时下，每一两加薄荷、黄连各二钱半。《内经》曰：胆移热于脑，则辛额鼻渊，浊涕下不已也。王冰曰：胆液下澄，则为浊涕下不已，如水泉，故曰鼻渊也。此谓足太阳脉与阳明脉俱盛也。气逆者，调木香末一钱服之。痈疽肿毒，一切恶疮，本方一两，倍连翘、当归，加黄连、茯苓、木香、人参、白芷、金银花、牡蛎粉、黄芪各五分，名胜黄饮子。如疮在上，加当归，用酒浸；发斑热，本方加黄连五钱。

祛风至宝丹　治诸风热等证。

防风　芍药各一两半　独活　羌活　天麻　石膏　黄芩　人参　桔梗　熟地黄　白术各一两　荆芥穗　全蝎　连翘　山栀仁　薄荷　麻黄　大黄　芒硝　细辛各五钱　当归　川芎各二两半　甘草　朱砂各二两，为衣　黄连　黄柏各六钱　滑石三两

上为极细末，炼蜜为丸，如弹子大，每一丸，细嚼清茶任下，临卧服。有热，去人参、白术、川芎，加苦参、细茶、盐梅，薄荷汤下，疼痛甚，倍加苦参。

乌药顺气散　治诸风左瘫右痪。

当归　川芎　白芍药　生地黄　紫苏　陈皮　香附　乌药　枳壳　砂仁　桔梗　黄芩　半夏　防风　地龙焙干　甘草各一两　乳香　没药　沉香各五钱，三味为末，入煎熟药内同服

上㕮咀，生姜三片，枣二枚，水煎温服。

防风至宝汤刘尚书方　治诸风瘫痪、痿痹，神效。

当归　川芎　白芍药　防风　羌活　天麻　僵蚕炒　白芷　青皮　陈皮　乌药　牛膝肉酒洗　南星制　半夏制　黄连姜汁炒　黄芩酒炒　山栀仁炒黑　连翘　麻黄久病去之　甘草各八分

上㕮咀，生姜三片，水煎服，忌葱、蒜、猪、鸡、羊肉。

愈风润燥汤孙尚书方　治证同前，半攻半补。

川芎一钱　当归一钱二分　熟地黄　生地黄姜汁炒　牛膝酒炒　红花各八分　羌活　防风各六分　南星制　天麻　半夏制　橘红盐水洗　白茯苓　黄芩各一钱半　桂枝五分　白术炒，二钱　白芍药　酸枣仁　黄柏各七分　甘草炙，四分

上㕮咀，水煎，临服入竹沥、姜汁各三匙。

祛风除湿汤郑中山方　治中风瘫痪，筋骨疼痛。

当归酒洗，一钱　川芎八分　橘红一钱　赤芍药一钱　半夏姜制，一钱　苍术米泔制　片术各一钱　白茯苓一钱　乌药一钱　枳壳一钱　桔梗八分　黄连酒炒，一钱　黄芩酒炒，一钱　白芷九分　防风八分　羌活一钱　甘草五分　身痛加姜黄一钱　脚痛加牛膝、防己、威灵仙各一钱

上㕮咀，生姜五片，水二盅，煎八分，空心服。

天台散　治中风手足瘫痪、疼痛。

麻黄去节，七分　陈皮　乌药　僵蚕　川芎　枳壳麸炒　桔梗　白芷　干姜　防风　羌活　天麻各八分当归　续断　威灵仙　乳香　没药各一钱　甘草六分　麝香少许

上㕮咀，生姜三片，水二盏，煎一盏，不拘时服。

---

[1] 筯（zhú）：同"箸"，筷子。下同。

三圣散 治诸风痿痹、筋脉拘挛、行步艰辛等疾。

玄胡索炒 当归酒洗 肉桂各等份

上为细末，每服二钱，白汤下。如腰痛，加杜仲。

清神解语汤云林制 治中风痰迷心窍，不能言。

当归 川芎 白芍药 生地黄 远志去心 陈皮 麦门冬去心 石菖蒲 乌药 枳实麸炒 天南星制 白茯苓 黄连姜汁炒 防风 羌活 半夏制 甘草各等份

上㕮咀，生姜三片，竹茹二钱，水煎，入童便、姜汁、竹沥同服。头痛，加蔓荆子、细辛、白芷。

清心散秘方 治中风，舌强不能言语。

青黛二钱 硼砂二钱 冰片三分 牛黄三分 薄荷二钱

上为末，先以蜜水洗舌上，后以姜汁擦之，将药蜜水稀调，涂舌本上。

远志膏秘方 治中风，舌不能言。

远志不拘多少

上用甘草水泡，不去骨为末，鸡子清调敷天突、咽喉、前心三处。

加味转舌膏贾兰峰方 治中风瘈疭，舌謇不语。

连翘一两 栀子炒，五钱 黄芩酒炒，五钱 薄荷一两 桔梗五钱 玄明粉五钱 大黄酒炒，五钱 防风五钱 川芎三钱 石菖蒲六钱 甘草五钱 犀角三钱 柿霜一两 远志甘草水泡一两

上为极细末，炼蜜为丸，如弹子大。朱砂五钱为衣，每用一丸，临卧薄荷汤调下。

诃子清音汤 治诸风失音不语。

桔梗一两半，生半炒 诃子四十九个，半生半泡 甘草二钱半，生半炙

上为细末，每服七钱，用煎熟童便一大碗，调服。

加减排风汤陈白野方 治中风口眼㖞斜。

天麻 苍术 杏仁各一钱 羌活 独活 防风 白鲜皮 川芎 当归 白芍药 白术 茯苓 黄芩 半夏各八分 麻黄七分 甘草四分

上㕮咀，生姜三片，水二盏，煎一盏，不拘时服。

理气祛风散秘方 治口眼歪斜。

青皮一钱 陈皮八分 枳壳八分 桔梗七分 南星制，一钱 半夏制，一钱 乌药八分 天麻一钱 川芎八分 白芷七分 防风八分 荆芥七分 羌活一钱 独活一钱 白芍药七分 甘草六分

上㕮咀，生姜五片，水二盅，煎至八分，食前温服。

贝母瓜蒌汤 治肥人中风，不分左右，俱作痰治。

贝母去心 瓜蒌仁去油 天南星制 荆芥穗 防风去芦 黄柏去粗皮 羌活 黄芩 黄连 白术 橘皮去白 薄桂 半夏泡七次 威灵仙 天花粉 甘草各等份

上㕮咀，生姜三片，水煎，入竹沥一小盅服。

秘传顺气散孙鉴塘传 治诸风口眼㖞斜，半身不遂，左瘫右痪。先服三五剂，后进祛风药酒。

青皮 陈皮 枳壳 桔梗 乌药 人参去芦 白术 茯苓 半夏制 川芎 白芷 细辛 麻黄去节 防风去芦 干姜 僵蚕炒 甘草 秦艽去芦 羌活 独活各等份

上㕮咀，生姜三片，水二盅，煎至八分，空心温服。

祛风药酒

防风去芦 荆芥穗 苍术米泔浸 麻

黄不去节　细辛　天麻　白芷　川芎　当归　半夏制　茯苓　僵蚕　川乌童便浸　草乌　洛阳花　白花蛇各等份

上共为细末，每药三钱，用小黄米烧酒一斤，枣三枚，蜜五钱，同入瓶内，上盖盏，和面封固，麻绳扎左右上下，入锅悬起，重汤煮香一炷半，冷定取出，每服一小盏，随疾之上下，以定食前食后，刻日取效，不可轻忽。

仙传史国公浸酒良方附表　治验详表语。

臣谨沭圣恩，叨居相职，节宣弗谨，遂染风疾，半体偏枯，手足拘挛，不堪行步，宣医诊治，良剂屡投，今越十载，并无寸效，乞归故里，广访名医，途至奉先驿，获遇异人，臣陈病状，蒙授一方，臣依方浸酒，未服之先，非人扶不能起，及饮一升，使手能梳头；服二升，手足屈伸有力；服三升，语言行动如故；服四升，肢体通缓，百节康和，步履如飞，效难尽述，乞赐颁行天下，使黎庶咸登寿域，谨录是方。随表拜进以闻。

防风去芦，三两，治四肢骨节疼痛，浑身拘急　秦艽去芦，四两，治四体拘挛，语言謇涩　萆薢三两，酥炙，治骨节疼痛　羌活二两，治风湿百节疼痛　川牛膝去芦，酒洗，二两，治手足麻木，补精髓，行血脉　虎胫骨二两，酥炙，退骨节中风毒，壮筋骨　鳖甲一两，九肋或七肋者佳，治瘫痪　当归二两，活血补血　苍耳子四两，槌碎，去风湿骨节顽麻　晚蚕砂二两，炒黄色，治瘫痪百节不遂，肢体顽麻　枸杞子五两，焙，治五脏风邪　油松节二两，槌碎，壮筋骨　干茄根八两，饭上蒸熟，治骨节不能屈伸　白术二两，去芦，土炒，补脾胃　杜仲二两，姜汁炒，去丝，补腰膝

上细锉，用好酒三十五斤，将生绢袋盛药，悬浸于内封固，过十四日，将坛入锅内，重汤煮数沸；取出埋于土内，以出火毒；然后取用，每开坛，不可以面对坛口，恐药力冲伤眼目。每日饮二三次，尽量为度，毋令药力断续，其效如神。

神仙延寿药酒丹　治久近风邪，左瘫右痪，语言謇涩，手足拘挛，紫白癜风，风寒暑湿，四气交攻，身体虚羸，腰疼膝痛，耳聋眼瞶，下部诸虚，及女子经血不调，脐腹绞痛，胸膨胁胀，呕吐恶心，子宫虚冷，赤白带下，一切诸疾，皆有神验。此酒互相等制，其性和缓，其味甘香，能追万病，善补诸虚，和胃养丹田，益精壮筋骨，安和五脏，定魄宁魂，返老还童，延年绵算，病可尽驱，效难罄笔。

人参去芦　白术土炒　甘草炙　白茯苓各三两　当归　川芎　白芍药炒　生地黄姜汁炒　熟地黄　枸杞子　肉苁蓉酒洗　何首乌米泔浸　牛膝去芦　天门冬去心　麦门冬去心　砂仁炒，各二两五钱　川椒去梗目　川乌去皮、脐　草乌圆者，泡　乌药各一两　五加皮　虎胫骨酥炙　枳壳炒　干姜泡　厚朴姜汁炒　陈皮去白　沉香　茴香盐酒炒　香附童便浸、炒　羌活　独活　防风去芦　白芷　麻黄不去节　细辛酒洗　半夏制　苍术米泔浸、炒　五味子　破故纸炒　桂各二两　红枣去核　酥油　蜂蜜各八两　胡桃肉汤泡，去皮，各半斤

上锉一处，绢袋盛之，用烧酒一坛，浸三昼夜，置锅中，重汤煮三时许，取出埋土内泄火毒，每日饮一二杯，随病之上下，以定空心食后。饮酒将尽，复以药渣晒干为末，酒丸如桐子大。每日空心时，酒下三十丸。

鹿角霜丸　治半身痿弱，或二三年❶

❶ 年：日刊本“年”下有“不能”二字。

动履者。

黄芪蜜炙，二两　人参二两　白术二两　白茯苓二两　当归酒洗，二两　川芎一两　肉桂一两　熟地黄二两　茴香炒，一两　牛膝去芦，两半　木瓜两半　白芍药酒炒，二两　川乌两半　羌活一两　独活一两　肉苁蓉酒洗，两半　槟榔一两　防风两半　乌药炒，两半　破故纸酒炒，二两　木香二钱　续断一两五钱　甘草五钱　苍术米泔水浸，二两　附子一两，童便和白面包煨　杜仲二两，姜汁炒，去丝　虎胫骨酥炙，一两五钱　鹿角霜一斤

上为极细末，酒丸梧子大，空心米汤送下百丸。

健步虎潜丸秘方　治中风左瘫右痪，语言謇涩。

黄芪盐水炒，一两半　人参去芦，一两　白术炒，二两　白茯神去皮木，一两　当归酒洗，一两　生地黄酒洗，二两　熟地黄二两　木瓜一两　羌活酒洗，一两　独活酒洗，一两　防风酒洗，一两　白芍药盐酒炒，二两　枸杞子酒洗，二两　五味子五钱　虎胫骨酥炙，二两　龟板酥炙，一两五钱　牛膝酒洗，二两　杜仲酒炒，二两　破故纸盐酒炒，一两　黄柏人乳拌盐酒炒，二两　知母人乳拌盐酒炒，一两　麦门冬去心，二两　远志甘草水泡，去骨，二两　石菖蒲一两　酸枣仁炒，一两　薏苡仁炒，一两　沉香五钱　附子五钱，童便浸，去皮、脐，面裹煨

上为极细末，以神曲六两、生姜汁一盏、竹沥一碗、猪脊髓五条，同炼蜜打为丸，如梧子大，每服百丸，空心淡盐汤送下。

竹沥枳术丸　化痰清火，理胃调脾，肥白气虚之人，宜服此药，预防倒仆之患，至神至妙。

枳实麸炒，一两　白术土炒，一两　苍术米泔浸，盐水炒，一两　天南星制　半夏制　黄芩酒炒，一两　白茯苓一两　当归酒洗，五钱　橘红一两　山楂肉一两　黄连姜汁炒，五钱　白芥子炒，一两

上为极细末，以神曲六两，生姜汁一盏，竹沥一碗，煮糊为丸，如桐子大。每日空心，姜汤下百丸。

搜风顺气丸　治诸风痿痹，半身不遂，口眼歪斜，语言难辩，肌肉顽麻，眩晕耳鸣，口苦无味，憎寒毛竦，癥癖瘕块，男子阳衰肾冷，女子绝产阴虚，俱能奏效。

锦纹大黄五两，酒浸，九蒸，九晒　麻仁微炒，去壳，二两　郁李仁去皮、壳，泡，二两　枳壳麸炒，二两　干山药酒蒸，二两　独活一两　山茱萸酒蒸，去核，二两　槟榔二两　菟丝子一两　车前子炒，二两半　牛膝酒浸，晒干，二两

上为极细末，炼蜜为丸如桐子大。每服八十丸，白汤送下，早晚各一服。久患肠风脏毒，服之除根。瘫痪语涩，服之平复。酒后能进一服，宿酒尽消。中年以后之人，过用厚味、酒肉，多有痰火，且不能远房事，往往致阴虚火动，火助则生风，所谓一水不能胜五火也，故以此方疏风降火为主，不问年高气弱，并宜服之，惟孕妇忌服。

天麻丸　治风因热而生，热胜则风动，宜以静胜其躁。此药能滋阴抑火，行荣卫，壮筋骨。

天麻一两五钱　牛膝酒洗，两半　萆薢一两五钱　玄参一两五钱　当归二两五钱　羌活一两五钱　独活一两　生地黄四两　杜仲酒炒，断丝，一两五钱　附子制，五钱　知母盐、酒炒，一两

上为极细末，炼蜜丸如梧子大，每日空心，温酒送下八十丸。

凡人初觉大指、次指麻木不仁，或

手足少力，或肌肉微掣，此中风之先兆也。宜预服愈风汤、天麻丸各一料，此圣人不治已病治未病也，或先服竹沥枳术丸及搜风顺气丸，何中风之有？

附：诸风

方

消风散 治诸风上攻，头目昏弦，背项强急，耳作蝉鸣，及皮肤瘙痒，顽麻瘾疹，妇人血风头痛。

防风 荆芥 川芎 茯苓 人参 藿香 甘草各一两 羌活一两五钱 蝉蜕 僵蚕 陈皮 厚朴各五钱

上为细末，每服三钱，清茶送下。

蝉蜕散 治饮酒后搔出紫血黄水，痛痒不一。

蝉蜕去头、足 薄荷各等份

上为末，每服二钱，酒调下。一方用消风散一两，蝉蜕一两

胡麻散 治脾肺风毒攻冲，遍身皮肤搔痒，或生疮疥瘾疹，浸淫糜烂，久而不瘥，面如虫行。

胡麻 苦参 何首乌 荆芥各二两 威灵仙 甘草各一两

上为细末，每服二钱，薄荷汤调下。

苦参丸 治心肺积热，脏腑蕴毒，攻于皮肤，发为疥癞，及成厉风，手足烂坏，眉毛脱落，并能调治。

苦参四两 荆芥穗一两

上为细末，炼蜜丸如桐子大。每服五六十丸，清茶送下。

卷　三

伤寒

脉

伤寒以浮、大、动、数、滑为阳，沉、涩、弱、弦、微为阴。其弦、紧，浮、滑、沉、涩六者，为残贼脉，能为诸经作病。春弦，夏洪、秋毛、冬石、土缓，为四季之正脉；浮、沉、迟数为客脉。左为人迎，右为气口。呼出心肺为阳；吸入肝肾为阴。一呼一吸为一息。寸口为阳，尺泽为阴，中为关界。阳主气，阴主血。血为荣，气为卫。寒伤荣，风伤卫。所谓伤寒之病，从浅入深，先以皮肤肌肉，次入肠胃筋骨。其阴阳、寒热、表里、虚实，俱在浮、中、沉三脉有力无力中分。有力者为实、为阳、为热；无力者为虚、为阴、为寒。若浮、中、沉之不见，则委曲而求之。若隐若见，则阴阳伏匿之脉也，三部皆然。杂病以弦为阳，伤寒以弦为阴，杂病以缓为弱，伤寒以缓为和。伤寒以大为病进，以缓为邪退。缓为胃脉，有胃气曰生，无胃气曰死。伤寒病中，脉贵有神。脉中有力，即为有神。神者，气血之先也。两手无脉曰双伏，一手无脉曰单伏。寸口阳脉中，或见沉细者，但无力者，为阳中伏阴。尺部阴脉中，或见沉数者，为阴中伏阳。寸口数大有力为重阳，尺部沉细无力为重阴。寸口细微如丝为脱阳，尺部微而无力为脱阴。寸脉浮而有力，主寒邪、表实，宜汗；浮而无力，主风邪、表虚，宜实。尺脉沉而有力，主阳邪在里为实，宜下；无力，主阴邪在里为虚，宜温。寸脉弱而无力，切忌汗下。初按来疾去徐，名曰内虚外实；去疾来徐，名曰内实外虚。尺寸俱同名曰缓。缓者，和而生也。汗下后脉静者生，躁乱身热者死，乃邪气胜也。如寒邪直中阴经，温之而脉来断续为歇止，正气脱而不复生也。纯弦之脉名曰负，负者死。按之如解索者，名曰阴阳离，离者死。阴病见阳脉者生，阳病见阴脉者死。今将浮、中、沉三脉下，注证治之法，使因脉以知证，缘证以明治。以此达彼，由粗入精，亦可以为后学之窥鉴矣。

浮脉　初排指于皮肤之上，轻手按之便得，曰浮。此为寒邪初入足太阳经。病在表之标，可发而去之，虽然其治法则有二焉。寒伤荣则无汗恶寒，风伤卫则自汗恶风。一通一塞，不可同也。

浮紧有力则无汗，恶寒，头项痛，腰脊强，发热，此为伤寒之表，宜发散。冬时用麻黄汤，余三时用羌活冲和汤。有渴加石膏、知母。

浮缓无力则有汗，恶风，头项痛，腰脊强，发热。此为伤风在表，宜和卫。冬时用桂枝汤，余三时用加减冲和汤。腹痛，小建中汤。痛甚，桂枝加大黄汤。

中脉　按至皮肤之下，肌肉之间，略重按之乃得。谓之半表半里。然亦有二焉，盖阳明、少阳二经，不从标本从乎中也。长而有力，即微洪脉也，此为阳明在经。其证微有头痛，眼眶痛，鼻干不得眠，发热无汗，用葛根解肌汤。若渴而有汗不解，或经汗过，渴不解者，白虎加人参汤。无渴不可服，此药为大忌。

弦而数，此为少阳经脉。其证胸胁痛而耳聋，寒热，呕而口苦，用小柴胡汤。或两经合病，则脉弦而长，此汤加葛根、芍药。缘胆无出入，有三禁，只宜和解表里耳。

沉脉 重手按之，至肌肉之下，筋骨之间乃得，此为沉脉。然亦有二，阴阳寒热，俱在沉脉中分。若沉而有力，为阳、为热；沉而无力，为阴，为寒；沉数有力，则为阳明之本，表证罢而热入于里。恶寒头痛悉除，及觉怕热，欲揭衣被，扬手掷足，谵语狂妄，躁渴，或潮热自汗，五六日不大便，轻则大柴胡汤下之，重则六一顺气汤选用。

沉迟无力为寒。初病起，外证无头痛，无身热，便就怕寒，四肢厥冷，或腹痛吐泻，或口吐白沫，或流冷涎，或战栗面如刀刮，引衣蜷卧，不渴，或手足指甲青，此为阴经自中其寒，非从阳经传来，急温之，轻则理中汤，重则姜附汤、四逆汤之类。故经云：发热恶寒发于阳，无热恶寒发于阴也。

证

夫伤寒者，冬时天气严寒，水冰地冻，而成杀厉之气。体虚之人，触犯之者，中而即病，名曰正伤寒。不即病者，乃寒邪藏于肌肤之间，伏于荣卫之内，至春因温暖之气而发者，名曰温病。至夏因暑热之气而作者，名曰热病。热重于温病也。虽曰伤寒，实为热病，热病乃汗病也。非时行之气，春应温而反寒，夏应热而反凉，秋应凉而反热，冬应寒而反温。此非其时而有其气。故一岁之中，长幼病皆相似也。是时行不正之气，非暴厉之气。暴病者，疫病也。疫病者，乃春分至秋分前，天有暴寒，皆为时行之寒疫也。又有四时之正气者，春气温和，夏气暑热，秋气清凉，冬气凛冽。然正气亦能为病。春伤于风，夏必飧泄；夏伤于暑，秋必疟痢；秋伤于湿，冬必咳嗽；冬伤于寒，春必温病。总曰伤寒。病自外入，或入于阳，或入于阴，皆无定体。非但始太阳，终厥阴论也。或有自太阳始，日传一经，六日传至厥阴，邪气衰而不传自愈者；亦有不能再传者；或有间经而传者；或有传之二三经而止者；或有始终只在一经者；或有越经而传者；或有初入太阳，不作郁热，便入少阴而成真阴证者；或有直中阴经而成寒证者，有变证者，有脉变者，有取证不取脉者，有取脉不取证者，又有二阳，三阳同受而为合病者；或太阳、阳明先后受而为并病者；有日传二经而为两感者。盖病有标本，治有逆从。若夫常病用常法，理固易知。设有感冒非时暴寒，而误作正伤寒者，有劳力感寒而误作真伤寒者，有直中阴经真寒证而误作传经之热证者，有温热病而误作正伤寒治者，有暑证而误作寒证者，有如狂而误作发狂者，有血证发黄而误作湿热发黄者，有蚊迹而误作发斑者，有动阴血而认作鼻衄者，有谵语而认作狂言者，有独语而认作郑声者，有女劳复而认作阴阳易者，有短气而认作发喘者，有痞满而误作结胸者，有心下硬痛，下利纯清水，而俗名为漏底，而治之以燥热药者，有哕而误作干呕者，有并病而误作合病者，有正阳明腑病而误作阳明经病者，有太阳无脉而便认作死证者，有里恶寒而误作表恶寒者，有表热而误作里热者，有阴极发躁而误作阳证者，有少阴病发热而误作太阳证者，有标本全不晓者。此几件终世不相认者，比比皆然。胸中若不明脉识证，论方得法，但一概妄治，则杀人不用刀耳。且如麻黄、桂枝二汤，仲景立治冬时正伤寒之方，今人通治非时暴寒温暑之证，则误之甚矣。又将传经之阴证作直中阴经之阴证，误人多矣。若夫寒邪自三阳传次三阴之阴证，外虽厥逆，内有热邪耳。若不发热，四肢厥冷而恶寒者，此则直中阴经之寒证也。盖先起三阳气分，传次三阴血分，则热入深矣。热入既深，表虽厥冷，而内真热邪也。经云：亢则害，承乃制。热极反兼寒化也。若先热后厥逆者，传经之阴证也。经云：热深厥亦深，热微厥亦微是也。故宜四逆散、大承气汤，看微甚而治之。如其初病便厥，但寒无热，此则直中阴经之寒证也。轻则理中汤，重则四逆汤辈以温之。经云：发热恶寒者，发于阳也；无热恶寒者，发于阴也。尚何疑哉。有病一经，已用热药，而又用寒药。如少阴证用白虎汤、四逆散寒药者，少阴证用四逆汤、真武汤热药者，是知寒药治少阴，乃传经热证也，是知热药治少阴，乃直中阴经之寒证也。辨名定体，验证用药，则治伤寒之法判然明矣。

伤寒汗、下、温之法，最不可轻。据脉以验证，问证而对脉。太阳者，阳证之表也；阳明者，阳证之里也，少阳者，二阳三阴之间；太阴、少阴、厥阴，又居于里，总而谓之阴证也。发于阳，则太阳为之首；发于阴，则少阴为之先。太阳恶寒而少阴亦恶寒，太阳之脉多浮，少阴之脉沉细，与其他证状亦自异也。发热恶寒，身体疼痛；或自汗，或无汗，是为表证，可汗。不恶寒，反恶热，手掌心、腋下濈濈而汗。口燥咽干，壮热腹满，小便如常，不白不少，而大便闭硬，是为里证，可下。厥冷蜷默，自利烦躁而无身热头痛，是为阴证，可温。单浮与浮洪、浮数、浮紧者，此表病之脉。滑、实、弦、紧，中间数盛者，此里病之脉。在表者，邪传于荣卫之间；在里者，邪入于胃腑之内。胃腑而下，少阳居焉。若传次三阴，则为邪气入脏矣。荣与卫居，为表也，亦均可汗也。然自汗者为伤风。风伤卫气，卫行脉外，其脉浮缓而病尚浅，则以桂枝汤助阳而汗之轻。无汗者为伤寒。寒伤荣血，荣行脉中，其脉浮紧而病稍深，则以麻黄汤助阳而汗之重。荣卫固为表也，胃腑亦可以为表也。然以腑脏而分表里，则在腑者谓之表，在脏者谓之里。胃取诸腑，可以表言。若合荣卫脏腑而分之，则表者，荣卫之所行。里者，胃腑之所主，而脏则又深于里者矣。审脉问证，辨名定经。真知其为表邪则汗之，真知其为里邪则下之；真知其为阴病则温之。表有邪，则为阳虚阴盛，而发表之药温；里有邪，则为阴虚阳盛，而攻里之药寒；阴经受邪，则为脏病，而温之药热。是三者，贵平得中，不则宁可不及，不可太过。得中者上也，不及者次也。夫苟太过，则斯为下矣。盖得中者。如此而汗，如彼而下，又如彼而温。桂枝承气投之不瘥；姜附理中，发而必中。重者用药紧，轻者用药微。不背阴阳，深合法度。故曰得中者上也。宁可不及者，证与脉，大同而小异。名与证，似异而实同。当五分取汗，而三分之剂散之；当五分转下，而三分之剂导之；当纯刚温里，而略温之剂扶持之。未可汗下者，与之和解；未可遽温者，且安其中。若犹未也，则增减于其间，细细而加消详，徐徐而就条理。虽无遽安，亦无传变，故曰宁可不及者次也。太过者，粗工不知深浅，轻举妄动者为之。或问证而不知脉，或执脉而不对证，或名实之不辨，或日数之为拘。是有汗下太早之失。甚者诿曰：不问阴阳，当汗而反下，则为痞、为结胸、为懊憹；当下而反汗，则为谵语，为亡阳动经，为下厥上竭。至于阳厥似阴之类，但以刚剂投之，是以火济火，以致舌卷囊缩，烦乱可畏。性命至贵，可轻试哉。故曰：夫苟太过，则斯为下矣。大抵治伤寒有法，与他病不同，条例审的，药进病除，七剂少瘥，生死立判矣。古人处方立论，曰可汗，曰可下，曰可温，曰和解，曰少与，曰急下，曰随证渗泄。与夫先温其里，乃发其表，先解其表，乃攻其里。惟知者若纲在纲，有条不紊，此固中者之事也。若班固所谓有病不服药。当得中医。许仁则[1]以为守过七日，最为得计。此非宁可不及之意乎。王叔和善脉，而且以承气为戒。初虞世[2]善方，而论伤寒一节，且谓麻黄、桂枝，非深于其道则莫之敢为。又非所以为太过者之戒乎？论而至此，则知古人之立论甚严。如伤寒汗、下、温之法，其不可轻也信矣。虽汗下温之法，固自有定论矣。经云：伤寒六七日，目中不了了，无表证，脉虽浮，亦有可下者；少阴病二三日，无表、里证，亦有可汗者。阴证四逆，法当用温。而四逆有柴胡、枳壳，此岂属诬哉？曰：医在九流之中，非圆机之士，不足与语也。何者？脉虽浮，而可下者，无表里证，谓六七日大便难也。即使大便不难，其可轻下之乎？少阴病亦有可汗者，谓阴证初病，便属少阴，而反发热。少阴本无热，今反发热者，是表犹未解，故用温药，微取其汗也。即使身不发热，其可轻汗之乎？四逆汤用姜附，四逆散用柴枳，一热一寒，并主厥逆，固不侔矣。然传经之邪，与阴经受邪初病便厥者不同。故四逆散用药寒，主先阳而后阴也；四逆汤用药热，主阳不足而阴有余也。其敢例视阴逆，一切温之乎？不特此耳，伤寒有始得病，其脉沉数，外证腹痛，口燥咽干，即为阳盛入内之证。医当以下剂攻之，不可概以一二日太阳而发表也。前所谓阴证伤寒，初病以来，便见脉沉，厥冷恶寒，更无头痛，即是少阴受病之证。医当以干姜、附子辈温之，又不可概以三阴传次，先太阴而后少阴也。张仲景论曰：日数虽多，但有表证，而脉浮者，犹可发汗；日数虽少，若有里证，而脉沉实者，即须下之。是日数之不可拘也如此。孙思邈曰：服承气得利，谨勿中补。热气得补复成，此所以言实热也。王叔和有曰：虚热不可攻，热去则寒起，此所以言虚热也。二人之言，殊途同归。是虚实之不可辨也如此。又况寒、温、热，同实而不同名。暑、湿、风，异种而有兼病。异气之相承，他邪之并作，表证中之有不可汗，里证中之有不可下。三阴可温，而攻积证者不同。表里俱见，与半表半里无表里有异，伤寒、伤风，脉证互见。中暑、热病，疑似难明。阳明本多汗，而有反无汗之形；少阴本无汗，而有反自汗之证。或阴极发躁，阳极发厥，阴证似阳，阳证似阴，差之毫厘，谬以千里。又有痰证，食积、虚烦，脚气，证似伤寒，不可以伤寒之法拘之。自非心领意会。达变知机，体认之精，发用之当，则纵横泛应，几何而不昧哉？孔子曰：可与适道，未可与立，未可与权。是说也，亦在夫人权之而已矣。

[1] 许仁则：唐代医家。著有《子母秘录》，未见传世。惟同代之《外台秘要》及后来之《证类本草》，引有其佚文。

[2] 初虞世：宋代医家，字和甫，居于灵泉山（今河南襄城），后为僧人。著有《养生必用方》、《尊生要诀》，均佚。

六经证治

足太阳膀胱经，头为诸阳之首，故多传变受病为先也。其脉起于目内眦，从头下后项，连风府，行身之背，终于足之至阴也。其证头疼项强，腰痛骨节痛也。经曰：太阳头痛脉浮，项背强而恶寒，若发热汗出恶风，脉浮缓者为伤风；若脉阴阳俱紧，头痛恶寒，呕逆身疼，或已发热，或未发热者，名曰伤寒。宜发汗，不可辄下之。表邪乘虚内陷，传变不可胜数，又不可利小便。利之则引热入里，其害不浅。若本病烦热，小便不利者，乃利之，则不为禁也。如小便自利如常，则不可利也。凡有汗不得再发汗，汗多不得利小便，有汗不可服麻黄，无汗不可服桂枝也。

足阳明胃经，乃两阳合明于前也。一曰府者，居中土也，万物所归也。其脉起于鼻頞，上头额，络于目，循于面，行身之前，终于足之厉兑也。经曰：伤寒三日，阳明脉大。又曰：尺寸俱长者，阳明受病也。其证头额痛，目痛、鼻干，身热不得卧，乃标病也。若本病，则身热汗出而恶热也。本实则潮热大便不行也。在标者，当解肌，在本者，宜清热。本实者可下。夫阳明有三：一曰太阳阳明，大便难者，小承气汤主之；二曰正阳阳明，胃家实也，大承气汤下之；三曰少阳阳明，胃中燥热，不大便者，大柴胡汤主之。

足少阳胆经，其脉起于目锐眦，上头角，络耳中，循胸胁，行身之侧，终于足之窍阴也。前有阳明，后有太阳，居二阳之中，所以半表半里。经曰：尺寸俱弦，少阳受病也。其证头痛目眩，口苦耳聋，胸胁满痛也。或心烦喜呕，或胸中烦闷而不呕，或心下痞硬，或寒热往来，或发热，寅申时尤盛，或身微热者，皆少阳也。凡治有三禁，不可汗、下、利小便也。只宜和之，惟小柴胡汤出入加减，用之神效，凡头角痛，耳中痛，耳中烘烘而鸣，耳之上下前后肿痛，皆少阳所主部分，其火为之也。若口苦者，少阳之胆热；胁下硬者，少阳之结也。

足太阴脾经，为中宫之坤土也。其脉始于足大指之隐白，上行至腹，络于嗌，连舌本，行身之前也。若寒邪卒中，直入本经者，一时便发腹痛，或吐或利，宜温之。如四日而发腹满嗌干者，此传经之邪也，宜和之。若太阳病下之早，因尔腹痛者，此误下之而传也。凡治太阴证，自利不渴；脉沉细，手足冷，急温之。若脉浮者，可发汗，宜桂枝汤主之。若发热脉数者，少阳之邪未解，须以小柴胡汤主之。如自利不渴者，脏有寒也，宜理中汤。寒甚加附子。腹痛呕吐不下食者，宜治中汤。手足冷，脉沉细者，宜四逆汤。若传经邪热内陷腹痛，宜桂枝芍药汤。

足少阴肾经，为人身之根蒂也。其脉始于足涌泉，上行贯脊，循喉，络舌本，散舌下，注心中，行身之前也。若因欲事肾虚者，寒邪直中之也。其证一二日便发，故发热脉沉足冷，或恶寒倦怠，宜温经而散寒也。若五六日而发，口燥舌干者，此传经之邪热，宜急下之，恐肾水干也。如其脉沉细，足冷者，又不可下，急温之。脉沉疾有力者，乃可下之。凡少阴饮水小便色白者，下虚有寒，引水自救，非热也，宜温之。盖夹阴伤寒，多因劳伤肾经所致。有紧有慢，其害甚速，不可以寒凉之药妄投之也。但脉沉足冷，虽发热者，急宜温肾以扶元气。

足厥阴肝经，厥者，尽也，为六经之尾也。其脉始于足大指之大敦，上环阴器，抵小腹，循胁肋，上唇口，与督脉会于巅顶，行身前之侧也。若寒邪直中本经，一日便发吐利，少腹痛，寒甚者唇青、厥冷、囊缩，急宜温之，并着艾灸丹田、气海以温之。若六七日发烦满囊拳者，此传经热邪，厥深热亦深也。若脉沉疾有力者，宜急下之。若脉微细者，不可下也。凡伤寒传至厥阴经，则病热极矣。此生死在于反掌，其可不谨察之也。大抵热深厥亦深，则舌卷囊缩。阴寒冷极，亦见舌卷囊缩，在乎仔细消详，其冷热之治法，亦微矣。

一、调治伤寒之法，先须识证，察得阴阳表里虚实寒热亲切，更审汗、吐、下、温、和解之法治之，庶无差误。先观两目或赤或黄，次看口舌，有无苔状，后以手按其心胸至小腹有无痛满，再问其所苦所欲，饮食起居，大小便通利若何，并服过何药，曾经汗下不。务使一一明白，脉证相对，然后用药无差。若有一毫疑惑，不可强治。故君子不强其所不能。或见利妄动，视人命如蝼蚁，非君子之用心也。慎之！

二、看伤寒，先观两目，或赤或黄。赤为阳毒，六脉洪大有力。燥渴者，轻则三黄石膏汤，重则大承气汤。

三、看口舌，黄白色者，邪未入腑，属半表半里，宜小柴胡汤和解。舌上黄苔者，胃腑有邪热，宜调胃承气汤下之。大便燥实，脉沉有力而大渴者，方可下。舌上黑苔生芒刺者，是肾水克心火也，不治，急用大承气下之。此邪热已极也，劫法用井水浸青布片子，舌上洗净，后以生姜片子浸水，时时刮之，其苔自退。

四、次以手按其心胸至小腹有无痛处。

若按心下硬痛，手不可近，燥渴谵语，大便实，脉沉实有力，为结胸证，急宜大陷胸汤加枳桔下之。量元气虚实，缓而治之。反加烦躁者死。

若按之心胸虽满闷而不痛，未经下者，非结胸也。乃邪气填塞胸中，尚为在表，只以小柴胡汤加枳桔以治其闷。如未效，本方对小陷胸，仍加枳桔。

若病患自觉心胸满闷而不痛者，为痞满也，宜泻心汤加枳壳、桔梗。

若按之小腹硬痛，当问其小便通利否。如小水自利，大便黑，兼或身黄，谵语燥渴，脉沉实，则知蓄血在下焦，宜桃仁承气汤，下尽黑物则愈。

若按之小腹胀满不痛，小便不利，则知津液留结，即溺涩也，宜五苓散加木通山栀子利之。亦不可大利，恐耗竭津液也。

若按之小腹绕脐硬痛，渴而小水短少，大便实者，有燥粪也，大承气汤下之，劫法治心胸胁下有邪气结实，满闷硬痛，用生姜一斤，捣渣去汁，炒微燥带润，用绢包于患处，款款熨之。稍可，又将渣和匀前汁炒干，再熨许久，豁然宽快。一方用韭菜如前法熨之。

五、治伤寒，若烦渴欲饮水者，因内水消渴，欲得外水自救。大渴欲饮一升，只可与一碗，宁令不足，不可太过，若恣饮过量，使水停心下，则为水结胸。若水射于肺，为喘为咳。留于胃，为噎为哕。溢于皮肤，为肿。蓄于下焦，为癃。渗于肠间，则为利下。皆饮水之过也。又不可不与，又不可强与。经云：若还不与非其治，强饮须教别病生，此之谓也。

六、治伤寒，若有吐蛔者，虽有大热，忌下凉药，犯之必死。盖胃中有寒，则蛔上膈，大凶之兆，急用炮干姜理中汤一服，加乌梅二个、川椒十粒，煎服。待蛔定，却以小柴胡汤退热。盖蛔闻酸则静，得苦则安矣。

七、治伤寒，若经十余日以上，尚有表证宜汗者，以羌活冲和汤微汗之，十余日，若有里证宜下者，可以大柴胡汤下之。盖伤寒过经，正气多虚，恐麻黄、承气太峻。误用麻黄，令人亡阳；误用承气，令人不禁。若表证尚未除，而里证又急，不得不下者，只可用大柴胡汤通表里而缓治之。又老弱及气血两虚之人有下证者，亦用大柴胡汤下之，不伤元气。如其年壮力盛者，不在此例，从病制宜。

八、治伤寒，若先起头痛发热恶寒，以后传里，头痛恶寒悉除，反觉怕热，发渴谵语，或潮热自汗，大便不通，或揭去衣被，扬手掷足，或发黄狂乱，或身如涂彩，脉沉有力，此为阳经自表传入阴经之热证，俱当攻里之药下之。设或当下失下，而变出手足乍冷乍温者，因阳极发热，即阳证似阴，名曰阳厥。外虽厥冷，内有热邪，三一承气汤下之。又有失于汗下，或本阳证，误投热药，使热毒入深，阳气独盛，阴气暴绝，登高而歌，弃衣而走，骂詈叫喊，燥渴欲死，面赤眼红，身发斑黄，或下利纯青水，或下利黄赤，六脉洪大，名阳毒证。轻则消斑青黛饮，重则三黄石膏汤去麻黄、豆豉，加大黄、芒硝下之，令阴气复而大汗解矣。

九、初病起，无头疼，无身热，便就恶寒，四肢厥冷，腹痛吐泻，引衣蜷卧不渴，或战栗面如刀刮，口吐涎沫，脉沉细无力，此为寒邪直中阴经，即真阴证。不从阳经传来，当用热药温之。如寒极手足厥冷过肘膝者，因寒极发厥，谓之阴厥，宜四逆汤温之。凡腹满腹痛，皆是阴证，只有微甚不同，难以一概施治。腹痛不大便，桂枝芍药汤；腹痛甚者，桂枝大黄汤；若自利腹满，小便清白，当温之，理中四逆，看微甚用，轻者五积散；重者四逆汤。又有初病起，外感寒邪，内伤生冷，内既伏阴，内外皆寒。或本真阴，误投凉药，使阴气独盛，阳气暴绝，以致病起。手足厥冷，腰背强重，头疼目痛，呕吐烦闷，身如被杖，六脉沉细，汤饮不下。以后毒气渐深，入腹攻心，咽喉不利，腹痛转深，心下胀满，结硬如石，燥渴欲死，冷汗不止。或时郑声，指甲面色青黑，此名阴毒。速灸关元、气海二三十壮。或葱熨脐中，内服回阳救急汤，令阳气复而大汗解矣。

十、看伤寒有口沃白沫，或睡多流冷涎，俱是有寒。吴茱萸汤、理中、真武汤之类，看轻重用，切忌凉药。或用甘温补元气，四君子汤加附子。血虚用仲景八味丸，此条杂病亦然。

十一、伤寒头痛发热，恶寒微渴，濈濈然汗出，身作痛，脚腿酸疼，无力沉倦，脉空浮无力，名曰劳力感寒。不可误作正伤寒，大发其汗。故经云：劳者温之。温能除大热，此之谓也，补中益气汤主之；有下证者，大柴胡汤主之。

十二、伤寒头痛发热，口干，口鼻血出，腹胀，午后昏沉，声哑耳聋，胁痛，俗云血汗病也，犀角地黄汤合小柴胡汤。血盛加茅根、韭汁，汗出如雨随瘥。

十三、伤寒吐血不止，用韭汁磨京墨，其血见黑必止。如无韭之时，用鸡子清亦可，正谓赤属火而黑属水也。

十四、伤寒发黄，用生姜渣时时周身擦之，其黄自退。

十五、伤寒热邪传里，服转药后，用盐炒麸皮一升，将绢包于病人腹上，款款熨之，使药气得热则行，大便易通矣。

十六、伤寒发狂奔走，人难制伏，宜于病人卧室生火一盆，将好醋一大碗浇于火上，令病人闻之，即安。

十七、伤寒鼻衄不止，用水纸搭于顶门，再将山栀炒黑，为细末，吹入鼻内，其红即止。其成流久不止者，方可用此法。如点滴不成流者，其邪在经未除，不必用此法。

十八、伤寒痰证，壅结胸中，用皂荚末、半夏末，生矾末，入麝少许，用姜水汁调服，其痰立吐。轻者用贝母、皂荚、麝香、姜汁吐之。杂病吐之亦可。

十九、伤寒腹皮外痛，用炒麸皮布包，款款烙之，痛止。其自汗不止，亦用此法。如再不止，方可用温粉扑法。

方

十神汤 治时令不正，温疫妄行，感冒发热恶寒，头痛身疼，咳嗽喘急。阴阳两感伤寒，并能调治。

川芎 甘草 麻黄 紫苏 白芷 升麻 陈皮 香附 赤芍药 干葛

上锉，每服一两，生姜煎热服。欲汗，以被覆之。如发热头痛，加葱白。潮热，加黄芩、麦门冬。咳喘，加桔梗、桑白皮、半夏。心胸胀满，加枳实、半夏、枳壳。饮食不进，加炒仁、白豆蔻。呕逆，加丁香、草果。鼻衄不止，加乌梅、干葛。冷气痛，加玄胡索、良姜。大便闭，加大黄、芒硝。痢，加枳壳、当归。泄泻，加木通、滑石、肉豆蔻。

人参败毒散 治伤寒头痛，壮热恶风，及风痰咳嗽，鼻塞声重。四时温疫热毒，头面肿痛，痢疾发热，诸般疮毒。

柴胡 甘草 桔梗 人参 羌活 独活 川芎 茯苓 枳壳 前胡

上锉，每服一两，生姜、薄荷煎服。咳嗽，加半夏。热毒，加黄连、黄芩、黄柏、山栀。风热，加荆芥、防风，名荆防败毒散；消风散和合，名消风败毒散。酒毒，加干葛、黄连。疮毒，加金银花、连翘，去人参，名连翘败毒散。

双解散 治风寒暑湿，饥饱劳役，内外诸邪所伤。以致气血怫郁，变成积热，发为汗病、杂病、非此不除。但觉不快，便可用此通解。小儿疮疹，用此解去尤快。其大黄、芒硝、麻黄三味，对证旋入。自利去大黄、芒硝，自汗去麻黄。(即防风通圣散、益元散和合)

羌活冲和汤 治春、夏、秋非时感冒暴寒，恶寒头痛，发热无汗，腰脊项强，脉浮而紧。此足太阳膀胱经受邪，是表证。宜发散，不与冬时正伤寒同治法。此法非独治三时暴寒，春可治温，夏可治热，秋可治湿。治杂证，亦有神也。可代麻黄桂枝汤，青龙各半等汤，乃太阳经神药也，又名神解散。

羌活三钱，治太阳肢节痛，大无不通，小无不入，乃拨乱反正之主也 防风一钱五分，治一身尽痛，听君将命令而行，随所使引而至 苍术一钱，米泔制，雄壮，上行之气能除湿气，下安太阴，使邪气不传脾经 川芎一钱五分，治厥阴头痛在脑 白芷一钱五分，治阳明头痛在额 黄芩一钱，治太阳肺热在胸 生地黄一钱，治少阴心热在内 细辛三分，治少阴肾经苦头痛 甘草三分，缓里急，和诸药

上锉，作一剂，生姜、葱白水煎，发汗热服，止汗温服。胸中饱闷，加枳壳、桔梗，去地黄。夏月加石膏、知母，名神术汤。作渴亦加之。如再不汗，加紫苏。喘加杏仁、桔梗。汗后不解，宜汗下兼行，加大黄，为釜底抽薪法。如欲止汗，去苍术，加白术，再不止，加黄芪、桂枝、芍药立止。

麻黄汤 治冬月正伤寒，头痛发热

恶寒，腰脊项强，遍身骨节酸疼，脉浮紧而无汗。是足太阳膀胱经受邪，为表实证，当发表散邪。若头如斧劈，身如火炽者，宜用此方。

麻黄去节，二钱　桂枝一钱三分　杏仁十四个　甘草六分

上锉，作一剂，生姜三片，葱白三根，豆豉一撮，水煎热服，被覆取汗。如再不汗，加麝香半分，汗如雨注。若服二三剂，汗不出者，死。

桂枝汤　治冬月正伤风，发热头痛恶风，腰脊项强，浑身肢节疼痛，脉浮缓而自汗。是足太阳膀胱经受邪，为表虚证，当实表散邪。此汤无汗不可服。

桂枝二钱五分　芍药二钱五分　甘草一钱

上锉，一剂生姜三片，大枣二枚，水煎温服。如汗不止，加黄芪。

葛根解肌汤　治足阳明胃经受证，目痛鼻干不眠，微头痛，脉来微洪。宜解肌，属阳明经病。其正阳明腑病，别有治法。

干葛　柴胡　黄芩　芍药　羌活　白芷　桔梗　甘草

上锉，每服一两，生姜三片，枣一枚，石膏末一撮，水煎热服。无汗恶寒，去黄芩，加麻黄。

小柴胡汤　治足少阳胆经受证，耳聋胁痛，寒热呕而口苦，脉来弦数，属半表半里，宜和解。此胆经无出入，有三禁，不可汗、下、利小便也。

柴胡　黄芩　半夏　人参　甘草

上锉，每服一两，生姜三片，大枣二枚，水煎服。小便不利，加茯苓。呕，加陈皮、竹茹、姜汁。胁痛，加青皮。左胁痛，加枳壳、赤芍药、牡蛎、桑白皮；右胁痛；加枳实、姜黄。痰多，加瓜蒌仁、贝母。寒热似疟，加桂枝。渴，加知母、天花粉。齿燥无津液，加石膏。嗽，加五味子、金沸草。饱闷，加枳壳、桔梗。虚烦类伤寒证，加竹叶、炒粳米。本经与阳明经合病，加葛根、芍药。热入血室，男子加生地黄，女人加当归、红花。坏证，加鳖甲。若腹痛恶寒者、加芍药、桂，去黄芩。心下痞满，加黄连、枳实。若内热甚，错语心烦，不得眠，合黄连解毒汤。若脉弦数，无外证，内热甚，恶热烦渴饮水者，合白虎汤。若发热烦渴，脉浮弦而数，小便不利，大便泄泻，加四苓散。内热多者，此名协热，加炒黄连、白芍药。若脉弦虚，发热口渴，不饮水者，去人参，加麦门冬一钱半、五味子十粒。若脉弦虚发热，或两尺脉浮而无力，此必先因房事，或曾遗精，或病中精不固者，加黄柏、知母酒炒各二钱，牡蛎二钱，名滋阴清热饮。若脉弦虚，发热口干，或大便不实，胃弱不食，加白术、茯苓、白芍药各一钱半。血虚发热，至夜尤甚，加四物汤各一钱。口燥舌干，津液不足，去半夏，加天花粉、麦门冬各一钱半，五味子十五粒。

桂枝大黄汤　治足太阳脾经受症，腹满而痛，手足温，脉来沉而有力。此因邪热以阳经传入阴经也。

桂枝　芍药　甘草　大黄　柴胡　枳实

上锉，生姜三片，枣二枚，临服，入槟榔磨水三匙。

大柴胡汤　治伤寒表证未除，里证又急，内实大便难，身热不恶寒，反恶热，宜此药通表里而治之。

柴胡三钱　黄芩二钱五分　半夏二钱　大黄二钱　芍药一钱五分　枳实一钱五分

上锉，作一剂，生姜三片，大枣二枚，水煎温服，以大便通利为度。如未利，再投。

黄连解毒汤　治伤寒大热不止，烦

躁口渴，干呕喘满，阳厥极深，蓄热内甚，及汗、吐、下后，其热尚未退者。

黄连　黄芩　黄柏　山栀各二钱　加柴胡、连翘各一钱半

上锉，一剂，水煎服。

六一顺气汤　治伤寒热邪传里，大便结实，口燥咽干，怕热谵语，揭衣狂妄，扬手掷足，斑黄阳厥，潮热自汗，胸腹满硬，绕脐疼痛，并皆治之。可代大小承气、谓胃承气、三一承气、大柴胡、大陷胸等汤之神药也。

柴胡　黄芩　芍药　枳实　厚朴　大黄　芒硝　甘草

上锉一剂，先将水二碗，滚三沸，后入药煎至八分，临服入铁锈水二三匙。如潮热自汗，谵语发渴，扬手掷足，揭衣狂妄，斑黄便实，但属正阳明腑证，依本方。口燥咽干，大便实者，属少阴，依本方。如下利纯清水，心下硬痛，属少阴，依本方。如怕热发渴谵妄，手足乍冷乍温，大便实者属厥阴，依本方。舌卷囊缩者难治，须急下之。若谵语发渴，大便实，绕脐硬痛，有燥粪也，依本方。热病目不明，此神水❶已竭，不能照物，病已笃矣，急下之，依本方。如结胸证，心下硬痛，手不可近，燥渴谵妄，大便实者，依本方去甘草，加桔梗、甘遂。伤寒过经，及老弱并血气两虚之人，或产后有下证，或有下后不解，或有表证尚未除，而里证又急，不得不下者，去芒硝。

蜜煎导法　治自汗，大便闭结不通，及老弱之人，日久燥硬，又难服峻利之剂者。炼蜜如饴，乘热捻❷如指大，长二寸许，两头如锐，纳入谷道中，良久下结粪，加皂荚末少许更效。如无蜜，以香油代之，效。

猪胆汁导法　治阳明自汗，小便利，大便结，不可攻者。猪胆一枚，和醋少许，以竹管灌入谷道中，一时许通。

桃仁承气汤　治热邪传里，热蓄膀胱，其人如狂，小水自利，大便黑，小腹满痛，身目黄，胆语燥渴，为蓄血证，脉沉有力，宜此下尽黑物则愈。未服前，如血自下者，为欲愈。不必服。

桃仁十个，去皮　桂枝一钱半　大黄三钱　芒硝一钱半　甘草一钱

上锉一剂，生姜三片，水煎去渣，入芒硝，再煎一二沸温服，血尽为度。

白虎汤　治身热而渴，有汗不解，或经汗过，渴不解者。

知母　石膏　甘草　粳米

上锉一剂，水煎，待米熟，去渣温服。如口燥烦渴，或发赤斑，依本方加人参，名化斑汤。如秋感热之疫疠，或阳明下后，大便不固，热不退者，或湿温证，热不退而大便溏者，依本方加苍术、人参，一服如神。无汗脉浮，表不解，而阴气盛，虽渴不可用白虎汤，汗后脉洪而渴，里有热，乃可用。

三黄石膏汤　治阳毒发斑发黄，身如涂朱，眼珠如火，狂叫欲走，六脉洪大，燥渴欲死，鼻干面赤，齿燥，过经不解，已成坏证。表里皆热，欲发其汗，热病不退，又复下之，大便遂频，小便不利。亦有错治温症而成此症者。又有发汗后三焦大热，脉洪谵语不休，昼夜喘息，鼻时加衄，狂叫欲走。

黄连　黄芩　黄柏　山栀　麻黄　石膏　豆豉

上锉一服，生姜三片，细茶一撮，水煎温服。

三白饮　治伤寒时气，热极狂乱者，

---

❶ 神水：房水。

❷ 拈（niǎn）用手指搓转。同“拈”。下同。

及发热不退。

鸡子一个，用清　白蜜一大匙　芒硝三钱

上合作一处，用凉水和下。如心不宁者，北人谓之心慌也，加珍珠末五分。

地龙水　治阳毒伤寒，药下虽通，结胸硬痛，或发狂乱。大白颈地龙四条，洗净研烂，入生姜汁一匙，白蜜一匙，薄荷汁一匙，再入片脑半分，研匀，徐徐灌令尽。良久渐快，稳睡少顷，即与揉心下片时，再令睡，当有汗则愈。若不应，再投一服。

柴胡连翘汤　治伤寒大热，谵语呻吟，睡卧不得。

柴胡　黄芩　枳壳　赤芍药　桔梗　连翘　山栀　瓜蒌仁　黄连　黄柏　甘草

上锉，生姜三片，水煎温服。

泻心导赤饮　治伤寒心下不疼，腹中不满，大便如常，身无寒热，渐变神昏不语，或睡中独语，目赤唇焦，将水与之则咽，不与则不思，形如醉人。俗医不识，呼为死证，遂以针灸误人多矣，殊不知邪热传入少阴心经也。因心火上炎而逼肺，所以神昏，名越经证。

山栀子　黄芩　麦门冬　滑石　人参　犀角　知母　茯神　黄连姜汁炒　甘草

上锉一服，生姜一片，枣二枚，灯心二十茎煎。临服。入生地黄汁三匙。

消斑清黛饮　治热邪传里，里实表虚，血热不散，热气乘虚出于皮肤而为斑也。轻如疹子，重则如锦纹，重甚则斑烂皮肤。或本属阳，误投热药，或当汗不汗，当下不下，或汗下未解，皆能致此，不可发汗，重令开泄，更加斑烂也。其或大便自利，怫郁短气，燥粪不通，斑色如墨，皆不治。汗下不解，足冷耳聋，烦闷咳呕，关前阳脉洪大，便是发斑之候。

柴胡　玄参　黄连　知母　石膏　生地黄　山栀子　犀角　青黛　人参　甘草

上锉一服，生姜一片，枣二枚，水煎入醋一匙服。大便实，去人参，加大黄。治赤斑，用独脚乌柏根研酒服，神效。

茵陈汤　治阳明里热极甚，烦渴热郁，留饮不散，以致湿热相搏，而身发黄疸。但头汗出，身无汗，小便不利，渴饮水浆，身必发黄，宜茵陈汤调下五苓散，通利大小便，立效。

茵陈去梗，五钱　大黄二钱五分　山栀子五个

上锉一剂，水煎服，以利为度。

治伤寒发黄，目不识人。黄宾江传。

生葱火煨熟，去粗皮，扭出汗，蘸香油，点目两眦。

三川刘尚书方　治湿热发黄，死在旦夕。

用乌骨白雄鸡一只，干挦去毛，破开，刳去肠杂，刀切烂，铺心胸间，黄退病愈，神效神效。

小陷胸汤　治小结胸，心下痞满而软，按之则痛。

黄连二钱，炒　半夏五钱　瓜蒌仁三钱

上锉一剂，生姜三片，水煎，不拘时服。

开胸散　治结胸。

柴胡　黄芩　半夏　枳实　桔梗　黄连　瓜蒌仁　山栀子　甘草

上锉一剂，生姜三片，水煎温服。

玄参升麻汤　治伤寒失下，热毒在胃，发斑咽痛，甚则谵语。

玄参　升麻　甘草炙，三钱　加石

膏、知母。

上锉一剂，水煎温服。

栀豉汤 治汗、吐、下后，心烦满闷或痛，头微汗，虚烦不得眠，又复颠倒。心中懊侬，乃燥热怫郁于内也。

山栀子 淡豆豉

上锉一剂，水煎服。烦躁者，不得眠也；懊侬者，郁闷不舒之貌也；烦者，火入肺也；躁者，火入肾也。故用栀子以治肺烦，豆豉以治肾躁。呕哕加生姜、陈皮。有宿食而烦躁者，加大黄。下后腹满而烦躁，加枳实、厚朴。下后身热而烦，加干姜、甘草。瘥后劳复，加枳实。

竹叶石膏汤 治伤寒已经汗、下，表里俱虚，津液枯竭，心烦发热，气逆欲吐，及诸烦热，并宜治之。

石膏二钱 半夏一钱五分 麦门冬去心，一钱 人参一钱 甘草一钱

上锉一剂，青竹叶、生姜各五片，粳米百余粒，煎服。热极发狂，倍石膏、知母。呕加生姜汁。

温胆汤 治虚烦不得眠。

陈皮去白 半夏制 茯苓 枳实炒，各二钱 竹茹一钱 甘草五分 加酸枣仁炒，二钱

上锉一剂，生姜三片，水煎温服。如心胆虚怯，触事易惊，加麦门冬、柴胡、人参、桔梗。

柴胡升麻汤 治伤寒咳嗽声嘶，或咽喉痛。

柴胡 黄芩 半夏 升麻 干葛 枳实 桔梗 知母 贝母 玄参 桑皮 甘草

上锉一剂，生姜三片，水煎温服。

柴胡竹茹汤 治伤寒潮热作渴，呕逆不止。

柴胡 黄芩 半夏 竹茹 知母 甘草

上锉，生姜一片，水煎服。

柴胡枳桔汤 治伤寒胸胁痛，潮热作渴，痰气喘。

麻黄 杏仁 桔梗 枳壳 柴胡 黄芩 半夏 知母 石膏 干葛 甘草

上锉一剂，生姜三片，水煎温服。

解热下痰汤云林制 治结胸痰热气滞，咳嗽失声。

紫苏子 白芥子 枳实 黄连 黄芩 黄柏 瓜蒌仁 石膏 杏仁 乌梅 桔梗

上锉一剂，生姜三片，水煎温服。

瓜蒂散 治伤寒痰壅胸膈，昏不知人，以此吐之。

甜瓜蒂炒，一钱 赤小豆一钱

上为末，每服一钱，豆豉煎汤调服，以吐为度。

定心汤秘方 治伤寒瘥后心下怔忡。

生地汁、童便各半盏，二味和合，重汤煮数沸服。

治伤寒瘥后交接，复发欲死，眼不能开，口不能语。

栀子三十枚，水三升，煎至一升服。

中 寒

脉

大抵中寒，脉虚而微细。

证

中寒者，寒邪直中三阴也。寒为天地杀厉之气，多由气体虚弱之人，或调护失节，冲斥道途，一时为寒气所中，则昏不知人，口噤失音，四肢强直，拘急疼痛者，先用热酒、姜汁各半盏灌服，稍醒，后用理中汤。

治

如寒中太阴，则中脘疼痛，宜理中

汤，或加藿香正气散同服。寒甚脉沉细，手足冷者，附子理中汤。

一、寒中少阴，则脐腹疼痛，宜五积散加吴茱萸。寒甚脉沉细，手足冷者，四逆汤加吴茱萸。

二、寒中厥阴，则少腹疼痛，宜当归四逆汤加吴茱萸，甚者倍附子。此中寒比伤寒尤甚，若不急治，死在旦夕。

三、冷极唇青，厥逆无脉，阴囊缩者，急用葱熨法或吴茱萸熨法，并艾灸脐中与气海、关元二三十壮佳。

四、中寒虽燥热烦渴，可煎理中汤，水中顿冷服之，此寒因寒用之法也。若以寒凉治之，立死。

方

五积散　治寒邪卒中，直入阴经等证。

白芷七分　陈皮一钱　厚朴八分　桔梗八分　枳壳八分　川芎七分　白芍药八分　甘草八分　白茯苓八分　苍术二钱　当归八分　半夏七分　肉桂七分　干姜八分　麻黄一钱

上锉一剂，生姜三片，葱白头三茎，水煎热服。冒寒，用煨姜。挟寒，加吴茱萸。妇人调经，用醋艾。足浮肿，加五加皮、大腹皮。风痹，加羌活、独活、防风。腰痛，加牛膝、杜仲、小茴香。手足挛急，加槟榔、木瓜、牛膝。咳嗽，加杏仁、桑白皮、马兜铃。遍身疼痛，加乳香，没药、细辛。难产，加麝香、交桂。老人手足痛，合和顺气散。手足风缓，加乌药平气散。湿痹，加乌药顺气散。有湿，加槟苏散。

按：是方气味辛温，开郁行气，发表温里，大有回生起死之功，温寒燥湿之圣药也。夫寒湿属阴，燥热属阳，人之有病，不过二者而已。善用药者，以苦寒而泄其阳，以辛温而散其阴，病之不愈者，未之有也。余常用防风通圣散治热燥之药，生料五积散治寒湿之药。

理中汤　治五脏中寒，唇青身冷，口噤失音。

人参　白术　干姜炮　甘草炙，各二钱

上锉一剂，姜枣煎服。寒湿所中者，加附子一钱，名附子理中汤。霍乱吐泻，加青皮、陈皮各一钱，名治中汤。干霍乱，心腹作痛，先以盐汤探吐，后进此药。呕吐，于治中汤加丁香、半夏各一钱，生姜七片。泄泻，加陈皮、茯苓各一钱，名补中汤。溏泄不已，于补中汤加附子一钱。不喜欢饮食，米谷不化，加砂仁一钱，霍乱吐下，心腹作痛，手足厥冷，于本方中去白术，加熟附子，名四顺汤。伤寒结胸，先与枳桔等药，服过不愈，加枳实、茯苓各一钱，名枳实理中汤。霍乱转筋，加石膏一钱。脐上筑者，肾气动也，去白术，加桂一钱。悸加茯苓一钱。苦寒加附子一钱。腹痛去白术，加附子一钱。饮酒过多，及啖炙煿热物，发为鼻衄，加川芎一钱。

回阳救急汤　治伤寒初起，无头疼，无身热，便就恶寒，四肢厥冷，或过于肘膝，或腹痛吐泻，或口吐白沫冷涎，或战栗面如刀刮，引衣蜷卧不渴，脉来沉迟无力，即是直中阴经真寒证，不从阳经传来者。

人参　白术　茯苓　陈皮　半夏　干姜　肉桂　附子　五味子　甘草

上锉一剂，生姜三片，水煎服。呕吐涎沫，或小腹痛，加盐炒吴茱萸。无脉者，加猪胆汁一匙。泄泻不止，加黄芪、升麻。呕吐不止，加生姜汁。仓卒无药，可用葱熨法，或灸关元、气海二三十壮。使热气通其内，逼邪出于外，以复阳气稍得苏醒。灌入生姜汁，然后煎服回阳救急汤。

四逆汤 治寒邪直入三阴，自利不渴等症。

附子一枚，去皮脐，切作八片，生用 甘草炙，六钱 干姜五钱

上锉作二剂，水煎温服，取微汗为度。

姜附汤 治体虚中寒，昏不知人，身体强直，口噤不语，手足厥冷，脐腹疼痛，霍乱转筋，并宜调治。

干姜五钱 附子一枚，去皮脐，生用

上锉一剂，水煎服。肢节痛加桂。挟气攻刺痛，加木香。挟风不仁，加防风。挟湿重着，加白术。筋脉拘急，加木瓜。

熨法 治寒邪直入三阴，无头疼身热，恶寒腹痛，下利清白，唇青面黑，吐沫口噤，或身痛如被杖，四肢厥冷，上过乎肘，下过乎膝，引衣蜷卧，不渴，脉来沉迟无力，及一切虚寒，并能治之。

葱切细，三升 麦麸三升 盐一斤

上用水和匀，分作二处，炒令极热，重绢包之，乘热熨脐，冷更易一包。其葱包既冷，再用水拌炒热，依前用之，如大小便不通，亦用此法。

温 疫

脉

阳濡弱，阴弦紧，更遇温气，变为温疫。左手脉大于右手，浮缓而盛，按之无力。

证

众人病一般者，乃天行时疫也。悉由气运郁发，迁正退位之所致也。

治

冬应寒而反温，春发温疫，败毒散主之；春应温而反凉，夏发燥疫，大柴胡汤主之；夏应热而反寒，秋发寒疫，五积散主之；秋应凉而反淫雨，冬发湿疫，五苓散主之。凡温疫，切不可作伤寒症治，而大汗大下也。但当从乎中治，而用少阳、阳明二经药，少阳小柴胡汤，阳明升麻葛根汤。

看所中阴阳，而以二方加减和治之，殊为切当。人参败毒散治四时温疫，通用羌活冲和汤治温疫初感，一二日间服之取汗，其效甚速。

方

凡入温疫之家，以麻油涂鼻孔中，则不传染。出以纸捻探鼻深入，令嚏之为佳。

一方以雄黄、苍术为细末，香油调敷鼻内；或用雄黄末，水调涂鼻内。虽与病人同卧，亦不相染。

宣圣辟瘟丹 腊月二十四日井花水，在平旦第一汲者是也。盛净器中，量人口多少，浸乳香至岁朝五更时，暖令温。自幼至长，每人以乳香一小块，饮水一二呷咽下，则一年不患时疫。

神圣辟瘟丹诀云：圣神辟瘟丹，留传在世间，正元焚一炷，疫疠自祛蠲

苍术为君，倍用 羌活 独活 白芷 香附 大黄 甘松 山柰 赤箭 雄黄各等份

上为末，面糊为丸，如弹子大，黄丹为衣，晒干，正月初一平旦时焚一炷，辟除一岁瘟疫邪气。

人参败毒散 治四时不正之气，冬应寒而反热，夏应热而反寒，春应温而反凉，秋应凉而反温，非其时而有其气，故病者大小无异。大抵使人痰涎壅盛，壮热如火，头疼身痛，项强睛疼，声哑腮肿，俗呼浪子瘟，或称虾蟆瘟。城市乡村，家户相类，悉依本方加干葛。若寒热往来，必用小柴胡汤。二方俱见伤寒条下。

加味柴胡汤 治挟岚瘴溪源蒸毒之

气，其状血乘上焦，病欲来时，令人迷困，甚则发燥狂妄，亦有哑而不能言者，皆由瘀血攻心，毒涎聚胃。

柴胡　黄芩　半夏　人参　枳壳　大黄　甘草

上锉一剂，姜枣煎，空心服。哑瘴，食后服。

大力子汤　治大头天行病，腮颊颈项肿胀，头疼发热，证似伤寒。兼治哑瘴。

黄芩酒洗，二钱　黄连酒炒，二钱　桔梗一钱五分　甘草一钱　连翘一钱　鼠粘子炒研　玄参各一钱　大黄酒蒸，一钱五分　荆芥三分　防风三分　羌活三分　石膏一钱五分

上锉一剂，生姜煎服。

治四时瘟疫，头痛发热，众人一般病者。孙钝庵传

黑沙糖一盏，入姜汁二盏，化开，令病人服之。当时憎寒壮热，汗出立愈。

二圣救苦丸万左川传　治伤寒瘟疫。

大黄四两，酒蒸　牙皂二两

上末，面糊丸如绿豆大，每服四十丸，绿豆汤送下，大汗为效。

中　暑

脉

暑伤于气，所以脉虚、弦、细、芤、迟，体状无余。

证

夫暑者，相火行令也。夏月人感之，自口齿而入，伤心胞络之经。其脉虚，或浮大而散，或弦细芤迟。盖热伤气，则气消而脉虚弱。其外证头疼身热，口干烦渴，面垢自汗，倦怠少气，背寒冷热。甚者迷闷不省，而为霍乱吐利，痰涎呕逆，发黄生斑，皆是其症。又甚者，火盛制金，不能平木，肝邪独旺，以致搐搦，不省人事，其脉虚浮。浮者风也，虚者暑也，俗曰暑风。治宜黄连香薷饮加羌活，或只双解散加香薷。

治

大抵治暑之法，宜清心利小便为主。若自汗甚者，不可利之，以白虎汤清解之，次分表里治之。如在表，头痛恶寒，双解散加香薷及二香散、十味香薷饮之类。在半表半里，泄泻须渴，饮水吐逆，五苓散主之。热甚烦渴，益元散清之。若表解里热甚，宜解毒汤、下神芎丸、酒蒸黄连等丸。或人平素虚弱，及老人冒暑，脉微下利，渴而喜温，或厥逆不省人事，宜竹叶石膏汤加附子半个冷服。凡夏月暑证，不可服诸热燥剂。若误用之，乃致斑毒发黄，小便不通，闷乱而死矣。

一、伤暑与伤寒，俱有发热，当明辨之。盖寒伤形，暑伤气。伤寒则恶寒而脉浮紧，伤暑则恶热而脉虚微，以此为异。经云：脉盛身寒，得之伤寒；脉虚身热，得之伤暑。治宜小柴胡汤加石膏、知母，或人参白虎汤主之。天时淫雨，湿令并行，苍术白虎汤主之。若元气素弱而伤重者，用清暑益气汤。

二、行人或农夫于日中劳役得之者，名曰中热。其病必苦头痛，发燥热恶热，扪之肌肤大热，大渴引饮，汗大泄，无气以动，乃为天热外伤肺气也，宜人参白虎汤主之。

三、人避暑热于深堂大厦而得之者，名曰中热。其病必头痛恶寒，身形拘急，肢节痛而烦心，肌肤大热无汗。为房室之阴寒所遏，使周身阳气不得伸越，宜用辛温之剂以解表散寒，五积散主之。

四、外不受寒，只是内伤瓜果、冰水冷物，腹痛泄泻，或霍乱吐逆，宜缩

脾饮主之，或理中汤加神曲、麦芽、苍术、砂仁，此专治内温中消食也。

五、吐泻脉沉微，不可用凉药，宜附子大顺散主之，或附子理中汤加炒白芍药。

六、夏月多食冷物，及过饮茶汤水湿，致伤脾胃，吐泻霍乱，故治暑药多用温脾、消食、渗湿、利小便之药，医者要识此意。

七、发热恶寒，身体疼痛，小便涩，洒然毛耸，手足逆冷，小有劳，身即热，口开，前板齿燥，脉弦细虚迟，表里中暍也，用补中益气汤加香薷、白扁豆。热加黄芩。

方

治暑风卒倒法 凡人中暑，先触心经，一时昏迷，切不可饮冷水，并卧湿地。其法先以热汤灌，或童便灌，及用青布蘸热汤熨脐中、气海，续续令暖气透彻脐腹，候其苏醒，然后进药。若旅途中卒然晕倒，急扶在阴凉处，掬路中热土作窝于脐上，令人溺其内即苏。却灌以人尿，或搅地浆饮半碗，或车轮土五钱，冷水调，澄清服，皆可。

香薷饮 治脏腑冷热不调，饮食不节，或食腥脍生冷过度，起居不时，或露卧湿地，或当风取凉，而风冷之气，归于三焦，传于脾胃。脾胃得冷，不能克化水谷，致令真邪相干，心腹疼痛，霍乱气逆。先心痛，则先吐；先腹痛则先利；心腹齐痛，吐利并作。或憎寒壮热，或头痛眩晕，或转筋拘急，或四肢厥逆，烦闷昏塞，燥乱欲死，并能治之。

香薷四钱　厚朴二钱，姜炒　白扁豆二钱

上锉一剂，水煎冷服。挟风搐搦不省人事，加黄连、羌活。小便涩浊，加茵陈、车前。霍乱吐利，加木瓜、藿香、姜汁。脏腑积热便血，加枳壳、黄连、赤芍药、乌梅。小便血，加瞿麦、车前子。壮热大渴，五心烦热，加麦门冬、淡竹叶、茅根、灯心。脚气作痛，行步艰辛，加羌活、独活、苍术、木瓜、枳壳、陈皮、半夏。挟痰，加南星、半夏。

二香散 治四时感冒寒暑，呕吐泄泻，腹痛瘴气，饮冷当风，头疼身热，伤食不化，及南方风土，暑月伤风、伤寒，悉以此药解表发散。

香薷二钱　厚朴一钱，姜炒　扁豆一钱　紫苏一钱　香附二钱　陈皮一钱　苍术一钱　甘草五分

上锉一剂，葱姜煎服，加木瓜一钱更妙。

五苓散 治中暑伤寒湿热，表里未解，头疼发热，口燥咽干，烦渴及饮水不止，小便赤涩，霍乱吐泻，心神恍惚，腹中气块，黄疸发渴等症。

猪苓二钱五分　泽泻二钱五分　白术二钱五分　茯苓一钱五分　肉桂三分

上锉一剂，水煎温服。或用滑石同为末，每服二钱，白沸汤调下尤妙。本方去桂，名四苓散。加茵陈，名茵陈五苓散。加辰砂，名辰砂五苓散。一方加大黄治初利，亦治积聚、食黄、酒疸，量人虚实用之，阳毒，加升麻、芍药，去桂。狂言妄语，加辰砂、酸枣仁。头痛目眩，加川芎、羌活。咳嗽，加桔梗，杏仁。心气不定，加人参、麦门冬。痰多，加陈皮、半夏。喘急，加马兜铃、桑白皮。气块，加三棱、蓬术。心热，加黄连、石莲肉。身疼拘急，加麻黄。口干嗳水，加乌梅、干葛。眼黄酒疸及五疸，加茵陈、木通、滑石、栀子。鼻衄，加栀子、乌梅。伏暑鼻衄，加茅根，煎调百草霜末。五心热如劳，加柴胡、桔梗。有痰有热，加桑白皮、人参、前

胡。水肿，加甜葶苈、木通、滑石、木香。疝气，加吴茱萸、枳壳、小茴香、川楝子、肉桂。霍乱转筋，加藿香、木瓜。女子血，加桃仁、丹皮。呕吐，去桂，加半夏、姜汁。

益元散一名六一散　治中暑身热呕吐，烦躁不宁，小水赤黄，大便泄泻，善解暑毒。凡盛暑之时，虽不病，亦宜散。

白滑石六两，水飞　大粉草一两，微炒

上为细末，每服三钱，加蜜少许，热汤冷水任下。

清暑益气汤　治长夏湿热蒸人，人感之，四肢困倦，精神短少，懒于动作，胸满气促，肢节疼痛，或气高而喘，身热而烦，心下痞闷，小便黄而数，大便溏且频，饮食不思，身汗体重，或汗少者，血先病而气未病也。其脉中得洪缓，若湿热相搏，必加之以迟迟。病虽互换少瘥，其因不出于暑湿二气也。宜以清燥之药治之，此汤为的。

黄芪炒，一钱　苍术炒，一钱半　升麻一钱　人参五分　白术五分　陈皮五分　神曲五分　泽泻五分　甘草炙，三分　黄柏酒炒，三分　当归三分　青皮三分　麦门冬三分　干葛三分　五味子十粒

上锉一剂，水煎温服。

清暑和中散介石伯传　治中暑诸证。

黄连酒炒，一两　香薷净穗，二两　厚朴一两　白扁豆炒，四钱　猪苓一两五钱　泽泻一两五钱　白术七钱　赤茯苓去皮，七钱　木通去皮，一两　滑石一两五钱　枳壳炒，一两　车前子炒，一两　陈皮去白，七钱　砂仁炒，一两　木香三钱　草果仁一两五钱　甘草炙，三钱　小茴香炒，五钱

上为细末，每服一二匙，随病用引。伏暑，冷水调下。腹痛，酒调下。呕吐泄泻，霍乱转筋，百沸汤调，热服出汗。呕吐甚而不止者，百沸汤和姜汁调下。伤寒作疟者，葱白汤调下取汗。

清暑六和汤　治心脾不调，气不升降，霍乱转筋，呕吐泄泻，寒热交作，痰喘咳嗽，胸膈痞满，头目昏痛，肢体浮肿，嗜卧倦怠，小便赤涩，并阴阳不分，冒暑伏热，烦闷；或成痢下，中酒烦渴，畏食，妇人妊娠产后，皆可服。

砂仁五分　半夏汤泡，五分　杏仁泡，五分　人参去芦，五分　赤茯苓五分　藿香一钱　白扁豆姜炒，一钱　木瓜一钱　香薷二钱　厚朴姜炒，二钱　黄连麸炒，一钱

上锉一剂，生姜三片，枣二枚，水煎服。

生脉散　夏月服之，能生津液，通血脉，止烦渴，养元气，健脾胃，益精神。

人参去芦　五味子去梗　麦门冬去心

上煎汤代茶，此一盏，可当茶三盏。

千里水葫芦秘方　治路上行人暑热作渴，茶水不便，用此药备之，俟渴时，即用一丸噙化，止渴生津，化痰宁嗽。

硼砂　柿霜　乌梅肉　薄荷叶　白沙糖

上等份，捣烂为丸。每用一丸噙化。

水葫芦丸　治冒暑毒，解烦渴，生津液。

川百药煎❶（三两　麦门冬去心　乌梅肉　白梅肉　干葛　甘草各五钱　人参去芦，二钱

上为细末，面糊为丸，如芡实大。每用一丸噙化。夏月出行，一丸可度一日。

❶ 百药煎：润肺化痰，止血止泻，生津止渴。由五倍子同茶叶等经发酵制成的块状物。

卷　四

中　湿

脉

经云：脉浮而缓，湿在表也。脉沉而缓，湿在里也。或弦而缓，或缓而浮，皆风湿相搏也。又曰：或涩或细，或缓或濡，皆可得而断。

证

夫湿之为病，所感不同。有从外感而得之者，有从内伤而得之者。若居处卑湿之地，与夫道途冲斥风雨；或动作辛苦之人，汗出沾衣，皆湿从外感者也；或恣饮酒浆醺酩，多食柑橘瓜果之类，皆湿从内伤者也。湿之中人，入皮肤为顽麻；入气血为倦怠；入肺为喘满；入脾为湿痰肿胀；入肝为胁满而肢节不利；入肾则腰疼胯痛，身如板夹，脚如砂坠；入腑则麻木不仁；入脏则舒伸不得而肢体强硬。又云：湿本土气，火热能生湿土，故夏月则万物湿润，秋凉则万物干燥。湿病本不自生，因热而怫郁，不能宣行水道，故脾滞而生湿也。

治

因湿生痰，故用二陈汤加羌活、防风、酒炒黄芩，去风行湿，盖风能胜湿故也。大抵宜发汗及利小便，使上下分消其湿，是其治也。

方

独活寄生汤　治肾气虚弱，坐卧湿地，腰背拘急，筋挛骨痛。或当风取凉过度，风邪流入脚膝，为偏枯冷痹，缓弱疼痛。或腰痛牵引，行步艰辛，及白虎历节风。

独活一两五钱　桑寄生三两，如无，以续断代之　当归一两五钱　川芎一两五钱　白芍一两五钱　熟地黄一两　人参一两，去芦　茯苓一两　牛膝酒浸，一两　杜仲酒炒，一两　秦艽去芦，一两　细辛一两　防风去芦，一两　桂心一两　甘草炙，三钱

上锉，每服一两五钱，加生姜三片，水煎服。妇人带下，作腰腿痛，合平胃散，加附子、小茴香。

羌活胜湿汤　治风湿相搏，一身尽痛。

羌活七分　独活七分　防风五分　升麻五分　柴胡五分　藁本一钱　苍术一钱　川芎八分　蔓荆子八分　甘草五分

上锉一剂，水煎温服。

升阳除湿汤　治湿郁在下，此汤升以散之。

升麻一钱　柴胡一钱　防风一钱　茯苓八分　猪苓一钱　泽泻一钱　苍术一钱　陈皮八分

上锉一剂，加生姜一大片，水煎服。

经验白术酒秘方　治中湿遍身疼痛，难以转侧。

白术去芦，一两

上锉一剂，无灰老酒一盅半，煎一盅，去渣温服。

燥　证

脉

燥脉涩而紧，或浮而弦，或芤而虚。

证

经云：诸涩枯涸，干劲皴揭，皆属于燥。故燥气在里，耗其津液，则大便秘结，消渴生焉，血脉枯而气亦滞也。或过食辛辣厚味之物而助火邪，伏于血中，耗散真阴，津液亏少，燥结有时；或风燥于表，钟于皮肤，皮毛燥涩，干疥爪枯，劲强紧急，口噤善伸数欠；或时恶寒，筋惕而搐，涎溢胸膈，燥烁瘈疭，昏冒僵仆。皆由阴血衰少，不能制火，火炽克金，金受邪则不能平木，以致肝气独盛，风邪内生，而成此疾矣。

治

治之之法，以辛润之，以苦泄之。因虚者，滋阴养血；因火者，泻火软坚；因风者，消风散结。此三者乃治燥证之大法也。

方

四物汤 治燥气在里，津液枯涸，便闭消渴等症。

当归一钱五分 白芍药一钱 川芎八分 生地黄二钱 加桃仁二钱 大黄煨，二钱

上锉一剂，水煎温服。

通幽汤 治燥热内甚，血液俱耗，以致大便闭结。

当归一钱五分 熟地黄二钱 升麻八分 红花一钱 甘草一钱 桃仁泥二钱

上锉一剂，水煎，调槟榔末一钱下。

火 证

脉

浮而洪数为虚火，沉而实大为实火。洪数见于左寸为心火，见于右寸为肺火，见于左关为肝火，见于右关为脾火。两尺为肾与命门之火，男子两尺洪大者，必主遗精，阴火盛也。病热有火者可治，洪大是也。无火者难治，沉细是也。

证

君火者，心火也。可以湿伏，可以水灭，可以直折。惟黄连之属，可以制之。相火者，龙火也，不可以水湿折之，当从其性而伏之。惟黄柏之属，可以降之。泻火之法，岂止此哉。虚实多端，不可不察。以脏气目之，如黄连泻心火，黄芩泻肺火，芍药泻脾火，石膏泻胃火，柴胡泻肝火，知母泻肾火，此皆苦寒之味，能泻有余之火。若饮食劳倦，内伤元气，火不两立，为阳虚之病，以甘温之剂除之，如黄芪、人参、甘草之属。若阴微阳强，相火炽盛，以乘阴位，为血虚之病，以甘寒之剂降之，如当归、地黄之属。若心火亢极，郁热内实，为阳强之病，以咸冷之剂折之，如大黄、朴硝之属。若肾水受伤，真阴失守，为无根之火，为阴虚之病，以壮水之剂制之，如生地黄、玄参之属。若右肾命门火衰，为阳脱之病，以温热之剂济之，如附子、干姜之属。若胃虚过食冷物，抑遏阳气于脾土，为火郁之病，以升散之剂发之，如升麻、干葛、柴胡、防风之属。不明诸此类，而求火之为病，施治何所据依。故于诸经集略其说，以备方之用，庶免实实虚虚之祸也。

治

火热之病，黄连为主。五脏皆有火，平则治，病则乱。方书有君火、相火、龙火、邪火之论，其实一气而已。故丹溪云：凡气有余便是火。分为一类。凡治本病略炒以从邪，实火以朴硝汤，假火酒，虚火醋，痰火姜汁，俱浸透炒。气滞火以茱萸，食积泄以黄土，血疾瘕瘕痛以干漆，俱以水拌同炒。去茱萸黄土干漆，下焦伏火，以盐水浸透焙。目疾以人乳浸蒸。

方

凉膈散 治诸般郁热，退六经实火。

连翘一钱 黄芩一钱 山栀子一钱 薄荷八分 大黄一钱五分 甘草八分 芒硝一钱 桔梗八分

上锉，水煎，入蜜一盏同服。咽喉痛，倍桔梗、加荆芥。酒毒，加黄连、干葛，名清心汤，用白蜜、竹叶同煎。咳而呕，加半夏、生姜。衄血、呕血，加当归、赤芍药、生地黄。小便淋沥，加木通、滑石、茯苓。风眩，加防风、川芎、石膏。斑疹，加干葛、荆芥、川芎、赤芍药、防风、桔梗。咳嗽，加桑白皮、杏仁、桔梗、苏子。阳毒发斑，加青黛、当归。结胸心下满，加桔梗、枳壳。谵语发狂，逾墙赴井，皆阳热极盛，加黄连、黄柏、赤芍药。眼生翳，赤涩流泪，加菊花、木贼、生地黄。

黄连解毒汤 治心火暴盛，以此汤直折之。

黄连 黄芩 黄柏 山栀仁俱不炒

上锉一剂，水煎服。以此四味为丸，名栀子金花丸。实者，可用硝黄、冰水正治；或君火转甚者，须用姜汁，或酒制炒用，则火自伏。此寒因热用之法也。

清火汤云林制 治五脏六腑及上、中、下三焦火热。

连翘一钱 栀子一钱，炒 玄明粉一钱，如无，以硝代之 黄芩一钱，酒炒 黄连一钱，酒炒 桔梗一钱二分 玄参一钱二分 薄荷八分 羌活酒洗，八分 防风六分 贝母一钱 独活酒洗，八分 前胡八分 柴胡八分 天花粉一钱 茯苓一钱 川芎八分 枳壳一钱 甘草三分 大黄酒蒸，二钱 酒毒加白粉葛一钱

既济解毒丸 治诸经客热及心肾二火炽焰。

黄连去毛 黄芩去梗 黄柏去皮 山栀去壳 知母去毛 连翘去壳 玄参去老根 柴胡去毛，各等份

上为末，炼蜜丸如桐子大，每服灯心汤下百丸。

黑金丹云莱弟传 治上焦邪热，咽喉肿痛，及牙齿疼痛，伤寒误补，大潮大热，声哑不出，胸膈作痛，鼻衄吐红，痰壅火盛，癫狂谵语，一切实热之证。

黄连 黄芩 黄柏 山栀子 连翘 石膏 泽泻 赤芍药 大黄 枳壳 薄荷 牡丹皮 玄参 桔梗 防风 赤茯苓 荆芥各等份

上大合一剂，水八碗，煎七碗去渣，入芒硝一斤于内，化开，澄去泥水，将药入锅内，煎至干，须慢火划起，入新罐内，上用新灯盏一个盖住，入水于盏内，火煅，候干水三盏为度。取出放地上去火毒，研为细末，入甘草末五分，搅匀，每服二钱，茶清送下。

内 伤

脉

古人以脉辨内外伤于人迎、气口。人迎脉大于气口为内伤，气口脉大于人迎为外伤。此辨固是，但其说有所未尽耳。外感风寒，皆有余之症，是从前客邪来也。其病必见于左手，左手主表，乃行阳二十五度。内伤饮食，及饮食不节，劳役所伤，皆不足之症也，必见于右手，右手主里，乃行阴二十五度。故外感寒邪，则独左寸人迎脉浮紧，按之洪大，紧者后甚于弦，是足太阳寒水之脉。按之洪大而有力，中见于手少阴心火之脉。丁与壬合，内显洪大，乃伤寒脉也。若外感风邪，则人迎脉缓，而大于气口一倍（病在少阳），或二倍（病在太阳），三倍（病在阳明）。内伤饮

食，则右寸气口脉大于人迎一倍（病在厥阴），或两倍（病在少阴），三倍（病在太阴）。若饮食不节，劳役过甚，则心脉变见于气口，是心火刑肺，其肝木挟心火之势，亦来薄肺。经曰：侮所不胜，寡于畏者是也。故气口脉急大而数，时一代而涩也。涩者，肺之本；脉大者，元气不相接也。脾胃不及之脉，洪大而数者，心肺刑肺脉也；急者，肝木挟心火，而反克肺金也。若不甚劳役，惟右关脉大而数，数中显缓，时一代也。如饮食不节，寒温失所，则先后关脉损弱，甚则隐而不见，惟内显脾脉之大数微缓，时一代也。宿食不消，则独右关脉沉而滑。经云：脉滑者有宿食也。

证

东垣曰：甚哉阴阳之证，不可不详也。遍观《内经》中所说，变化百病，其源皆由喜怒过度，饮食失节，寒温不适，劳役所伤而然。夫元气、谷气、荣气、卫气，生发诸阳上升之气。此四者，皆饮食入胃，谷气上行，胃气之异名，其实一也。既脾胃有伤，则中气不足。中气不足，则六腑阳气皆绝于外。故经言：五脏之气已绝于外者，是六腑之元气病也。气伤脏乃病，脏病形乃应，是五脏六腑真气皆不足也。惟阴火独旺，上乘阳分，故荣卫失守，诸病生焉。其中变化，皆由中气不足，乃能生发耳。后有脾胃以受劳役之疾，饮食失节，耽病日久，事息心安。饮食太甚，病乃大作。盖其外感风寒，六淫客邪，皆有余之症，当泻不当补。饮食失节，中气不足之症，当补不当泻。举世医者，皆以饮食失节，中气不足，当补之证，认作外感风寒，有余客邪之病，重泻其表，使荣卫之气外绝，其死只在旬日之间。所谓差之毫厘，谬以千里，可不详辨乎？且如外感，则寒热齐作而无间，内伤则寒热间作而不齐。外感恶寒，虽近烈火不除；内伤恶寒，得就温暖即解。外感恶风，乃不禁一切风寒，内伤恶风，惟恶夫些少贼风。外感证显在鼻，故鼻气不利，而壅盛有力。内伤者不然，内伤证显在口，故口不知味，而腹中不和。外感者无此，外感则邪气有余，发言壮厉，且先轻而后重，内伤则元气不足，出言懒怯，且先重而后轻。外感手背热而手心不热，内伤则手心热而手背不热。外感头痛，常常有之，直须传里方罢；内伤头痛，有时而作，有时而止。内外辨法，大要如斯。然有内伤而无外感，有外感而无内伤者。苟或内伤外感兼病而相挟者，则从乎轻重以治之。若显内症多者，则是内伤重而外感轻，宜先补益而后散邪，以补中益气汤为主，加散邪药。当以六经脉症参究，各加本经药治之。若显外症多者，则是外感重而内伤轻，宜先发散而后补益，以辛凉等剂解散为君，而以参、术、茯苓、芎、归等为臣、使。以此辨之，则判然明矣。

治

王安常曰：夫饮食劳倦伤而内热者，乃阴火乘其坤土之位，故内热以及于胸中也。《内经》有云：劳者温之，损者温之。惟以温药以补元气而泻火邪。盖温能除大热耳。故东垣立补中益气汤加减以治之，其惠也不其大哉。然饮食所伤，又当分别。夫劳倦伤，饮食伤，虽与外感风寒暑湿有余之证不同，然饮食伤又与劳倦伤不同。劳倦伤诚不足也，饮食伤尤当于不足之中，分其有余不足也。何也？盖饥饿不饮食，与食太过，虽皆是失节，然必明其有两者之分，方尽其理。节也者何？无不及、无太过之中道也。夫饥饿不饮食者，胃气空虚，此为不足，胃失节也。饮食自倍而停滞者，胃气受伤，此不足之中兼有余，亦失节也。此受伤言则不足，以停滞言则有余矣。惟其不足故补益，惟其有余故消导。亦有物滞气伤，必补益消导兼行者，亦有物暂滞而气不甚伤，宜消导独行，不须补益者，亦有既停滞不复自化，不须消导，但当补气，或亦不须补益者。洁古枳术丸、东垣橘皮枳术丸之类，虽曰消导，固有补益之意存乎其间耳。其他如木香分气丸、枳实导气丸、大枳壳丸之类，虽无补益，然施之于物暂滞，气不甚伤者，岂不可哉。但不宜视为通行之药耳。且所滞之物，非枳实之力所能去者，亦安可泥于消导而不知变乎？故备急丸、煮黄丸、感应丸、瓜蒂散等之推逐者，洁古、东垣亦未尝委之而弗用也。故善将兵者，攻亦当，守亦当；不善者，则宜攻而守，宜守而攻，其败也非兵之罪，用兵者之罪耳。观乎此，则知消导补益推逐之理矣。若夫劳倦伤则纯乎补益，固不待议。虽东垣叮咛告诫，然世人犹往往以苦寒之剂，望除劳倦伤之热。及其不愈而反甚，自甚而至危，但曰病势已极，药不能胜耳。医者、病者、主病者，一委之天命，皆懵然不悟其为妄治之失也。呜呼！仁人君子，能不痛心也哉！

方

补中益气汤 治中气不足，肢体倦怠，口干发热，饮食无味；或饮食失节，劳倦身热，脉大而虚；或头痛恶寒自汗；或气高而喘，身热而烦；或脉微细软弱，自汗体倦少食；或中气虚弱而不能摄血；或饮食劳倦而患疟痢；或疟痢因脾胃虚而不能愈；或元气虚弱，感冒风寒，不胜发表，宜用此代之；或入房而后感冒；或感冒而后入房，亦用此汤，急加附子；或泻利腹痛，急用附子理中汤。

嫩黄芪蜜水浸炒，一钱半。脾胃虚，肺气先绝，用之以益皮毛而闭腠理、止自汗 人参去芦，一钱。上喘气短，元气大虚，用以补之 甘草炙，一钱。甘温以泻火热而补脾胃中元气，若脾胃急痛，腹中急缩者多用之

以上三味，除渴热、烦热之圣药也。

白术土炒，一钱。苦甘温，除胃中热，利腰脐间血 柴胡五分。能使胃中之清气左旋而上达 升麻五分。能使胃中之满气从右而上迁 橘红一钱。理胸中之气，又能助阳气上升，以散滞气肋诸脾胃为用 当归身酒洗，一钱。用之以和血脉

上锉一剂，生姜三片，水煎温服。或少加黄柏以救肾水，而泻阴中之伏火也。红花三分，入心养血。内伤挟外感者，以本方为主，从六经所见之证，加减用之。如见太阳证，头项痛，腰脊强，加羌活、藁本、桂枝。如阳明，则身热，目痛，鼻干，不得眠，倍升麻、加干葛。如少阳，则胸胁痛而耳聋，加黄芩、半夏、川芎，倍柴胡。如太阴，则腹满而嗌干，加枳实、厚朴。如少阴，则口燥舌干而渴，加生甘草、桔梗。如厥阴，则烦满，多加川芎。如变证发斑，加葛根、玄参，倍升麻。如挟痰，加半夏、竹沥、姜汁。若头痛，加蔓荆子，或加川芎。顶痛脑痛，加藁本、细辛。诸头痛，此四味足矣。若耳鸣目黄，颊颔肿颈肩臑肘臂后廉痛，面赤脉洪者，加羌活一钱，防风七分，甘草、藁本各五分，通其经血。加黄芩、黄连各三分，消肿。嗌痛颔肿，面赤，脉洪大，加桔梗七分，黄芩、甘草三分。口干嗌干，或渴者，加葛根五分，升胃气，上行润之。心下痞闷，加芍药、黄连一钱。腹中痞闷，加枳实三分，厚朴七分，木香、砂仁各三分。如天寒，加干姜。腹中痛者，加

炒白芍药、炙甘草各三分。如恶寒觉冷痛，加桂五分。夏月腹中痛，不恶寒反恶热者，加黄芩五分、芍药一钱、甘草五分，以治时热。脐下痛者，加熟地一钱。如胸中滞气，加青皮五分，壅滞可用，短促少气，去之。如身体重疼，乃风湿相搏，加羌活、防风各五分，升麻一钱，柴胡五分，藁本、苍术各一钱，中病即止。大便闭涩，加归梢一钱。病久痰嗽者，去人参，初病勿去之。冬月、春寒或秋凉，各宜加不去节麻黄。若春温热，加沸耳草三分、款冬花一分。长夏湿土，客邪大旺，加苍术、白术、泽泻，上下分消其湿热之气。湿热之气大胜，主食不消，故食减不知谷味。加神曲以消之，加五味子、麦门冬，助人参泻火益肺金，助秋损也。在三伏中为圣药。胁下急或痛，俱加柴胡、甘草、人参。多唾或唾白沫，胃口上停寒也，加益智仁。若胃脘当心痛，加草豆蔻仁三分。若食不下，乃胸中有寒，或气涩滞，加青皮、陈皮、木香。寒月加益智仁、草豆蔻，夏月加黄芩、黄连，秋加槟榔、砂仁。若脚软乏力或痛，加酒炒黄柏；不已，加汉防己。心烦躁，加生地黄。若气浮心乱，以朱砂安神丸镇固之，则愈。

白术散 治胃虚不能食，而大渴不止，不可用淡渗药，恐胃中元气虚少故也。并治伤寒杂病，一切吐泻烦渴，霍乱，虚损气弱，及治酒积呕哕。

人参一钱 白术一钱，土炒 茯苓一钱 藿香八分 木香五分 葛根一钱 甘草七分

上锉一剂，水煎温服。如饮水者，多煎与之时时服。如能食而渴者，人参白虎汤。

补气汤 凡遇劳倦辛苦，用力过多，即服此三四剂，免致内伤发热之病，宜预防之。

黄芪一钱半 人参一钱 白术一钱 麦门冬一钱 陈皮一钱 五味子十粒 甘草炙，七分

上锉一剂，姜三片，枣二枚，水煎食前服。劳倦甚，加熟附子五分。

补血汤 凡遇劳心思虑，损伤精神，头眩目昏，心虚气短，惊悸烦热等症，并宜服之。

生地黄一钱 人参一钱 当归一钱 白芍药炒，一钱 茯神一钱 陈皮五分 栀子炒黑，五分 酸枣仁炒，一钱 麦门冬一钱 五味子十粒 甘草炙，七分

上锉一剂，加圆眼[1]十枚，水煎，空心服。

参苓白术散 治脾胃虚弱，饮食不进，或致呕吐泄泻，及大病后，调脾助胃，此方最宜。

白术土炒，一钱 人参八分 甘草八分 干山药一钱 白茯苓八分 白扁豆一钱 莲子肉十个 薏苡仁八分 砂仁炒，五分 桔梗八分 陈皮一钱

上为末，每服二钱，黑枣泡汤，空心调下。

参苓白术丸云林制 治病后元气虚弱，此药进美饮食，壮健身体，充实四肢，清火化痰，解郁固本。

人参一两 白术二两，土炒 白茯苓一两 干山药炒，一两 莲肉去皮，二两 陈皮一两 半夏制，一两 白扁豆炒，一两 薏苡仁炒，二两 桔梗二两 黄连姜炒，一两 神曲炒，一两 香附一两 砂仁五钱 甘草一两 当归一两 远志一两 石菖蒲五钱

上为末，姜、枣煎汤，打神曲糊为

---

[1] 圆眼：龙眼。下同。

丸，如梧桐子大。每服百丸，空心白汤送下，忌食生冷、油腻之物。

白术八宝丹胡云阁传　治一切虚损之症。

白术半斤，二两朝阳土炒，六两熬膏　人参五钱，如有嗽，去之　白茯神去皮木，一两半　远志去骨，两半　陈皮去白，两半　白芍药酒炒，两半　神曲炒，一两　麦芽五钱

上为末，用白术膏丸，如梧桐子大。每服一钱，或加至一钱五分，白沸汤空心送下。

白术膏　治脾胃大虚，自汗乏力，四肢怠倦，饮食不思；或食而不化，呕吐泄痢，泻下完谷白沫。

白术一斤，去芦，火上炙一块，锉一块成片

上用水十碗，熬汁二碗，去渣。再入水再熬，又滤出，将渣捣烂，入水再熬。如是五次，共得药汁十碗，合一处，入白蜜半斤，再熬至稠黏，滴水成珠为度。日服二三次，白沸汤调下。

白雪膏单孟齐传　调脾健胃，固本还元。

大米一升　糯米一升　山药四两　芡实四两　莲肉去皮、心，四两

上为细末，入白沙糖一斤半，搅和令匀，入笼蒸糕，任意食之。

伤　食

脉

气口脉紧盛为伤食。食不消化，浮滑而疾。经曰：上部有脉，下部无脉，其人当吐，不吐者死。又曰：气口脉大于人迎三倍，食伤太阴。盖饮食填塞胸中，太阴之分野，肝木之气，郁而不伸，故必吐以达之，然伤有轻重，必甚而至于两手尺脉绝无者，乃用瓜蒂散吐之。不则或以指，或以鹅翎蘸桐油胆矾探吐之，免致夭枉之患也。

证

病源曰：宿食不消，由脏腑虚弱，寒气在于脾胃之间，故使谷不化也。宿谷未消，新谷又入，脾气既弱，故不能磨之，则经宿而不消也。令人腹胀气急，胸膈痞塞，咽酸噫气，如败卵臭。时复增寒壮热，或头痛如疟状，皆其症也。凡伤食必恶食，胸中有物，宜用消导之剂。若伤食挟外感者，不可专攻其食，用行气香苏散，兼而治之。

治

饮者，无形之气。伤之则宜发汗、利小便，使上下分消其湿也。五苓散、葛花解酲汤、生姜、半夏、枳实、白术之类是也。食者，有形之物，伤之则宜损其谷，其次莫如消导。重者，宜吐，宜下，枳术丸、保和丸、备急丹之类，量轻重择用。

方

行气香苏散三山陈氏方　治内伤生冷厚味、坚硬之物，胸腹胀满疼痛，及外感风寒湿气，发热恶寒，遍身酸痛，七情气逆，呕吐泄泻，饮食不下等症。

紫苏一钱　柴胡八分　陈皮八分　香附醋炒，一钱　乌药八分　川芎八分　羌活八分　枳壳八分　苍术八分　麻黄一钱　甘草三分

上锉，生姜三片，水煎温服。外感风寒，加葱白三根。内伤饮食，加神曲、山楂各一钱。

消滞丸　消酒消食，消痰消气，消痞消胀，消肿消痛，消积聚，消癥瘕。此药消而不见，响而不动，药本寻常，功效甚妙。

黑牵牛头末，二两　香附炒，一两

五灵脂一两

上共末，醋糊丸如豆大，每服二十丸，生姜汤下。

宽中丸 治一切饮食不消，腹胀发热之症。

山楂蒸过，去核，曝干

上为末，每服五钱，米汤调下。

利气丸方见气门

备急丸 治胃中停滞寒冷之物，及诸心腹卒痛。

大黄 干姜 巴豆去油，各等份

上为末，炼蜜丸如绿豆大。每服三丸，温水送下，量虚实加减丸数。若中恶客忤，心腹胀满，痛如刀刺，气急口噤，尸厥卒死者，以热酒灌下。或口噤，以木棒撑起牙关，令下咽，须臾瘥，未瘥，更与三丸，以腹中鸣转，即吐下便愈。若口噤，须折齿灌之，令入为妙。忌猪肉、冷水、肥腻之物。

化滞丸 理一切气，化一切积。夺造化有通塞之功，调阴阳有补泻之妙。久坚沉涸，磨之自消；暴积乍留，导之自去。

木香二钱 丁香二钱 青皮二钱 陈皮二钱 黄连二钱 半夏为末，姜汁和饼，阴干，二钱 三棱五钱，火煨 蓬术五钱，火煨 以上八味俱为末 巴豆六钱，去心膜，以瓦器盛醋，浸一宿，熬至醋干，研 乌梅五钱，取肉焙干为末，用水醋熬膏，调前药为丸

乌梅膏和丸黍大，每服五丸，或七丸至十丸，量虚实用。欲通则用热汤。欲止则用冷水。常服磨积，不欲通泄，津液咽下，或空心陈皮汤下。停食饱闷，枳壳汤下。但有所积之物，取本汁饮下。因食吐不止，津液下。小肠气痛，茴香酒下。食泻不休，及霍乱吐泻，新汲水下。赤痢，冷甘草汤下。白痢，冷干姜汤下。心痛，菖蒲汤下。诸气痛，生姜陈皮汤下。若欲宣通，滚姜汤下，仍加丸子。未利再服，利多饮冷水一口即止。妇人血气痛，当归酒下，有孕不宜服。小儿量岁数加减用。痞积常服，不拘时候，米饮下三五丸。

保和丸 消痰利气，扶脾胃，进饮食。一切饮食所伤，胸膈满闷不安；或腹中有食不化；或积聚痞块，多服日渐消散，大有效验。

白术五两 陈皮洗，三两 半夏泡，三两 茯苓三两 神曲三两，炒 山楂肉三两 连翘二两 香附醋炒，二两 厚朴姜炒，二两 萝卜子二两 枳实炒，一两 麦芽炒，一两 黄连姜炒，一两 黄芩酒炒，二两

上为末，姜汁糊丸桐子大。每服五十丸，加至七八十丸，食后茶清送下。

理气健脾丸高大尹传

白术土炒，六两 归身酒洗，六两 陈皮洗，三两 白茯苓三两 黄连姜炒，二两 香附醋炒，二两 枳实麸炒，二两 桔梗一两五钱 山楂去核，二两 半夏姜炒，二两 神曲炒，二两 木香五钱

上末，荷叶煮饭为丸，梧子大。每用百丸，白汤下。

三补枳术丸 化痰清热，健胃补脾，消食顺气。

白术土炒，二两 陈皮去白，一两 枳实麸炒，一两 黄连姜炒，五钱 黄芩酒炒，五钱 黄柏盐炒，一两 贝母去心，八钱 白茯苓五钱 神曲炒，五钱 山楂去核，五钱 麦芽炒，三钱 香附醋炒，五钱 砂仁一钱 桔梗二钱 连翘二钱 甘草炙，三钱

上末，荷叶煮饭为丸，如桐子大。每百丸，姜汤下。

伤　酒

夫酒者，大热有毒，气味俱阳，乃无形之物也。若伤之只当发散，汗出则愈矣。此最妙法也。其次莫如利小便，二者乃上下分消其湿，何酒病之有。今之酒气者，往往服酒蒸丸，大热之药下之。又有用牵牛、大黄下之者，是无形元气受病，反下有形阴血，乖误甚矣。酒性大热，已伤元气，而复重泻之。况亦损肾水真阴及有形阴血，俱为不足。如此则阴血愈虚，真水愈弱，阳毒之热大旺，乃助其阴火。是谓元气消亡，七神何依，折人长命。不然，则虚损之病成矣。《金匮要略》云：酒疸下之，久久为黑疸。慎不可犯此戒。不若令上下分消其湿，葛花解醒汤主之。

方

葛花解醒汤　治饮酒太过，呕吐痰逆，心神烦乱，胸膈痞塞，手足战摇，饮食减少，小便不利。

葛花五钱　白豆蔻五钱　砂仁五钱　青皮三钱　白术二钱　神曲二钱　泽泻二钱　干姜二钱　陈皮一钱五分　人参一钱五分　猪苓一钱五分　白茯苓一钱五分　木香五分

上为细末，每服三钱，白汤调下。但得微汗，酒病去矣。按：此方盖不得已而用之，岂可恃赖日日痛饮。此药性味辛温，偶因酒病服之，则不损元气。何者？敌酒病故也。若频服之，损人天年。

治伤酒食法　心中酒食停积，一切腹服下胀满不消，用盐花擦牙，温水漱下，不过三次，如汤泼雪。

葛黄丸　治饮酒过度，酒积蕴于胸中，以致吐血、衄血，及时令酷暑，上焦积热，忽然吐血垂死者。

葛花即上好白粉葛，一两　黄连四两

上末，用大黄熬膏作丸，桐子大。每百丸，温水下。

解酒化毒丹云林制　治饮酒过多，遍身发热，口干烦渴，小便亦少。

白滑石水飞，一斤　白粉葛三两　大粉草三两

上为末，不拘时，冷水调下三钱，日进两三次。

又方　治酒后伤风，身热头痛。以防风通圣散，加黄连须二钱、葱白十茎，水煎温服。

郁　证

脉

脉多沉伏，或涩或芤。

证

《内经》曰：木郁达之。谓吐之，令其条达也。火郁发之。谓汗之，令其疏散也。土郁夺之。谓下之，令无壅滞也。金郁泄之。谓渗泄，解表利小便也。水郁折之。谓抑之，制其冲逆也。此治五郁之大要。盖郁者，结聚而不得发越也。当升者不得升，当降者不得降，当变化者不得变化也。此为传化失常。六郁者，气、湿、热、痰、血、食是也。丹溪曰：气血冲和，百病不生，一有怫郁，诸病生焉。

治

气郁，胸胁痛，脉沉涩，用香附童便浸炒、苍术、抚芎。

湿郁，周身走痛，或关节病，遇阴寒则发，脉沉缓，用苍术、川芎、白芷、茯苓、羌活、防风、柴胡。

热郁，目瞀，小便赤，脉沉数，用栀子、青黛、香附、苍术、抚芎、黄芩、

天花粉。

痰郁，动则喘，寸口脉沉滑，用海石、南星、香附、瓜蒌仁、贝母、竹沥、姜汁。

血郁，四肢无力，能食，便红或黑，脉沉而涩，用桃仁泥、红花、牡丹皮、延胡索、川芎、香附。

食郁，嗳酸，饱闷，畏闻食气，人迎脉平和，气口脉紧盛，用苍术、香附、山楂、神曲、枳实。

方

六郁汤 开诸郁之总司也。

香附童便浸炒 苍术米泔浸炒 神曲炒 山栀仁炒黑 连翘 陈皮 抚芎 贝母去心 枳壳炒 白茯苓 苏梗各一钱 甘草五分

上锉一剂，水煎服。有痰，加南星、半夏。有热，加柴胡、黄芩。血郁，加桃仁泥、红花。湿郁，加白术、羌活。气郁，加木香、槟榔。食郁，加山楂、砂仁。

加味越鞠丸 解诸郁火痰气，开胸膈，进饮食。

苍术米泔浸，姜汁炒，四两 抚芎四两 香附童便浸炒，四两 神曲炒，四两 栀子炒黑，四两 橘红一两五钱 白术炒，一两半 黄芩炒，一两半 山楂去核，蒸熟，一两半

上为末，稀糊丸如桐子大。每服百丸，白汤下。

越鞠保和丸 扶脾开郁，行气消食，清热化痰。

苍术米泔浸三宿，炒，一两 抚芎酒洗，一两 神曲炒，一两 香附童便浸炒，一两 栀子炒，五钱 陈皮一两 半夏炮，一两 白茯苓一两 连翘五钱 莱菔子炒，五钱 枳实麸炒，一两 白术三两 黄连酒炒，一两 山楂去核，二两 木香五钱 当归酒洗，一两

上为末，姜汁泡，蒸饼为丸，如桐子大。每服五十丸，淡姜汤下，或酒下亦可。

痰 饮

脉

沉弦细滑，大小不匀，皆痰气为病。偏弦为饮，双弦为寒饮。左右手关前脉浮弦大而实者，膈上有稠痰也，宜吐而愈。病人百药不效，关上脉伏而大者，痰也。眼胞及眼下如灰烟薰黑者，痰也。丹溪曰：久得涩脉，痰饮胶固，脉道阻滞也，卒难得开，必费调理。

证

夫痰属湿，乃津液所化。因风寒湿热之感，或七情饮食所伤，以致气逆液浊，变为痰饮，或吐咯上出，或凝滞胸膈，或留聚肠胃，或流注经络四肢，随气升降，遍身无处不到。其为病也，为喘，为咳，为恶心呕吐，为痞隔壅塞，关格异病，为泄利，为眩晕，为嘈杂，为怔忡、惊悸，为癫狂，为寒热，为痛，为胸膈辘辘有声。或背脊一点，常如冰冷，或四肢麻痹不仁，皆痰所致。百病中多有兼痰者，世无不知也。痰有新久、轻重之殊。新而轻者，形色清白稀薄，气味亦淡；久而重者，黄浊稠黏凝结，咳咯难出，渐成恶味，酸、辣、腥、臊、咸、苦，甚至带血而出。

治

痰生于脾胃，宜实脾燥湿，又随气而升，宜顺气为先，分导次之。又气升属火，顺气在于降火。热痰则清之，湿痰则燥之，风痰则散之，郁痰则开之，顽痰则软之，食积痰则消之，在上者吐之，在中者下之。又中气虚者，宜固中

气以运痰，若攻之太重，则胃气虚而痰愈盛矣。

方

二陈汤 一身之痰都管，乃治痰之要药也。欲下行，加引下药，黄柏、木通、防己之类；欲上行，加引上药，升麻、柴胡、防风之类。又曰：二陈加升提之药，能使大便润而小便长。

陈皮去白，一钱 半夏汤泡，二钱 茯苓去皮，一钱 甘草五分

上锉一剂，生姜三片，水煎温服。湿痰多软，如身体倦怠之类，加苍术、白术。寒痰痞塞胸中，倍半夏；甚者，加麻黄、细辛之类。痰厥头痛，倍半夏。风痰，加天竺黄、天南星、枳壳、白附子、天麻、僵蚕、牙皂之类。气虚者，更加竹沥。气实者，加荆沥，俱用姜汁。热痰，加黄连、黄芩。因火盛逆上，降火为先，加白术、黄芩、软石膏之类。眩晕嘈杂者，火动其痰也，加山栀子、黄连、黄芩。血虚有痰者，加天门冬、知母、瓜蒌仁、香附、竹沥、姜汁。滞血者，更加黄芩、白芍药、桑白皮。血滞不行，中焦有饮者，加竹沥、姜汁、韭汁三五盏，必胸中烦躁不宁后愈。气虚有痰者，加人参、白术；脾虚者，宜补中益气降痰，加白术、白芍药、神曲、麦芽，兼用升麻提起。食积痰，加麦芽、山楂、神曲、炒黄连、枳实。老痰，用海石、半夏、瓜蒌仁、香附、连翘之类。五倍子佐他药为丸，大治顽痰。喉中有物，咯不出，咽不下，此结痰也。宜瓜蒌仁、杏仁、海石、桔梗、连翘、香附，少佐朴硝、姜汁，炼蜜和丸噙化，此咸能软坚也。久得涩脉，卒时难开，必费调理。气实痰热结者，吐不出，咽不下，气滞者难治。痰在膈上，必用吐法吐之。泻之不去，胶固稠浊者，宜吐之。脉浮，吐之。痰在经络间，非吐不可，吐中就有发散之义。凡用吐药，宜升提其气，便吐，如防风、川芎、桔梗、芽茶、生姜之类，或瓜蒂散。凡吐用布紧勒腹于不通风处行之。痰在肠胃间，可下而愈，枳实、甘遂、巴豆、大黄、芒硝之类。凡痰用利药过多，脾气虚则痰易生而转盛。痰在胁下，非白芥子不能达。痰在皮里膜外，非姜汁、竹沥不开。在经络中，亦用竹沥，必佐以姜汁、韭汁。膈间有痰，或癫狂，或健忘，或风痰，俱用竹沥、荆沥。气虚少食，加竹沥；气实能食，加荆沥。凡人上中下有块，痰也。问其平日好食何物，吐下后，方用药。凡人头面、颈颊、腋下结核，不痛不红，作脓者，皆痰注也，宜随用药消之。

清热导痰汤 治憎寒壮热，头目昏沉迷闷，上气喘急，口出涎沫，证类伤寒。此因内伤七情，以致痰迷心窍，神不守舍，神出则舍空，舍空则痰聚。

黄连炒，一钱半 枳实炒，一钱半 瓜蒌仁一钱 南星制，一钱半 半夏制，一钱半 陈皮一钱 白茯苓一钱 桔梗一钱 黄芩炒，一钱 白术炒，一钱 人参八分 甘草六分

上锉一剂，姜枣水煎，入竹沥姜汁各三匙，同服。

滚痰丸 洞虚子曰：痰证古今未详，方书虽有悬饮、流饮、支饮、痰饮、溢饮之异，而莫知其为病之原。或头风目昏，眩晕耳鸣；或口眼蠕动，眉棱、耳轮瘙痒；或四肢游风肿硬，似痛非痛，或齿颊浮肿，痛痒不一；或嗳气吞酸，嘈杂呕哕；或咽嗌不利，咯之不出，咽

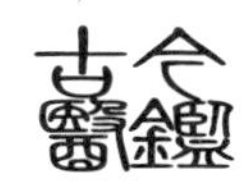

之不下，色如煤炲❶，形如破絮；或如桃胶、蚬肉之状；或心下如停冰雪，冷痛时作；或梦寐奇怪鬼魅之类；或足腕痿软，腰背卒痛；或四肢骨节疼痛，并无常处，乃至手麻臂痛，状若挫闪；或脊中每有一掌，如冰冻之寒痛者；或浑身习习如虫行者；或眼沿涩痒，口糜舌烂，甚为咽肿喉闭；或绕项结核，似疬非疬。肿块初起，色白不红者，皆痰也。或胸胁间如有二气交纽，噎塞烦闷；或如烟气上冲，头面烘热；或为失志癫狂；或为中风瘫痪；或为劳瘵荏苒之疾；或为风痹脚气；或心下怔忡、惊悸，如畏人将捕；或喘嗽呕吐，冷涎绿水黑汁，甚为肺痈、肠毒，便脓、挛跛。其为内外奇怪疾病，非止百端，皆痰之所致也。盖津液既凝，为痰为饮，而汹涌上焦，故口燥咽干；流滞于下，则大小便闭塞，面如枯骨，毛发焦干。妇人则经闭不通；小儿则惊痫搐搦。治法以此先逐去败痰，然后调理。括曰：

甑里翻身甲挂金，子今头戴草堂深。相逢二八求斤正，硝煅青礞倍若沉。十七两中零半两，水丸梧子意常斟。千般怪症如神效，水泻双身却不任。

大黄酒拌，蒸，半斤　黄芩去梗，半斤　沉香五钱　青礞石一两，捶碎，焰硝一两，同入砂罐内，瓦片盖之，铁钱缚定，盐泥固济，晒干煅红，候冷取出

上为细末，净水为丸，如梧桐子大。每服三五十丸，量虚实加减，各随引下。一切丧心失志，或癫痫狂妄等症，每服百丸。人壮气实，能饮食，狂甚者，一百二十丸，以上至二三百丸，以效为度。一切中风瘫痪，痰涎壅塞，大便或通或闭者，每服八十丸。人壮气实者百丸，常服三二十丸。无大便不利之患，自然上清下润之妙。一切阳证风毒脚气，遍身游走疼痛，每服八九十丸，未效再加丸数。一切走刺气痛，每服七八十丸，未效随症再加。一切无病之人，遍身筋骨平白疼痛，不能明状者，每服七八十丸，以效为度。一切头痛，非头风症牙疼，或浮或痒，非风蛀牙者，每服八十丸。一切因风因寒，鼻塞身重，身体不疼，非伤寒证者，每服八九十丸。一切嗳气吞酸及噎膈反胃，痞块攻心，呕吐痰沫者，每服八九十丸。进退加减，存乎病者元气之虚实。一切心下怔忡恍惚，如畏人将捕之状，怵惕不安，阴阳关格，变生乖症，每服七八十丸。一切伤饥失饱，忧思过虑，至于心下嘈杂，饥不能食，每服七八十丸。一切新久痰气喘嗽，或呕吐涎沫，或痰结实热，或头目眩晕；每服八九十丸。虚羸者五六十丸，未效再加十丸。一切急慢喉闭赤眼，每服八九十丸。一切颈项腮颊肿硬，环绕结核，成瘰疬者，正服此药。若年深岁久，宜多服之。一切口糜舌烂，咽喉生疮者，每服六七十丸，同蜜少许一处嚼破噙睡，徐徐咽下。些小口疮，如此噙二三夜，即瘥。一切遍身无故游走疼痛，或肿或挛，或无常痛，无定所，肿不在一处，酸软沉滞者，每服七八十丸，量虚实加减。一切心气冷痛，如停冰块，或通身散入腹中绞痛，上攻头面肿硬，遍身四肢痿软，或痛或痒，或溃或不溃，或穿而复闭，或此消而彼长，渐成笃疾，皆系痰毒内攻。或使烂痰臭，或作肠痈内疽，服之以下恶物立效。日浅脓近者，刻日全安。一切胃脘作痛，下连小腹，面黄羸瘦，痛阵日发，必呕吐绿水黑汁冷涎，乃至气绝，心下温暖者，每服八

❶ 炲（tái）同“炱”。烟气凝积成的黑灰，俗称“烟子”或“煤子”。

九十丸，立见生效。然后续续服之，以瘥为度。一切痢疾，不拘赤白相杂；或带血块恶物者，每服八九十丸。次日热退，再进二三十丸，即服止痢药，万无一失。若兼寒热痰涎者，并用仓廪散。一切荏苒之疾，男子女人日久之患，非伤寒内外之证。或酒色过度；或月水愆期，心烦志乱；或腹胀胁痛，目瞀耳聩鼻窒，骨节疼痛，呕吐恶心，百药无效。病者莫能喻其状，方书未尝载其疾，医人不能辨其症。并依前法，加减服之，无有不效之理也。凡服此药者，必须临睡卧床，用熟水一口送，只送过咽，即便仰卧。令药在咽膈之间，徐徐而下，半日不可饮食汤水，及不可起身行坐言语。直候药丸徐逐上焦痰滞恶物过膈入腹，然后动作，方能中病。每次须连进两夜，先夜所服，次日痰物既下三五次者，次夜减十丸；下一二次者，仍服前数；下五七次，或只二三次，而病势顿减者，次夜减二十丸；头夜所服，并不下恶物者，次夜加十丸；壮人病实者，多至百丸。惟狂疾劲实及暴卒恶候，多服无妨。其或服罢仰卧，咽喉沉滞稠黏，壅塞不利者，乃痰气从上，药病相攻之故也。少顷药力既胜，自然宁帖。又或百中有一，稍稍肠痛，腰背拘急者，盖有一种顽痰恶物滞殢[1]，闭气滑肠，里急后重，状如痢疾，片晌即已。若其痰涎易下者，快利不可胜言，顿然满口生津，百窍爽快，间有片时倦怠者，盖连日病苦不安，一时为药所胜，气体暂和，如醉得醒，如浴初出，如睡方起，即非虚倦也。此药并不洞泄，刮肠大泻，但能取痰积恶物，自肠胃次第穿凿而下。腹中糟粕，并不相伤，惟下部脏肠之粪，乃药力不到之处，是故先去其余，余不备述耳。

导痰小胃丹　治中风眩晕，喉痹，头风，哮吼等症。上可取胸膈之顽痰，下可利胃肠之坚结。

天南星　半夏二味，用白矾、皂荚，姜汁，水煮透熟，各二两半　陈皮　枳实二味，用白矾、皂荚，水泡半日，去白矾，晒干，炒，各一两　白术炒，一两　苍术米泔，白矾、皂荚，水浸一宿，去黑皮，晒干，炒，一两　桃仁　杏仁二味，同白矾、皂荚水，泡去皮、尖，各一两　红花酒蒸，一两　大戟长流水煮一时，晒干，一两　白芥子炒，一两　芫花醋拌一宿，炒黑，一两　甘遂面裹煨，一两　黄柏炒褐色，一两　大黄酒蒸，纸裹煨，焙干，再以酒炒，一两半

上为细末，姜汁，竹沥煮，蒸饼糊为丸，如绿豆大。每服二三十丸，极甚者，五七十丸，量虚实加减。再不可太多，恐损胃气也。一切痰饮，卧时白汤下，一日服一次。一中风不语，瘫痪初起，用浓姜汤下三十五丸，少时即能言语。一切风头痛，多是湿痰上攻，临卧姜汤下二十一丸。眩晕多属痰火，食后姜汤下二十五丸，然后二陈汤、四物汤加柴胡、黄芩、苍术、白芷，倍川芎；热多加知母、石膏。痰痞积块，临卧白汤送下三十丸，一日一次。虽数年久患，亦不过五七服见效。哮吼，乃痰火在膈上，临睡姜汤下二十五丸，每夜一次，久久自然取效。喉痹肿痛，食后白汤送下。

竹沥达痰丸　此药能运痰如神，不损元气，其痰从大便中出。丹溪云：痰在四肢，非竹沥不开。

半夏二两，汤泡七次，生姜汁浸透，晒干切片，瓦上微炒熟用之　橘红二两　人参一两五钱　茯苓二两　大黄二两，酒蒸晒干

---

[1] 殢（tì）：滞留。

黄芩二两，酒炒　沉香五钱　甘草炙，一两半　礞石一两，煅法见前

上为细末，竹沥二大碗，生姜自然汁三盅，为丸如梧桐子大。每服五七十丸，食后白汤送下。

清气化痰丸刘少保传　治一切痰饮咳嗽，头旋目眩，胸膈痞闷气滞，食积酒积，呕吐恶心。

天南星　半夏　白矾　牙皂不锉　生姜各二两

上先将南星、半夏、牙皂、生姜，用水浸一宿，将星、半、姜锉作粗片，入白矾同煮至南星无白点，去皂，不用余者，晒干入后药。

青皮麸炒，五钱　陈皮去白，一两　枳实麸炒，一两　白术一两　干葛五钱　白茯苓一两　苏子炒，一两　莱菔子炒，一两　瓜蒌仁一两　黄连五钱　黄芩八钱　海粉七钱　香附一两　神曲炒，二两　麦芽炒，二两　山楂肉一两

气滞加白豆蔻一两。一方去海粉、黄连，加人参、干姜各五钱，杏仁、桔梗、前胡、甘草各一两。

上为细末，竹沥、姜汁，调蒸饼作丸，如梧桐子大。每服五七十丸，食后姜汤送下。

清火豁痰丸高冢宰传　治上焦郁火，痰涎壅盛，胸膈不利，咽喉烦躁噎塞，吐不出，咽不下，如鲠状。

大黄酒蒸，三两　礞石煅，五钱　沉香二钱　黄芩酒炒，二两　黄连酒炒，二两　栀子炒，二两　连翘一两　天南星制，二两　半夏制，二两　白术炒，二两　枳实炒，二两　贝母去心，一两五钱　天花粉一两　陈皮一两　白茯苓一两　神曲炒，一两　青黛五钱　玄明粉七钱　甘草五钱　白芥子炒，二两

上末，姜汁竹沥，丸梧子大，每服姜汤下四十丸。

咳嗽

脉

咳嗽所因，浮风、寒紧、数热、细湿、房劳涩难。右关濡者，饮食伤脾；左关弦短，疲极肝衰。浮短肺伤，法当咳嗽。五脏之嗽，各视其部，沉紧虚寒，沉数实热，洪滑多痰，弦涩少血。形盛脉细，不足以息；沉小伏匿，皆是死脉。惟有浮大而嗽者生。

证

伤风咳者，脉浮，憎寒壮热，自汗恶风，口干烦躁，鼻流清涕，欲语未竟而咳也。

伤寒咳者，脉紧，憎寒发热，无汗恶寒，烦躁不渴，遇寒而咳。

伤暑咳者，脉数，烦热引饮，口燥，或吐涎沫，声嘶咯血。

伤湿咳者，脉细，骨节烦疼，四肢重着，或自汗，小便涩。

治

咳者，无痰而有声，肺气伤而不清也。治以防风、桔梗、升麻，杏仁、五味子、生姜、甘草、桑白皮、苏子、枳壳。

嗽者，无声而有痰，脾湿动而为痰也。治以半夏、白术、五味子、枳壳、防风、甘草、枳实、山楂、苍术、橘皮。

咳嗽者，有痰有声，因伤肺气而动脾湿也。治以半夏、白术、五味子、桔梗、枳壳、桑白皮、麦门冬、甘草之类。

风寒嗽者，鼻塞声重，恶风恶寒，或自汗，或无汗者是也。治当以发散行痰，用二陈汤加麻黄、桔梗、杏仁。

风寒郁热于肺夜嗽者，治以三拗汤加知母。脉大而浮，有热，加黄芩、

生姜。

痰嗽者，嗽动便有痰声，痰出嗽止者是也。主豁痰，用二陈汤，或以半夏、瓜蒌仁各五两，桔梗、贝母各一两，枳壳一两半，知母一两，姜汁蒸饼为丸服。

火郁者，有声痰少，面赤者是也。主降火清金化痰。

干咳嗽者，系火郁之甚，难治。乃痰郁火，邪在肺中，用桔梗开之，再用补阴降火之药。不已则成劳，须行倒仓法。此症多是不得志者有之。有痰因火逆上者，必先治其火。然亦看痰火孰急，若痰急，则先治痰而后治火，在乎医者之随机变可也。

劳嗽者，痰多盗汗是也。或作寒热，宜补阴清金，四物汤加竹沥姜汁。阴虚火动而嗽者，四物、二陈，顺而下之。加黄柏、知母尤妙。阴虚喘嗽，或吐血者，四物汤加黄柏、知母、五味子、麦门冬、桑白皮、地骨皮、牡丹皮、山栀子。咳嗽声嘶者，乃血虚受热也。用青黛、蛤粉，蜜调服。一方用芩连四物汤。好色之人元气虚，咳嗽不已者琼玉膏。

肺胀而嗽者，动则喘满，气急息重者是也。宜收敛肺气，用诃子、杏仁、青黛、海粉、半夏、香附、瓜蒌仁之类。肺胀郁遏不得眠者难治。

凡治咳嗽，最要分肺虚肺实。若肺虚久嗽，宜五味子、款冬花、紫菀、马兜铃之类敛而补之；若肺实有邪，宜黄芩、天花粉、桑白皮、杏仁之类散而泻之。

凡治嗽，有用五味子者，以收肺气，乃火热必用之剂。若有外邪而骤用之，恐闭住邪气，必先发散，然后可用。诃子味酸苦，有收敛降火之功。杏仁散肺中风寒，然性实有热，因于寒者为宜。桑白皮泻肺气，然性不纯良，用之者当戒。马兜铃去肺热而补肺也。生姜辛能发散也。罂粟壳不可骤用，乃后收功药也。人参以其气虚，或新咳挟虚者可用。若风寒邪盛，或久嗽肺有郁火者，不可用也。瓜蒌仁甘能补肺，润能降气，胸中有痰者自降。

凡咳嗽口燥咽干有痰者，不可用南星、半夏，宜用瓜蒌仁、贝母。若饮水者，又不宜瓜蒌，恐泥膈不松快耳。

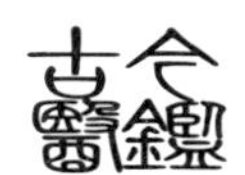

方

参苏饮 治四时感冒，发热头疼，咳嗽声重，涕唾稠黏，中脘痞满，呕吐痰水。宽中快膈，不致伤脾。此药大解肌热潮热，将欲成劳瘵之证，神效。

紫苏一钱 前胡一钱 桔梗一钱 枳壳一钱 干葛一钱 陈皮一钱 半夏一钱 白茯苓一钱 甘草七分 人参七分，实热者去之 木香五分，气盛去之

上锉作一剂，生姜三片，黑枣二枚，水煎食后温服。若天寒感冒，恶寒无汗，咳嗽喘促；或伤风自汗，鼻塞声重，咳嗽，并加麻黄二钱，去皮杏仁一钱、金沸草一钱，以汗散之。若初感冒，肺实有热，加杏仁、桑白皮、黄芩各一钱，乌梅七个。胸满痰多，加瓜蒌仁一钱。气促喘嗽，加知母、贝母各一钱。肺寒咳嗽，加五味子、干姜各七分。心下痞满，或胸中烦热，或停酒不散，或嘈杂恶心，加黄连、枳实各一钱，干葛、陈皮倍用之。鼻衄，加乌梅五个，麦门冬、茅根各一钱。心盛发热，加柴胡、黄芩各一钱。头痛，加川芎一钱、细辛八分。咳嗽吐血，加升麻、牡丹皮各一钱，生地黄一钱五分。劳热咳嗽，久不愈，加知母、贝母、麦门冬各一钱。吐血，加阿胶、牡丹皮、赤芍药各一钱，生地黄一钱五分，乌梅七个。咳嗽痰中见血，以本方加四物汤，名茯苓补心汤。妊娠伤寒，去半夏，加香附。

清金降火汤 泻肺胃中之火，火降则痰消嗽止。

陈皮一钱五分 半夏泡，一钱 茯苓一钱 桔梗一钱 枳壳麸炒，一钱 贝母去心，一钱 前胡一钱 杏仁去皮尖，一钱半 黄芩炒，一钱 石膏一钱 瓜蒌仁一钱 甘草炙，三分

上锉一剂，生姜三片，水煎，食远临卧服。

二母宁嗽汤 治因伤酒食，胃火上炎，冲逼肺金，以致咳嗽吐痰，经旬不愈，一服即瘥。

知母去毛，钱半 贝母去心，钱半 黄芩一钱二分 山栀仁一钱二分 石膏二钱 桑白皮一钱 茯苓一钱 瓜蒌仁一钱 陈皮一钱 枳实七分 五味子十粒 生甘草三分

上锉一剂，生姜三片，水煎。临卧时，细细逐口服。

润肺豁痰宁嗽汤云林制

陈皮五分 半夏姜制五分 白茯苓四分 甘草炙，三分 黄柏酒炒，五分 黄芩酒洗，三分 知母酒炒，五分 贝母去心，五分 天冬去心，三分 麦冬去心，三分 紫菀酒洗，三分 款冬花酒洗，三分 桔梗三分 熟地黄五分 当归三分

上锉一剂，生姜三片，水煎温服。

吸药如神散陈太医传 治风入肺中，久嗽不愈。

雄黄 佛耳草 鹅管石 款冬花 甘草 寒水石 青礞石煅过 白附子 枯矾 孩儿茶各等份

上为细末，纸燃烧烟，令病患吸之。

灸法 治久患咳嗽，百药无效，可用此法。

将病者乳下，大约离一指头，看其低陷之处，与乳直对不偏者，此名直骨穴。其妇人即按其乳头所到之处，即是直骨穴也。艾灸三壮，其艾圆如小豆大。男左女右不可差，其咳即愈。如不愈，其病再不可治矣。

哮 吼

证

夫哮吼专主于痰，宜用吐法。亦有虚而不可吐者，此疾寒包热也。

治

治法必用薄滋味，不可纯用寒凉，须常带表散。

方

定喘汤诀云 诸病原来有药方，惟愁齁喘最难当。麻黄桑杏寻苏子，白果冬花更又良。甘草黄芩同半夏，水煎百沸不须姜。病人遇此灵丹药，一服从教四体康。

麻黄去节，八分 桑白皮一钱 杏仁十四粒，泡 苏子炒，一钱，研 白果七个 款冬花一钱 甘草八分 黄芩微炒，一钱 半夏姜制，一钱

上锉一剂，水煎，食后热服。

五虎二陈汤云林制 治哮吼喘急痰盛。

麻黄去节，一钱 杏仁十四粒，泡 石膏煅过，一钱 橘皮一钱 半夏姜制，一钱 茯苓去皮，八分 甘草八分 人参八分 木香七分 沉香七分 细茶一钱

上锉一剂，生姜三片，葱白三茎，蜜三匙，水煎服。

导痰小胃丹方见痰门 治哮吼，不问新久。

喘 急

脉

右手寸口、气口以前，阴脉应手有

力，必上气喘逆，咽塞欲呕，自汗，皆肺实之症也。若气口以前，阴脉应手无力，必咽干无津，少气，此肺虚之证也。脉滑而手足温者生，脉沉涩而手足寒者死，数者亦死，为其形损故也。

证

夫喘者，上气急促，不能以息之谓也。有肺虚挟寒而喘者，有肺实挟热而喘者，有水气乘肺而喘者，有惊忧气郁肺胀而喘者，有阴虚者，有气虚者，有痰者，有气急者，有胃虚者，有火炎上者，原其受病之不同，是以治疗而有异。

治

治喘之法，当究其原。肺虚肺寒，必有气乏表怯，冷痰如冰之症者。法当温补，如官桂、阿胶之类是也。肺实肺热，必有壅盛，胸满，外哄上炎之状。法当清利，如桑白皮、葶苈之类是也。水气者，漉漉有声，怔忡浮肿，与之逐水利小便，如半夏、茯苓、五苓散辈。惊忧者，惕惕闷闷，引息鼻胀，与之宽中下气，如四七汤、枳壳汤辈。阴虚者，气从脐下起，直冲清道而上，以降气滋阴。气虚者，气息不能接续，以参、芪补之。有痰者，喘动便有痰声，降痰为主。有气急者，呼吸急促，而无痰声，降气为主。有胃虚者，抬肩撷肚，喘而不休，以温胃消痰。有火炎者，乍进乍退，得食则减，食已则喘，以降火清金。至若伤寒发喘，表汗里下，脚气充满，疏导取效。此皆但疗本病，其喘自安。虽然，喘有利下而愈者，亦有因泻而殂者，喘有数年沉痼而复瘳者，亦有忽因他疾大喘而不救者。汗出发润为肺绝，身汗如油喘者为命绝，直视谵语喘满者，皆不治。然则喘之危恶，又安可以寻常目之。

喘有三：热喘发于夏，不发于冬；冷喘则遇寒而发；水喘停饮，胸膈满闷，脚先肿也。

方

五虎汤 治伤寒喘急。

麻黄五钱，去节 杏仁二钱，去皮 石膏五钱，煨 甘草一钱 细茶一撮 桑皮一钱

上锉，生姜三片，葱白三茎，水煎热服。

四磨汤 治七情郁结，上气喘急。

枳壳一个 槟榔一个 沉香一块 乌药一个

上用酒磨浓，入白汤服。

苏子降气汤 治虚阳上升，气不升降，上实下虚，痰涎壅盛，喘促短气咳嗽，气逆不安等症。方见气门。

千缗导痰汤 治痰喘不能卧，一服而安。

天南星制，一钱 半夏七个，火炮破皮，每一个切作四片 陈皮一钱 枳壳去穰，一钱 赤茯苓一钱 皂荚一寸，炙，去皮弦 甘草炙，一钱

上锉一剂，生姜三片，水煎服。

参桃汤 治肺虚发喘，少气难以布息。

人参二钱 胡桃肉二枚，去壳，不去皮

上锉，生姜五片，大枣二枚，食后临卧时，水煎服。

定喘汤诀云 和剂须投定喘汤，阿胶半夏及麻黄，人参半两同甘草，半两桑皮五片姜，罂粟二钱同蜜炙，再加五味子为强，多年气喘从今愈，始信良医有妙方。

阿胶五钱，蛤粉炒成沫 半夏姜制，五钱 麻黄去节，五钱 人参五钱 甘草三钱 桑白皮五钱 罂粟壳二钱，蜜炙 五味子三钱

上锉，每服一两一钱，生姜五片，水煎，临卧细服。

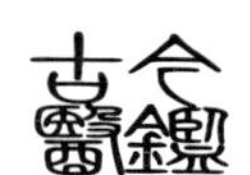

卷　五

疟　疾

脉

疟脉自弦。弦数者多热，宜汗之；弦迟者多寒，宜温之。弦紧宜下；浮大宜吐。弦短者伤食，弦滑者多痰。虚微无力为久病，洪数无力为虚，代散则死。

证

夫疟有风疟、暑疟、湿疟、食疟、痰疟、疟母，诸疟之不同，不过风、寒、暑、湿之外感，七情、五味之内伤之所致也。然内外失守，真邪不分，阴阳偏胜，寒热交攻，乃成疟也。有一日一发，有二日一发，有三日一发，有间一日连二日发，气血俱受病。有夜与日各发，有发于午前，有发于午后。其始发之时，欠伸，畏寒战栗，头痛，或渴，或先寒后热，或先热后寒，或单寒不热，或单热不寒，或寒少热多，或寒多热少。

治

治疗之法，当先发散外邪。有有汗，有无汗。无汗者要有汗，散邪为主；有汗者要无汗，扶正为主。然散邪扶正，病不退者，又须分利阴阳，以柴苓汤最效。甚者或以截药而除之，不二饮、胜金丸之类截之。不愈，乃气血大虚，要扶胃气为本，露姜养胃汤、养胃丹之类。又有绵延不休，弥襀越岁，汗、吐、下过，荣卫亏损，邪气伏藏胁间，结为癥癖，谓之疟母，痎疟饮、黄甲丸之类。盖疟有新久浅深，治有缓急次序，宜以脉症参验，量其虚实而疗之。《机要》谓太阳经为寒疟，治多汗之；阳明经为热疟，治多下之；少阳经为风疟，治多和之。此三阳受病，谓之暴疟。在夏至后，处暑前，乃伤之浅者。在三阳经则总之为寒疟。在处暑后，冬至前，乃伤之重者。其三阴经疟，作于子午卯酉日者，少阴疟；作于寅申巳亥日者，厥阴疟；作于辰戌丑未日者，太阴疟也。

一、凡疟方来，正发不可服药，服药在于未发两时之先。不则药病交争，转为深害，当戒之。

二、平素虚弱，兼以劳役内伤，挟感外邪，以致疟疾。寒热交作，肢体倦怠，乏力少气，以补中益气汤加黄芩、芍药、半夏。有汗及寒重，加桂枝，倍黄芪；热甚加柴胡、黄芪；渴加麦门冬、天花粉。

三、久疟，乃属元气虚弱。盖气虚则寒，血虚则热，胃虚则恶寒，脾虚则发热。阴火下流，则寒热交作，或吐涎不食，泄泻腹痛，手足逆冷，寒栗鼓颔。若误投以清脾截疟二饮，多致不起。

四、疟后饮食少进，四肢无力，面色萎黄，身体虚弱，以四君子汤合二陈汤，加姜炒黄连、麸炒枳实，煎服。

五、凡疟后大汗出者，乃荣血不足之候，以人参养荣汤主之。

方

散邪汤三山陈氏传　治三阳经疟，头痛无汗，发热恶寒，当发汗散邪。

川芎一钱　白芷一钱　麻黄去节，一钱　防风一钱　紫苏一钱　羌活一钱　甘草五分　白芍药酒炒，一钱

上锉一剂，生姜三片，葱白三茎，水煎，露一宿，次日温服。有痰，加陈皮、半夏。宿食不消，吞酸恶食，加麸炒枳实，姜汁炒厚朴、山楂、莱菔子。湿加苍术。挟气加青皮、苏梗、香附。

正气汤三山陈氏传　治虚弱人疟，头疼自汗，寒热往来，当扶正散邪。

柴胡一钱　前胡一钱　川芎一钱　白芷一钱　半夏姜制，一钱　麦冬去心，八分　槟榔一钱　草果一钱　青皮炒，一钱　茯苓八分　桂枝一钱　甘草炙，八分　白芍炒，一钱　陈皮八分

上锉一剂，生姜三片，大枣二枚，水煎，预先热服。

柴苓汤　此药分利阴阳，和解表里之剂。

柴胡八分　黄芩炒，一钱　人参去芦，一钱　半夏姜制，一钱　甘草六分　猪苓一钱　泽泻一钱　白术炒，一钱　茯苓八分　肉桂七分

上锉一剂，生姜三片，大枣二枚，水煎温服。无汗加麻黄，有汗加桂枝，寒多倍肉桂，热多加黄芩，胸膈满闷加枳壳、桔梗。

不二饮秘方　治一切寒热疟疾，一服即止如神。

常山二钱　槟榔雌，一钱；雄，一钱。尖锐者为雄，平秃者为雌　知母一钱五分　贝母一钱五分

上锉一剂，酒一盅，煎至八分，不可过熟，熟则不效。露一宿，临发日，五更温服。勿令女人煎药。

胜金丸　治一切寒热疟疾，胸膈停痰，一服立效。

常山四两，好酒浸一宿，晒干　槟榔二两　苍术二两，米泔浸一宿，晒干　草果二两

上为细末，将前所浸常山余酒，煮糊为丸，如梧桐子大。每服五十丸，未发前一日，临卧时冷酒送下，即卧，不可言语，直至鸡鸣时，再进七十丸。忌食生冷热物，及鸡鱼麸面之类，不则不效矣。

疟灵丹秘方　治一切疟疾，服药不愈，以此截之。

雄黑豆拣圆者为雄，四十九粒，先一日以水泡去皮，研烂　人言末❶一钱　雄黄一钱，为衣

上于五月五日午时，同捣为丸，如芡实大，阴干收贮。临发日早晨，面东，无根水下一丸。忌热酒热物。逾时，禁生冷、鱼腥三日，此方百发百中。

龙虎汤　治热疟，火盛舌卷焦黑，鼻如烟煤，六脉洪数弦紧，此乃阳毒入深所致。先以青布折叠数重，新汲水渍之，搭于心胸之上，须臾再易。如此三次，热势稍退，即服此药，无有不效。

柴胡一钱五分　黄芩一钱五分　半夏姜制，七分　石膏二钱五分　黄连一钱五分　黄柏一钱二分　知母一钱，去毛　山栀仁一钱　粳米一撮

上锉一剂，生姜一片，大枣二枚，水煎温服。

露姜养胃汤　治久疟不愈，三五日一发。

苍术米泔浸一宿，晒干，一钱　厚朴姜炒，一钱　陈皮一钱　草果一钱　半夏姜制，一钱　人参一钱五分　茯苓一钱　藿香一钱　甘草炙，七分

上锉一剂，乌梅一个，黑枣一个，水煎。先以生姜四两，捣汁露一宿，次

❶ 人言末：即砒霜末。

日合入煎药，通口服。

养胃丹 治久疟经年累月，虚弱之症，宜此补之。

人参一两，去芦 苍术二两，炒 白茯苓一两 半夏泡，二两五钱 陈皮一两五钱 藿香一两 草果一两 厚朴姜炒，一两五钱 常山酒蒸，二两 甘草炙，五钱 乌梅四十九个，去核

上为末，淡姜汤打糊为丸，如梧桐子大。每服七十丸，仍用淡姜汤送下。

痎疟饮 治疟久不能愈，名曰痎疟，又曰老疟。

苍术泔浸，五钱 草果五钱 桔梗五钱 青皮五钱 陈皮五钱 良姜五钱白芷二钱 白茯苓二钱 半夏汤泡，二钱 枳壳麸炒，二钱 甘草二钱 桂心二钱 干姜泡，二钱 苏叶二钱 川芎二钱

上锉，每剂五钱，水煎，入盐少许，空心温服。

黄甲丸 治疟母成块，久不能愈。

朱砂一两 阿魏一两 槟榔一两 山甲一两，酥，炙，炒 雄黄五钱 木香五钱

上为细末，泡黑豆去皮，捣成泥为丸，如梧桐子大。每服五十丸，淡姜汤送下。忌生冷、鱼腥三日。

痢 疾

脉

下利之脉宜微小，不宜浮洪；宜滑大，不宜弦急；宜身凉，不宜身热。经所谓“身凉脉细者生，身热脉大者死”是亦大概言之耳，不可一途而论也。叔和云：下痢微小却为生，脉大浮洪无瘥日。

证

夫痢乃湿、热、食积三者，下青、黄、赤、白、黑五色也。湿热伤血分则赤，伤气分则白，气血俱伤，则赤白相兼。黄者食积，黑者湿胜也。其症脐腹疠痛，或下鲜血，或下瘀血，或下紫黑血，或下白脓，或赤白相杂，或下如豆汁，或如鱼脑髓，或如屋漏水，里急后重，频欲登厕，昼夜无度。

治

治法行气和血，开郁散结，泻脾胃之湿热，消脏腑之积滞。经云：热积气滞而为痢。其初只宜立效散，一服即愈，或木香导气汤，以推其邪，以彻其毒，皆良法也。痢稍久者不可下，胃虚故也，调中理气汤、加味香连丸之类，择便用之。痢多属热，亦有虚与寒者。虚者补之，寒者温之，以神效参香散主之。盖痢之初，邪毒正盛，宜推荡之，不可用粟壳、诃子收涩之药，则淹缠不已。痢之稍久，真气下陷，宜收涩之，不可用巴豆、牵牛通利之剂，用之则必致杀人。又有下痢噤口而不食者，亦有二也。有脾虚，有脾热。脾虚者，参苓白术散；脾热，参连汤或仓连煎之类。大凡下痢纯红者，如尘腐色者，如屋漏水者，大孔开如竹筒者，唇如朱红者，俱死症也。如鱼脑髓者，身热脉大者，俱半死半生。

方

木香导气汤 治痢疾初起，腹痛，红白相杂，里急后重，发热噤口，不拘老幼，先与一服甚效。

大黄一钱五分 槟榔一钱二分 厚朴一钱二分 白芍药一钱二分 黄连一钱二分 归尾八分 茯苓八分 朴硝一钱二分 木香五分 小便赤加滑石一钱五分 木通一钱

上锉一剂，水二盅，煎至八分，滤去渣，空心热服。

闸板丹张小庵传 治痢初起，以此丹推荡其邪毒。

黄丹一两，水飞 黄蜡一两 乳香一

钱　没药一钱　杏仁八个，去皮尖　巴豆八个，去油

上将五味为末，将黄蜡熔化，后将药末同蜡拌匀，搅冷成块。每服一丸，如黄豆大，空心服。红痢，冷甘草汤下；白痢，冷干姜汤下；水泻，冷米汤下。

立效散云林制　治痢，腹中疠痛，赤白相兼，即止。

黄连四两，酒洗，吴茱萸二两，同炒，去茱萸用　枳壳二两，麸炒

上为末，每服三钱，空心酒送下。泄泻，米汤下。噤口痢，陈仓米汤下。

调中理气汤　丹溪云：调气则后重自除。此也。

苍术米泔浸，炒　片术炒，各一钱　陈皮八分　厚朴姜炒，七分　枳壳一钱　白芍炒，一钱　槟榔一钱　木香八分

上锉一剂，水二盏，煎一盏，滤去渣，空心温服。如赤痢，厚朴、芍药俱不必炒，再加黄连、条芩各一钱五分。白痢只依本方。

加味香连丸　此方治诸痢之总司。

黄连二两，炒　吴茱萸滚水泡，炒，二两　木香一钱　白豆蔻带壳面裹火煨，一钱五分　秘方加乳香、没药各一钱

上为细末，用乌梅二两，滚水泡去核，捣和为丸如梧桐子大。每服三十丸。白痢，干姜汤下；血痢，甘草汤下；赤白相兼，二味泡汤下；白泻，米汤下。

仓廪散　治赤白痢疾，发热不退。凡下痢有积、有暑，如用药不效，即是肠胃有风邪热也。此方甚效。即人参败毒散加黄连、陈仓米、姜、枣煎服。噤口痢，加石莲肉七枚。痢后手足痛，加槟榔、木瓜。不早治，则成鹤膝风。

六一顺气散　治痢不问赤白相杂，肚痛，里急后重，浑身发热，口干烦渴，用此通利即止。方见伤寒门。

纳脐膏何晴岳传　治噤口痢，危急之症，用之立愈。

黄瓜藤不拘多少，连茎叶经霜者，晒干烧灰存性，出火毒

上用香油调，纳脐中，即效。

点眼膏黄宾[1]　治一切赤白痢，及噤口危急之证。

初胎粪炙干，一钱　雄黄五分　黄连四分　片脑[2]少许

上为极细末，水调，点两眦，神效。

仓连煎刘太府传　治噤口痢，不拘赤白。

陈仓米赤痢用三钱，白痢用七钱，赤白相兼用五钱　黄连赤痢用七钱，白痢用三钱，赤白相兼用五钱

上锉，水一盅半，煎至七分，露一宵，空心温服。

凡下痢噤口不食者，虽曰脾虚，盖因热毒闭塞，心胸胃口所致。用参苓白术散，加石菖蒲一钱、木香少许，共为末，陈米饮调下，再服仓连煎，尤妙。噤口痢，诸药不效者，粪缸中蛆，不拘多少，洗净，瓦上焙干为末。每服一二匙，米饮调服，即能思食。

噤口痢，多是胃口热甚，用黄连一两、人参五钱，煎汤。终日呷之，如吐，再强饮。但得一呷下咽，便好。一方加石莲肉三钱，水煎服，立效。外以田螺捣烂，入麝香少许，合脐上，引热下行故也。又方用秤锤烧红，用好醋浇之，令病人吸其烟，神效。按前诸方，皆治噤口不食之剂。凡医者用药，不必拘其赤白，饮食即吐，诸物不纳，皆是毒气熏蒸，胃口热甚，切不可认胃寒噤口，而用辛热之药。宜以前方选用，或木香

---

❶ 黄宾：前后文中有“黄宾江传”，日刊本亦作“黄滨江传”。

❷ 片脑：冰片之别名。

导气汤去大黄煎熟入韭汁、陈仓米饮各一盏于内同服，即愈。

加减益气汤　治痢日久不愈，不能起床虚弱症。

黄芪五分　人参五分　白术一钱　陈皮一钱　当归七分　白芍药一钱　升麻三分　甘草炙，三分　泽泻五分　砂仁五分　木香三分　白豆蔻三分　地榆五分　御米壳醋炒，三分

上锉一剂，水二盏，煎至八分，滤去渣，空心温服。

神效参香散　治脏气怯弱，冷热不调，积而成痢。或下鲜血，或如豆汁，或如鱼脑，或下瘀血，或下紫黑血，或赤白相杂，里急后重，日夜频数无度。

罂粟壳去带穰，醋炙，一两　陈皮一两　白茯苓去皮，四钱　肉豆蔻面裹煨，四钱　人参二钱　白扁豆二钱　木香二钱

上共七味为末。赤痢每九分，加制黄连末一分；白痢每九分，加制茱萸末一分；赤白相杂，每服八分，加黄连茱萸末各一分；青色、黄色无加减，每用一钱，俱用米汤调下。忌生冷、油腻、炙煿。制黄连、茱萸法：二味等份，不锉碎，以老酒浸一宿，同一处炒燥，分出。各为极细末，另包，听前用。

姜茶汤　治痢疾腹痛，不问赤白冷热。盖姜能助阳，茶能助阴，二者皆能清散。又且调平阴阳，况于暑毒酒食毒，皆能解之也。

老生姜细切，二钱　细茶叶三钱

上用新汲水煎服。一方加连根韭菜一握，三味同捣汁，酒调服。

三白汤杜守玄传　治痢不拘赤白。

白沙糖一两　鸡子清一个　烧酒一钟半　煎八分温服。

仙梅丸桑双冈传　治痢疾发热发渴。

细茶　乌梅水洗，剥去核，晒干，各一两

上为末，生姜捣作丸，弹子大。每一丸，冷水送下。

椿鸡丸桑环川传　治久痢不止。

雪里炭[1]一只，吊死。去肠毛，入黄连一两，椿根白皮一两于肚内，好酒辉熟，去药食鸡，神效。

舒凫饮刘桐川传　治白痢如鱼冻色，久不愈者。白鸭一只，杀取血，以滚酒和饮之，立止。

将军饮　治痢脓血稠黏，里急后重，昼夜无度，不问新久，及愈而又发，止而复作，名曰休息痢。

绵纹大黄锉，一两

上以好酒二钟，浸半日，煎至七分，去渣，分作二次服，以利为度。按前诸方，治痢简易，故附方末，以备选用。

泄　泻

脉

脉多沉。伤于风，则浮而弦；伤于寒，则沉而细；伤于暑，则沉而微；伤于湿，则沉而缓。泄而腹胀，脉弦者死。又云：脉缓时微小者生，浮大数者死。

证

夫泄泻者，注下之症也。盖大肠为传送之官，脾胃为水谷之海，或为饮食生冷之所伤，或为暑湿风寒之所感，脾胃停滞，以致阑门清浊不分，发注于下而为泄泻也。《内经》又谓：湿胜则濡泄。又曰：春伤于风，夏生飧泄。又曰：暴注下迫，皆属于热。又曰：诸病水液，澄澈清冷，皆属于寒。叔和曰：湿多成五泄，肠走若雷奔。故分脾泄、胃泄、

---

[1] 雪里炭：疑似“白毛乌骨鸡”。

大肠、小肠、大瘕[1]，为五泄也。又有飧泄、肾泄、洞泻、濡泄、鹜溏之类，名各不同，原其致病，不过前云所感所伤而已矣。丹溪又云：泄属湿，属气虚，有火，有痰，有食积。凡泻水，腹不痛者，湿也。饮食入胃不消，完谷不化者，气虚也。腹痛泻水如热汤，痛一阵，泻一阵者，火也。或泻或不泻，或多或少者，痰也。腹痛甚而泄泻，泻后痛减者，食积也。泻下如抱坏鸡子臭者，或咽气作酸者，伤于食也。

治

治疗之法，须看时令，分寒热新久。补脾消食，燥湿利小便，亦有升提下陷之气，用风药以胜湿。若久泻，肠胃虚滑不禁者，宜收涩之。治法之要，孰有过于此哉。

方

胃苓汤 治中暑伤湿，停饮夹食，脾胃不和，腹痛泄泻作渴，小便不利，水谷不化，阴阳不分。

苍术米泔浸，一钱 厚朴姜汁炒，一钱 陈皮一钱 猪苓一钱 泽泻一钱 白术炒，一钱 白茯苓一钱 肉桂三分 白芍炒，一钱 甘草炙，三分

上锉一剂，生姜枣水煎，温服。一方加防风、升麻以胜湿。食积，加神曲、麦芽、山楂。水泻，加滑石。有痰，加半夏、乌梅。气虚，加人参、白术。恼怒，加木香。有热，加黄连。久泻，加肉豆蔻。暴痢赤白相杂，腹痛里急后重，去桂，加木香、黄连、槟榔，水煎服。

薷苓汤 治暑月泄泻，或欲成痢。

黄连香薷饮合五苓散。锉一剂，生姜煎服。方见中暑。

藿香正气散 治感湿泄泻，或兼暑者。方见霍乱。

依本方加黄连、香薷。食加神曲、山楂。

柴苓汤 治泄泻发热口渴，里虚之症。

小柴胡汤方见伤寒合**五苓散**方见中暑，锉一剂，姜枣煎服。

理中汤方见中寒 治脾胃虚冷，中寒泄泻，四肢厥逆。

四君子汤方见补益 治气虚脾泄不止者。

依本方加乌药醋炒，七分，姜枣煎服。

参苓白术散方见补益 治脾胃虚弱，久泻少食。

瑞运丸何春元传 治元气大虚，脾胃怯弱，泄泻不止，不思饮食。

山药炒，二两 莲肉二两 白术土炒，二两 芡实二两 人参去芦，一两 橘红一两 白茯苓一两 白芍药酒炒，一两 甘草炙，五钱

上为末，用雄猪肚一个，洗净，煮烂，捣和药末为丸，如梧桐子大。每服百丸，空心米汤送下。

养元散 治泄泻，饮食少进。

糯米一升，水浸一宿，滤干，燥慢火炒，令极热 干山药少许 胡椒少许

上各为细末，和匀，每日清晨用半盏，再入沙糖少许，滚汤调服，其味极佳，且不厌人，大有滋补。其女人子宫虚冷，不能成孕，久服之，亦能怀孕。

平胃散 治濡泄肠鸣多水。

苍术 厚朴 陈皮 甘草各一钱五分

上锉一剂，水煎服。

五苓散 治症同前。

白术 茯苓各一钱 桂六分 猪苓

---

[1] 大瘕：即大瘕泄，古病名。出自《难经·五十七难》。症见大便频数难下，里急后重，或有阴茎中痛。

泽泻各一钱二分

上锉一剂，水煎服。

胃苓汤 治水泻腹痛。

陈皮 厚朴 苍术 甘草 白术 茯苓 肉桂❶ 猪苓 泽泻各一钱 加芍药、黄连各八分

上锉一剂，姜一片，水煎服。

黄芩汤 治肠垢热泄，所下黏垢，小便赤涩，脉数烦渴。

黄芩炒，五钱 芍药炒，三钱 甘草一钱

上锉一剂，水煎服。

卫生汤 治脾胃虚弱，不能泌别水谷。

陈皮 茯苓 甘草 人参 白术 山药 泽泻 薏苡仁

上锉一剂，加砂仁末一钱，水二盅，煎至八分服。一方加莲肉、芡实、干山药各三两，亦效。一方用糯米磨粉，不拘多少，入百草霜十分之二，水和为饼，烙熟食之。一方单用糯米，半生半炒，煮粥食之，亦效。

安胃和脾散 治脾胃不和，中脘痞塞，腹痛胀满，不思饮食，嗜卧无时，呕吐痰涎，逆气吐酸，面黄肌瘦，泄泻不止，四肢乏力，沉困自汗、盗汗等症。

苍术二两，姜炒 厚朴五钱，姜炒 藿香五钱 砂仁五钱 人参去芦，五钱 白术土炒，五钱 白茯苓五钱 木香火煨，五钱 槟榔五钱 蓬术火煨，五钱 泽泻五钱 甘草炙，五钱 红枣二十四个，去皮、核，焙干

上共为细末，每服二钱，空心淡姜汤送下。

家莲散陈都堂传 治经年久泻冷泄，及休息痢。

莲肉泡去皮、心，微火焙干，四两 厚朴姜炒，一两 干姜炒黑，一两

上三味，共为细末，每服二三匙，米饮下，日三次。

理气健脾丸方见脾胃 治脾胃虚弱，久泻久痢。

依本方去桔梗，加酒炒白芍药，其效如神。

实肠丸黄宾江传 治久泻久痢，虚滑不禁及脱肛。臭椿树根皮，不拘多少，切碎，酒拌，炒为细末，用真阿胶，水化开，和为丸如桐子大。每服三五十丸，空心米汤下。

升气实脏丸云林制 治久泻，元气下陷，脾胃衰惫，大肠滑脱，肛门坠下，日夜无度。饮食不思，米谷不化，汤水直过。烦渴引饮，津液枯竭，肌瘦如柴，寒热互作。

黄芪蜜炙，一两 人参去芦，一两 白术土炒，二两 白茯苓去皮，五钱 山药炒，一两 莲肉去心，一两 芡实一两 升麻酒炒，五钱 柴胡酒炒，五钱 干姜炒黑，五钱 肉豆蔻面裹煨，捶去油净，五钱 粉草炙，五钱 椿树根皮酒炒二次，四两

上为细末，阿胶水化开为丸，如黍米大。每服二钱，用糯米半生半炒，煎汤送下。

灸法 治吐泻日久，胃气大虚，死在旦夕。

天枢二穴在脐旁各开二寸 气海在脐下一寸半 百会在顶心中，用艾灸五七壮，即愈。

霍 乱

脉

代者霍乱，代而绝者亦霍乱，又关脉滑为霍乱吐泻。气口脉弦滑，膈间有

---

❶ 肉桂：原作“桂”，据本卷“泄泻”门中“胃苓汤”改。

宿食留饮。宜顺其性，以盐汤探之。脉结促大，皆不可断以死脉。洪大则易治，脉微细，气少不语，舌卷囊缩者，皆不治也。滑而不匀，必是吐泻霍乱之候，脉大勿讶。

证

夫霍乱者，挥霍变乱也。盖因内有所积，外有所伤，阳不升，阴不降，乖隔而成。故心腹卒痛，呕吐下痢，发热恶寒，头痛眩晕，或泻而不吐，或吐而不泻。先心痛，则先吐；先腹痛，则先利；心腹齐痛，吐利并作；甚则转筋入腹，四肢厥冷而毙。

治

急用蓼汤泡洗，艾灸脐中。盖阴阳反戾，清浊相干，治之惟宜藿香正气散，加生姜为上。不惟可以温散风寒，抑亦可以调理脾胃。如身热口渴者，则以薷苓汤加减治之。霍乱之后，不可早与饮食，恐胃中邪物，吐泻未尽，其新谷入胃，不能传化，必致不救。吐候吐泻过一二时，饥甚，方与稀粥少食，以渐而将息可也。其有不吐不泻者，名干霍乱，急以盐汤多灌，引其大吐，令宿食殆尽，随症用药调之。既愈之后，若烦热多渴者，以麦门冬汤主之。

一、霍乱转筋，用大蓼一把，煎汤荡洗，北人以麦糠代之。使腠理开泄，阳气散则愈也。河间云：热气燥烁于筋，则挛瘈而痛也。

二、霍乱已死，而腹中尚有暖气者，以盐纳脐中，以艾灸莫计其数。

三、霍乱心腹卒痛，炒盐二碗，绢包顿于胸上，并腹肚再以熨斗火熨，气透则苏。续以炒盐绢包乘热烙其背，则万无一失也。

方

藿香正气散　治四时不正之气，寒温时疫，山岚瘴气，雨湿熏蒸；或中寒腹痛吐利，中暑冒风，中湿身重泄泻；或不服水土，脾胃不和；或饮食停滞，复感外邪，头痛发热，战栗恶寒；或呕吐恶心，胸膈满闷，一切气逆不安之症，并能调治。

藿香二钱　紫苏一钱五分　陈皮一钱　厚朴姜制，一钱　半夏姜制，一钱　白术一钱，炒　茯苓一钱　大腹皮一钱　桔梗一钱　白芷一钱　甘草炙，一钱

上锉一剂，生姜三片，枣二枚，水煎热服。霍乱转筋加木瓜，腹痛加炒白芍药，寒痛加桂，冷甚加干姜，饮食不化加香附、砂仁，米谷不消加神曲、麦芽，心下痞满加桔梗、枳壳、枳实，肉食不化加山楂。湿面停积加萝卜子，中暑冒风加香薷、白扁豆。时气憎寒发热，加柴胡、干葛。口干加麦门冬，小便不利合五苓散。湿[1]相搏，霍乱转筋，烦渴闷乱，合黄连香薷饮。心腹绞痛，加木香。若频欲登圊，不通利者，加槟榔、枳壳。按霍乱之疾，未有不由内伤生冷，外感风寒而致也。余用藿香正气散治之，百发百中。一岁之内，常治百人，未有不效者。但有热者，须加姜炒黄连；寒甚，加干姜；万无一失。又腹痛者，加桂，痛甚者，去藿香，加吴茱萸。小便不利，加茯苓。如干霍乱，加枳壳、茯苓、肉桂、最佳。

加减薷苓汤　治霍乱身热口渴，此热暑中也。

猪苓七分　泽泻七分　白术五分　赤茯苓一钱　黄连五分　香薷一钱　干葛七分　天花粉一钱　甘草五分　扁豆十四粒

上锉一剂，生姜煎服。如热极加石膏、知母，泄泻加升麻、黄芩、滑石，腹痛加炒白芍药、桂。

---

[1] 湿：疑“湿”后脱“热”字。

理中丸 治转筋霍乱，上吐下利，心腹疼痛，及干霍乱，俗名绞肠痧，并真阴症，手足厥冷。嘉靖甲子年间，梁宋之地，人多患此，自脚心麻至膝，死者不计其数。时大方伯赵公出示此方，患者咸蒙其惠，因述以广其传。

人参一钱　干姜炒，一钱　茯苓一钱　甘草炙，一钱

上为末，炼蜜为丸，每丸重一钱。取一丸细嚼，淡姜汤送下。忌食米汤，此即理中汤改为丸，取土能塞水之义。若仍煎汤，则不效矣。

阴阳汤 治霍乱吐利腹痛，服药即吐，无法可施，用百沸活河水，及冷井泉水各半碗，合而服之。

百沸汤 治霍乱吐泻，因饮冷或冒寒，或失饥，或大怒，或乘舟车，伤动胃气，令人吐利交作，目眩头旋，手足转筋，四肢厥冷，用药迟缓，须臾不救。

吴茱萸　木瓜　食盐各五钱

上三味同炒焦，用百沸汤煎，随病人服之。

干霍乱者，俗名绞肠痧。其症因宿食不消，心腹绞痛，欲吐不吐，欲泻不泻，挥霍缭乱，所伤之物不得出泄故也。死在顷刻，急宜多灌盐汤探吐之。令物出尽，却服理中汤，更刺十井出血，并委中出血。

盐姜汤 治干霍乱欲吐不吐，欲泻不泻垂毙者。

盐一两　生姜切，五钱

上二味，同炒色变，以童子溺二盏，煎一盏，温服。

麦门冬汤 治霍乱愈后，烦热多渴，小便不利。

人参一钱　白术炒，一钱　茯苓八分　陈皮八分　半夏制，八分　小麦一百粒　麦冬去心，二钱　甘草七分

上乌梅三个，生姜三片，水二钟，煎八分，食远服。

呕　吐

脉

呕而脉弱，小便复利，身有微热，厥者难治。

证

夫呕吐者，饮食入胃而复逆出也。有物无声谓之吐，有声无物谓之哕，呕吐谓之有声有物。盖人以胃气为主，受纳五谷，荣养百骸者也。若胃虚之人，不能摄养，或为寒气所中，或为暑气所干，或为饮食所伤，或气结而痰聚，皆能令人呕吐。又有恶血停积胃口，呕吐之间，杂以痰血；亦有胃热火邪，冲上而作呕吐者；有痰隔中焦，食不得下者；有气逆者。又《内经》云：诸呕吐逆冲上，皆属心火。河间亦曰：胃膈热甚则为呕，火气炎上之象也，所感不同。

治

治法当以脉辨之。中寒则脉沉紧，四肢厥冷，饮食不下，当以温暖之药调之；挟暑则脉弦数而虚，烦热燥渴，法当清凉之；停食痰积者，则当顺气和胃而消导之；积血者化其血；火逆者泻其火，此其治法之大要也。

一、呕家圣药是生姜，千金之说信矣。然气逆作呕，生姜散之；痰与水作呕，半夏逐之。呕有热有寒，生姜于寒症最佳。若遇热呕，不可无乌梅也。

二、胃中有热，膈上有痰，令人时常呕吐清水，作嗳气吞酸等症，用二陈汤加姜、炒黄连、炒栀子、苍术、川芎、香附、砂仁、神曲、山楂，少加木香，以行滞气。

三、时常吐清水，或口干不喜食，

冷涎自下而涌上者，此脾热所致。二陈汤加白术、芍药、升麻、土炒黄连、黄芩、栀子、神曲、麦芽、干姜，或煎或丸，随时制宜。

四、时常恶心呕吐清水，胃口作痛，得食暂止，饥则痛甚，此胃中有蛔也。二陈汤加苦楝根皮、使君子煎服即愈。或用黑锡炒成灰，槟榔等份，米饮调服。

方

煨姜散西园制　治呕吐恶心。

生姜一大块，直切薄片，勿令折断，层层渗盐于内，以水湿苎麻密缚，外又用纸包水蘸湿火煨，令熟，去纸捣烂，和稀米饮服之。

椒茶饼陈橘轩传　止呕吐，治翻胃。

川椒去目，隔纸焙，三两　芽茶一两五钱　桑白皮末，一两半　飞罗面❶一两五钱，炒

上为细末，炼蜜作饼，每重一钱许，细嚼米汤下。

保中汤云林制　治呕吐不止，饮食不下。

陈皮八分　半夏姜制，八分　茯苓八分　甘草三分　白术土炒，二钱　藿香一钱　黄连土炒，二钱　黄芩土炒，一钱　山栀子姜汁炒，二钱　砂仁三分

上锉一剂，生姜三片，长流水和娇泥澄清水二盅，煎至一盅，稍冷频服。吐逆甚，加伏龙肝一块同煎。因气，加香附、枳实。心烦加竹茹。

比和饮　治水谷不纳，闻食气即呕。

人参一钱　白术一钱　茯苓一钱　藿香八钱　陈皮五分　砂仁五分　神曲一钱，炒　甘草五分

上锉作一剂，用十年以上陈仓米一合，顺流水二盅，煎沸，泡伏龙肝，研细，搅混，澄清取一盅，生姜三片，枣二枚，同煎七分，稍冷服。别以陈仓米饮时啜之，日进三服，即止。

枇杷散　治胃虚呕哕不止。

枇杷叶去毛　橘红各一两　半夏汤泡　赤茯苓去皮　人参各五钱　麦门冬去心　青竹茹各一两二钱　甘草四钱

上锉，生姜三片，水二盏，煎一盏，空心服。

恶心

证

恶心者，无声无物，但心中欲吐不吐，欲呕不呕。虽曰恶心，非心经之病。其病皆在胃口上，有虚，有热，有寒，有食，有痰。

治

治法：虚者补之，热者清之，寒者温之，食与痰者，消之、化之。皆用生姜及姜汁，随症佐药，其效最速。

方

二陈汤见痰门加姜汁炒芩、连、栀子治胃热恶心。

大半夏汤即二陈汤去甘草加生姜　治胃寒恶心。

小半夏茯苓汤即大半夏汤去陈皮倍加生姜　治心中兀兀欲吐。

导痰汤即二陈汤加南星、枳壳加竹茹、砂仁、姜炒黄连，治痰热呕吐，恶心气盛者。

翻胃

脉

浮缓者生，沉涩者死。脉涩而小，血不足；脉大而弱，气不足。

---

❶ 飞罗面：即小麦面。指磨面粉时飞落下来混有尘土的面粉。

证

夫翻胃者，朝食而暮吐，暮食而朝吐，或食已即吐者是也。膈噎者，谓五膈五噎也。五膈，忧、恚、寒、热、气也；五噎，忧、思、劳、食、气也。膈者，在心脾之间，上下不通，若拒格之状也。或结于咽喉，时觉有所碍，吐之不出，咽之不下，由气郁痰搏而然。久则渐妨饮食，而为膈也。噎者，饮食之际，气卒阻滞，饮食不下，而为噎也。翻胃也，膈也，噎也，三者名虽不同，而其所受之病，则一而已。《内经》谓：三阳结谓之膈。三阳者，大肠、膀胱也。结，热结也。小肠热结则血脉燥，大肠热结则不能圊，膀胱热结则津液涸，三阳既结则前后闭结。下既不通，则反上行，所以噎食不下，纵下而复出也。此阳火不下降而上行也。故经曰：少阳所至为呕、涌溢、食不下，此理明矣。丹溪曰：气之初病，其端甚微。或因些小饮食不谨；或外冒风雨，内伤七情；或食味过厚，偏助阳气，积成膈热；或资禀充实，表密无汗；或性急易怒，相火上炎，以致津液不行，清浊相干。气之为病，或痞或痛，或不思食，或噫腐吞酸，或嘈杂呕哕，医者不求其本，便认为寒，遽以辛香燥热之剂投之。时暂得快，以为神方。厚味仍前不节，七情反复相侵，旧病被劫暂开，浊液易于攒聚，或半月，或一月，前症复作。如此延蔓，自气成积，自积成痰，此为痰为饮为吞酸之由也。良工未遇，燥剂又投，痰挟瘀血，遂成窠囊，此为痞、为痛、为呕吐、噎膈、翻胃之症，次第而作也。犹谓虚而积寒，非寻常草木可疗，竟以乌附佐助丹药，专意服饵。积而血液俱耗，胃脘干槁。其槁在上，近咽之下，水液可行，食物难进。间或可入，食亦不多，名之曰噎。其槁在下，与胃相近，食虽可下，难尽入胃，良久复出，名之曰膈，亦曰翻胃。

治

治当养血生津，清痰降火，润燥补脾，抑肝开郁，庶使病邪易伏，胃气开通。虽然亦在病者之调摄耳，吾观张鸡峰曰：噎是神思间病，惟内观以自养，此言深中病情。

一、《钩玄》云：翻胃大约有四：血证、气虚、有痰、有热。血虚者，脉必数而无力，以四物汤养血为主；气虚者，脉必缓而无力，以四君子汤补气为主；有痰者，脉必滑数，以二陈汤为主；有热者，脉必数而有力，以解毒汤主之。

二、凡噎膈翻胃，悉用二陈汤加姜汁、竹沥、童便、韭汁之类，为主治。

三、若胸中觉有热闷，加土炒黄芩、黄连、瓜蒌仁、桔梗之类。

四、若血虚瘦弱之人，合四物汤，少加杏仁泥、红花、童便、韭汁之类，仍不可缺。

五、若朝食暮吐，暮食朝吐，或食下须臾即吐者，此胃可容受而脾不能传送也。或大小肠闭结不通，食返而上奔也，加酒蒸大黄以润之。脾不磨者，加神曲、麦芽之类，以助其衰火也。

六、若气虚肥白人膈噎者，合四君汤，亦加竹沥、姜汁为要药也。

七、若七情郁结，成气噎者，加香附，抚芎、木香、槟榔、瓜蒌仁、砂仁之类。

八、若饮酒之人，加沙糖、驴尿入内服。

九、若膈噎，大便燥结，用大黄，乃急则治其标之剂也。仍用四物汤，加童便、姜汁，多饮牛羊乳为上策也。但不可以人乳代之，盖人乳内有饮食烹饪之火也。

十、若气血两虚，则口中多出沫。但见沫大出者，必死。粪如羊屎不治，大肠无血故也。年过五十者不治。

十一、中年妇人翻胃，以四物汤加带白陈皮、留尖杏仁、生甘草、酒红花浓煎，入驴尿，以防生虫，数贴而愈。

十二、治翻胃噎膈，用螃蟹洗净，入水中高四指，以香油一小酒盏入水中，以二指捻白面撒水上，涎即出。次日去蟹，留水晒干涎为末，每服五分，淡烧酒下。

方

主方 治一切翻胃噎膈，为总司要药也。

韭汁二两 牛乳一盏 生姜半两，取汁 竹沥半盏 童便一盏

上五味和匀，顿暖服。或加入煎剂内，尤为至效。

顺气和中汤云林制 治呕吐翻胃，嘈杂吞酸。

半夏制，六分 白茯苓七分 白术土炒，八分 广皮盐水浸，炒，一钱 枳实麸炒，五分 甘草炙，二分 香附醋炒，一钱 山栀姜汁炒黑，一钱 神曲炒，六分 砂仁炒，三分 黄连姜汁浸，晒干，以猪胆汁拌炒，六分

上锉一剂，生姜三片，长流水入娇泥搅，澄清，水一盅，煎至七分，入竹沥、童便、姜汁，不拘时，细细温服。心胃痛，加姜汁三匙。如气虚，加人参、黄芪各八分。如血虚，加当归七分，川芎五分。如恼怒或气不伸舒，加乌药五分、木香三分。如胸膈饱闷，加萝卜子炒六分。如心下嘈杂吞酸，加吴茱萸四分，倍黄连、白术。如呕吐不止，加藿香七分。如大便闭结，加苏子、麻仁、桃仁、杏仁，俱研如泥，一钱，再用白蜜，时时服之。

安中调气丸云林制 治一切翻胃痰膈之证。

广皮二两 半夏姜制，一两 白茯神一两 白术土炒，二两 枳实麸炒，一两 苏子炒，六钱 川芎五钱 当归酒洗，五钱 白芍药盐酒洗，炒，八钱 木香一钱 甘草炙，三钱 香附三两，长流水浸三日，洗净炒黄色 神曲炒，一两 黄连姜汁浸，晒干，猪胆汁拌炒，一两 白豆蔻五钱 萝卜子炒，五钱

上为细末，竹沥、姜汁打神曲糊为丸，如绿豆大。每服八十丸，不拘时，白汤送下，清米汤亦可。

四七调气汤西园公方 治七情四气，以致膈噎翻胃。

紫苏一钱五分 厚朴姜汁炒，一钱五分 茯苓一钱五分 半夏一钱五分 枳实炒，一钱半 砂仁一钱五分 苏子炒，一钱五分 陈皮一钱五分 甘草五分

上锉，生姜三片，水煎服。后以加味保和丸，加人参一两、砂仁二两、木香二两，服之收功。

四子调中汤 治翻胃，或大小便闭，及痰气壅盛。

青皮麸炒，五分 陈皮五分 枳实麸炒，一钱 香附炒，一钱 黄连姜汁炒，七分 半夏制，二钱 瓜蒌仁炒，一钱 苏子炒，一钱 沉香五分 茯苓五分 桃仁去皮尖，一钱半 白芥子炒，一钱 木通五分 芒硝五分

上锉一剂，生姜五片，水煎稍热服。

神奇散方外人传 治噎食翻胃，三阳枯竭。

当归一钱 川芎七分 白芍药酒炒，一钱 生地黄二钱 陈皮八分 砂仁七分 半夏姜制，八分 白茯苓一钱 白术土炒 香附醋炒，一钱 枳实炒，一钱 乌梅三个

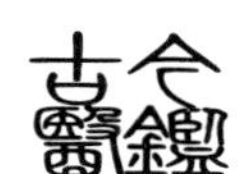

藿香一钱　赤茯苓一钱　槟榔一钱　木通一钱　猪苓一钱　黄芩炒，一钱　黄柏酒炒，一钱　知母人乳拌炒，一钱　赤芍药一钱　天门冬去心，一钱　麦门冬去心，一钱　甘草八分

上锉一剂，水二钟，煎一盅，入童便一盏，服。

吕纯阳降笔传治翻胃方

藿香一钱　陈皮一钱　半夏八分　赤茯苓一钱　人参一钱　白豆蔻一钱　苏子炒，一钱　厚朴制，八分　槟榔八分　枇杷叶蜜炙，一钱　白芥子炒，八分　沉香一钱　良姜三分　官桂二分　丁皮二分　杵头糠一撮

上锉一剂，生姜三片，枣一枚，水二盏，煎八分服。

加味六君子汤　治脾胃大虚，以致膈噎不食。

六君子汤加炮干姜、白豆蔻、黄连、制吴茱萸。

回生养胃丹　治真元虚损，心胃不交，精神耗散。脾脏受湿，饮食不纳，五味不成津液，反成痰涎，聚于中脘，不能传道，以致大肠燥涩，小便反多而赤。或时呕吐酸水，久成翻胃结肠之症。

苍术米泔水浸三日，洗净晒干，再换浸三日，四两　莲肉酒浸一宿，四两　雄猪肚一个，壁土揉擦洗净入苍术、莲肉在内，以线缝紧，用好酒煮烂，取入石臼内捣如泥，捻作小饼，烘干加后药　南星四两，细切，姜汁浸一宿，以伏龙肝同炒，去伏龙肝用，或用黄土亦可　半夏四两，泡，晒干细切，好醋浸七日，蒸熟　橘红四两，以灶心土炒，去土用　粟米四两，姜汁浸、蒸、焙　人参一两　白术一两　白茯苓一两　厚朴姜汁炒，一两　蓬术一两，醋炒　荜澄茄一两　砂仁一两　三棱一两，醋炒　白豆蔻一两　谷芽炒，一两　麦芽炒，一两　甘草一两　丁香五钱　木香五钱　沉香五钱

上为末，稀面糊为丸，如梧子大。每服一百丸，空心时，陈米汤送下。

加味保和丸　治实热翻胃。

保和丸三钱，方见伤食。加姜汁浸炒黄连三钱、山楂肉三钱，共为末，米糊为丸，如麻子大。每服六十丸，煎人参竹沥汤送下。

九仙夺命丹秘方　治翻胃痰涎壅盛。

南星姜制，三钱　半夏姜制，五钱　枯明矾五钱　枳壳麸炒，一两　厚朴姜制，五钱　人参三钱　木香四钱　豆豉洗，一两　甘草三钱　加阿魏三钱　糖球子五钱

上为末，老米打糊为饼如钱大，瓦上焙干，晴夜露过。每服一饼，细嚼，以姜煎平胃散送下。

沉香降气丹长葛李大尹传方　治翻胃腹中有积块。

黑牵牛取头末，三两　大黄一两，酒蒸　槟榔一两　当归一两，酒浸　良姜三钱　苍术一两　青皮炒，一两　陈皮五钱　乌药一两　砂仁五钱　枳壳麸炒，一两　枳实麸炒，五钱　香附一两，炒　沉香三钱　三棱三钱，火煨　半夏制，五钱　木香三钱　莪术三钱，火煨　黄连一两，姜汁炒　黄芩一两，酒炒

上为末，酒糊为丸桐子大。每服六七十丸，淡姜汤送下。

木香顺气丸俞九河传方　治翻胃大便闭结者。

沉香五钱　木香三钱　当归一两，酒浸　白茯苓一两　山药一两　郁李仁二两　槟榔二两　菟丝子一两，酒制　牛膝二两，酒浸　枳壳一两，面炒　独活一两防风一两　火麻仁二两　大黄酒蒸，五钱

上为末，炼蜜为丸如梧子大。每服二十五丸，白滚汤下。

定生丹秘方　治噎膈翻胃。

雄黄三钱　朱砂三钱　阿魏五分，箸焙　硇砂五分　乳香三钱　半夏三钱木香三钱　沉香一钱　肉豆蔻三钱　绿豆四十粒　乌梅四十个　百草霜三钱，为衣

上为末，将乌梅以热汤泡令软，剥去核，研极烂，入药捣为丸，如弹子大，百草霜为衣，阴干。每用一粒，噙化咽下，以姜汤嗽口，复以陈麦饼火烧熟，细嚼压之。噙药即燃官香一炷，如香尽药未化者，难治；药先化香未尽者，可愈。按此方用之以定吉凶生死者。

养血助胃丸云林制　治呕吐翻胃，愈后用此养元气，健脾胃，生血脉，调荣卫，清郁气，收功保后。

当归酒洗，一两　川芎一两　白芍盐酒炒，一两二钱　熟地黄姜汁浸炒，八钱　人参五钱　白术土炒，一两三钱　白茯苓六钱　甘草炙，三钱　山药炒，一两　莲肉去皮心，一两　扁豆姜汁炒，六钱

上为末，姜打神曲糊为丸如梧桐子大。每服六七十丸，空心白滚水下。

咳逆

脉

浮而缓者，易治，弦结而按之不鼓者，难治。或结或促或微，皆可治；代者危；右关脉弦者，木乘土位，难治。肺脉散者，是心火刑肺金，不治。

病

夫咳逆者，气逆上冲而作声也，俗谓之呃逆是也。其发也，或三五声而止，或七八声而止，或连续不绝，收气不回者。然所得之由不同，有因久病胃虚而得者；有因伤寒失下而得者；有因痰热内郁火气冲上而得者；有因过服寒剂，胃寒而得者；有因水气停痰，心下痞悸而得者。大抵咳逆者，不顺之义。

治

治法当以降气化痰、和胃为主，随其所感而用药。其或病久脾胃衰败，而发咳逆，额上出汗，连声不绝者，最为恶候，不治之证也。

方

鲜陈汤　治呃逆欲死。

半夏五钱　生姜二钱半

上锉一剂，水煎服。

温中散　治吐泻，及病后胃中虚寒，咳逆至三四声，或数声相连收气不回者，难治。

丁香一钱　柿蒂一钱　人参一钱　茯苓一钱　橘皮一钱　良姜一钱　半夏一钱　生姜一钱半　甘草三分

上锉一剂，水煎服。

羌活附子汤　治吐利后胃寒发呃。

羌活　附子泡去皮　小茴炒，各一钱　干姜泡　木香各一钱　丁香一钱

上锉，枣一枚，水煎，入盐少许，不拘时温服。

橘参饮　治吐利后胃虚，膈热而咳逆者。

橘皮五钱　人参二钱　竹茹二钱　甘草炙，一钱

上锉作一剂，生姜五片，枣三枚，水煎服。

黄荆散　治伤寒发热而咳逆者。

黄荆子不拘多少，炒水煎服。

嗅法　治咳逆服药无效者。

好硫黄　乳香各等份　以酒煎，急令患者嗅之。

雄黄酒

明雄黄一钱，酒一盏，煎七分，急令患人嗅其热气即止。

吞酸

脉

脉弦而滑，两寸或浮而弦，或浮而滑，或沉而迟，或紧而洪，或洪而数，或沉而迟。胸中寒饮，洪数者，热痰在膈间，时吐酸水，欲成翻胃之疾也。

病

丹溪曰：吞酸与吐酸不同。吐酸，《素问》明以为热，东垣又言为寒，何也？吐酸是吐出酸水如醋，平时津液随上升之气郁积而成。郁积而久，温中生热，故从火化，遂作酸水吐出，非热而何？其有积之以久，不能自涌而出，伏于肺胃之间，咯不得上，咽不得下。肌表得风寒，则内热愈郁，而酸味刺心；肌表得温暖，则腠理开发。或得香热汤丸，津液得行，亦得暂解，非寒而何？《素问》言热者，主其本；东垣言寒者，言其标也。

戴氏曰：湿热在胃口上，饮食入胃，被湿热郁遏，其食不得传化，故作酸也。如谷肉在器，湿热则易为酸也。

《原病式》曰：吐酸者，肝木之谓也，由火盛制金，不能平木，则肝木自盛，故为酸也。如饮食热则易于酸矣。必用粝米、蔬菜以自养，宜节厚味。

方

清郁二陈汤 治吞酸刺心及吞酸嘈杂。

陈皮一钱 半夏一钱 茯苓一钱 苍术八分 川芎八分 香附一钱 神曲炒，五分 枳实炒，八分 黄连炒，一钱 栀子炒，一钱 白芍七分 甘草三分

上锉一剂，生姜三片，水煎服，或为丸服，尤效。

茱连丸 治郁积吞酸。

吴茱萸去梗，汤泡浸半日，炒 陈皮去白 黄芩陈壁土炒，各五钱 黄连陈壁土炒，一两 苍术米泔浸炒，七钱半

上为末，神曲糊为丸。每服六七十丸，津液咽下。

苍连丸 治郁积吐酸。

苍术米泔浸炒，一两 陈皮一两 半夏一两，姜汁炒 黄连一两半，夏月倍用 白茯苓一两 吴茱萸炒，一两，冬月倍用

上为末，蒸饼为丸，如绿豆大。每服三十丸，食后服。

曲术丸 治中脘宿食、留饮，酸螫心痛，口吐清水。

神曲炒、三两 苍术米泔浸，一两半 陈皮一两 加砂仁一两

上为细末，生姜汁，煮神曲糊为丸，如梧桐子大。每服七十丸，姜汤送下。

平肝顺气保中丸云林制 治郁火伤脾，中气不运，胃中伏火，郁积生痰，致令呕吐，吞酸嘈杂，心腹胀闷。常服顺气和中，健脾开胃，进美饮食，化痰消滞，清火抑肝。

香附米三两，童便浸三日，炒 川芎二两 陈皮去白，三两 白术四两，土炒 厚朴一两 枳实二两，炒 黄连姜汁炒，一两 神曲炒，二两 麦芽炒，七钱 木香三钱 栀子姜汁炒，二两 莱菔子炒，一两 半夏姜汁炒，一两半 白茯苓一两 砂仁炒，四钱 干生姜一两 山楂取肉，二两 青皮六钱，香油炒 甘草炙，四钱

上为末，竹沥打神曲糊为丸，绿豆大。每服百丸，食后白滚汤送下，日服二次。

附：嗳气

病

胃中有火有痰。

一云：嘻气吞酸，此系食郁有热，火气冲上，用黄芩为君，南星、半夏、陈皮为佐，热多加青黛。

方

星半汤 治胃中有郁火，膈上有稠痰，故作嗳气。

南星 半夏 石膏 香附 栀子

上锉生姜煎，或作丸亦可。

软石膏丸 治食积痰火，并泻胃火。

软石膏不拘多少，研细。

上用醋糊丸，如绿豆大。每服二十丸，滚汤送下。

嘈杂

脉

右寸关紧而滑，两手弦滑，胸中有留饮。寸脉横者，膈上有横积也。右关弦急甚者，木乘土位，欲作胃反，难治。

病

夫嘈杂者，是痰因火动。其证似饥不饥，似痛非痛，如有懊侬不自宁之状者是也。其证或兼嗳气，或兼恶心，渐至胃脘作痛，痰火之为患也。

治

治法以南星、半夏、橘红之类，以消其痰；芩、连、栀子、知母之类，以降其火；苍术、白术、芍药之类，以健脾行湿，壮其本元。又当节欲，无有不安者也。

一肥人嘈杂，二陈汤加抚芎、苍术、白术、炒栀子。

一湿痰气滞不喜食，用三补丸，加苍术，倍香附。

方

化痰清火汤 治嘈杂。

南星 半夏 陈皮 苍术 白术 白芍 黄连 黄芩 栀子 知母 石膏 甘草

上锉，生姜三片煎服。

养血四物汤 治血虚嘈杂。

当归 川芎 白芍 熟地黄 人参 茯苓 半夏 黄连 栀子 甘草

上锉，生姜三片，煎服。去人参加香附、贝母，甚效。

茯苓补心汤 治妇人心胸嘈杂，气盛血衰者。

即参苏饮合四物汤。

卷　六

诸　气

脉

下手脉沉，便知是气。沉极则伏，涩弱难治。其或沉实，气兼痰饮。又曰：沉弦细动，皆气痛证。心痛在寸，腹痛在关，下部在尺，脉象显然。

证

夫天地之气，常则安，变则病。况人禀天地之气，五运迭侵于外，七情交战于中。是以圣人啬气，如持至宝；庸人投物而反伤太和。此轩岐所以论诸病皆因于气，有病皆生于气，遂有九气不同之说。气本一也，因所触而为九，怒、喜、悲、恐、寒、暑、惊、思、劳也。其言曰：怒则气上，喜则气缓，悲则气消，恐则气下，寒则气收，暑则气泄，惊则气乱，思则气结，劳则气耗。夫人身之正气，与血为配。血行脉中，气行脉外，一呼脉行三寸，一吸脉行三寸，气血并行，周流乎一身之中，灌溉乎百骸之内，循环无端，运行不悖，此为生生不息之妙用也。经云：一息不运则机缄穷，一毫不续则穹壤判。若内无七情之所伤，外无六淫之所感，何气病之有哉。其不善摄生者，五志之火，无时不起；五味之偏，无时不伤。是以酿成胶痰痼积留滞于六腑，郁火邪气，充塞乎三焦，使气血失其常候，脏腑不能传导，是故外邪得以乘虚而凑袭矣。以致清阳不升，浊阴不降，而诸般气痛，朝辍暮作而为胶固之疾。非良工妙手，莫易治焉。若夫为胁痛，为心腹痛，为周身刺痛，甚则为翻胃，为膈噎等证，即此之由也。大抵男子属阳，得气易散；女子属阴，得气易郁。是以男子之气病常少，女人之气病常多。故治妇人宜以顺气为主，而兼乎散血；治男子宜以养荣为主，而调气次之，斯得气证治法之大要也。

气之为病，非止一端，有七情气，有郁气，有怒气，有热气，有冷气，有厥气，有逆气，有痰气，有虚气，有中满气，有腹胀气，务要详究，不可雷同一例治之。

治

治诸气，须用上下分消，不可骤用《局方》金石、乌、附燥热等剂。

一、七情忧结，遂成郁气难治。必须自能知戒，庶几。

二、郁气宜开郁，如苍术、香附、川芎、青皮、竹茹、山栀子、枳壳、连翘、木香、泽泻之类。

三、枳壳破滞气，然多服损胸中至高之气。青皮泻肝气，多服损真气。香附快滞气。陈皮泄逆气。紫苏散表气。厚朴泻胃气。槟榔泻至高之气。藿香之馨香，上行胃气。沉香升降真气。脑麝散真气。木香行中下焦气。若此之类，气实所宜。其中有行散者，有损泄者，用之能治气之标，而不能制气之本。

方

四七汤　治喜、怒、悲、思、忧、恐、惊之气，结成痰涎，状如破絮；或如梅核在咽喉之间，咯之不出，咽之不下，此七情所为也；或中脘痞满，气不舒快；或痰涎壅盛，上气喘急；或因痰饮中阻，呕逆恶心。并宜服之。

半夏五两　茯苓四两　厚朴四两　紫苏二两

上锉，作十剂，生姜七片，枣一枚，水煎热服。梅核气，加桔梗、枳实。一方加槟榔。

分心气饮　治男子女人一切气不和。多因忧愁思虑，忿怒伤神；或临食忧感；或事不遂意，使抑郁之气留滞不散，停于胸膈之间，不能流畅，致心胸两胁痞满虚胀，噎塞不通，噫气吞酸，恶心呕哕，目眩头晕，面色萎黄，口苦舌干，饮食减少，四肢怠倦，日渐尪羸；或大病之后，胸中虚痞，不思饮食。并皆治之。

青皮五钱　陈皮五钱　半夏三钱五分　白茯苓三钱五分　紫苏二两　腹皮五钱　肉桂三钱五分　赤茯苓三钱　桑皮五钱　木通三钱五分　羌活五钱　甘草二钱五分

上锉，分五剂，生姜三片，枣一枚，灯心十茎，水煎服。一方去芍药、羌活，加木香、槟榔、香附、枳壳、莪术、藿香、桔梗，善治忧思郁怒，诸气痞满。性急，加柴胡。多怒，加黄芩。食少，加砂仁、炒神曲。咳嗽，加桔梗、半夏。胸膈痞闷，加枳实、香附。三焦不和，加乌药。气闭，加莱菔子、枳壳。气滞腰疼，加木瓜、枳壳。上焦热盛，加黄芩。下焦热盛，加黄柏。翻胃，加沉香磨服。水气面目浮肿，加猪苓、泽泻、车前子、木瓜、葶苈、麦门冬。气块，加三棱、莪术、槟榔、青皮。

利气丸　治一切气滞，心腹满闷疼痛，胁肋膨胀，呕吐酸水，痰涎不利，头目眩晕，并食积、酒毒，及米谷不化，或下痢脓血，大小便结滞不快，风壅积热，口苦烦躁，涕唾稠黏。此药最能流湿润燥，推陈致新，滋阴抑阳，散郁破结，活血通经，治气分之圣药也。

大黄生用，六两　黑丑头末，六两　木香一两　槟榔一两　枳壳麸炒，一两　香附炒，四两　青皮炒，一两　广皮一两　莪术煨，一两　黄连一两　黄柏三两

上为细末，水丸如梧桐子大。每服一百，临卧以淡姜汤送下，以大便通利为度。如不利，再加丸数服，务使通利为愈。

一块气　治诸气食积，及噎膈痞满，胸胁刺痛，癥瘕疝气，并皆治之。

青皮一两　陈皮一两　三棱一两　蓬术一两　香附便制，一两　神曲炒，三钱　麦芽三钱，炒　萝卜子三钱，炒　白丑头末，三钱　槟榔三钱　郁金三钱　黄连酒炒，三钱　枳实三钱　皂荚二钱五分　百草霜二钱五分

上为末，面糊丸，绿豆大。每三十丸，视疾之上下，为食之先后，热酒姜汤送下。

青　筋

证

夫青筋之证，原气逆而血不行，俾恶血上攻于心也。多由一切怒气相冲，或忧郁气结不散，或恼怒复伤生冷，或房劳后受寒湿，以致精神恍惚，心忡气喘，噎塞上壅，呕哕恶心，头目昏眩，胸膈痞满，心腹绞刺，胁肋腰背头脑疼痛，口苦舌干，面青唇黑，四肢沉困，百节酸疼。或憎寒壮热，遍身麻痹不仁，手足厥冷颤掉，默默不已，不思饮食等症，皆恶血攻心而致之也。自古以来，无人论此，但有患此疾者，无方可治。

惟以砭针于两手曲池青筋上刺之，出紫血不胜其数，而疾有即愈者，有不愈者而变为大患者。常惯病此者，或有一月一次，或两三次者，屡患屡刺，莫之能愈。愚惟虑人之生命以气血为主。故丹溪曰：气血和，一疾不生，亏则百病生焉。况此病先伤于气，而后复损其血，不致于夭枉者，盖亦鲜矣。虽然未有退血之法，又不得不刺，不刺则恶血攻心，须臾不救。

治

予制一方，屡获效验，名白虎丸。白虎❶者，西方肺金之谓也；青筋者，东方肝木之属也。以白虎而治青筋，是金能克木故耳，何病之不愈哉。此方之妙，不惟代刺青筋之苦，愈青筋之病，而亦免后日之患，其惠也，不亦大乎。此方兼治男子久患痢疾、便血，妇人崩漏、带下，并一切打扑内损，血不能散，心腹痛欲死者，服之，其效不啻桴鼓之影响也。按：此青筋之病，北人多患之，南方有即痧症也。

方

白虎丸云林制　歌曰：白虎丸丹古石灰，谷神子制救人灾，柏中为末水飞过，手上成丸日晒来。引宜烧酒一二盏，每服须吞五十枚。保全世患青筋症，广积阴功遍九垓❷。

千年古石灰不拘多少，刮去杂色泥土，杵为末，水飞过

上晒，勿令太燥，量可丸即收，丸如梧桐子大。每服五十丸，看轻重加减，烧酒送下。此药能顺气散血，化痰消滞。治青筋初觉头疼恶心，或腹痛，或腰痛，或遍身作痛，不思饮食，即进一服，当时血散。若过三五日，青筋已老，多服取效。又治心腹痛，及妇人崩漏带下，或因气恼致病，或久患赤白痢疾，或打扑内损，血不能散，服之大效。

太公丸宋杏川传　治紧阴青筋，心腹疼痛。

干姜二两　白矾枯过，二两

上为末，用糯米糊为丸，如绿豆大。每服三十丸，滚水下。如不止，再饮滚水三口。

治妇人因气打青筋，后即心慌发热，口干腹胀，恶心呕哕等症。宜服分心❸气饮，加麦门冬、黄连、生地。

痞满

脉

胸痞脉滑，为有痰结。弦伏亦痞，涩则气劣。

证

夫“痞”与“否❹”同，不通“泰❺”也。由阴伏阳蓄，气与血不运而成。处心下，位中央，填满否塞，皆土邪之为病也，与胀满有轻重之分。痞则内觉痞闷，而外无胀急之形；胀满则内胀而外亦有形也。前人皆指误下而致之，盖误下则里气虚，故伤寒之表邪乘虚入于心下；杂病则所受之邪气，亦蓄心下，因而致痞也。亦有不因误下而得之者，有中气虚弱，不能运化精微而为痞者；有饮食痰积，不能施化而为痞者；有湿热太甚，土来心下为痞者。

治

古方治痞，用黄连、黄芩、枳实之

---

❶ 白虎：原脱，据文义补。

❷ 九垓：九州。

❸ 分心：原作“忿”，据日刊本改。

❹ 否（pǐ）：《周易》中六十四卦之一。乾上坤下，谓“天地不交而万物不通”。

❺ 泰：《周易》中六十四卦之一。乾下坤上，谓“天地交而万物通”。

苦以泄之，厚朴、半夏、生姜之辛以散之，人参、白术之甘苦以补之，茯苓、泽泻之淡以渗之。大概与湿同治，使上下分消可也。又曰：肥人多是湿痰，宜苍术、半夏、砂仁、茯苓、滑石以燥之；瘦人多是中焦郁热，宜枳实、黄连以导之，葛根、升麻以发之。如饮食后因感风寒，以致饮食不消而作痞者，宜藿香、砂仁、草豆蔻、吴茱萸以温化之，如脾气虚弱，转运不调，饮食不化为痞者，当消导其胸中窒塞，宜陈皮、白术、神曲、麦芽、山楂以助化之，或以保和丸、枳实导滞丸、木香化滞汤主之。有伤寒下早而作痞，桔梗汤、小陷胸汤主之；有伤寒下多则亡阳而痞者，四物汤加参、苓、白术、柴胡、升麻，少佐陈皮、枳壳以疏之；有大病后元气未复，而胸满气短者，补中益气汤、橘皮枳术丸主之。又有虚实之殊焉，实痞大便闭而能食者，厚朴枳实汤主之；虚痞大便利者，芍药、陈皮治之。上逆兀兀欲吐者，则宜吐之，所谓在上者因而越之。世人苦于痞塞，喜行利药，以求速效，虽暂时通快，痞若再作，益以滋甚，是皆不察夫下多所谓亡阴之意也。

方

木香化滞汤　治因忧郁气结于中脘，腹中微痛，心下痞满，不思饮食。

当归梢四两　枳实炒，四两　陈皮六分　干姜六分　木香六分　柴胡七分　草豆蔻一钱　半夏一钱五分　红花少许　甘草炙，一钱

上锉一剂，生姜煎，食远服。

黄连消痞丸　治心下痞满，壅滞不散，喘促不安。

黄连一两　黄芩二两，炒　枳实七钱，麸炒　半夏九钱，汤泡　陈皮五钱　茯苓三钱　白术三钱　猪苓五钱　泽泻一钱　姜黄一钱　干姜二钱　甘草炙，三钱

上为末，蒸饼为丸，如梧桐子大。每服五七十丸，白滚汤任下。

加减益气汤即补中益气加减，方见内伤　治内伤元气痞满。脉缓有痰而痞，加半夏、黄连。脉弦，四肢乏力，便难而心下痞，加黄连、柴胡、甘草。大便闭燥，加黄连、桃仁，少加大黄、当归。心下痞，劣闷，加白芍药、黄连。心下痞，腹胀，加白芍药、砂仁、五味子，如天寒，少加干姜，或加中桂。心下痞，中寒者，加附子、黄连。心下痞，呕逆者，加陈皮、生姜、黄连，冬月加黄连，少加丁香、藿香。能食而心下痞，加枳实、桔梗、黄连。如不能食，心下痞者，勿加，但依本方。食已，心下痞，则服橘皮枳术丸。

枳实消痞丸　治右关脉弦，心下虚痞，恶食，懒倦。

人参三钱　白术三钱　白茯苓二钱　黄连五钱　枳实五钱　半夏曲三钱　厚朴姜制，四钱　麦芽炒，二钱　干姜二钱　甘草炙，二钱

上为末，汤浸蒸饼为丸，如梧桐子大。每服七十丸，食远白汤下。

大消痞丸　治一切心下痞及年久不愈者。

黄连土炒，八钱　黄芩土炒，六钱　枳实麸炒，五钱　半夏泡，四钱　陈皮四钱厚朴姜制，四钱　白术土炒，二两　猪苓二钱五分　泽泻三钱　姜黄一两　干姜二钱　人参四钱　神曲炒，二钱　砂仁二钱　甘草炙，二钱

上为末，蒸饼为丸，如梧桐子大。每服五十丸至百丸，空心白汤送下。

附：腹中窄狭

腹中窄狭，须用苍术，若肥人自觉

腹中窄狭，乃是湿痰流灌脏腑，气不升降。燥饮用苍术，行气用香附。如瘦人自觉胸中窄狭，乃是湿热熏蒸脏腑，宜黄连、苍术。

方

枳术散　治心下窄狭不快。

枳实麸炒，三钱　白术土炒，三钱

上锉一剂，水二钟，煎一盅，温服。

蟠桃酒　治气结聚心下不散。

用桃树上不落干桃子三两，为末。每服二钱，空心温酒调下。

胀　满

脉

腹胀浮大是出厄，虚小命殂须努力。浮大当发汗，虚小当利小便也。胀满脉弦，脾制于肝。洪数热胀，迟弱阴寒；浮为虚满，紧则中实；浮则可治，虚则危急。

证

夫中满腹胀者，其面目四肢不肿，而肚腹胀起，中空似鼓者是也。丹溪曰：心肺，阳也，居上；肝肾，阴也，居下；脾居中，亦阴也。经曰：饮食入胃，游溢精气，上输于脾，脾气散精，上归于肺，肺朝百脉，通调水道，下输膀胱，水精四布，五经并行。是脾具坤静之德，而有干健之运，故能使心肺之阳降，肝肾之阴升，而成天地交之泰，是为平人也。今也，七情内伤，六淫外浸，或饮食之不节，或房劳之致虚，则脾土之阴受伤，而转输之官失职，胃虽受谷，亦不能运化，故阳自升，阴自降，而成天地不交之否。清浊相干，隧道壅塞，气化浊血瘀郁而为热，热留而久，气化成湿，湿热相生，遂成胀满，经曰鼓胀是也，以其外虽坚满，中空无物，有似于鼓，故名曰鼓，其病胶固难治。又名蛊者，若蛊侵蚀，有虫之义。理宜补脾，次养肺金以制木，使脾无贼邪之虑，滋肾水以制火，使肺得清化之令，却盐味以防助邪，断妄想以保母气，远音乐，戒暴怒，无有不安。医者不察病起于虚，急于获效；病者苦于胀满，喜行利药，以求欲速。殊不知即得一时之快，不一二日之间，胀满复作，愈盛于前，真元已耗，去死则不远矣。古方惟禹余粮丸，制肝补脾，殊为切当。然恐其温热之药太多，亦须随证顺时加减用之。俗谓气无补法者，以其痞满壅塞，似难于补。不思正气虚而不能运行，邪气着而不出，所以为病。经曰：壮者气行则愈，怯者着而成病。气虚不补，何由以行？且此病之起，固非一年，根深势笃，欲取速效，自求祸耳。知王道者，可以语此。其或受病之浅，脾胃尚壮，积滞不固者，惟可略疏导，若以峻攻之策，吾不敢也。

治

凡胸腹胀初得，是气胀，宜行气疏导之剂，木香、槟榔、枳壳、青皮、陈皮、厚朴之类；久则成水胀，宜行湿利水之剂。

一、肥胖之人腹胀者，宜利湿为主，胃苓汤主之。

二、瘦人腹胀者，是热，宜黄连、厚朴、白芍、香附之类。

三、色白腹胀者，必是气虚，用人参、白术、茯苓、陈皮、厚朴之类。

四、因有故蓄血而腹胀者，用桃仁、红花、甚者用桃仁承气汤利之。

五、因食积而腹胀者，有热，宜利气丸，或保和丸，加木香、槟榔、阿魏之类；有寒者，用丁香、砂仁、木香、厚朴、香附、神曲之类。

六、因外寒郁内热而腹胀者，用升

麻、干葛、藿香、官桂之类。

七、因多怒而腹胀者，用青皮、陈皮、香附、木香、栀子、芦荟之类。

八、心腹胀满或痛，咳嗽痰涎喘促，大便闭，前后心背痛，分心气饮加三棱，莪术、槟榔、香附、乌药。

方

家传正气散 治心腹胀满，或出远方，不服水土。

苍术 陈皮 厚朴 藿香 半夏 乌药 枳壳 香附子 大腹皮 甘草

上锉，生姜、枣子煎，温服。

和荣顺气汤云林制 治脾弱血虚，心腹胀闷，两足虚肿。

当归酒洗，一钱 川芎六分 白芍酒洗，一钱 白术土炒，一钱半 茯苓一钱 苍术米泔制，一钱 陈皮去白，一钱 枳实炒，一钱 乌药一钱 神曲炒，一钱 香附醋炒，一钱 牛膝酒洗，一钱 木瓜一钱 独活酒洗，一钱 泽泻一钱 薏苡仁炒，一钱半 木通一钱 甘草三钱

上锉一剂，生姜煎服。

行湿补气养血汤 治气血虚弱，单鼓腹胀浮肿。

人参大补元气 白术补脾 白茯苓渗湿 当归养血 川芎行血 苏梗利气 白芍药敛胀 陈皮泄满 厚朴宽胀 大腹皮宽膨 木通利水 莱菔子消食 木香运气 海金沙 甘草调诸药，扶胃气

上锉散，姜、枣煎服。气虚，倍参、术、茯苓。血虚，倍芎、归、白芍。小便短少，加猪苓、泽泻、滑石。服后肿胀俱退，惟面目不消，此阳明经气虚，倍用白术、茯苓。

消胀饮子彭大参传 治蛊胀❶，单腹胀。

猪苓 泽泻 人参 白术 茯苓 半夏 陈皮 青皮 厚朴 紫苏 香附 砂仁 木香 槟榔 大腹皮 木通 莱菔子 甘草各等份

上锉，生姜五片，枣一枚，水煎服。

广茂溃坚汤 治中满腹胀，有积聚，如石坚硬，令人坐卧不宁，二便涩滞，上气喘促，或通身虚肿。

厚朴姜制 黄连 黄芩 益智仁 草豆蔻 当归 半夏 广茂 升麻 红花 吴茱萸 生甘草 柴胡 泽泻 神曲炒 青皮 陈皮 口干加甘葛

上锉一剂，生姜煎，食远温服。忌醋酒湿面。

香朴汤 治中寒下虚，心腹膨胀，不喜饮食，脉浮迟而弱。

厚朴姜炒 大附子泡，去皮脐，七钱 木香三钱

上锉，姜七片，枣二枚，水煎服。

金陵酒丸王进士传 治鼓肿。

真沉香一两 牙皂一两 广木香二两半 槟榔一两

上为末，用南京烧酒浸十次，晒干，用京酒为丸。每服三钱，重者四钱，五更烧酒送下。水鼓，水自小便而出；气鼓放屁。水鼓加苦葶苈五钱，炒，酒送下，再服。

调胃散

苍术 白术 茯苓 白芍药 桔梗 紫苏 槟榔 陈皮 甘草

小便闭加车前子。腹胀加枳壳。

金蟾散李桐峰传 治气鼓如神。

大虾蟆一个，以砂仁推入其口，使吞入腹，以满为度，用泥罐封固，炭火煅令透红，烟尽取出，候冷去泥，研末为一服，或酒，或陈皮汤送下。候撒屁多，乃见其效。

大三棱煎丸 治心腹坚胀，胁下紧

---

❶ 蛊胀：原作"胀蛊"，据文义乙正。

硬，胸中痞塞，喘满短气。常服顺气宽中，消积滞，除膨胀，大治癥瘕积块，消胀软坚，累获良验。

三棱生，细锉半斤，捣为末，以酒三升，于银石器内熬成膏　青皮二两　萝卜子炒，二两　神曲炒，二两　麦芽炒，二两　硇砂用瓷罐，研细，入水少许，调坐于溏灰火中，候水干取出为末　干漆炒，三两　杏仁汤❶，去皮尖，炒黄色三两

上为末，三棱膏为丸，如梧桐子大。每服十五丸至二十丸，食远米汤下。

调中健脾丸　治单腹胀及脾虚肿满，膈中闭塞及胃口作痛。

黄芪二两，蜜炙　人参二两　白术六两，共土水拌炒　茯苓二两　陈皮三两，盐水制　紫苏子二两半，炒　萝卜子一两半，炒　山楂肉三两，炒　草豆蔻一两，酒炒　泽泻三两半，炒　薏苡仁三两，炒　沉香六钱，另研　五加皮三两，炒　瓜蒌一两，用大瓜蒌二个，镂一孔，每个入川椒三钱，多年粪底一钱，敲米粒大，俱纳入瓜蒌内，外以绵纸糊完，再用绵筋盐泥封固，炭火煅通红为度，取山择去泥，其黑皮一并入药

上共为细末，煎荷叶大腹皮汤，打黄米糊为丸，如梧桐子大。每服百丸，日进三次，白汤下。此药不伤脾气，大有补益，勿轻视之。

牛皮丸方外人传　治腹中水响如雷，上攻即呕吐，胸膈胀满，或手足作肿。

黑丑头末，九钱　木香九钱　陈皮九钱

上为末，黄蜡化开为丸，如梧桐子大。每服三十丸，黄酒送下。

水　肿

脉

水肿之证，有阴有阳，察脉观色，问证须详。阴脉沉迟，其色青白，不渴而泻，小便清涩；脉或沉数，色赤而黄，燥粪赤溺，兼渴为阳。

病

夫肿者，钟也，寒热气所钟聚也，为病有十水❷之分。其本乃湿热所致。《内经》曰：诸湿肿满，皆属脾土。夫脾虚不能制水，水渍妄行，故通身面目四肢皆浮而肿，名曰水肿。或腹大如鼓，而面目四肢不肿者，名曰蛊胀。朝宽暮急，是血虚；暮宽朝急，是气虚；朝暮急，血气俱虚。

治

治法：身有热者，水气在表，可汗之；身无热者，水气在里，可下之。其间通利小便，顺气和脾，俱不可缓。然证虽可下，又当度其轻重，不可过用大戟、芫花、甘遂等利水猛烈之剂，一发不收，峻决者易，固闭者难，水气复来，而无可治之也。

一、凡肿病，见大便滑泄，与夫唇黑，缺盆平，脐突，足平，背平，或肉硬，或手掌平，又或男从脚下肿而上，女从身上肿而下，并不治也。又曰：膨病水气，人面黑者，肝绝也；两眉凸起，肺绝也；脐中突出者，脾绝也；两手无纹者，心绝也；下疰脚肿者，肾绝也。此五证内显一证，不可治也。

二、患人腹上用手按之有窝者，可治。脉壮者易治，脉微者难痊。

三、遍身肿，烦渴，小便赤涩，大便闭，身热脉沉数者，此属阳水，以八正散主之。

四、遍身肿，不烦渴，大便溏，小便少不涩，身不热，脉沉者，此属阴水，

---

❶ 汤：通“烫”。下同。

❷ 十水：出自《诸病源候论·水肿病诸候·十水候》。即青水、赤水、黄水、白水、黑水、悬水、风水、石水、暴水、气水十种水肿证候之总称。

以胃苓汤主之。

五、水气浮肿，因于气者，以分心气饮加猪苓、泽泻、车前子、葶苈、木瓜、麦门冬。

六、通身皮肤光肿如泡，手按成窟，举手即满者，是因脾虚不能制水，水渍妄行故也。法当补脾，使脾气得实，则自健运，切不可下，忌食羊肉。腰以上肿宜发汗，腰以下肿宜行小便，此仲景之妙法。

七、病人六脉数，四肢肿满，腹痛发热，小便少，大便闭，治以温中养胃，非也。皆由三焦蓄热，大小便闭，无发泄，故流出经络，五脏充溢，而成肿胀，宜败毒散加麻黄、防风、枳实发散，次以利气丸下之，或八正散。

方

消肿调脾顺气汤刘司寇传　治水肿，消胀满，顺气和脾，除湿利水。

苍术　陈皮　厚朴　草果　砂仁　猪苓　木香　槟榔男雄女雌　大腹皮　香附　枳壳　泽泻　桔梗　三棱　莪术　官桂　大茴香　木通　人参　木瓜　桑白皮　牵牛女用黑，男用白　大黄　甘草

上锉，生姜煎服。

加减胃苓汤云林制　治肿。

苍术米泔制，一钱半　陈皮去白，一钱　厚朴姜炒，八分　甘草炙，三分　猪苓八分　泽泻一钱　白术去芦，一钱　赤茯苓去皮，一钱　神曲炒，八分　山楂去核，七分　砂仁炒，七分　香附姜汁炒，六分　槟榔八分　木瓜一钱　大腹皮六分

上锉一剂，生姜、灯心煎服。

苏沉破结汤车少参传

紫苏　薄荷　枳实　麦门冬　当归　川芎　大黄　木通　甘遂　白僵蚕　白豆蔻　木香　沉香减半，以上三味另为末　牙皂　生姜　细茶各一钱

上作二服，水煎，五更早服，忌口。

回生丹　治浮肿腹胀退水❶。

青皮　陈皮　三棱　莪术　连翘以上各三钱，用巴豆去壳一两半，于砂锅同炒入药　木香　甘遂炒　商陆　泽泻　木通炒　干漆炒尽烟　萝卜子炒，各三钱　赤茯苓　桑白皮炒　椒目炒，各五钱　胡椒炒，一钱　黑牵牛一两，生

上为末，醋糊为丸，如绿豆大。每服十五丸至二十丸，第一服用生葱二十四根，擂碎同温酒五更下；第二服用陈皮、桑白皮煎汤；第三服用射干汤下。切忌食盐。

推车丸毛惟中传　治水肿，气肿，单腹胀。

沉香一钱　木香一钱　巴豆一钱，半生半熟　胡椒一钱，炒爆

上为末，枣肉为丸，如梧桐子大。每服五六十丸。消上，用葱白椿烂，热酒下；次日消中，用陈皮汤下；三次消下，用牛膝❷汤下，去三五次，不补自止，后用拾皮散紧皮。

鸡醴饮刘同知传　治一切肚腹四肢发肿，不问水肿、气肿、湿肿，皆效。

干鸡粪一升，锅内炒黄，以好陈酒三碗淬下，煮作一碗，细滤去渣，令病人饮之。少顷腹中气大转动作鸣，从大便利下，于脚膝及脐上下先作皱起，其肿渐消。复如利未尽，再服一剂，以田螺二枚，用滚酒淖熟食之，即止，续以温粥调理愈。

秘方吴友竹传　治水肿胀满。

癞虾蟆二三枚，装在猪肚内，好酒煮一伏时，去虾蟆，将猪肚与酒服尽，大便屁如雷，或水下，其肿自消，加砂

❶ 水：原脱，据日刊本补。
❷ 膝：原脱，据日刊本补。

仁尤妙，一方加胡椒，一岁一粒，同煮尤妙。

法蒸蓖麻膏 治十肿水气，五蛊瘴气。

蓖麻子去壳，用麻布包压去油，薄摊在木勺内，仰放在锅中，水面上以锅排盖住，煮二十余沸，以药无白色为度，取出。每服六钱，滚水化开，空心温服。不过二三剂，以小便太利为效。

导水饼秘方 治肿胀，不服药，自去水。

真水银粉二钱 巴豆肉研，去油，四钱 生硫黄一钱

上三味研成饼，令匀，先用新绵一块铺脐上，次以饼当脐掩之，外用帛缚，如人行三五里，自然泻下恶水，待行三五次，除去药，以温白粥补之。

消河饼秘方 治水肿膨胀。

大田螺四个 大蒜去皮，五个 车前子三钱，为末

上三味研成饼，贴脐中，以手帕缚之。贴药后，少顷小便出，一二饼即愈。

积 聚

脉

脉来细而附骨者，积也。在寸口，积在胸中；在关上，积在脐旁；在尺部，积在气冲。脉在左，积在左；脉在右，积在右；脉两出，积在中央。脉来小沉而实者，脾胃中有积聚，不下食，食则吐。

病

夫积者，阴气也，其发有常处，其痛不离其部，上下有所终始，左右有所穷处；聚者，阳气也，其始无根本，上下无所留止，其痛无常处。气之所积，名曰积；气之所聚，名曰聚。故积者，五脏所生；聚者，六腑所成。其肝积，名曰肥气，在左胁下，如覆杯，有头足，久不愈，令人发咳逆，病疟连岁不愈；心之积，名曰伏梁，起脐上，大如臂，上至心下，久不愈。令人烦心；脾之积，名曰痞气，在胃脘，覆大如盘，久不愈，令人四肢不收，发黄疸，饮食不为肌肤，肺之积，名息奔，在右胁下，大如覆杯，久不愈，令人洒淅，寒热喘咳，发肺痈；肾之积，名曰奔豚，在小腹，上至心下，若豚状，或上、或下无时，久不愈，令人喘逆，骨痿少气。皆因阴阳不和，脏腑虚弱，风邪搏之，忧喜乘之，伤五脏，逆四时，乃留结而为积聚也。

癥者，征也。腹中坚硬，按之应手曰症。瘕者，犹假也。腹中虽硬而忽聚忽散，无有常处曰瘕。癥因伤食，瘕是血生，痞原伤气，癖则伤精。痃癖者，本因邪气积聚而生也。痃者，在腹内近脐左右，各有一条筋脉急痛如臂、如指、如弦之状；癖者，僻侧在两肋之间，有时而痛曰癖。夫痃之与癖，皆阴阳不和，经络痞隔，饮食停滞，不得宣流，邪冷之气搏结不散，得冷则发作疼痛，故曰痃癖也。

治

丹溪曰：块乃有形之物，气不能成形，痰与食积，死血也。在中为痰饮，在右为食积，在左为死血。大法咸以软之，坚以削之，行气开痰为主，不可专用下药，徒损其气，病亦不去。当消导使之熔化，其死血块去，须大补。痞块在皮里膜外，须用补药，香附开之，兼二陈汤加补气药，先须断厚味。

方

大七气汤 治五积六聚，状如癥瘕，随气上下，发作有时，心腹疼痛，上气窒塞，小腹胀满，大小便不利。

三棱　莪术　青皮　陈皮　桔梗　藿香　益智仁　香附　肉桂　甘草

上锉，生姜三片，枣一枚，水煎服。心脾痛，加乌药、枳壳。脾滞，合和四圣散。一方加大黄、槟榔，治大人、小儿诸般痞积，面色萎黄，四肢无力，皆缘内有虫积，或好食生米，或好食生壁土，或好食茶、炭、咸辣等物，只此一服除根。用水煎一服，露一宿，空心温服，不得些少饮食，不然则药力减而虫积不行矣。服后少顷，肚腹心疼，当下如鱼冻，或长虫，或血鳖，至日午虫积下尽，方用温粥止之。

消积保中丸云林制　顺气化痞，理脾消滞，散痞结除块，进饮食，清郁热。

陈皮二两，去白　半夏一两，汤泡七次，姜汁炒　白茯苓去皮，一两　白术三两，土炒　香附一两，醋浸炒　青皮四钱，去穰，油炒　木香三钱，不见火　槟榔七钱　莪术八钱，醋浸炒　三棱八钱，醋浸炒　莱菔子一两，炒　砂仁四钱，炒　神曲炒，一两　麦芽炒，六钱　白芥子炒，一两　黄连姜炒，一两　真阿魏醋浸，三钱　山栀子姜汁炒，一两　干漆炒尽烟，五钱

上为细末，姜汁、酒糊为丸，如梧桐子大。每服八十丸，食后白汤送下。

千金化气丸太医传　治男子腹中气块痞痛。

青皮　陈皮　枳壳　香附　砂仁　白豆蔻各一两　干姜　木香五钱　丁皮二钱　藿香　半夏　草果　槟榔一两半　川芎　白芷　三棱　莪术　玄胡索各一两　小茴香五钱　厚朴　大腹皮　白芍药各一两　甘草三钱

上锉，生姜三片，水煎，半空心温服。

千金导气汤太医院传　治妇人满腹气块，游走不定，辘辘有声。

丁香　木香　砂仁　白豆蔻　香附　乌药　枳实倍　当归　川芎　白芍药酒炒　白芷　白术青皮　陈皮　干姜煨　桔梗　厚朴制　肉桂　三棱醋炒　莪术醋炒　角茴　小茴　牛膝　红花　杜仲炒　乳香　没药　干漆醋炒尽烟　甘草

上锉，半水半酒，姜、葱煎，热服。如饱闷不食，加神曲、麦芽、山楂；发热，加柴胡、黄芩。

胜红丸　治脾积气滞，胸膈满闷，气促不安，呕吐清水，丈夫酒积，妇人血积气积，小儿食积，皆治。

陈皮　莪术二味同醋煮　青皮　三棱醋煮　干姜炮　良姜各一两　香附炒，去皮，一两

上为末，醋糊丸，如梧桐子大。每服五十丸，姜汤下，食前服。

开怀散云林制　治心下积块作痞闷或发热者。

青皮去穰　陈皮　半夏姜炒　白茯苓去皮　三棱醋炒　莪术醋炒　香附　槟榔　草豆蔻倍用　柴胡倍用　红花　枳实麸炒　甘草

上锉一剂，生姜煎服。口干加干葛。

柴香散　治心腹有气一块，略痛。又理心腹疼痛，膨胀，寒热往来。

柴胡七分　黄芩七分　赤芍药五分　枳实一钱　厚朴五分　香薷五分　黄连五分　地骨皮一钱　三棱一钱　莪术一钱　玄胡索五分　甘草三分

上锉一剂，水煎服。

三棱煎丸　治饮食过伤，痞闷疼痛，食不消化，久而成癖。又治妇人血积、血块、干血、气经闭不通。

大黄八两，为末　三棱　莪术各一两，一味湿纸包裹，煨，为末

上先将大黄银石器内，好醋渍，令平慢火熬干，入二味为丸，如绿豆大。

每服二三十丸，食后白汤下。量虚实加减，不问男子、妇人、小儿，诸般积块皆可服。

三棱化积丸李九河方

三棱六两，醋煮　莪术一两，醋煮　木香一两　槟榔六两　青皮一两　陈皮一两　香附一两，醋炒　枳实一两，麸炒　厚朴一两　砂仁一两　神曲一两，炒　山楂四两，去子　麦芽一两，炒　南星一两，姜汤泡　半夏一两，姜制　萝卜子炒　大黄三两，酒蒸　黄连一两，炒　桃仁一两，去皮尖　干漆一两，炒　甘草一两

上为细末，醋糊为丸，如梧桐子大。每服四十丸，渐渐加，用白汤送下。

神化丹秘方　消癖积，破血气，下鬼胎，通经脉，及诸癖积血气块。

硇砂　干漆炒　血竭各三两　红娘子二十，去翅　乳香一钱半　斑蝥二十个，去翅、足

上为末，枣肉为丸，如豌豆大。每一丸至二五丸，临卧或枣汤，或姜汤，或红花苏木汤下。

五　疸

脉

五疸实热，脉必洪数，其或微涩，证属虚弱。脉沉，渴欲饮水，小便不利者，必发黄也。

病

夫疸者，黄病也，其证有五：曰黄汗，曰黄疸，曰酒疸，曰谷疸，曰女劳疸。须有五者之分，而病原不过湿与热郁蒸于脾，使面目肢体发黄，如栀子水染也。

治

治法但利小便为先，溺白，黄自退矣。若食积黄者，量其虚实下之。

一、外有伤寒病，阳明内实，当下而不得下，当汗而不得汗，当利而不得分利，故使湿热怫郁内甚，皆能令人发黄病也，先哲制茵陈五苓散、茵陈汤、茯苓渗湿汤之类以治之。

二、又有时气、伤寒、伤风、伏暑解散未尽，亦令人发黄。如有其状，口淡怔忡，耳鸣脚弱，微寒微热，小便白浊，此为虚证，不可妄用凉药，愈伤气血。

三、疸病面黑黄色，而作渴腹胀者，难治。

方

肾疸汤　治肾疸，目黄，甚至浑身黄，小便赤涩。

羌活　防风　藁本　独活　柴胡各五分　白术五分　白茯苓二分　泽泻三分　猪苓四分　苍术一钱　黄柏二分　人参三分　葛根五分　神曲六分　升麻五分甘草三分

上锉，作二剂，水煎，稍热食前服。

茯苓渗湿汤　治湿热发黄，汗黄尿赤。

猪苓　泽泻　苍术　茯苓　陈皮　枳实　黄连炒　黄芩　栀子　防己　茵陈　木通

如不思饮食，加砂仁、神曲炒、麦芽炒各等份。

上锉，生姜煎服。

加减胃苓汤　治黄胖，饮食无味，四肢无力，行步倦怠，脉涩而濡。

苍术米泔制，一钱半　陈皮去白，一钱　厚朴姜炒，八分　甘草炙，三分　猪苓八分　泽泻一钱　白术去芦，一钱　赤茯苓去皮，一钱　神曲炒，八分　山楂去核，七分　砂仁炒，七分　香附姜汁炒，六分　槟榔八分　木瓜一钱　大腹皮六分　藿香　半夏　萝卜子　三棱　莪术　青皮各七分

上锉一剂，水煎服。

牛黄散子 治酒疸、食黄，及水气蛊证。酒疸，饮酒太过；食黄，宿食积久，以此面目甚黄，遍身浮肿；蛊证，肚大如盆。

黑牵牛春八分，夏九分，秋七分，冬一钱 大黄春八分，夏九分，秋七分，冬一钱 槟榔春八分，夏九分，秋七分，冬四分 甘草春八分，夏九分，秋七分，冬四分

上为细末，每服五钱，五更时面朝东南，用井花水调服，疾随下；而不动，面朝太阳，吸气三口，疾速下，蛊证全消，酒疸、宿食俱愈。忌生冷发物。后服乌药顺气散一二帖，再服十全大补汤数帖。

酒煮茵陈汤蒋云山传 治酒疸，遍身眼目发黄如金黄色者。

茵陈一两 好陈酒一盅半，煎至八分，食远温服，不数剂而愈。

五疸神丹孔柳塘传 治五疸黄肿。

绿矾不拘多少，炒至白色为度，入瓶中，火煅白尤佳

上为细末，煮枣肉为丸，如樱桃大。每服五丸，早晨、午间、晚上各一服，用冷陈酒送下。忌醋生冷发物，若有蛊，服之亦吐出，神效。

退金丸鄢陵蹇太尹传 治黄肿及癖疾发热。

砂罐一个，装青矾令八分满，外以盐泥固济，炭火煅令通红，去泥埋土中，以彻去火毒，将砂罐及矾俱为末，水打面糊丸，如梧桐子大。每服二三十丸，肉汤送下，日进三服，滚汤亦可。忌鱼腥面筋等发物。

铁砂丸思恒传 治黄疸，腹内有块。

苍术三两，米泔制炒 香附三两，醋炒 白术一两 猪苓一两 泽泻一两 茯苓一两 茵陈一两五钱 牛膝一两 槟榔一两 木瓜一两 草果一两 砂仁一两 枳壳一两五钱，麸炒 青皮一两 陈皮一两五钱 三棱一两，醋炒 莪术一两，醋炒 当归一两 神曲二两 青矾三两，麸炒黑

上为末，醋糊丸，如梧桐子大。每服九十丸，温酒送下，醋汤亦可。

发热

《脉经》曰：脉大无力为阳虚，脉数无力为阴虚。无力为虚，有力曰实。

病

夫发热者，谓佛佛然发于皮肤之间，则成热也。与潮热、寒热若同而异。潮热者，有时而热，不失其时；寒热者，寒已而热，相继而发。至于发热，则无时而发也。世间发热，证类伤寒者数种，治各不同，外感内伤，乃大关键。张仲景论伤寒、伤风，此外感也。因风寒之邪感于外，自表入里，故宜发汗解散之，此麻黄、桂枝之义也。以其感于春冬之间，寒冷之月，实时发病，故谓之伤寒，而药用辛热以胜寒。若时非寒冷，则药当有变矣。故春温之月，则当变以辛凉之药；夏暑之月，则当变以甘苦寒之药。故云冬伤寒不即病，至春变温，至夏变热，而其治法必因时而有异也。又有一样冬温之病，谓失其时，而有其气。盖冬寒时也，而反病瘟焉，此天时不正，阳气反泄，用药不可温热。又有一样时行寒疫，却在温暖之时，时本温暖，而寒反为病，此亦天时不正，阴气反逆，用药不可寒凉。又有一样天行瘟疫，热病多发于春夏之间，沿门合境相同者，此天地之厉气，当随时令参气运而施治，宜用刘河间辛凉甘苦之药以清热解毒。以上诸症，皆外感天地之邪者也。若饮食劳倦，内伤元气，此则真气下陷，内

生虚热。故东垣发补中益气之论，用参、芪等甘温之药大补其气，而提其下陷，此用气药以补气之不足也。又若劳心好色，内伤真阴，阴血既伤，则阳气偏胜，而变为火矣，是为阴虚火旺劳瘵之证。故丹溪发阳有余阴不足之论，用四物汤加黄柏、知母补其阴而火自降，此用血药以补血之不足者也。益气补阴，皆内伤证也。一则因阳气之下陷，而补其气以升提之；一则因阳火之上升，而滋其阴以降下之。一升一降，迥然不同矣。又有夏月伤暑之病，虽属外感，却类内伤，与伤寒大异。盖伤寒伤形，寒邪客表，有余之证，故宜汗之；暑伤气，元气为热所伤而耗散，不足之证，故宜补之，故东垣所谓清暑益气汤也。又有因时暑热，而食冷物以伤其内，或过取凉风以伤其外，此则非暑伤人，乃因暑而自致之病，治宜辛热解表，或辛温理中之药，却以伤寒治法相类者也。凡此数证，外形相似，而实有不同，治法多端，而不可惑谬。故必审其果为伤寒、伤风及寒疫，则用仲景法；果为温病，为热病及温疫也，则用河间法；果为气虚也，则用东垣法；果为阴虚也，则用丹溪法。如是则庶无差误，以害人性命矣。今人但见发热之证，皆认作伤寒外感，卒用汗药以发表，汗后不解，又用表药以凉其肌，设是虚证，岂不死哉。间有颇知发热属虚，而用补药，则又不知气血之分，或气虚而补血，或虚病而补气，误人多矣。故外感之与内伤，寒病之与热病，气虚之与血虚，如冰炭相反，治之若差，则轻病必重，重病必死，可不畏哉？

治

一、伤寒发热，是寒邪入卫，与阳气交争而为外热。阳气主外，为寒所薄而失其职，故为热。其脉紧而有力，是外之寒邪伤卫也。治主外。

二、伤暑发热，是火邪伤心，元气耗散，而热邪客于中，故发为热，汗大泄，无气以动其脉，虚迟而无力，是外之热邪伤荣也。治主内。

三、内伤发热，是阳气自伤，不能升达，降下阴分而为内热，乃阳虚也。故其脉大而无力，属肺脾。

四、阴虚发热，是阴血自伤，不能制火，阳气升腾，乃阳旺也。故其脉数而无力，属心肾。

五、大病后血气两虚，遂成劳怯，潮热往来，盗汗自汗，或无汗燥热，世俗便以地骨皮、柴胡，往往不效，其病增剧。故男血虚有汗潮热者，人参养荣汤；气虚有汗潮热者，补中益气汤；血虚无汗潮热者，茯苓补心汤；气血两虚无汗潮热者，逍遥散；其咳嗽咯血，以人参五味子散、骨蒸汤、清骨散。以上皆劳热之圣药也。

方

升阳散火汤 治男妇四肢发热，筋骨间热如火烙，扪之烙手。此病多因血虚而得之，或胃虚过食冷物，郁遏阳气于脾胃之中，火郁则发之。

生甘草二钱 防风二钱五分 炙甘草三钱 升麻 葛根 独活 羌活 白芍药 人参各五钱 柴胡八钱

上锉，生姜三片，水煎服。忌生冷寒凉之物月余。

四物二连汤 治血虚，虚劳发热，五心烦热，昼则明了，夜则发。此热在血分也。

当归 川芎 白芍药 生地黄 黄连 胡黄连

上锉作剂，水煎服。

清心莲子饮 治发热口干，小便赤

涩，夜则安静，昼则发热，此热在气分也。

加减逍遥散 治子午潮热。

胡黄连 麦门冬 黄芩 地骨皮 秦艽 木通 车前子

上锉一剂，清水每以浸湿，灯心煎服。

加减小柴胡汤 治虚损，手心脚心发热，加本方。

香附米 黄连 前胡

柴苓汤 治邪传半表半里发热，及内伤发热，杂证发热。

小柴胡汤合五苓散

鳖甲饮 治病后食力未复，邪热未除，房劳虚损，一切骨蒸盗汗。

鳖甲 秦艽 柴胡 地骨皮 枳壳 知母 当归 乌梅

上锉，生姜三片，桃、柳头各七个，空心午前、临卧各一服，渣再煎。忌酒色、贪婪、酒醋、鱼腥、烧炙、煎炼、芋头、山药、胡椒、湿面、性热等物，男女同法。

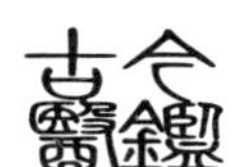

卷 七

补 益

脉

气虚脉细，或缓而无力，右手弱；血虚脉大，或数而无力，左手弱；阳虚脉迟，阴虚脉弦，真气虚脉紧。男子久病，气口脉弱则死，强则生；女人久病，人迎强则生，弱则死。

证

夫虚者，虚损也。《难经》所谓五损脉者，亦因虚而致损也。一损损于皮毛，皮聚而毛落；二损损于血脉，血脉虚少，不能荣于五脏六腑；三损损于肌肉，肌肉消瘦，饮食不为肌肤；四损损于筋，筋缓不能自收持；五损损于骨，骨痿不能起于床。反此者，至脉之病也。从上下者，骨痿不能起于床者死；从下上者，皮聚而毛落者死。治损之法奈何？然损其肺者，益其气；损其心者，调其荣卫；损其脾者，调其饮食，适其寒温；损其肝者，缓其中；损其肾者，益其精。此治损之大法也。夫诸虚与劳极，未始不由气体虚弱，心肾有亏，水火不自升降而致也。或为寒、暑、劳役所伤，或因色欲过度，俱能戕贼真气，以致肌体羸瘦，腰膝无力，小便频数，大便滑泄，目眩耳聋，遗精自汗。甚则虚火上攻，面赤发喘，此皆诸虚之证也。劳极者，七情伤乎五脏也。尽力谋虑，劳伤乎肝，应乎筋极；曲运神机，劳伤乎心，应乎脉极；意外过思，劳伤乎脾，应乎肉极；遇[1]事而忧，劳伤乎肺，应乎气极；矜持志节，劳伤乎肾，应乎骨极。此五劳应乎五极者也。劳极精气，变生诸证。

治

治疗之法，当随五脏六腑寒热调之。经曰：形不足者，温之以气；精不足者，补之以味。然滋补之药，贵乎平和，不可骤用峻补、丹石燥热之剂。恐肾水枯竭，虚火愈炽。惟当斟酌轻重而用之，斯得之矣。

方

四君子汤　大补阳气虚衰。

人参一钱　白术二钱，炒　白茯苓一钱　甘草炙，一钱

上锉一剂，姜、枣煎服。有痰加陈皮、半夏，名六君子汤。

按：是方治气分之圣药也，用人参补元气，白术健脾胃，甘草和中，茯苓渗淡，引参下行，补下焦元气。气乃无形之气，属乎阳，乃君子之象焉，故名四君子汤。

四物汤　大补阴血虚损。

生地黄二钱　当归二钱　川芎一钱　白芍药炒，一钱半

上锉一剂，水煎服。

按：是方治血分之圣药也，用当归引血归肝经，川芎引血归肺经，芍药引血归脾经，地黄引血归肾经。惟心生血，肝纳血，脾统血，肺行血，肾藏血，男子化而为精，女子化而为月水。血乃有

---

[1] 遇：原作“预”，据文义改。

形之物，属乎阴，故名四物汤。

八物汤 大补气血两虚。

四君子汤合四物汤，姜三片，枣二枚，水煎服。

十全大补汤 治气血两虚，兼助阳固卫。

八物汤加肉桂一钱、黄芪一钱，姜、枣水煎服。

人参养荣汤 治积劳虚损，四肢倦怠，肌肉消瘦，面少颜色，汲汲短气，饮食无味。

人参一钱 当归一钱 陈皮一钱 黄芪蜜炙，一钱 桂心一钱 白术一钱 甘草炙，一钱 白芍药二钱 熟地酒浸，二钱 茯苓一钱 五味子七分 远志去心，炒，五分

上锉一剂，姜三片，枣二枚，水煎服。

固真饮子 治中年以上之人阴阳两虚，元气不足，头每痛，日晡微热，少食力倦，精气时脱，腰痛骱❶酸，服之者，每得良效。

人参一钱 干山药一钱 当归身一钱 熟地黄二钱五分 黄柏炒，一钱 白术五分 泽泻五分 山茱萸肉五分 补骨脂五分 五味子十粒 陈皮八分 白茯苓八分 杜仲炒，断丝，七分 甘草炙，七分

上锉一剂，水煎服。

九仙酒太医院传 治诸虚百损。

八物汤四两，加甘州枸杞子八两，用生姜二两，枣十枚，煮好酒一坛，不拘时随量饮，大有补益。

六味地黄丸 治形体瘦弱，无力多困，肾气久虚，寝汗发热，五脏亏损，遗精便血，消渴淋浊等症。此药不燥不寒，专补左尺肾水，兼理脾胃，少年水亏火旺，阴虚之证，最宜服之。

泽泻二两 淮熟地黄八两，姜汁炒 干山药酒蒸，四两 山茱萸酒蒸，去核，四两 白茯苓三两 牡丹皮去骨，三两

上为细末，炼蜜为丸，如梧桐子大。每七十丸，空心白汤下。妇人血虚无子，此方更效。须加醋炒香附、当归各二两。虚劳加紫河车一具，蒸烂捣为丸。阴虚火动，加酒炒黄柏、知母各二两。心肾不交，消渴引饮，加麦门冬三两、五味子二两。腰膝痛，加酒洗牛膝，姜炒杜仲各三两。小便夜多，去泽泻，加盐酒炒益智仁三两。兼补右尺相火，加制附子、童便煮官桂各二两。遗精加牡蛎三两。嗽加五味子三两。

神仙既济丹少保刘公方 专补诸虚百损，五劳七伤，滋肾水，降心火，补脾土，添精髓，益气和血，壮筋骨，润肌肤，聪耳明目，开心益智，强阴壮阳，延年益寿。此药性气温而不热，清而不寒，久服则坎离相济，阴阳协和，火不炎而神自清，水不渗而精自固。此平补之圣药也。

山药酒蒸，三两 牛膝酒洗，三两 杜仲酥炙，二两 巴戟汤泡，二两 五味子二两 白茯苓二两 枸杞酒洗，二两 小茴盐水炒，二两 苁蓉酒洗，二两 山茱萸酒蒸，去核，晒干，二两 石菖蒲去毛，二两 远志甘草水泡，去骨，晒干，二两 黄柏酒炒，四两 知母去毛，酒炒，二两 生地酒蒸，二两 熟地酒蒸，二两 麦冬去心，二两 人参去芦，二两 菟丝子酒煮烂，捣成饼，焙干，二两 甘菊酒洗，二两 山栀子炒黑，二两 广橘红一两 天冬汤泡，二两 当归酒洗，二两 龙骨火煅过，二两

上为末，炼蜜，和枣肉为丸，如梧桐子大。每服七八十丸，空心淡盐汤送下。

---

❶ 骱（héng）：足胫部。

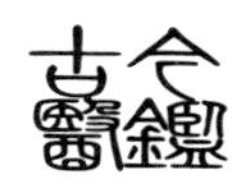

天王补心丹 宁心益志，壮力强精，安神魂，定惊悸怔忡，祛烦热，化痰涎稠浊。

熟地二两，酒洗 白茯苓二两 丹参二两 柏子仁去壳，二两 百部二两 石菖蒲二两 牛膝酒洗，二两 杜仲酥炙，去丝，二两 当归酒洗，二两 枣仁炒，二两 玄参二两 天门冬去心，二两 五味子二两 人参二两 白茯神二两 远志甘草水泡，二两 桔梗一两 甘草一两 麦门冬一两

上为细末，炼蜜为丸如弹子大，金箔为衣。每服一丸，临卧灯心、红枣煎汤，细嚼送下。

接命膏 治气血虚弱，痰火上升，及中风不语，左瘫右痪，腰疼膝痛，动履不便，一切虚损。

人乳二盏，肥白女人内外无热者佳 梨汁一盏

上二味，倾入银锡旋中，置沸汤内顿滚，有黄沫起，开清为度。每五更后一服，大能消痰补血。

三才大补膏刘太府传

生地黄一斤 熟地黄一斤 天门冬四两 麦门冬四两 人参四两 甘枸杞四两 牛膝四两 何首乌八两

上㕮咀，勿犯铁器，同入大砂锅内，用水二十碗，煎至七碗，取汁别贮，渣如前再煮九次，共得汁七十碗，滤渣极净，别用中等砂锅，入汁七碗，慢火煎熬，耗汁一碗，方添一碗，六十三碗皆添尽，则汁已浓矣，盖抵得汁六碗，却用山白蜜去蜡，可一斤半，同前药入砂锅内，重汤煮汁，滴水不散，则成膏矣。磁罐盛之，埋土中七日，取出，如前再煮一昼夜，再埋一宿，乃分贮小罂内封固，以次取用。自煎至煮，但用桑柴火，药本寻常，妙在火候。不拘时以醇酒调服，味美而功多。若惩忿窒欲之人，又深居简出，时服此膏，亦可以擅其天年矣。七年之艾，不可不早为之用也。

天真接命丹方上异人传 用无病室女月经，首行者为最次，二次者为中次，四五次为下，然亦可用。取法：以黑铅打一具，形如黄衣冠子样，俟月信动时，即以此具令老媪置阴户上，以绢幅兜住，接具取起，顿磁器中，再用前具再取，约二三盅许，澄沉底，红如朱砂，此为母气真元也。其面如黄色浮起，此为发水也。即用绵纸轻轻拖渗去。却用极细白净好茯苓为末，用熟水浮去木屑，取沉底者晒干，捣入红铅中，如和面然，多寡软硬，以意消息。打作薄薄饼子，阴干待用，不可犯铁器。既干，研成细末，以麻黄一大把，锉煎成极浓膏子，用绵布绞滤去渣，入前末中，以成丸为度。如绿豆大，以老坑辰砂，研细末为衣，用银药罐盛之收存，以黄蜡封口。每服五十丸或七八十丸，服后静坐无风处所，略有微汗验。药性流行，充溢四肢、经络、皮毛之间。如服后发热作渴，此元气虚，药性到也。须服乳汁数盏以止之。服药后，三日内蔬食，不可吃油腻之物。此药进二三次，或越三五年，又进二三次，立见气力焕发，精神异常。草木之药千百服，不如此药一二服。盖人自十六岁已往，精气渐减，不但男女之欲足以损败，一与事应，则视听言动，皆耗散精气之原。故禅氏面壁，仙家坐关。此药采自人身，产从元始，非若金石草木之有偏胜，实可全挽回造化之功。养生君子，珍之重之。

阳炼秋石法京师传 童便一缸，牙皂煎水二三碗，用柳条乱搅起白泡，用杓[1]

---

[1] 杓：通“勺”。

撇去，随搅随撇，令泡尽澄清许久。上去其泡，下去其垢腻，惟取中间清水，入锅内煎熬。用木柴火，先文后武，熬二三碗，又加童便半锅，又熬至干，又加又熬，至缸中童便尽乃止。熬至焦干，入香油一碗，从锅周围倾入锅底，用极猛火烧过透红无油气，连锅掇起，放地上，待冷一时，自然成块而起，研罗细末，用净水二碗，入内搅匀，如米汤样。澄一二日，再搅起，倾入好雪白连四纸十数层盛药下，用竹篾为梢箕，水浸一宿，去竹内黄水令净，将纸放竹箕内，下用磁器盛之。滤下极清水，于磁器内滤令干，收入锅内，将纸渣再入水搅，如上法滤之。将先滤清水，用广锅一口，以缸瓦打磨令光如银白，入内用炭火熬，令干为度。抓起放纸上，再将锅又打磨净，又熬第二次清水如上法，只要洁净，得如雪之白。

阴炼秋石法京师传　用童男童女便各二桶，入半旧瓦缸内，入净水一桶，柳棍搅千余下，澄半日，待清括去清者半桶，又入水一桶，如前搅、澄，却括一桶。如此七日，一日两次，共十四次，将清水尽倾去，止留秋石，倾放皮纸上，下用杉木板，或柏木板，盛贮晒干。或日晒夜露，取其日精月华；或以人乳拌晒，入丸药内；或单用枣肉为丸，如梧桐子大。每服五七十丸，空心好酒送下。大有补益，善降虚火，其功不可尽述。

取红铅法　用室女经血，或首经最佳。以布帛用烧酒洗过晒干用之，以乌梅水澄之，取出，入乳香末少许，乳汁为丸，如樱桃大。每噙一丸，取女人气一口，乳汁送下。治诸虚百损，五劳七伤，神效。

神仙伏气秘法刘云蓑传　治诸虚百损，五劳七伤，延年益寿。

先于辰戌时，行安命之功，于右鼻进药吹气。

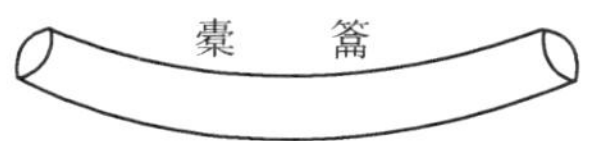

十六　十四　十二　十八　六四止

次日寅时，行进阳火之功，于左鼻进药吹气。

三　五　七　九　十一　十三　十五　十七止

于戌时退阴符，仍照行十六至四止。

每行之时，先令病患仰面平枕，口噙热水，或乳香酒一口，然后令童女照前数吹之。吹法：先取红铅，用未破身童女所行经脉，以夏布揉洗令净，或净花亦可，搌下晒干。如用时，将热童便洗下，晒干收起。临用时，以童便化开，滴于橐籥小头口边，入鼻内，将大头令童女口噙，使力吹之，如上法。病人候吹气即吸入。童女忌葱、蒜、酸、辣之物，久久行之，能接补天年。行后如觉内热，可服人乳，即能解之。

三元丹　补虚损，接天年。

红铅一两　人乳一两　乳香一钱　辰砂一钱　秋石一钱，用童便入瓦器内，用扫净新砖数块入内，浸七日取出，冬天放阴地上，夏月埋土内，要极深，日久自生白石，扫下用

上共为细末，即以人乳调和，将鸡蛋一枚，磕一孔，倾出清黄不用，纸展干净，将药末入内，封固紧密，放群弹内，抱三七日取出，丸如梧桐子大，金箔为衣。如干，再添入乳汁为丸。每服三丸，人乳送下，五更空心服，汗出至足为度，不可见风。

痼　冷

证

痼冷者，谓痼久而冷也。痼者，固也；冷者，寒之甚也。人之脏腑禀受不同，亦或将理失宜，遂致偏废，故方中有痼冷、积热之说。痼冷，中寒也。其病多由真阳虚弱，胃气不实，复啖生冷、冰雪、水酪诸寒之物，或坐卧阴寒久湿之地，以致脏腑久痼而冷。其为病也，或手足厥冷；或腹中久痛，溏泄无度；或腰腿重痛，如坐水中；或阴痿不举，寒精自出；或久呕逆，饮食不进；或自汗战栗；或大腑洞泄；或小便频数。此皆痼冷之为病也。

治

治之之法，宜温补下元，健脾养胃，祛寒邪，固真气，使阳气得复，阴阳平和，则无偏胜之患而病愈矣。

凡脱阳证，或因大吐大泻之后，四肢逆冷，元气不接，人事不省；或伤寒新瘥，误与女人交接。其症小腹紧痛，外肾拳缩，面黑气喘，冷汗自出，是名脱阳症，须臾不救。急用葱熨法，更灸气海在脐下一寸五分、关元在脐下二寸各五十壮，内服姜附汤、五积散之类。然后可服黑锡丹，或灸男左女右中指一壮，再灸关元穴七壮。

凡阴证身静而重，语言无声，气喘难以喘息，目睛不了了，口鼻气冷，水浆不入，大小便不禁，面上恶寒，有如刀刮，先用葱熨法，次服四逆汤。

方

回阳返本汤云林制　治急阴症，手足冷，指甲青，少腹疼痛，外肾挛缩。

人参一钱　白术一钱　干姜一钱，炒　丁香八分　甘草一钱　陈皮一钱　半夏制，一钱　大附子制，一钱　茯苓八分　神曲炒，六分　白豆蔻八分　沉香五分

上锉一剂，生姜三片，枣二枚，盐少许，水煎服。外于脐上用熟葱贴，冷则复易。外肾并阴囊以绢帛扎住，用炒盐款款烙之。再用炒盐熨胸膈、胁肋、上下小腹。如急阴不省人事，用盐填满脐中，艾火灸之，以醒为度。或大便闭结，以利气丸通之。

敛阳丹　治阴寒痼冷。

丁香一两　砂仁一两　白豆蔻一两　红豆二两　人参五钱　厚桂一两　大附子二两　干姜一两，炒　良姜二两，炒　均姜二两，炒

上为末，好酒煮米糊为丸，如梧桐子大。每服五七十丸，空心温酒送下。

黑豆酒　治症同前。

黑豆不拘多少，锅内炒熟，以好酒淬之，就以碗盖，勿令泄气，候温饮酒，大效。

回春散杨小川传　治阴冷如神。歌曰：

一钱白矾八分丹，二分胡椒细细研，焰硝一分共四味，釃[1]醋调和手内摊。男左女右合阴处，浑身是汗湿衣衫，此方用者如神效，不义之人不可传。

助阳散秘方　治极冷急症。

芥菜子七钱　干姜三钱

上为末，水调作一饼贴脐上，以绢帛敷缚住，上置盐以熨斗熨之数次，汗出为度。又将病人小便，攀阴茎，往上尽头处，用艾炷灸七壮，神效。

回阳丹秘方

干姜一两　牡蛎一两

上为细末，以火酒调稠，搽手上，男子用双手揉外肾即愈，女子以男子手

---

[1] 釃（shī）：斟。

搽药，急按两乳，仍揉擦热，汗出则愈。

固阳膏秘方　治因女色，致成阴证。

生白矾三钱　黄丹二钱　干姜五钱　母丁香十个　胡椒十五粒

上为末，用醋和得所，以男左女右手握药搭脐上，被盖少顷，汗出即愈。

虚　劳

脉

虚劳之脉，或浮大，或弦数。大者劳也，弦者亦劳。大弦易治，血气未衰，可敛而正也。弦者难治，血气已耗而难补。双弦则贼邪侵脾，加数则殆矣。又曰：骨蒸劳热，脉数而虚，热而涩少，必殒其躯，加汗加嗽，非药可除。

证

夫劳之为言，言剧也，故以劳瘵为难治之疾。古方虽分六极、六损、五劳、七伤、五尸、九虫、十疰、二十四蒸之症，种种不同，大抵皆由少年之时，嗜欲无节，起居不时，或七情六淫之所伤，或饮食劳倦之有过，渐至真阴衰虚，相火炽焰，火旺则销烁真阴，而发蒸蒸之燥热也。盖火冲于上焦者，发热之中，则兼咳嗽喘急，吐痰吐血，肺痿肺痈等症；其火结于下焦者，发热之中，则兼淋浊结燥，遗精盗汗，惊悸腹痛等症也。妇人则兼月水不通之类，及其火炽既久，气必伤矣。伤则不能运化水谷，水谷停留，而湿热生虫生积之由也。虫积日深，变异莫测，啮人心肺，蚀人脏腑精华，殆莫能救矣。况其亲炙之人，熏陶日久，受其恶气，多遭传染，是曰传尸，即前所谓九虫、十疰、二十四蒸之类是也，得病日浅，犹当施治，姑息日久，或至发热不休，形体尫羸，真气将脱，事不及矣。

治

治之之法，惟滋阴降火，是澄其源也；消痰和血，取积追虫，是洁其流也。及灸膏肓、崔氏四花穴❶，无有不效。近世以来，多以紫河车加补肾清心退热之药治之，获效者亦多矣。医者可不以补虚为主，而兼去邪矣乎！

凡阴虚证，每日午后恶寒发热，至晚亦得微汗而解，脉必虚濡而数，绝类疟疾。但疟脉弦，而虚脉大，为辨耳。若误作疟疾治之，多致不救。

方

滋阴降火汤　王节斋❷曰：男子色欲过度，损伤精血，必致阴虚火动之病，睡中盗汗，午后发热，哈哈咳嗽，怠倦无力，饮食少思。甚则痰涎带血，咯血唾血，或咳吐衄血，身热，脉沉数，肌肉消瘦，此为劳瘵，最重难治。轻则用药数十剂，重者期以岁年，然必须病患爱命，坚心定志，绝房室，息妄想，戒恼怒，节饮食，以自培其根。不则虽服良药，亦无用也。此病治之于早，犹为不易；若到肌肉消尽，沉困着床，六脉躁疾，则更难为矣。此方治色欲症，先见潮热盗汗，咳嗽倦怠，称❸早服之，愈可必矣。

当归身酒洗，一钱二分　川芎一钱　白芍药酒炒，一钱　生地黄酒洗，五分　熟地黄姜汁炒，一钱　天门冬汤泡，去心，一钱　黄柏蜜炙，七分　知母蜜炙，一钱　陈皮七分　白术一钱三分　干姜炒黑，三分　甘草炙，五分

一方去干姜，加玄参、贝母、麦门

---

❶ 四花穴：经外穴名。见《外台秘要》卷十三引崔氏灸骨蒸法。

❷ 王节斋：明代医家。王伦，字汝言，号节斋，著有《明医杂著》、《本草集要》等。

❸ 称：通“趁”。

冬、五味子，甚效。

上锉一剂，生姜煎，加竹沥、童便、姜汁同服。若咳嗽甚，加紫菀、款冬花、五味子、杏仁。喘加桑白皮。若痰多，加制半夏、贝母、瓜蒌仁、白茯苓。若潮热甚，加柴胡、知母、地骨皮。若盗汗多，加酸枣仁、牡蛎、浮小麦。若遗精梦滑，加龙骨、牡蛎、山茱萸肉。若赤白浊，加白茯苓、黄连。若兼衄血咳血，出于肺也，加桑白皮、黄芩、山栀子。若兼嗽血痰血，出于脾也，加桑白皮、贝母、黄连、瓜蒌仁。若兼呕吐血，出于胃也，加山栀子、黄连、干姜、蒲黄、韭汁、姜汁。若兼咯唾血，出于肾也，加桔梗、玄参、侧柏叶。

此症属火，大便多燥，然当愈加撙节[1]爱养，勿令泄泻。若脾胃一坏，则前项寒凉之药难用矣。倘遇如斯，急服理脾固本健胃之剂。

理脾固本汤

白术炒，一钱　白茯苓一钱　陈皮八分　半夏制，八分　神曲炒，一钱　麦芽炒，一钱　甘草炙，七分

上锉一剂，姜、枣煎服。候脾胃气固，然后用前本病药。

清离滋坎汤云林制　治阴血虚相火旺，盗汗潮热，咳嗽吐痰，一切虚劳等症，并加治之。

生地黄二钱　熟地黄二钱　天门冬一钱　麦门冬一钱　当归酒洗，一钱　白芍酒炒，一钱　山茱萸酒蒸，去核，一钱五分　干山药一钱　白茯苓八分　白术土炒，一钱　牡丹皮一钱二分　泽泻八分　黄柏蜜炒，八分　知母蜜炒，八分　甘草炙，七分

上锉一剂，水煎服。嗽盛，加紫菀、款冬花。痰盛，加贝母、瓜蒌仁。热盛，加地骨皮。心下怔忡，加远志、酸枣仁。吐血，加山栀子、茅花。鼻衄，加桑白皮、韭汁。

东实西虚泻南补北汤　治酒色过度，妄泄真阴，阴虚火动，火旺痰多，发热咳嗽，咯血唾血等症。

黄连淡姜汁炒，四两。泻南方火，宽心下痞满，止呕吐之要药也　黄柏盐水炒，六两。补北方水，除热济阴，抑诸火之要药也　枯芩生用，二两。清肺滋源　知母去毛，三两。降北方右尺相火，除骨蒸劳热要药　贝母去心，四两，用瓜蒌仁煮汁浸一宿。清西方金，消痰解烦　桔梗二两，引诸药至西方肺金之地，助子扶母之虚也　杏仁去皮尖，三两半。收敛耗散之金，乃降气生津之药也　五味子盐水炒，三两。滋少阴不足之水，收太阴耗散之金　紫菀去土，二两半，用沉香煎水浸晒，大降气止嗽　当归童便浸，二两。补血和血之圣药　赤芍药生用，二两半。平东方有余之木，安中央不足之土　生地黄酒洗，三两。凉血生血，清荣中之伏火　天门冬汤泡，去心，四两。润肺清痰中血，止吐血，清诸经混杂之血　天花粉二两，止渴生津　白术麸炒，一两半。益脾土以生肺金　白茯苓二两，泻诸经火于小便中出

上锉，每服八钱，乌梅一个，灯心三分，水煎温服。吐衄盛，加茜根、大小蓟、藕节、白茅根、侧柏叶、京墨。痰盛，加半夏、前胡、竹沥、荆沥。喘急，加瓜蒌仁、石膏、葶苈、桑白皮、紫苏子、沉香、枇杷叶。热甚，加柴胡、地骨皮、连翘、银柴胡。风盛，加防风、荆芥穗、酸枣仁、薄荷、甘菊花、旋覆花。寒盛，加人参、黄芪、桂枝。心下怔忡惊悸，加茯神、远志、柏子仁、酸枣仁。胁下气膨，加枳壳、青皮、白芥子。淋浊，加猪苓、泽泻、木通、车前子。小便涩，加木通、石韦、滑石、海

---

[1] 撙（zǔn）节：抑制，节制。

金沙。遗精，加牡蛎、莲子肉。盗汗，加黄芪、牡蛎、麻黄根、浮小麦。热燥，加滑石、石膏、火麻仁、山栀子。

三和汤云林制　治咳嗽痰盛，潮热阴虚。

当归一钱五分　川芎五分　白芍药一钱　熟地黄二钱　陈皮八分　制半夏八分　茯苓一钱　黄连姜汁炒，一钱　枯芩八分　黄柏炒，八分　山栀炒，八分　枳壳八分　桔梗　杏仁去皮尖　桑白皮　五味子去梗　知母去毛　贝母去心　玄参　白术土炒　阿胶蛤粉炒或面炒成珠子　马兜铃　甘草各等份

上锉一剂，生姜三片，水二碗，煎八分，空心服。

清肺滋阴散杜次泉传　治酒色太过，斫丧[1]真阴，阴火上升，肺金受侮，以致唾痰稠浊，咳嗽咽疮。

川芎酒洗，一钱　白芍炒，一钱半　生地黄二钱　白术炒，一钱　陈皮一钱　白茯苓八分　黄柏蜜炒，一钱　知母一钱　贝母去心，一钱　紫菀八分　五味子六分　款冬花八分　麦门冬一钱　地骨皮一钱　黄连炒，五分　远志甘草汤泡。八分酸枣仁炒，六分　甘草四分

上锉一剂，生姜一片，竹沥三匙，煎服。心下怔忡，夜卧不寐，加人参八分。心烦躁乱，加枳实六分，竹茹六分。如痰涎壅盛，加瓜蒌仁六分，天花粉一钱。如咽喉有疮，用通嗌散吹之通嗌散方见咽喉门

坎离膏黄宾江传　治劳瘵阴虚发热，咳吐咯血等症。

川黄柏四两　知母去毛，四两　生地黄二两　熟地黄二两　天冬去心，二两　麦冬去心，二两　杏仁去皮，七钱　胡桃肉去皮，四两　白蜜四两

上先将黄柏、知母用童便三碗，水三碗，共六碗，侧柏叶一把，煎至三碗，去渣，入天麦冬、生熟地于汁内，再添水二碗，煎数百沸，滤汁置一边。将天麦冬、生熟地渣捣烂如泥，再用水二碗另煎，约耗其半，和入前汁，再将杏仁、胡桃仁用水擂烂，滤过汁，再擂再滤，勿溷入渣，同蜜入前汁内，慢火熬成膏子，入水内，去火毒。每服三五匙，侧柏叶煎汤，空心调服，忌犯铜铁器。

宁嗽膏京师传　治阴虚咳嗽，火动咯血，服之敛肺。

天冬去心，半斤　杏仁去皮，四两　贝母去心，四两　百部四两　百合四两　款冬花五两　紫菀三两　白术四两

上锉，用长流水二十碗，煎五碗，滤渣再煎，如是者三次，共得药汁十五碗，入饴糖半斤，蜜一斤，再熬，又入阿胶四两、白茯苓细末四两，和匀如膏。每服三五匙。

玄霜雪梨膏秘方　生津止渴，除咯血吐血，及治劳心动火，劳嗽久不愈，消痰止嗽，清血归经。

雪梨六十个，去心、皮，取汁三十盅，酸者不用　藕汁十盅　新鲜生地黄捣取汁，十盅　麦门冬捣烂煎汁，五盅　萝卜汁五盅　茅根汁十盅

上六汁，再重滤去渣，将清汁再入火煎炼，入蜜一斤，饴糖半斤，柿霜半斤，姜汁一盏，入火再熬如稀糊，则成膏矣。如血不止，咳嗽，加侧柏叶捣汁一钟，韭白汁半盅，茜根汁半盅，俱去渣，入前汁内，煎成膏服之。

清火永真膏京师传

生地黄四斤，捣汁　天门冬六两　款冬花茸六两

上以天冬、款冬水熬，取渣捣烂再

---

[1] 斫（zhuó）丧：摧残，伤害。

熬，然后入地黄汁煎炼成稠，入白蜜一斤再煎，再用五味子一两，另熬汁半钟，入膏内再煎，至稠黏为度。每日用一二次。

噙化丹秘方　治阴虚劳嗽。

天门冬一两，酒蒸，瓦焙　麦门冬一两，酒蒸，瓦焙　生地一两五钱　熟地一两五钱知母一两，酒炒　贝母一两，炒　杏仁一两，炒　紫菀一两，炒　款冬花二两，水洗，焙干　阿胶八钱，蛤粉炒成珠　当归一两，酒洗，焙干　枳实一两，炒　桔梗一两，炒半夏一两，制　黄连一两，炒　黄芩一两，炒　米仁七钱，炒　花粉一两，炒　青礞石煅，八钱　薄荷二两，水洗，焙

上为极细末，炼蜜丸如弹子大。夜卧口噙化下。

抑心清肺丸秘方　治肺热咯血咳嗽，兼治血痢。

黄连三两　赤茯苓三两　阿胶二两

以上二味为极细末，水熬阿胶和丸，如梧桐子大。每服五六十丸，食后米饮送下。盖连、苓有降心火之功，阿胶具保肺金之力，则嗽除血止而病自愈矣。

小金丹方外异人传　治劳瘵吐痰吐血，发热咳嗽。

哑芙蓉一钱　朱砂三分　麝香三分

上为细末，外用高良姜四两，切碎，烧酒泡三日，去酒，入水十碗，煎至二三碗，滤去渣，慢火熬成膏，再入乳汁半盏，再熬，入前药为丸，如黄豆大，金箔为衣。每服一丸，先吃梨一片，然后以药丸嚼下，再吃梨一片，痰嗽顿止，发热即退。

神灸法　治传尸劳虫。

于癸亥日灸两腰眼，低陷中是穴。每穴灸艾七炷，若灸九炷、十炷尤妙。先隔一日前点穴，方睡至半夜子时，一交癸亥日期，便灸。其虫从大便中出，即用火焚之，弃于江河中。如虫有黑嘴者，则其在内已伤入肾脏矣，此不可治。虫宜谨避，瘵有数虫，如蜈蚣，如小蛇，如虾蟆，如马尾，如烂面，如乱丝，如苍蝇，如壁油虫，上紫下白，形锐足细而有口，或如白蚁，孔窍中皆出。此劳瘵根毒，若传至三人，则如人形，如鬼状。

予观近世阴虚火动之疾，十无一活，何也？盖由色欲劳役之过，七情五味之偏，遂至真元渐耗，虚火上炎，劳瘵之疾作矣。方履霜之始，饮食如旧，起居如常，惟咳嗽一二声，自谓无恙，且讳疾忌医，灭身无悟，及蔓延日久，倒卧于床，而坚冰已至矣。良可哀哉！若遇明医，必用滋阴降火健脾之药，以培其本，缓缓投以数十剂，庶可少济。如求医心亟，效期旦夕，服药未几数剂，遂谓无功，躁急火心热而阴火愈动。有等医者，见其无回生之理，遽用峻药劫之，以纾目前之急，则将不俟终日而死期将至矣。以余意揆之，方疾之始作，必致谨于三事而后可。三者维何？一要遇明医，二要肯服药，三要能禁戒，三者缺一不治也。余敬书于方末，以为遘是疾者警云。

失　血

脉

诸证失血，皆见芤脉，随其上下，以验所出。大凡失血，脉宜沉细，设见浮大，后必难治。

证

夫失血之证，非止一端。有吐血，有咳血，有唾血，有咯血，有衄血，有溺血。虽有名色之异，大概俱是热证，但有新旧虚实之不同耳，或妄言寒者，

误也。丹溪曰：血从上窍出，皆是阳盛阴虚，有升无降，血随气上，越出上窍。法当补阴抑阳，气降则血归经。

吐血者，吐出全血是也。因血溢妄行，流入胃脘，令人吐血。有因饮食过饱，负重伤胃而吐血者；有因思虑伤心，及积热而吐血者；有伤心肺而吐血者；有因思伤脾而吐血者；有因肺生痈疽而吐血者；有从高坠下，伤损内脏而吐血者；有伤寒不解，邪热在经，随气上涌而吐血者。

吐血者，或因四气伤于外，七情动于内；或饮食房劳，坠闪伤损，致荣血流聚膈间，满则吐嗌，世谓妄行；或吐瘀血，此名内伤。

治

有先吐血后见痰嗽者，是阴虚火动，痰不下降，四物汤为主，加清痰降火药。有先见痰嗽，后吐血者，是积热，降痰火为急。有暴吐紫血成块者，是热伤血结于中，吐出为好，用四物汤加清热药调之。吐血亦有因怒而得者，经曰：怒则气逆，甚则呕血。怒则暴甚故也。吐血不止，用干姜炮为末，童便调服，此从治之法也。

一、咳血者，嗽出痰内有血者是也，因热壅于肺而成。久嗽损肺，亦能嗽血，壅于肺者易治，不过凉之而已；损于肺者难治，以其不足也。热嗽有血者，宜金沸草[1]加阿胶；劳嗽有血者，补肺汤加阿胶、白及；嗽血损肺，宜薏苡仁炒为末，蘸熟猪肺食之；如热嗽咽痛，痰带血丝，或痰中多血而色鲜者，并宜服金沸草散。如服凉剂不愈，此非热证，宜杏子汤主之。

二、唾血者，鲜血随唾而出者是也。此出于肾，亦有瘀血内损，肺气壅遏，不得下降，用天麦冬、知母、桔梗、黄柏、熟地黄、远志，或加干姜。

三、咯血者，不嗽而咯出血疙瘩者是也。用姜汁、童便、青黛入血药中用之，或入四物汤、地黄膏、牛膝膏之类。

四、衄血者，鼻中出血也。此出于肺，以犀角、升麻、栀子、黄芩、芍药、生地黄、紫参、丹参之类治之。

五、溺血者，小便中出血也，乃膀胱所致。用炒黑山栀水煎服之，或用小蓟、琥珀。小蓟治下焦结热血淋。溺血，因血虚者，四物加牛膝膏。

六、下血者，大便出血也。乃脏腑蕴积湿热之毒而成。或因气郁酒色过度，及多食炙煿热毒之物，或风邪所冒，或七情六淫所伤，使气血逆乱，荣卫失度，皆能令人下血。

予尝治诸虚吐衄咯血，药中每人童便一合，其效甚速。凡单服，重汤顿服，无不效应。盖溲溺降火滋阴，又能消瘀血，止吐衄诸血。先贤有言：凡诸失血，服寒凉十无一生，服溲溺百无一死。斯言信矣。每用童便一盅，少入姜汁二三点，搅匀徐徐服之，日进二三次。如天寒，却以重汤顿温服。服此，但以进饮食相远为佳。

方

全生饮云林制　止吐血、衄血、嗽血、咯血、唾血。

藕汁磨墨一寸　梨汁　茅根汁　韭汁　生地黄汁各一两　刺刺菜汁　萝卜汁　白蜜　竹沥　生姜汁　童便各半盏

上合一处，频频冷服。此方乃治诸失血之总司。

犀角地黄汤　治上焦有热，口舌生疮，发热，或血热妄行，或下血，及不嗽，血自来者，并宜服之。

---

[1] 金沸草：后疑脱"散"。

乌犀角镑，一钱半　生地黄二钱　赤芍药一钱　牡丹皮一钱　加黄芩一钱　黄连一钱

上锉一剂，水二盅，煎一盅，温服。肝经血，加条芩。心经血，加黄连、麦门冬。脾经唾血，加白芍药、百合。肺经衄血，加天门冬、山栀、百部。肾经血，加玄参、黄柏、知母。三焦涌血，加连翘、地骨皮。胆经血，加柴胡、淡竹叶。胃经吐血，加大黄、干葛。心胞血，倍牡丹皮，加茅根。大肠便血，加炒山栀、炒槐花。小肠溺血，加炒栀子、木通、牛膝、茅根。积热，加大黄、芒硝。吐血不止，加大黄、桃仁。

止血立应散王双湖方　治吐衄不止如神。

大黄酒浸，五钱　青黛一钱　槐花炒，一钱　血余五钱，煅存性

上为末，每服三钱，用栀子、丹皮各二钱，煎汤调，食后服。有热，汤内加地骨皮三钱。

清热解毒汤　治吐血衄血。

升麻二两　干葛五钱　赤芍药五钱　生地黄一两　牡丹皮五钱　黄连五钱黄柏八钱　黄芩五钱　桔梗五钱　栀子五钱　甘草五钱　连翘五钱

上锉，每剂一两，水二盅，煎一盅，温服。

清热滋阴汤　治吐血、衄血、便血、溺血。

当归酒洗，三分　川芎酒洗，七分　生地酒洗，二钱　黄柏酒炒，三分　知母酒炒，五分　陈皮酒洗，三分　白术炒，五分　麦门冬一钱五分　牡丹皮一钱　赤芍药七分　玄参一钱　山栀炒黑，一钱半　甘草五分

上锉一剂，水煎温服。身热，加地骨皮一钱，柴胡五分，子芩一钱。吐、衄血，加炒干姜七分，柏叶、茜根、大小蓟各一钱。大便血，加炒槐花、地榆、百草霜各一钱。溺血，加炒黑山栀子、车前子、小蓟、黄连各八分。四病血俱用阿胶珠五分，姜汁、韭汁、童便同服。

止鼻衄方刘尚书传

百草霜　发灰二物等份　清烟墨一锭　童便　韭汁　无灰老酒各一钱

上下三味合一处，用墨浓磨，调上二物服。

陈槐汤刘尚书传　治吐血衄血不止。

当归头、尾，二钱　川芎二钱　赤芍药二钱　黄芩二钱　槐花二钱　陈皮二钱　侧柏叶蜜炒，二钱　乌药二钱　山栀子七个　藕节三分　细茶三钱

上用水二盅，煎一盅，不拘时热服。

通关止血丸秘方　治鼻衄。

枯白矾一钱　沉香三分　半夏四个　糯米十四粒　麝香一分

上为末，面糊为丸如豌豆大。每用二丸塞左右两耳，即服陈槐汤。

治鼻衄良方

用大蚯蚓数十条捣烂，井花水和稀，患轻澄清饮，重则并渣、汁调服，立愈。

扎指法　治鼻衄不止。

用线紧扎中指中节，如左鼻孔出血，扎右手指；右鼻孔出血，扎左手指；两孔俱出，左右俱扎之。

鼻衄不止，用水纸搭在鼻冲上，随用秘方。

栀子炒黑　百草霜　龙骨火煅　京墨　血余煅存性

上为末，用茅花水蘸湿，蘸药入鼻孔。如无茅花，将纸拈水湿，蘸药入鼻中，真良法也。

自汗　盗汗

脉

汗脉浮虚，或涩，或濡，软大洪散，渴饮无余。脉大而虚，浮而软者，汗。在寸为自汗，在尺为盗汗。伤寒脉阴阳俱紧，当无汗。若自汗者，曰亡阳，不治。

证

夫汗者，心之液也。心动则惕然而汗出也。有自汗者，有盗汗者。自汗者，不因发散而自然出也；盗汗者，睡而汗出，及觉则不出矣。自汗之症，未有不由心肾俱虚而得者。故阴虚阳必凑，发热而盗汗；阳虚阴必乘，发厥而自汗。此阴阳偏胜之所致也。丹溪曰：自汗属气虚，属痰与湿；盗汗属阴虚，相火炽盛。其伤寒、伤暑、伤风、伤湿、痰嗽等自汗，各载本门。其无病而汗常自出，与病后多汗，皆属表虚卫气不固，荣血泄漏，宜黄芪建中汤加浮麦煎、黄芪六一汤或玉屏风散。或身温而常出冷汗，或身冷而汗亦冷，别无他病，并属本证。凡汗出发润，一不治也；汗出如油，二不治也；汗凝如珠，三不治也。

治

治内伤及一切虚损之症，自汗不休，总用补中益气汤，少加附子、麻黄根、小麦，其效捷如影响。但升麻、柴胡，俱用蜜水拌炒，以杀其升发涌汗之性。又欲其引参、芪等药至肌表，故不可缺也。如左寸脉浮洪而自汗者，心火炎也，本方倍参芪，加麦门冬、五味子、黄连各五分。如左关脉浮弦而自汗者，挟风邪也，本方加桂枝、芍药。若无阴虚，只用桂枝汤亦可。左尺脉浮洪无力而自汗者，水亏火盛也，本方加黄柏、知母各五分，熟地黄一钱，壮水之剂以制阳光。如右寸脉浮洪，或伏而滑，此挟痰也，依本方加知母、贝母、天花粉各八分。如右关脉浮洪无力而自汗者，此脾元怯弱也，只依本方倍参、芪。右尺脉洪数无力而自汗者，或盗汗，相火挟心火之势，而凌伐肺金也，宜当归六黄汤。

方

玉屏风散　治自汗腠理不密，易感风寒。

防风一两　黄芪一两　白术二两

一方加浮小麦、茯苓、牡蛎、麻黄根、甘草。

上锉一剂，生姜一片，水二盅，煎一盅，空心温服。

黄芪汤　治元气虚弱自汗。

黄芪二钱二分　当归一钱二分　生地一钱五分　天门冬一钱五分　麦门冬一钱　五味子七分　防风五分　白茯苓一钱五分　麻黄根一钱　甘草八分　浮小麦一撮，炒

上锉一剂，水煎温服。

黄芪建中汤　治内虚挟外感自汗。又补诸虚不足，羸乏少力，大益荣卫。

黄芪二钱　肉桂二钱　白芍药三钱　甘草炙，三钱

上锉一剂，姜一片，枣二枚，水煎服。

镇液丹思恒兄传

防风一两，炒　黄芪二两，蜜炙　白术一两，略炒　中桂一两　芍药一两，酒炒　大附子二两，面裹煨，去皮、脐，童便浸炒

上为末，酒糊为丸。每服五十丸，空心温酒下。

当归六黄汤　治盗汗之圣药也。

当归一钱　黄芪一钱　生地黄一钱　熟地黄一钱　黄柏炒，七分　黄连炒，七分　黄芩炒，七分

上锉一剂，水煎，临卧服。

黄芪六一汤 治虚人盗汗。

黄芪六两 甘草一两，各用蜜炙十数次，出火毒

上锉，每剂一两，水煎，空心服。

独胜散 治自汗盗汗。

用五倍子为末，津唾调，填满脐中，以绢帛敷定，一宿即止。或加枯矾末，尤妙。

白龙汤 治六脉芤动微紧，男子失精，女子梦交及自汗盗汗等症。

桂枝三钱 白芍药三钱 甘草炙，三钱 龙骨煅，三钱 牡蛎三钱

上锉一剂，水煎温服，加枣子一个同煎尤好。

一人血气大虚，形体羸瘦，大汗如雨不止，命在须臾，诸医弗效。以十全大补汤倍用参、芪，以童便制附子，一剂即效，服不数剂，全安。

眩 晕

脉

风寒暑湿，气郁生涎，上实下虚，皆晕而眩。风浮寒紧，湿细暑虚，涎弦而滑，虚脉则无。治眩晕法，尤当审谛。先理痰气，次随症治。又曰：左手脉数热多，脉涩有死血；右手脉实有痰积，脉大是久病。

证

夫眩者言其黑，晕者言其转。其状目闭眼暗，身转耳聋，如立舟车之上，起则欲倒，皆属于肝风邪上攻所致。然体虚之人，外感六淫，内伤七情，皆能眩晕，当以脉症别之。风则脉浮有汗，项强不仁；寒则脉紧无汗，筋挛制痛；暑则脉虚烦闷；湿则脉沉细重吐逆。及七情所感，遂使脏气不和，郁而生涎，结而为饮，随气上逆，令人眩晕，眉棱骨痛，眼不可开，寸脉多沉，此为异耳。若疲劳过度，下虚上实，金枪吐衄，及妇人崩伤产后，去血过多，皆令人眩晕，当随其所因而治之。

眩晕之症，人皆称为上盛下虚所致，而不明言其所以然之故。盖所谓虚者，血与气也；所谓实者，痰涎风火也。原病之由，有气虚者，乃清气不能上升，或汗多亡阳而致，当升阳补气；有血虚者，乃因亡血过多，阳无所附而然，当益阴补血。此皆不足之症也。有因痰涎郁遏者，宜开痰道[1]郁，重则吐下；有因风火所动者，宜清上降火；若因外感而得者，前论须分四气之异，皆当散邪为主。此皆有余之症也。世有所谓气不归元，而为丹药镇坠，沉香降气之法。盖香窜之气，丹药助火，其不归元之气，岂能因此而复？即《内经》所谓治病必求其本。气之不归，求其本，用药则善矣。

治

丹溪曰：痰在上，火在下，火炎上而动其痰也。此证属痰者多，盖无痰不能作眩也。虽有因风者，亦必有痰。又曰火动其痰，二陈汤加黄芩、苍术、羌活。挟气虚者，亦以治痰为主，兼补气降火药。

人因忧思劳苦，发作眩晕，眼暗耳鸣，面赤口干，发热气喘，有汗不食，六脉洪数，用十全大补汤，去桂，加生地黄、姜炒黄连、麦门冬、五味子、陈皮、酒炒黄柏、知母。

方

清晕化痰汤云林制

橘红一钱五分 半夏制，一钱半 白茯苓一钱 甘草三分 川芎八分 白芷七

---

[1] 道：通“导”。

分　羌活七分　枳实麸炒，一钱　南星制，六分　防风六分　细辛六分　黄芩酒炒，八分　气虚加人参七分　白术一钱　有热加黄连六分　血虚倍川芎，加当归一钱五分。

上锉一剂，生姜三片，水煎。以此作丸亦可。

黑将军散秘方　治因痰火太盛，眩晕难当。

用大黄酒炒为末，清茶调下。或用大黄酒浸，九蒸九晒为末，水丸如绿豆大。每服百丸，食后临卧清茶送下，神效。

仙术通神散　治风热上壅，头旋目眩，起则欲倒，即防风通圣散去麻黄、芒硝，加藿香、砂仁、甘菊花、苍术。如风热上攻，头目昏眩闷痛，痰喘咳嗽，依本方去麻黄、芒硝，加甘菊花、人参、砂仁、寒水石。

半夏白术天麻汤　治头旋眼黑，恶心烦闷，气促上喘，心神颠倒，目不敢开，头痛如裂，身重如山，四肢厥冷，不能安睡。此乃胃气虚损停痰所致。

半夏制，一钱半　白术炒，二钱　天麻一钱半

上锉一剂，生姜三片，水二盅，煎八分，食后温服。

芎归汤　治血虚眩晕，或去血过多之后眩冒。

川芎二钱五分　当归二钱五分

上锉一剂，水二盏，煎至八分，空心温服。

麻　木

脉

脉浮而濡，属气虚。关前得之，麻在上；关后得之，麻在下也。脉浮而缓，属湿，为麻痹；脉紧而浮，属寒，为痛痹；脉涩而芤，属死血，为木，不知痛痒。

证

丹溪曰：麻是气虚，木是湿痰死血。

治

十指麻，是胃中有湿痰死血，宜二陈汤加苍术、白术、陈皮、茯苓、桃仁、红花，少加附子行经。又宜四物汤加上药及羌活、苏木。如手指麻痹，因湿所致者，香苏散、苍术、麻黄、桂枝、白芷、羌活、木瓜水煎；脉体虚者，用五积散亦好。

一、如感风湿，手膊或痛，或木，或遍身麻木，用五积散主之。

二、凡人手足麻木，并指尖麻者，皆痰滞经络也。宜二陈汤加竹沥、姜汁、白芥子，以祛痰火，散风气，更灸百会、肩髃、曲池、风市、足三里、绝骨，此六处共十一穴，以防中风瘫痪，但年少者不可多灸。

三、麻，用补中益气汤加当归、木香、香附、青皮、川芎，少加桂枝引经。木，用四物汤并二陈汤，加桃仁、红花。二方俱用竹沥、姜汁、白芥子，以行经至胁肋，达痰之所在也。竹沥枳术丸、搜风顺气丸皆可选用。

四、麻木者，因风湿热下陷入血分，阴中阳道不行。亦有痰在血分者，其症合眼则浑身麻木痒者，血不荣于肌腠。治以参、芪能助阳道，以当归能行阴道，二术、苓、甘、柏以除湿热，柴、升、芍药以升提之。痰加二陈，治当活法。

方

加减补中益气汤　治气虚手足麻木。

依本方加木香、大附子、麦门冬、防风、羌活、乌药。

人参益气汤　治手指麻木，四肢困倦，怠惰嗜卧。

黄芪二钱　人参二钱二分　甘草二钱二分　白芍药七分　柴胡六分　甘草炙，六分　升麻六分　五味子三十粒

上锉一剂，水煎，稍热服。

开结舒经汤　治七情六郁，气滞经络，手足麻痹。

紫苏八分　陈皮八分　香附醋炒，八分　台乌八分　川芎八分　苍术米泔浸三日，锉碎，炒，八分　羌活八分　南星八分，制　半夏八分，制　当归八分　桂枝四分　甘草四分

上锉，生姜三片，水煎，入竹沥、姜汁各半盏服。

清风散　治身体麻木，遍身结核。北人谓之生饭，南人谓之鼓槌，俗谓风疙瘩，俱属热气滞。

防风五分　荆芥三分　羌活五分　独活五分　连翘五分　当归五分　赤芍药一钱　生地黄五分　苍术一钱　陈皮一钱　半夏制，一钱　白茯苓一钱　乌药七分　槟榔五分　木瓜六分　牛膝七分　木香三分　黄连五分　玄参七分　鼠粘子炒，五分　萆薢二钱　金银花六分　升麻一钱　白蒺藜炒，八分　防己五分

上锉一剂，姜三片，葱白五寸，水二盏，煎八分服。

癫　狂

脉

癫脉搏大滑者生，沉小紧急则不治。热狂脉实大生，沉小死。癫脉虚可治，实则死。

证

夫癫者，喜笑不常，而颠倒错乱之谓也。狂者，狂乱而无正定也。故心热盛，则多喜而为癫也；肝热盛，则多怒而为狂也。甚则弃衣而走，登高而歌，逾垣上屋，骂詈不避亲疏。是盖得之阳气太盛，胃与大肠实热燥火郁结于中而为之耳，此则癫狂之候也。大抵狂为痰火实盛也，治当大吐大下；癫为心血不足，多为求望高远，不遂其志者有之。

治

治以安神养血，兼降痰火。

心风者何？盖君火者，心因怒发之，相火助盛，痰动于中，挟气上攻，迷其心窍，则为癫为狂。所怒之事，胶固于心，辄自言谈，失其条序，谓之心风。与风何相干。若痰不盛者，则有感亦轻。

狂言、谵语、郑声辨。

狂者，大开目，与人语所未尝见之事，为狂也。

谵语者，合目自言日用常行之事，为谵语也。

郑声者，声颤无力，不相接续，造字出于喉中，为郑声也。

阳附阴则狂，阴附阳则癫。脱阳者见鬼，脱阴者目盲。又蓄血证，则重复语之。

方

防风通圣散方见中风　治一切癫狂风疾，暴发之症。

宁志化痰汤陈白野方　治癫狂心虚痰盛之症。

胆星一钱　半夏制，一钱　陈皮一钱　茯苓一钱　天麻一钱　人参一钱　黄连姜汁炒，一钱　酸枣仁一钱　石菖蒲一钱

上锉一剂，生姜五片，水煎服，再服清心养血汤。

清心养血汤

人参一钱　白术一钱　茯神一钱　远志一钱，水泡，去骨　枣仁一钱，炒　当归一钱五分　川芎一钱　生地黄一钱　甘草五分

上锉一剂，加圆眼五个，水二盏，

煎八分，空心服。

黄白丹秘方　治五癫五痫。

黄丹一两　白矾一两

上用砖一块，凿一窝，可容二两许，置丹在下，矾在上，用木炭五斤，令炭尽，取为末，以不经水猪心血为丸，如绿豆大。每服三十丸，陈皮汤下。

独参丸　治狂邪发作无时，披头大叫，不避水火。

苦参不拘多少

上为末，炼蜜为丸如梧子。每十五丸，薄荷汤下。

河车丸　治久患心风癫，气血两虚之症。

紫河车不拘几个，焙极干

上为末，炼蜜为丸，梧子大。每七十丸，空心酒下。

开迷散　治妇人癫疾，歌唱无时，逾垣上屋。乃荣血逆于心胞所致。

当归一钱　白术炒，一钱　白芍药一钱　柴胡八分　白茯苓八分　甘草炙，七分　桃仁一钱五分　苏木一钱　红花一钱　远志泡，去骨，一钱五分　生地黄一钱五分

上锉，生姜煎服。或用此方炼蜜为丸，辰砂为衣。

一女子年十五，因气恼，患语言颠倒，欲咬人打物，偷藏东西，时哭时笑，心怕胆小，饮食不知饥饱，身体发热。以防风通圣散加生地黄、牡丹皮，二服即安。

秦承祖灸鬼法　治一切惊狂谵语，为邪鬼恶物所附。此因气血两虚，邪乘虚入，如癫如痫之症。以病者两手大拇指用细麻绳扎缚定，以大艾炷置于中两介甲及两指角肉，四处着火，一处不着即无效，灸七壮，神验。

五　痫

脉

脉虚弦，为惊，为风痫。

证

夫痫者，有五等而类五畜，以应五脏。发则卒然倒仆，口眼相引，手足搐搦，背脊强直，口吐涎沫，声类畜叫，食顷乃苏。原其所由，或因七情之气郁结，或为六淫之邪所干，或因受大惊恐，神气不守，或自幼受惊感触而成。皆是痰迷心窍，如痴如愚。

治

治之不须分五，俱宜豁痰顺气，清火平肝，而以黄连、瓜蒌、南星、半夏之类，寻火寻痰，分多分少治之，无有不愈。有热者，以凉药清其心；有痰，必用吐法，吐后用东垣安神丸，及平肝之药青黛、柴胡、川芎之类。

方

清心温胆汤云林制　平肝解郁，清火化痰，益心生血。

陈皮一钱　半夏制，一钱　茯苓一钱　枳实一钱　竹茹一钱　白术炒，一钱　石菖蒲一钱　黄连姜汁炒，一钱　白芍炒，一钱　当归酒洗，一钱　香附炒，一钱　麦门冬去心，八分　川芎六分　人参六分　远志六分　甘草四分

上锉一剂，生姜煎服。

育魂丹杜御史方　治一切惊痫、癫邪等症。

胆星六钱　半夏制，六钱　茯神六钱　黄连炒，六钱　远志水泡，六钱　白术炒，六钱　枣仁炒，六钱　柏子仁炒，六钱　干山药一两　竹茹五钱　白附煨，五钱　天麻酒洗，五钱　陈皮三钱　全蝎三钱二分　川芎五钱　犀角镑，三钱五分　枳实炒，一

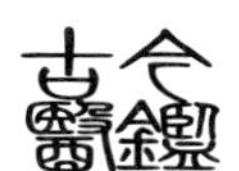

钱　辰砂二钱二分　牛黄二钱二分　羚羊角三钱五分　白矾生用，三钱　麝香一钱　飞金二十四帖

上为细末，竹沥打甘草膏为丸，如芡实大。每服❶，空心淡姜汤送下，或用薄荷汤调下。

加减寿星汤吴都堂传　治痫证。

南星四两，胆制　半夏二两　防风一两　荆芥七钱　天麻一两　皂荚一两　香附一两　青皮一两　猪苓一两　泽泻一两　赤茯苓一两　白茯神一两　白术一两　细辛七钱　麦门冬一两

上锉，每剂一两，姜水煎服。

清神丹秘方　治症同前。

石菖蒲去毛，二两　辰砂六钱，研细，水飞过，以一半为衣

上为末，猪心血打面糊为丸，如桐子大。每服七八十丸，空心白汤送下，服前育魂丹除根。

壮胆星朱丹太医院传

朱砂一两，水飞　胆星二两　石菖蒲二两　牛黄五钱　麝香五分　猪心七具，用血

上为细末，竹沥、猪心血和丸，如梧桐子大。每服七八十丸，空心白汤送下。

丑宝丸太医院传　祛风清火，顺气豁痰，益志除惊，安魂定魄。一切怔忡痫痉，难状之疾，并皆调治。

牛黄五钱　琥珀一钱　辰砂一钱，为衣　雄黄一钱　胆星一两　礞石五钱，火煅　沉香一钱五分　犀角一钱五分　黄芩二两，炒　大黄二两，酒蒸　天麻五钱，姜炒　石菖蒲一两　僵蚕七钱，姜炒　蝉蜕五钱，去足　猪心二具，用血

上为末，竹沥、猪心血和丸，如绿豆大。每服六七十丸，临卧薄荷汤下。

❶ 每服：后疑有脱文。

卷 八

健 忘

证

夫健忘者，陡然而忘其事也，尽心力而思量不来，为事有始无终，言谈不知首尾，皆主于心脾二经。盖心之官则思，脾之官亦主思。此由思虑过多，伤于心则血耗散，神不守舍；伤于脾则胃气衰惫，而虑愈深。二者皆令人事卒然而忘也。盖心生血，因血少不能养其真脏，或停饮而气郁以生痰，气既郁，脾不得舒，是病皆由此作。

治

然治之法，必先养其心血，理其脾土，凝神定智之剂以调理。亦当以幽闲之处，安乐之中，使其绝于忧虑，远其六淫七情，如此日渐安矣。

方

归脾散 治忧思过度，劳伤心脾，令人转盼遗忘，心下怔忡。

黄芪炙 人参 白术 茯神去木 当归 远志 酸枣仁 龙眼肉各二钱二分 木香一钱 甘草炙，五分

上锉作一剂，姜、枣煎服。

加减补心汤 治诸虚健忘等证。

人参三钱 白术三钱 陈皮五钱 白茯苓五钱 当归身五钱 白芍五钱，炒 生地黄五钱 远志泡，去心，五钱 石菖蒲三钱 麦门冬去心，五钱 酸枣仁五钱，炒 甘草三钱 黄柏酒炒，五钱 知母酒炒，五钱

上锉一剂，水煎服。

加味定志丸陈白野方 治健忘。

当归身酒洗 川芎 白芍药 生地黄酒洗，切，各二两 人参六钱 石菖蒲二两 远志甘草水泡，去骨，姜汁炒，三两

上为细末，炼蜜为丸，如梧桐子大。每服二钱，临卧白汤送下。

紫河车 治癫狂健忘，怔忡失志，及恍惚惊怖入心，神不守舍，多言不定，此药大能安心、养血、定神。

聪明汤 治不善记而多忘者。

白茯神 远志肉甘草水泡 石菖蒲去毛，一寸九节者佳

上各三两，制后共为极细末。每日用三五钱，煎汤，空心食后服，一日不拘数次。久久服之，能日诵千言。

状元丸 治健忘，开心通窍，定智宁神多记。

石菖蒲去毛，一寸九节者佳 地骨皮去木 白茯神去皮、木 远志肉甘草水泡，去心，各一两 人参去芦，三钱 巴戟天去骨，五钱

上为末，用白茯苓去皮二两，粘米二两，共打粉，外用石菖蒲三钱，打碎，煎浓汤，去渣，煮糊为丸。每日食后、午时、卧时服三十五丸。

怔忡 惊悸

脉

心中惊悸，脉必大结，饮食之悸，沉伏动滑。

病

夫怔忡者，心中躁动不安，惕惕然如人将捕是也。多因富贵戚戚，贫贱不遂所愿而成。属血虚，有虑便动；属虚，时作时止者。痰因火动，瘦人多是血少，肥人属痰。

夫惊悸者，蓦然而跳跃，惊动如有欲厥之状，有时而作者是也，属血虚。或时觉心跳，亦是血虚。盖人之所主者，心；心之所养者，血。心血一虚，神气不守，此惊悸之肇端也。又曰：惊者，恐怖之谓。怔忡、健忘、惊悸三证，名异而病同。

方

朱砂安神丸　治血虚心烦懊侬，惊悸怔忡，胸中气乱。

朱砂五钱，水飞过，另研　黄连酒洗，六钱　生甘草炙，二钱半　生地黄一钱半　当归二钱半

上为细末，蒸饼为丸，如黍米大。每服三五十丸，食后、临卧津咽下。

安神补心汤

当归一钱二分　川芎七分　白芍一钱，炒　生地黄一钱二分　白术一钱　茯神一钱二分　远志甘草水泡，去心，八分　酸枣仁炒，八分　麦门冬去心，二钱　黄芩一钱二分　玄参五分　甘草三分

一方去远志、麦门冬、黄芩、玄参，加陈皮、柏子仁、酒炒黄连，锉一剂，水煎服。

养心汤　治忧愁思虑伤心，惊悸不宁，及勤政劳心，痰多少睡，心神不足。

黄芪蜜炙，八分　白茯苓一钱　茯神一钱　半夏曲六分　当归一钱　川芎七分　甘草炙，三分　辣桂少许　远志去心，姜汁炒，八分　柏子仁七分　五味子十四个　酸枣仁炒，七分　人参五分　生地黄一钱

上锉，姜、枣煎，食前服。治停水怔忡，加槟榔、赤茯苓。

参归腰子　治心气怔忡而自汗者，不过一二服即愈。

人参五钱　当归五钱　猪腰子一个

上先将以腰子用水二碗，煎至一碗半，将腰子细切，入二味药，同煎至八分。吃腰子，以药汁送下。有吃不尽腰子，同上二味药渣焙干，为细末，山药糊为丸，梧子大。每三五十丸，米汤下。

琥珀定智丸刘尚书方　专补心生血，定魄安魂，扶肝壮胆，管辖神魂。惊战虚弱，气乏之病，并皆治之。

南星半斤，先将地作坑，用炭十斤，在坑内烧红，去灰净，用好酒十余斤倾在坑内，大瓦盆盖覆周围，以炭火拥定，勿令泄气，次日取出为末　真琥珀一两，皂角水洗去油　大朱砂二两，公猪心割开，入内，用线缚住，悬胎煮酒二碗　干人乳用姜汁制　好拣参去芦，三两　白茯苓去皮，三两　白茯神去皮、木，三两　石菖蒲二两，猪胆汁炒　远志水泡过，去心，二两，猪胆煮过，晒干，再用姜汁制

上为末，炼蜜为丸，如梧子大。每夜卧时，盐汤送下五七十丸。

晒干人乳法　用人乳数碗，入瓦盘内，莫搅动，四围晒干刮一处，干则再刮，乳干以姜汁拌，晒用。

镇心汤云林验方　治心慌立应。

当归一钱二分　川芎七分　生地黄八分　片芩八分　黄连六分　栀子仁七分，炒　酸枣仁一钱，炒　远志一钱，制　麦门冬去心，一钱　白芍八分

上锉一剂，生姜煎服。

虚　烦

病

夫虚烦者，心胸烦扰而不宁也。多

是体虚之人，摄养有乖，荣卫不调，使阴阳二气有所偏胜也。又或阴虚而阳盛，或阴盛而阳虚。《内经》曰：阳虚则外寒，阴虚则内热；阳盛则外热，阴盛则内寒。令之虚烦，多是阴虚生内热所致。虚劳之人，肾水有亏，心内火蒸，其烦必躁；吐泻之后，津液枯竭，烦而有渴。惟伤寒大病之后，虚烦之证，却无霍乱，临病宜审之。

巢氏《病源》曰：心烦不得眠，心热也，但虚烦不得眠者，胆冷也。

方

温胆汤 治病后虚烦不得卧，及心胆虚怯，触事易惊，短气悸乏，或复自汗，并治。

半夏七钱 竹茹 枳实各三钱 陈皮四钱半 白茯苓去皮 甘草炙，二钱二分半

上锉作一剂，姜、枣煎服。

一方加酸枣仁、炒远志肉、五味子、熟地黄、人参。

竹叶石膏汤方见伤寒 治大病后表里俱虚，内无津液，烦渴心躁，热与伤寒相似，但不恶寒，身不疼痛，不可汗下，宜服之。

不寐

病

不寐有二种：有病后虚弱，及高年人阳衰不寐者；有痰在胆经，神不归舍，亦令不寐。

治

虚者，用六君子汤加炒酸枣仁、黄芪；痰者，用温胆汤减竹茹一半，加南星、炒酸枣仁；伤寒不寐者，当求之本门。酸枣仁炒熟，便补胆虚寒不眠；生用，便泻胆实热而多睡。

惊悸、健忘、怔忡、失志不寐、心风，皆是胆涎沃心，以致心气不足。若用凉剂太过，则心火愈微，痰涎愈盛，而病益深，宜理痰气。

方

高枕无忧散云林制 治心胆虚怯，昼夜不睡，百方无效，服此一剂，如神。

人参五钱 软石膏三钱 陈皮 半夏姜汁浸炒 白茯苓 枳实 竹茹 麦门冬 龙眼肉 甘草各钱半 酸枣仁炒，一钱

上锉，水煎服。

温胆汤方见虚烦 治大病虚烦不得眠，此胆寒也，依本方加人参、茯神、远志，尤良。

酸枣仁丸 治胆气实热，痰迷不睡。

酸枣仁炒，二两 柏子仁炒，另研，三两 远志去心，三两 生地黄酒洗，五钱 防风三两，去芦 枳实五钱 青竹茹二钱半

上为末，炼蜜为丸，如梧子大。每服七十丸，不拘时，热水下。

治劳心胆冷，夜卧不睡。

定志丸加炒酸枣仁、炒柏子仁，共为末，蜜丸如梧子大，朱砂、乳香为衣。每服五十丸，枣汤送下。

便浊

脉

两尺脉洪数，必便浊遗精。心脉短小，因心虚所致，必遗精便浊。

病

夫赤白浊者，由肾水虚少，膀胱火盛，小便去涩，所以成浊也。盖思虑过度，嗜欲无节，俾心肾不交，精元失守，为赤白二浊之患焉。赤者，心虚有热，由思虑而得之；白者，肾虚有寒，因嗜欲而致也。河间谓白浊亦属乎热，丹溪谓胃中浊气下流，渗入膀胱。赤者，湿热伤血分；白者，湿热伤气分。

治

大率皆是湿痰流注，宜燥中宫之湿，用二陈汤以治痰，加苍术、白术以燥湿，加柴胡、升麻以提胃中之气，全在活法以治之也。

如醉饱后，色欲不节，伤脾损肾，脾来乘肾，土克水也，至小便黄浊，其脉脾部洪数，肾脉微涩，其证尿下桶如山栀子汁；澄下桶底，如石灰脚，或如血点凝结在内。法当补养脾胃，宜四炒固真丹主之。

方

清心莲子饮　治心中发热烦躁，思虑忧愁抑郁，小便赤浊，或有沙漠夜梦走泄，遗沥涩痛便赤。如或酒色过度，上盛下虚，心火炎上，肺金受克，故口苦咽干，渐成消渴，四肢倦怠，男子五淋，妇人带下赤白，五心烦热。此药温平，清心养神，秘精，大有奇效。

石莲肉　人参各二钱半　黄芪　赤茯苓各二钱　麦门冬　地骨皮　黄芩　车前子各一钱半　甘草一钱　一方有木通

上锉一剂，水煎温服。热加柴胡、薄荷各一钱半。上盛下虚，加酒炒黄柏、知母各一钱

滋肾饮　治白浊初起半月者，极效。

川萆薢去皮　麦门冬去心　远志去心　黄柏酒浸　菟丝子酒炒　五味子酒炒

上各等份，锉作剂，竹叶三个，灯草七根，大黄少许，水煎，空心服。

萆薢饮　治真元不足，下焦虚寒，小便白浊，频数无度，漩白如油，光彩不定，漩脚澄下，凝而膏糊。

益智仁　川萆薢　石菖蒲　乌药

一方加茯苓、甘草。

上锉作剂，水煎，入盐一捻，空心温服。肾虚加山药、牛膝、杜仲，便浊加泽泻、麦门冬。

三神汤东泉叔方　治遗精、白浊。

苍术七钱　川萆薢七钱　小茴香一两

上锉，生姜三片，煎，入盐一捻同服。

水火分清饮　治赤白浊。

益智仁一钱　萆薢一钱　石菖蒲一钱　赤茯苓一钱二分　猪苓一钱　车前子一钱　泽泻一钱　白术一钱　陈皮一钱　枳壳一钱　甘草五分　麻黄一钱

上锉一剂，半酒半水煎，空心温服。久病去麻黄，易升麻。

遗　精

脉

遗精、便浊，当验于尺，结芤动紧，二证之的。

病

夫精者，五脏六腑皆有，而肾为都会关司之所，又听命于心焉。盖遗精之证有四：一曰梦中交而遗者，乃心虚神交也；二曰下元虚败，精不禁而遗者，乃肾虚精滑过也；三曰壮年气盛，久节劳欲，经络壅滞而遗精，乃旷夫满而溢也；四曰情纵于中，所愿不得而遗者，乃情不遂欲而泄也。若夫壮年气盛，及情动于中者，但舒其情自愈；至若梦中交泄，则当治其心；肾虚精滑，则当固其真。斯治之要也。

夫梦遗精滑者，世人多作肾虚治，而用补肾涩精之药不效，殊不知此证多属脾胃，饮食厚味，痰火湿热之人多有之。盖肾藏精，精之所生，由脾胃饮食化生，而输归于肾。今脾胃伤于浓厚，湿热内郁，中气浊而不清，则其化生之精亦得浊气，肾主秘藏，阴静则宁，今所输之精既有浊气，则邪火动于肾中，而火不得宁静，故遗而滑也。此证与白

浊同。丹溪论白浊为胃中浊气下流，渗入膀胱，而云无人知此。其色心太重，妄想过度而致遗滑者，自从心肾治之，但兼脾胃者多，又当审察治之。

治

凡二八童男，阳气暴盛，故情动于中，志有所慕而不得，遂成夜梦而遗精也，其心脉数，肾脉涩，慎不可补，清心乃安，惟清心莲子饮临卧服，及定主丸主之。

夜梦鬼交而遗，宜温胆汤去竹茹，加人参、远志、石莲肉、酸枣仁炒、白茯神。

方

养心汤 治用心过度，心热遗精，恍惚多梦，或惊而不寐者。

人参 山药 茯神 麦门冬 当归身 白芍 石莲肉 远志 酸枣仁 鸡头实[1] 莲花须 子芩酒洗

上锉一剂，加生姜三片，枣一枚，水煎服。气虚，加黄芪、白术；血虚，加熟地黄；遗久气陷，加川芎、升麻，去子芩。

定心丸 治妄想太过遗精。

人参 白术 茯苓 枳实面炒 石莲肉去心 陈皮 韭子炒，各一两 半夏 远志去骨 酸枣仁各五钱 牡蛎煨，三钱 甘草炙，一钱半

上为末，神曲糊为丸，如梧子大。每服五十丸，空心盐汤下。久则加干姜炒黑三钱，樗根白皮五钱。

加味二陈汤 治遗精。

陈皮一钱 半夏一钱半，姜泡 茯苓一钱半，盐水炒 白术一钱 桔梗一钱 石菖蒲七分 黄柏二分 知母三分 栀子炒黑，一钱半 升麻一钱，酒炒 柴胡一钱，酒炒 甘草一钱

上锉一剂，生姜煎服。

樗根白皮丸 治湿热伤脾遗精之剂。

白术 枳实面炒 茯苓 柴胡 升麻各二钱 黄柏盐水炒 知母盐水炒 牡蛎煅，各三钱 韭子炒，一两 芍药炒，五钱

上为末，神曲糊为丸。每服五十丸，空心盐汤下。久不止，加樗根白皮七钱。

黄连清心汤 治心有所慕而作梦遗，此君火既动，而相火随之，治在心。

黄连 生地黄 当归 人参 远志 茯神 酸枣仁炒 石莲肉 甘草

上锉作剂，水煎服。

三黄丸 治遗精有热者。

黄芩泻肺火 黄柏降阴火 大黄泻阳明之湿热

上为末，炼蜜为丸，如梧桐子大，每服五七十丸，白汤下。

西园曰：遗精是用心过度，积热所致，当用黄连，今用黄芩，未知孰是。

保精汤云林制 治阴虚火动，夜梦遗精，或发热。

当归 川芎 白芍 生地黄姜汁炒 沙参 麦门冬去心 黄柏酒炒 知母蜜炒 黄连姜汁炒 栀子童便炒 干姜炒黑 牡蛎火煅 山茱萸去核取肉

上锉，水煎，空心服。

固精丸 治心神不安，肾虚精自泄。

黄柏酒炒 知母酒炒，各一两 牡蛎煅 芡实 莲蕊 茯苓 远志去心 山茱萸肉各三钱

上为末，煮山药糊为丸，如梧子大，朱砂为衣。每服五十丸，空心盐汤送下。

百粉丸西园公制 治肾虚火动遗精。

黄柏童便炒 知母童便炒 蛤粉略炒 牡蛎火煅 山药酒炒

上为末，捣烂饭为丸，如梧子大。

[1] 鸡头实：即芡实。

每服五七十丸，空心盐汤、温酒任下。

固本锁精丹秘方　治元阳虚惫，精气不固，梦寐遗精，夜多盗汗，遗泄不禁并治，此药大补元气，涩精固阳，神效。

黄芪二两半　人参二两半　枸杞子二两　锁阳二两　五味子二两半　石莲肉二两半　山药二两　海蛤粉二两半　黄柏二两，酒拌晒干，炒黑色

上为末，用白术六两，水五碗，煎至二碗，倒过术汁，另放；再用水四碗，煎至二碗，去渣，与前二碗同煎，熬至一碗如膏，搜和前药末为丸，如梧子大。每服五十丸，加至六七十丸，空心温酒，或淡盐汤下。

白龙丸贾阁老传　治虚劳肾损，梦中遗精，白淫滑泄，盗汗等症。

鹿角霜二两　龙骨生用、一两　牡蛎火煅，二两

上为细末，酒打面糊为丸，如梧子大。每三五十丸，空心服，或盐汤，或酒下。不惟治遗之疾，且能固精壮阳，神效。

缩阳秘方张岭南传　水蛭寻起九条，入水碗养住，至七月七日，取出阴干，秤有多少，入麝香、合香，三味一般多，研细末，蜜少许为饼。遇阳兴时，即将少许擦左脚心，即时痿缩。过日复兴，再擦。

淋　闭

脉

少阴脉细而数，为气淋，妇人则阴中生疮。盛大而坚者生，虚弱而涩者死。鼻头色黄，小便必难。脉浮弦涩，为不小便。关格头汗者死。

病

夫淋者，小便淋沥涩痛，欲去不去，不去又来，曰淋。盖因恣食膏粱之味，湿热之物，或烧酒炙煿之类，郁遏成疾，以致脾土受害乏力，不能运化精微，清浊相混，故使肺金无助，而水道不清，渐成淋闭之候；或谓酒后房劳，或七情郁结，以致心肾不交，水火无制，清阳不升，浊阴不降，而成天地不交之痞。古方有五淋之别：气、砂、血、膏、劳也。气淋则小便涩滞，常有余沥不尽；砂淋则茎中痛，溺不得卒出，乃精气结成砂石，与溺俱出，出则痛止；血淋则遇热即发，小便涩痛，有血不痛者，名溺血；膏淋则尿浊如膏，浮凝如脂；劳淋则遇房劳即发，痛引气中也。又云：小肠有气则小便胀，小肠有血则小便涩，小肠有热则小便痛，治之但当行滞清热，疏利小便，不可用补气药。盖气得补则愈胀，血得补则愈涩，热得补则愈盛。又有挟冷而淋者，其状先寒战而后小便，谓冷气与正气交争，冷气胜则寒战而淋，正气胜则寒战解而得便溺也，治当逐散寒邪，扶正气则自平矣。

治

闭者，小便急满不通也。有气虚，有血虚、有痰，有热，有风闭，皆宜吐之，以提其气，气升则水自降，盖气承载其水也。譬如滴水之器，上窍闭则下窍不出，使吐之，是开上窍之法也。气虚以参、术、升麻等，先服后吐，或就参芪药中调理探吐之；血虚四物汤，先服后吐，或芎归汤探吐；痰多二陈汤，先服后吐；痰气闭塞，二陈加木通、香附探吐；实热者，当利之，或八正散，大便动而小便自通。

遗尿失禁，经曰：膀胱不利为癃，不约为遗。大抵热则燥涩为癃，寒则不禁为遗。亦有虚热而滑者，法当温补，其溺自禁，或灸关元，五壮亦效。东垣

曰：小便遗失者，肺气虚也，以参、芪补之。

小便不禁，或频数，古方多以为寒，而以温涩之药，殊不知属热者多。盖膀胱火邪妄动，水不得宁，故不能禁而频数来也，故年老人多频数者，是膀胱血少，少阳火偏旺也。治法当补膀胱阴血，泻火邪为主，而佐以收涩之药，如牡蛎、山茱萸、五味子之类，不可用温药也。病本属热，故宜泻火；因水不足，故火动而致小便多，水益虚矣，故宜补血。补血泻火，治其本也；涩之收之，治其标也。

治

五淋用补中益气汤有殊效。按此方治淋，多谓膀胱之气虚损，不能运用水道，故滞而不通而成诸淋也。用此养元气，故有效焉。

方

五淋散 治肺气不足，膀胱有热，水道不通，淋沥不出，或尿如豆汁，或如砂石，或冷淋如膏，或热淋尿血。

赤茯苓一钱二分 赤芍药二钱 山栀子二钱 当归一钱 甘草五分 条黄芩六分

一方加生地黄、泽泻、木通、滑石、车前子各等份。

上锉散，水煎，空心服。

八正散 治心经蕴热，脏腑闭结，小便赤涩，癃闭不通，及热淋血淋；如酒后纵欲而得者，则小便将出而痛，既出而痒，以此药主之。

车前子 瞿麦 萹蓄 滑石 山栀仁 大黄 木通 甘草各等份

上锉作剂，灯心煎，空心服。小便淋滴，频数无度，加牛膝。

琥珀散太医院传 治血淋神方。

琥珀二两 当归一两半 蒲黄二两 生地黄一两半 瞿麦一两 血余四两，烧灰 栀子一两 大小蓟各一两半 甘草三钱 酸浆草自然汁五碗

上共研为末，将酸浆草汁和诸药晒干，为末。每服三钱，空心米饮调下。

阿胶散秘方 治血淋。

阿胶二两，炒 猪苓 泽泻 赤茯苓 滑石各一两 车前子五钱

上锉水煎，空心服。

治血淋，用干柿饼烧存性，为末。每服二钱，空心米饮调下。

高尚书方 治小便下血，多是湿热。

五苓散加苍术三分，一剂而愈。

散滞茴香汤党都堂传 治诸淋，并妇人赤白带下。

小茴香一钱 当归一钱 乌药一钱 荆芥穗一钱 黄连一钱 木通一钱 扁竹一钱 砂仁八分 薄荷八分 香附子五分

上锉一剂、淡竹叶十片，水煎，空心温服。

琥珀郁金丸 治水火不既济，膀胱因心火所炽而浮，囊中积热，或癃闭不通，或遗泄不禁，或白浊如泔水，或膏淋如脓，或如栀子汁，或如砂石米粒，或如粉糊相似，疼痛不已，俱热证也，此药治之。

黑牵牛头末，二两，炒 大黄酒浸，二两 黄连一两 黄芩二两 郁金一两 滑石四两 真琥珀二两，研 茯苓四两

上共为末，水丸如梧子大，每服五十丸，空心熟水下。

六味地黄丸 治老人虚寒者，患死血作淋，痛不可忍，倍茯苓、泽泻。又治小便频数不禁，去泽泻，用益智仁。

治冷淋诸药不效，用四君子汤加猪苓、泽泻、木通，连进二服。又以菟丝子研极细，用鸡翎管吹入小便孔内，极效。

通关丸 治小便不通，热在下焦血分，兼治诸淋。

黄柏二两，酒炒 知母二两，酒炒 肉桂三钱 滑石二两 木通一两

上为末，水丸梧子大。每服百丸，白水下。

一方 治小便不通，腹胀疼痛欲死，野地蒺藜子不拘多少，焙黄色为末，温黄酒调服。

一方 用蚯蚓五七条，研烂，投凉水一碗，搅匀，澄清去泥滓，饮水，即时通。大解热疾，不知人事，欲死者服之，立效。

一方 用顷麻[1]烧灰存性，为末，黄酒调服，登时就通。

一方 用皮硝煎化，青布蘸水搭脐上，并上便上，热则易之，即通。

若小便不通，两尺脉俱沉微，乃阴虚也，曾服通滑之药不效者，用大附子一个，重一两者，炮，去皮脐，盐水浸透；泽泻切，作四剂，每剂灯草七根，煎服。

治小便不通，诸药无效，或转胞至死，此法用之，小便自出。用猪尿胞一个，倾出水，用鹅毛去头尾，插入窍孔内，线缚定，以口吹气，令满胞，内线管下再扎住，将管口放在小便头上，向孔窍解后下线，手搓其气透里，小便自然出，神效。

阴阳关格，前后不通，寻常通利，大腑小水自行，中有转胞一证，诸药不效，失救则胀满，闷乱而死，予尝以甘遂末，水调敷脐下，内以甘草节煎汤饮之，及药汁至脐，二药相反，胞自转矣，小水来如泉涌，此急救之良诀也。

缩泉丸 治脬气不足，小便频数，一日夜百余次。

益智仁 天台乌药大如臂者

上各等份，为末，酒煮山药打糊为丸，如梧子大，每五七十丸，卧时盐汤送下。

既济丸 治小便不禁。

菟丝子酒制 益智仁炒 茯苓 韭子炒 肉苁蓉酒洗 当归 熟地黄各五钱 黄柏 知母各盐酒炒，三钱 牡蛎煅 石枣酒蒸，去核，各三钱 五味子一钱

上为末，面糊为丸。每百丸，空心盐水下。

一方 治小便不禁有热者，用去桂五苓散，加黄连、黄柏、栀子、石枣、五味子，水煎服。

一方 治虚弱不禁，用五苓散合四物汤，加石枣、五味子，水煎，空心服。

一方 治遗尿失禁，破故纸炒为末，每服二三钱，空心热水调下。又宜气海穴灸之。

一方 治夜多小便，益智仁二十个，和皮锉，赤茯苓二钱，水煎，临睡热服。虚老人，宜八味地黄丸加益智仁，去泽泻。

关 格

脉

两寸俱盛，四倍以上。经曰：人迎大四倍于气口，大四倍于人迎，名曰关。此谓俱盛四倍，盖以其病甚，而至于上则遏绝，下则闭塞，关格俱病者言之。

病

夫关格者，谓膈中觉有所碍，欲升不升，欲降不降，欲食不食，此为气之横格也。必用吐以提其气之横格，不必在出痰也。有痰以二陈汤探吐之，吐中便有降。有气虚不运者，补气药中升降。

---

[1] 顷麻：即苘麻。

丹溪曰：此证多死，寒在上，热在下也。寒在胸中，遏绝不入，无入之理，故曰格；热在下焦，填塞不通，无出入之由，故曰关。格则吐逆，关则不得小便。

《内经》曰：人迎与气口俱盛，四倍以上为关格。关格之脉，羸不能极于天地之精气，则死矣。

方

两枳三陈汤 治关格，上焦痰壅，两手脉盛是也。

陈皮 半夏各二钱 白茯苓一钱半 南星 枳壳 枳实 甘草各一❶钱

上锉一剂，水煎服。用鹅毛于病人咽喉探吐之，如病虚弱，不可用也。

一方 治关格吐逆，小便不通，藿香平胃散合五苓散，加姜、枣煎服。

闭结

脉

多伏沉而结。脾脉沉数，下连于尺，为阳结；二尺脉虚，或沉细而迟，为阴结；右尺脉浮，为风结。老人虚人脉结。脉雀啄者不治。多面黄可候。

病

夫闭结者，大便不通。《内经》云：北方黑色，入通于肾，开窍于二阴，藏精于肾。又云：肾主大便，大便难者，取足少阴，夫肾主五液，津液润，则大便如常。若饥饱失节，劳役过度，损伤胃气，反食辛热厚味之物，而助火斜，伏于血中，耗散真阴，津液亏少，故大便结燥。然结燥之病不一，有热燥，有风燥，有阳结，有阴结，又有年老气虚，津液不足而结燥者。法云肾恶燥，急食辛以润之，结者散之。如少阴不得大便，以辛润之；太阴不得大便，以苦泻之。阳结者散之，阴结者温之。仲景云：小便利而大便硬，不可攻下，以脾约丸润之。食伤太阴，腹满而食不化，腹响而不能大便者，以苦泄之；如血燥而不能大便者，以桃仁、酒制大黄通之；风结燥者，以麻仁、大黄利之；如风滞而不通者，以郁李仁、枳实、皂角仁润之。大抵治病必究其原，不可一概用巴豆、牵牛之类下之，损其津液，结燥愈甚，复下复结，极则以至导引于下而不通，遂成不救噫，可不慎哉？

治

凡脏腑之闭，不可一例治疗，有虚实之分。胃实而闭者，能饮食，小便赤，当以利气丸、三黄丸、脾约丸之类下之；胃虚而闭者，不能饮食，小便清利，厚朴汤主之。盖实，闭物也；虚，闭气也。

若胃中停滞寒冷之物，大便不通，心腹作痛者，备急丹主之。若食伤太阴，气滞不通者，利气丸主之。

大便闭，服承气汤之类不通者，以四物汤加槟榔、枳壳、桃仁、红花。

方

润肠汤秘方 治虚老人大便闭结。

蜂蜜一两 香油五钱 朴硝一撮

上合一处，水一盅，煎数服，温服。

东流饮谷同知传 治大便热结闭塞良方。

细茶一撮 生芝麻一撮 生桃仁七枚 大黄一钱或二三钱 甘草五分

上用长流水，生擂碎服，立效。

厚朴汤 治胃虚而闭，不能饮食，小便清利。

厚朴姜汁炒，二钱六分 白术四钱 枳实面炒，一钱半 陈皮二钱 半夏一钱八分 甘草炙，二钱

上锉作二剂，每生姜三片，煎，食

---

❶ 一：原本脱，据日刊本补。

远温服。

三和汤 治七情之气结于五脏，不能流通，以致脾胃不和，心腹痞闷，大便闭结。

羌活 紫苏去梗 木瓜 沉香各一钱 木香 白术 槟榔各七分半 川芎 甘草炙 陈皮各七分半 大腹皮一钱

上锉一剂，水煎，不拘时服。

六磨汤 治气滞腹急，大便闭结。

沉香 木香 槟榔 乌药 枳壳 大黄

上各磨浓汁，合一处，重汤煮，温服之，即通。

通幽汤 治大便难，幽门不通，上冲吸门不开，噎塞不便燥闭，气不得下，治在幽门，以辛润之。

当归一钱 生地黄 熟地黄 甘草炙，各五分 升麻 桃仁各一钱 红花三分 大黄煨 火麻仁各三钱

上作一剂，水煎去渣，调槟榔末五分，食前稍热服。

润肠丸 治老人血少，肠胃干燥，大便闭结，几日不行，甚至七八日难下，色如猪粪，小如羊粪者。

当归 生地黄 枳壳 桃仁 火麻仁各等份

上为末，炼蜜为丸，如梧子大。每四五十丸，清米饮下。

活血润燥丸 治久病，腹中有实热者，脾胃中伏火，大便闭涩，不思饮食，及风门血闭，时常结燥。

当归梢一钱 防风三钱 羌活一两 大黄一两，湿纸裹煨 皂角仁烧存性，一两半 桃仁一两 火麻仁二两半，研

上为末，炼蜜为丸，如梧子大。每五十丸，白汤下，二三服后，须以苏子麻仁粥每日早晚服之，二味不拘多少，研烂，水滤取汁，煮粥食之，能顺气滑大便。

治大便不通神方方外异人传

皮硝一撮，水化 香油一盏 皂角末少许

用竹管一头套入谷道中，一头以猪尿胞，将三味入内，放竹管里，用手着力一捻，药入即通。

颠倒散周芑崖方 治脏腑实热，或小便不通，或大便不通，或大小便俱不通。

大黄三钱 滑石三钱 皂角三钱

如大便不通，加大黄三钱。如小便不通，加滑石三钱。如大小便俱不通，大黄、滑石各加三钱，为末，空心温酒调下。

倒换散 治大小便不通。

大便不通，大黄一两、杏仁三钱；小便不通，大黄三钱、杏仁一两。水煎服。

治大小便不通

六七月间，寻牛粪中有大蜣螂，不拘多少，用线串起，阴干收贮，用时取一个要全者，放净砖上，四面以灰火烘干，以刀从腰切断。如大便闭，用上半截；小便闭，用下半截，各为末，新汲水调服。二便俱闭，则全用之。

痔漏

脉

沉小实者易治，浮洪而软弱者难治。

病

夫痔漏者，肛门边内外有疮也。若成瘺不破者，曰痔；破溃而出脓血、黄水，浸淫淋沥久不止者，曰漏也。由乎风、热、湿、燥合而致之。其状有五：曰牡，曰牝，曰脉，曰血，曰肠痔是也。又有酒痔、气痔、虫痔、翻花痔、蝼蛄痔。古方分为二十四种，名状不同，究

其所因，亦不过久嗜辛热炙煿新酒，及房欲忧思，蕴积热毒，愤郁之气所成也。或藏于肛门之内，或突出肛门之外。蕴积深者，其状大；蕴毒浅者，其状小。大如鸡冠、莲花、核桃之状，小如牛奶、鸡心、樱桃之形。或流脓水，或出鲜血，有妨行坐，痛苦无任，久而不愈，则成漏矣。

治

治宜祛风除湿，清热解毒，斯得痔漏之要者也。

二十四症痔歌 痔症分三八，凭君仔细看。莫交年月久，见者胆心寒。菱角看形怪，莲花不可观，穿肠并鼠奶，酒色两相干。莫愿翻花怨，蜂窠亦不宽。雌雄同气血，子母及肠盘。玄珠尤可怪，勾肠痛苦钻。核桃与流气，见者便心酸。栗子于中大，鸡心在外安，珊瑚形可恶，那更脱肛难。内痔红不出，搭肠里内盘。垂珠更难治，日久有鸡冠。切莫轻刀火，令君性命残，用功无半月，去病更除根。

方

秦艽苍术汤 治痔病若破，为之漏疾，大便闭涩，必作大痛，皆由风热所乘，食饱不通，气逼大肠而作也。受病者、燥气也；为病者，胃湿也。胃刑大肠，则化燥火，以乘燥热之实，胜风附热而来，是湿、热、风、燥四气而合。故大肠头成块者，湿也；大痛者，风也。若大便燥结者，主病兼受火邪，热结不通也。

秦艽去芦，一钱　桃仁去皮，研，一钱　苍术米泔浸，七分　皂角仁烧存性，一钱　防风七分　黄柏酒浸，五分　当归梢五分　泽泻五分　槟榔二分　大黄二分，不可多用

上锉一剂，水煎空心服。若久漏加鹿茸一钱，海藻一钱，甘草五分。服药日忌生冷硬物及酒湿面，大料物干姜之类，犯之，则药不效矣。

秘方 治痔疮坐卧不得，诸药不效，惟此药妙，发时一点即好。

用大田螺八九个，针破顶盖，入白矾末少许，置地上，尖底埋土中，其顶盖仰天，经一宿，次日取盖上水，水汁以鸡翎搽疮上，五七次止痛即消。

治痔疮秘方

用半新马桶一个，入新砖一个，放桶底上，再用新砖一个，烧红于砖上，上用全蝎两三枚，烧烟，患人坐桶上熏之，不二三次即愈。

治痔疮刘夷门传

用大雄鸡一只，置地板上，却不与食吃，伺饥甚却，移于净地上，用猪胰子四两，锉碎，旋喂鸡令其撒粪，旋收之，如此两三日，候鸡粪积至四两，晒干入后药。

明矾四两　胆矾五钱　叶子雌黄六钱　雄黄一钱　朴硝一两

上各为细末，或砂锅，或银锅，虽完大者，先将鸡粪一两铺在锅底，次以白矾一两，次以胆矾，次以雌黄，然后尽下白矾在内，再以鸡粪盖在上面，用新碗盖锅顶，簇炭火煅青，烟尽为度，放冷取出，细研，入乳香、没药各五钱，同研极细，入盒内收之。每用时，令患人缩一脚，用药少许，以津唾吐在手心中调匀，以新笔蘸药敷之，一日三五次，一夜两三次，先用温汤洗净，软绵挹干，方可付药，付后有黄水，淋沥不止最妙，三二日痔干枯剥落，倘硬，煎汤频洗，忌毒物、酒色，效。

神茧散古方 治诸痔有神效。

蚕茧内，入男子指甲，以满为度，外面用童子发缚裹，烧存性，蜜调敷之，仍于腊月八日取黑牛胆，入槐角子，以满为度，百日开用，空心酒吞十余粒，

极妙。

五九散徽王方　治痔漏如神。

白牵牛头末，一两　大黄一两　五倍子一两　干莲蕊一两　砒红五钱，以皂角炼红　黄连三钱　当归五钱　没药一钱　乳香一钱，竹叶焙干

上共为末。初服五分，二服六分，三服七分，四服八分，五服九分为止。每日清晨，用牙猪肉汤半碗，加无灰酒一小钟调下，忌猪肠、肚、驴肉、烧酒。

三八全应丸张明山方　痔漏效验。

刺猬皮一个，连刺，酒浸晒干　当归酒洗，二两　槐角酒浸，炒，二两　黄连酒炒，二两　地骨皮酒炒干，二两　甘草蜜炙，二两　乳香二钱　核桃十八个，内取隔三十六片

上为末，醋糊为丸，如梧子大。每服三十五丸，白汤或酒，早晚二服，一月后平复。

地干丸古方　治痔漏通用。

槐角二两，凉血　当归身一两　黄芪一两　生地黄二两，生血　川芎五钱　阿胶五钱，以上皆补虚　黄连一两，泻火　连翘一两，泻经脉中火　黄芩一两，泻大肠火　枳壳一两，宽肠　秦艽一两，去大肠风　防风一两　地榆一两，凉血　升麻一两，散火　白芷五钱，引诸药入大肠

上为末，酒糊丸，如梧子大。每服五六十丸，加至七八十丸，空心米汤下，或酒任下。

秘方　治痔漏。

用蜜半盏，炼成丝，用雄胆一分，入蜜内再炼，入水成珠不散，将猪综绵裹拈，成拈，将蜜搽在拈上，乃用真冰片、熊胆各半分，研细搽在拈上，插入漏眼内底，至尽头则止。如眼多，医好一个，又医一个，不可一起上拈。如外皮肉溃烂，用黄蜡、黄丹、麻油煎膏，贴疮上，缚紧一七见效。如外肉效迟，恐疮久受风湿，用五倍子，花椒煎水洗，每一眼用拈三根，至夜换。

治痔疮方周双桥传

用鳖鱼一个，放在坛内，入麝香一二分于内，烧滚水倾入坛内，泡鳖，令患人将大便坐于坛口上，热气熏蒸良久，将水洗痔，不记遍数，却将鳖头烧灰掺上，再将鳖肉作羹食之，神效。

刺皮　雄黄　北艾

上为末，每作核桃大炷子，用竹筒如小酒杯大，长尺余，一头留节，钻一窍装入于内，烧烟令窍透疮口熏之，久则痒不可当，稍歇再熏。

洗痔漏陈教谕传

花椒　艾叶　葱头　五倍子　皮硝　马齿菜　茄根

上为散，水煎，先熏后洗，当时痛止，指日可愈。

追风补肾十漏十金丹　治漏，庚申甲子成除日合。

当归二两　人参一两　生地一两　熟地二两　麦门冬二两　破故纸二两　小茴一两　大茴三两　肉苁蓉二两　山药二两　白茯苓二两　鹿茸一两　大附子一个　川乌一两　丁香五钱　木香一两　青木香一两　砂仁一两　厚朴一两　青皮一两　陈皮一两　枳壳二两　枳实三两　香附四两　乌药一两　白芷二两　肉豆蔻一两　天麻一两　杏仁二两　松节四两　硇砂五钱　乳香一两　没药一两

上为末，炼蜜丸，如弹子大，金箔为衣。每服一丸，空心酒化下。

按治痔之法，不过凉血清热而已，至于治漏，初则宜凉血燥湿，久则宜涩窍杀虫，而兼乎温散也。或曰痔漏属火，何故而用温涩之药。殊不知痔止出血，始终是热；漏流脓水，始是湿热，终是

湿寒。此方虽温散，又兼补养。故丹溪云：漏当大补气血为主，有所自矣。

悬痈

治

治悬痈，此疮生谷道、外肾之间，初发甚痒，状如松子，四十日赤肿如桃，治迟则破，而大小便皆从此出，不可治矣。

方

国老汤 治悬痈。

用横纹大甘草一两，截长三寸许，取出山涧东流水一碗，不用井水、河水，以甘草蘸水，文武火慢炙，不可急性，须用三时久，水尽为度，劈视草中润透，却以无灰酒二碗，煮至一碗，温服，一日一服，半月消尽为度。

将军散

大黄煨 贝母 白芷 甘草节

上为末，酒调空心服。虚弱，加当归一半。

肠澼

脉

便血则芤，数则赤黄，实脉癃闭，热在膀胱。

病

夫肠澼者，大便下血也。又谓肠风、脏毒是也。皆由饱食炙煿生冷酒色，并伤坐卧当风，荣卫气虚，风斜冷气进袭脏腑，因热乘之，血渗肠间，肠风斜气入脏。脏毒是脏中积毒，风则散之，热则清之，寒则温之，虚则补之，停滞则疏涤之。

治

肠风下血，必在粪前，是名近血。色清而鲜，其脉必浮，宜败毒散主之。脏毒下血，必在粪后，是名远血。色黯而浊，其脉必沉滞，香连丸主之。脏寒下血无痛，脉沉微。经云：阳虚阴必走，宜以姜、桂之类，温则血归经也。积热下血，纯下鲜血，甚则兼痛，脉洪数，宜三黄丸主之，或败毒散加黄连。肠风者，邪气外入，随感随见，所以其色清也；脏毒者，蕴积毒，久而始见，所以其色浊。治肠风，以散风行湿药；治脏毒，以清湿凉血药。又要看其虚实、新久之不同，新者、实者宜降之，泻之；虚者、久者宜升之、补之。故治法有所异也。

方

枳壳散 治大便下血。

枳壳二两，炒 黄连一两 槐花五钱，炒 地榆五钱 白芍一两 甘草二钱半

上锉五剂，水煎，空心服。

一方加当归、生地黄、防风各五钱。

海上方 治肠风下血、痔漏、脱肛。

丝瓜根经霜一二次，收采洗净，夜露十余宿，悬当风处阴干，每服三五钱，锉散，水煎热，去渣，滴香油如钱大，空心温服。忌鸡、烧酒，一日一服，即放。

干柿散 治肠风、脏毒、肠澼神效。

干柿不拘多少，焙干，烧存性。每服二钱，米饮调下。

槐黄丸周后峰传 治肠风、脏毒、便血、痔漏，神效。

黄连四两，酒炒 槐花四两，炒

上为末，入猪大肠头长一尺，内扎住，用韭菜二斤，水同煮烂，去菜用肠药，捣烂，丸如梧子大。如湿加神曲丸，每服八十丸，空心米汤下。

解毒四物汤京师传 治大便下血，不问粪前、粪后，肠风、脏毒等证。

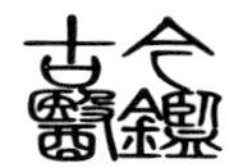

当归酒洗，八分　川芎五分　白芍炒，六分　生地黄一钱　黄连炒，六分　黄芩炒，八分　黄柏炒，七分　栀子炒黑，七分　地榆八分　槐花炒，五分　阿胶珠六分　柏叶炒，六分

上水煎，空心服。腹胀，加陈皮六分。气虚，加人参三分、白术三分、木香三分。肠风，加荆芥五分。气下陷，加升麻五分。心血不足，加茯苓六分。虚寒，加炒干姜五分。

脱　肛

病

夫脱肛者，肛门翻出也，乃虚寒下脱。其病或由肠风、痔漏久服寒凉，坐努而下脱；或因久痢里急，窘迫而脱下；又有产妇用力过多，及小儿叫号怒气，久痢、久泻不止，风邪袭虚而脱也。盖肺与大肠为表里，肛者，大肠之门，肺实热则闭结，肺寒虚则肛出。肾主大便，故肺肾虚者，多有此证。

治

若大肠湿热，用升阳除湿汤；若血热，用四物汤加条芩、槐花；血虚，四物汤加白术、茯苓，兼痔，加槐花、黄连、升麻；虚热，用补中益气汤加芍药；肾虚，六味地黄丸。

方

升阳除湿汤　自下而上者，引而竭之。

柴胡　升麻　防风　猪苓　泽泻　苍术　陈皮　神曲炒　麦芽炒　甘草

上锉水煎，空心温服。胃寒肠鸣，加益智、半夏。

提气散

黄芪　人参　白术　当归　白芍　干姜炮　柴胡　升麻　羌活　甘草

上水煎服。

治肛门边肿硬痛痒。

用白矾三分，碎研，用热童便二盏，化开，洗痔上，一日二三次洗之。

二槐丹刘桐川传　治脱肛。

槐角　槐子各等份

上为末，生羊血调成块，晒干，或微焙干，毋令血热。每服二钱，空心黄酒送下。

秘方

用鳖一个，水煮留汤洗肛，将鳖食之。又留骨烧存性，敷肛上，神效。

治脱肛

用乌龙尾、鼠粪和之，烧烟于桶内，令坐其上，熏之数次即上，不脱为效。

腋　气

方

乌龙丸许昌徐宪副方　治腋气神方。

当归一两，酒洗　怀生地黄一两，捣烂　白茯苓二两，去皮　连蕊五钱，焙　枸杞子一两，炒　石莲肉一两，焙　丁香五钱　木香五钱　青木香五钱　乳香五钱　京墨五钱　冰片一分半，研

上为末，用陈米饭、荷叶包烧过，捣烂，入地黄为丸，如黄豆大。麝香一分，黄酒化为衣。每服三四十丸，临卧半饥半饱，用砂仁一二分炒，入黄酒内送下。妇人加乌药三钱醋炒，香附米三钱童便炒。

收功后药徐宪副传

人参　当归　生地黄　乳香　没药　官桂　木香各一钱　麝香八味用酒浸过　青皮　陈皮　白芷　良姜　麻黄　米壳　甘草各一钱

上锉，水煎服，出汗，外用川椒、枯矾各一两为末，擦腋下。终身忌鳜鱼、

羊肉，去大小便不可与女同厕。

秘传奇方 治体气。

大田螺一个 巴豆去壳 胆矾一豆许 麝香少许

上将螺用水养三日，去泥土，揭起螺靥，入矾、豆、麝在内，以线拴住，放磁器内，次日化成水，须五更时，将药以手自抹腋下，不住手抹药，直候腹内欲行脏腑，却住手。先要拣空地面，去大便，黑粪极臭，是其验也。以厚土盖之，不可令人知之。如不尽，再以药水抹之，又去大便，以日用后药擦之，永去病根。

枯矾一两 蛤粉五钱 樟脑一钱

上为末，每以少许擦之。

治体气方

枯矾一钱 轻粉三分 蛤粉二钱 密陀僧五分

上为末，研匀，每少许擦之。

诸 虫

方

化虫丸 治虫咬心痛并腹中痛，有块按之不见往来，痛无休止。

鹤虱三钱 胡粉炒 枯矾 苦楝根 槟榔各五钱

上为末，面糊丸，如梧子大。每十五丸，米饮，入真芝麻油一二点，打匀服之。其虫下者化为水，大者自下。

下虫散 治大人、小儿腹内有虫。

使君子一钱，去壳 槟榔一钱 雄黄五分

上为末，每服大人二钱，苦楝根煎汤下。

遇仙丹古方

黑牵牛四两，半生半炒 三棱五钱 莪术五钱 茵陈穗五钱 槟榔五钱，俱生用

上为末，每药末四两，用飞罗面一两，却将皂角五钱，煎水煮面糊丸，如梧子大。每服三钱，壮盛者五钱，小儿减半，五更鸡鸣时，茶清送下。

凡人得病，皆因饮酒食肉，生冷过度，致使心膈胀满，呕恶吞酸，常吐清水，面黄肌瘦，不思饮食，或成气块，初病未觉，渐成大患。此药能治五劳七伤，山岚瘴气，水肿肚腹，脾胃心肺诸病，齁鮯咳嗽，痰涎壅滞，酒积气块，翻胃吐食，十膈五噎，呕逆恶心，肠风痔漏，血毒积痢，热气上攻，头目疮癞，下部淋沥，女人血蛊气肿，寒热往来，妇人月水不调，赤白带下，鬼胎，小儿五疳虫积，误吞铜铁，食恶毒物。并治病浅者，一服见效；病根深者，再进一服，必候恶物下尽为度。所下其虫，曰穿心虫，曰血鳖虫，曰传尸虫、积血虫、细虫、长虫、寸白虫，其状不一，或作五色，或如烂鱼冻，若一次未见虫积，更看第二三次下来，病根才去。此乃玉茎略按：“玉茎略”疑系“王经略”之误因赴度东安抚，在任得沾山岚瘴气，肚腹胀满，百药无效，偶遇道人，付此药一剂，服之，下虫一条，形状如蛇，长三寸余，病乃愈，传留此方，腾空去世，称遇仙丹也。

卷　九

头　痛

脉

头痛阳强，浮风紧寒，风热洪数，湿细而坚。气虚头痛，虽弦必涩。痰厥头痛，肾厥坚实。又曰：头痛短涩应须死，浮滑风痰必易除。寸口紧急，或短，或浮，或弦，皆主头痛。

病

东垣曰：东风生于春，病在肝俞、在项颈，故春气者，病在头。又诸阳会于头面，如足太阳膀胱之脉，起于目内眦，上额交巅之上，入络脑，还出别下项，病冲头痛；又足少阳胆之脉，起于目锐眦，上抵头角，病则头角额痛。夫风从上受之，风寒伤上，邪从外入，客于经络，令人振寒头痛，身重恶寒，治在风池、风府，调其阴阳，不足则补，有余则泻，汗之则愈，此伤寒头痛也。头痛耳鸣，九窍不利者，肠胃之所生，乃气虚头痛也。心烦头痛者，病在耳中，过在手巨阳、少阴，乃湿热头痛也。如气上不下，头痛癫疾者，下虚上实也，过在足少阴巨阳[1]，甚则入肾，寒湿头痛也。如头半寒痛者，先取手少阳、阳明，后取足少阳、阳明，偏头痛也。有真头痛者，甚则脑尽痛，手足寒至节，死，不治。有厥逆头痛者，所犯大寒，内至骨髓，髓者头脑为主，脑逆故令头痛，齿亦痛。凡头痛者，皆以为风，治之者总其大体而言之也，高巅之上，惟风可到。故味之薄者，阴中之阳，乃自地升天者也。然亦有三阴、三阳之异。

治

故太阳头痛，恶风脉紧，川芎、羌活、独活、麻黄之类为主；少阳经头痛，脉弦细，往来寒热，柴胡为主；阳明头痛，自汗，发热恶寒，脉浮缓长实者，升麻、干葛、白芷、石膏为主；太阴头痛，必有痰，体重，或腹痛，为痰癖，其脉沉缓，苍术、半夏、南星为主；少阴头痛，三阴、三阳经不流行，而足寒气逆，为寒厥，其脉沉细，麻黄、细辛、附子为主；厥阴头项痛，或吐痰沫厥冷，其脉浮缓，吴茱萸汤主之。血虚头痛，当归、川芎为主；气虚头痛，黄芪、人参为主；气血俱虚头痛，调中益气汤，少加川芎、细辛、蔓荆子，其效如神。白术半夏天麻汤，治痰厥头痛药也；羌活附子汤，治厥阴头痛药也。如湿气在头者，以苦吐之，不可执方而治。先师尝病头痛，发时两颊青黄，眩晕眼不欲开，懒言，身体沉重，兀兀欲吐。洁古曰：此厥阴、太阴合病，名曰风痰，以《局方》玉壶丸治之，更灸侠溪穴，即愈。

丹溪云：多主于痰，其痛甚者火多，诸经气滞，亦能头痛。劳役下虚之人，似伤寒发热汗出，两太阳作痛，此相火自下冲上，宜补中益气，多加川芎、当归，甚者加知母、蔓荆子。又曰：自鱼

---

[1] 巨阳：太阳。

尾上攻而痛，属血虚，川芎、当归、酒黄柏。

偏头风，在右属痰，属热。痰用苍术、半夏，热用酒片芩。在左属风，属血虚。风用荆芥、薄荷，血[1]虚用芎、归、芍药、酒黄柏。

节斋云：久病头痛，略感风寒便发，寒月须重绵厚帕包裹者，此属郁热而标寒。世人不识，悉用温辛散之药，临时得效，误认为寒，殊不知因其本有郁热，毛窍常疏，故风易入，外寒束其内热，闭逆而为痛。辛热之药，虽能开通闭逆，散其标之寒邪，然以热济热，病本益深，恶寒愈甚矣。惟当泻火凉血，而佐以辛温散表之剂，以从法治之，则病可愈，而根可除也。

方

春用香苏散，加川芎、白芷、羌活胡恒斋传。

夏用五苓散，加香薷、厚朴、扁豆、羌活。

秋用金沸草散，加桔梗、石膏、防风、羌活。

冬用十神汤，加羌活随时倍真羚羊角，服之如神。

川芎茶调散 治诸风上攻，头目昏沉，偏正头痛，鼻塞声重，憎寒壮热，肢体烦，肌肉蠕[2]动，膈热痰盛，妇人血攻注太阳穴痛，但感风气皆然。

南薄荷四钱 香附米四钱，炒 荆芥穗 川芎各二钱 羌活 白芷 甘草炙，各一钱防风七钱半

上为细末，每服二钱，食后茶清调下，姜、葱煎服亦可。一方加菊花一钱、细辛五分、僵蚕三分、蝉蜕三分，名菊花茶调散。

白术半夏天麻汤 治痰厥头痛，其证眼黑头眩，恶心烦闷，气短促上喘，无力以言，心神颠倒，目不敢开，如在风云中，头苦痛如裂，身重如山，四肢厥冷，不得安卧，此乃胃气虚损停痰而致也。

黄芪三分半 人参三分半 白茯苓三分半 白术五分 陈皮七分半 半夏汤泡，姜汁炒，三分半 神曲炒，五分 麦芽炒，七分半 苍术米泔浸炒，三分半 干姜炒黑，二分 黄柏一分半，酒洗 泽泻二分半 天麻三分半

上锉一剂，生姜三片，水煎，食前热服，可一剂而愈。

当归补血汤 治血虚头痛。

当归 生地黄 川芎 白芍各一钱 防风五分 荆芥四分 藁本四分 黄芩一钱，酒炒 柴胡五分 蔓荆子五分

上锉一剂，水煎服。

补中益气汤 治气虚头痛。

方见内伤门，依本方加川芎、白芷、细辛、蔓荆子。

调中益气汤 治气血俱虚头痛，其效如神。

陈皮三分 黄柏酒炒，三分 升麻 柴胡去芦，各四分 人参 甘草炙，各六分 细辛二分 黄芪一钱 川芎六分 蔓荆子三分

上锉作一服，水二盅，煎至一盅，去渣温服。一方有木香二分，无黄柏。如大便虚，坐不得，或了而不了，腹中逼迫，此血虚、血涩也，加当归身五分。

芎芷散 治远年近日偏正头风，疼痛难忍，诸药不效，收功如神。

川芎三钱 白芷三钱

上为末，黄牛脑子一个，擦药在上，磁器内加酒顿熟，乘热和酒食之，尽量

[1] 血：原脱，据日刊本补。
[2] 蠕：原作“懦”，属讹字，径改。

一醉，睡后酒醒，其疾如失。

都梁丸 治偏正头风，一切头痛。

香白芷二两，切碎晒干

上为细末，炼蜜为丸，如龙眼大。每服二三丸，食后细嚼，茶清下。

补血祛风汤秘方 治妇人头风，十居其半，每发必掉眩，如立舟车之上，盖因肝血虚损，风邪乘虚而袭之耳。

当归 川芎 生地黄 防风 荆芥 细辛 藁本 蔓荆子 半夏 石膏 甘草 旋覆花

上锉，姜、枣煎，食后服。一方加羌活。

加减芎辛汤秘方 治头风攻目。

川芎 白芷 石膏 藁本 细辛 皂角 羌活 防风 荆芥 桔梗 薄荷 甘草 菊花 蔓荆子

上锉，水煎，食后服。

选奇方 治眉棱骨痛，属风热与痰，痛不可忍者。

羌活 防风各二钱 甘草一钱，夏生、冬炙用 酒片芩一钱半，冬不用，甚者冬亦可用

上锉，水煎，食后服。一方加姜制半夏二钱。

回首散 治头项强急，筋痛，或挫枕转项不得者，用乌药顺气散，方见中风门，加羌活、独活、木瓜。

须 发

医者所谓人须、发、眉，虽皆毛类，而所主五脏各异。故有老而须白，眉发不白者，或发白，而须眉不白者，脏气有所偏故也。大率发属心，禀火气，故上生；须属肾，禀水气，故下生，眉属肝，禀木气，故侧生。男子肾气外行，上为须，下为势，故女人、宦人无势，则亦无须，而眉发无异于男子，则知不属肾也明矣。

方

天下乌须第一方高阁老传

五倍子不拘多少，捶碎，去灰，入砂锅内，炒尽烟为度，以青布巾打湿，扭干，包裹，脚揣成饼，为末听用。每用一钱半 乌黑霜即炒黄好细面四两，当归尾一两为末，白及末一两，三味搅匀。每用一分半 红铜末不拘多少，火内烧极红，投入水碗中，取出再烧，再投，取其水内自然之末，用水淘净，将好醋煮数沸至干，随炒黑色所用。每用一分半 明矾末一分半 青盐一分二厘 没石子二厘半 诃子二厘半，二味俱用面包，入砂锅内，将柴炭同拌，炒至焦干

上用细茶卤调如糊，磁器内重汤煮，洗净搽上，干了洗去。

京师秘传乌须方

五倍子制法如前，每用二钱 红铜末制法如前，每用六分 食盐三分 明矾末六分 白灰面一分半

上合火酒调搽，无酒浓茶亦可，调匀，以酒盏盛贮。用铁勺注水，煮至如糖香镜脸，方可取用。先将皂角水洗净须发，然后涂药，包裹一夜，次早洗去即黑，如须少只用半张。

旱莲膏马翰林传 乌须黑发神方。

旱莲草十六斤，在六月下半月、七月上半月采十六斤，不许水洗，扭干取汁，对日晒过五日，不住手搅一午时，方加真生姜汁一斤，蜜一斤，和汁同前晒，搅至数日，似稀糖成膏，磁碗收藏。每日空心，用无灰好酒一盅，药一匙服，午后又一服，至二十一日，将白须发拔去，即长出黑须发。

神仙乌云丹吴侍郎传 乌须黑发，返老还童，壮筋骨，补真精，固元阳，神效无比。

何首乌半斤，入砂锅内，以黑豆同蒸半日，去豆，用好酒浸一七，晒干再蒸，浸七次　破故纸酒洗，一斤，砂锅内炒黄色　旱莲汁二两，如无汁，旱莲为末亦可　槐角子二两，为末　梧桐泪即木律，为末，二两

上共一处为细末，枣肉二斤，核桃仁半斤，共一处捣为丸，如梧桐子大。每服五十丸，空心盐汤下，服三个月勿断一日。

旱莲丸王史目传

乌须黑发，服一月，已白者退，再生者黑，其效如神，士大夫不可一日无此药。

旱莲汁晒半斤　生姜三斤，取汁晒半斤　生地黄二斤，酒泡去汁，晒半斤　细辛一两　破故纸一斤，面炒　杜仲半斤，炒　五加皮半斤，酒浸　赤茯苓半斤，乳汁浸　枸杞子四两　川芎四两　没石子二两

上为末，核桃仁去皮半斤，枣肉同和为丸，如梧桐子大。每服五十丸，黄酒送下。

五煎膏刘太府传　乌须发，固牙齿，壮筋骨。

旱莲汁　黑桑椹　何首乌　生地黄　白茯苓

上五味各自为咀片，煎汁，滤净渣，熬成膏，合一处和匀，置磁器内封固，埋土七日。每服二三匙，一日三服。

一醉不老丹刘金宪　专养血化痰，乌须黑发，男女皆可服。

莲花蕊　生地黄　槐角子　五加皮各三两　没石子六个，三阴三阳

上将药用木石臼捣碎，以生绢袋盛药，用无灰好酒十斤，入不渗坛内，春冬浸一月，秋二十日，夏十日，紧封坛口，浸满日，任意服之，以醉为度。须连日服尽，久则恐味变也。酒尽而须发白者自黑，若未黑，再制，服不过三两次，神效。

蒲公散刘小亭传　乌须生发。

蒲公英净，四两，炒　血余洗净，四两　青盐四两，研

上用磁罐一个，盛蒲公英一层，血余一层，青盐一层，盐泥封固，淹春秋五日，夏三日，冬七日，桑柴火煅，令烟尽为度，候冷取出，碾为末。每服一钱，侵晨酒调服。

三仙丸贺兰峰传　治头发脱落，神效。

侧柏叶八两，焙干　当归全身，四两

上忌铁器，为末，水糊为丸，如梧桐子大。每服五七十丸，早晚各一服，黄酒、盐汤任下。

生头发方

大附子一个，要一两重者佳，为末，用乌骨黑鸡一只，取其油搅药末擦头，其发即生。

面病

病

《难经》曰：人面独能耐寒者，何也？盖人头者，诸阳之会也，诸阴脉皆至颈、胸中而还，独诸阳脉皆上至头，故令面耐寒也。一云：手足六阳之经，虽皆上至头，而足阳明胃之经，起鼻交额中，入齿中，侠口环唇，倚颊车上耳前，过客主人穴，或其胃中风热，或风热乘之，令人面肿，或面鼻色紫，风刺瘾疹，或面热面寒，随其经证而治之。

方

升麻黄连汤　治面热。

升麻一钱半　葛根一钱半　白芍七分半　川芎四分半　白芷二分　薄荷三分　荆芥三分　苍术八分半　黄连五分，酒洗　黄芩六分，酒洗　犀角四分半　甘草五分

上锉一服，水煎，食后服。

升麻白芷汤 治面唇紫黑，乃阳明经气不足也。

升麻一钱 葛根一钱半 芍药三分 防风一钱 白芷一钱 苍术三分 黄芪七分 人参七分 甘草四分

上锉一剂，姜、枣煎服，宜早饭后，午时前，取天气上升于中，使阳易达于面也。

连翘散 治面生谷嘴疮，俗名粉刺。

连翘 川芎 白芷 黄连 苦参 荆芥 贝母 甘草 桑白皮 山栀子

上锉，水煎，食后临卧服。

清上防风汤 清上焦火，治头面疮疖，风热毒。

防风一钱 荆芥五分 连翘八分 栀子五分 黄连五分 黄芩七分，酒炒 薄荷五分 川芎七分 白芷八分 桔梗八分 枳壳五分 甘草三分

上锉一剂，水煎，食后服，加竹沥尤效。

姜黄丸 治头面肿大疼痛，并喉痹。

僵蚕一两 大黄二两

上为末，姜汁丸如弹子大。每服一丸，井水入蜜少许，研，徐徐食后呷服。

苦参丸 治肺风皮肤瘙痒，或生瘾疥癣，有人病遍身风热，细疹痒痛，不可忍者，连胸胫脐腹，及近隐处皆然，涎痰亦多，夜不得睡。

苦参一斤，为末 皂角去皮，并子

上用水一斗，将皂角浸揉去浓汁，滤去渣，熬成膏，和苦参末为丸，如梧桐子大。每服三十丸，荆芥薄荷酒下，惟酒下亦可。

麦门冬膏黄宾江 治面上肺风疮。

麦门冬去心，一斤 橘红去白，四两

上用水煎汁，熬成膏，入蜜二两，再熬成，入水中一夜去火毒。每服五匙，滚水化开，食后服，夜将后春容散擦之。

春容散黄宾江

白附子六钱 枯矾三钱 硫黄五钱 黑铅炒枯，三钱 密陀僧二两 轻粉一钱 黄丹飞过，一钱 麝香二分

上为末，先将冷水擦红处，湿后以末药擦之，不可擦破，忌酒色、恼怒。

玉容散 治面生䵟黵，或生小疮，或生痤痱、粉刺之类，并皮肤瘙痒，能去垢腻。

皂角三斤，去皮 升麻八两 楮实子五两 甘松五钱 山柰三钱 砂仁连皮，五钱 天花粉一两 白芷一两 白及一两 糯米一升，另研 白丁香五钱，须腊月收者 绿豆一两，另研

上为末，和匀，量用洗面，不惟馨香，亦且去垢。一方加藿香五钱、樟脑一钱，为末，炼蜜为丸，如弹子大，清晨洗面最奇。

如玉散宗橘泉 治面上一切酒刺、风刺、黑䵳斑子。

白芷 藿香 牙皂去皮、子，各一钱 甘松 山柰 水泽 白丁香另研，各一钱 天花粉 白茯苓各一钱半 杏仁去皮，另研 细辛 密陀僧各一钱 樟脑五分，另研 白及少许

上为末，临卧用津唾调，或乳汁调，敷面上，明早温水洗去，其面如玉。

治抓破面皮

用生姜自然汁，调轻粉搽患处，更无痕迹。

耳 病

脉

肾脉浮而盛为风，洪而实为热，短而涩为虚。两尺脉短而微，或大而数，皆属阴虚。相火上炎，其人必遗精，而

两耳蝉鸣，或聋。

病

夫耳者，肾之窍也，其为病亦有数种：有气厥而聋者；有挟风而聋者；有劳伤而聋者；有热气乘虚，随脉入耳，而为脓耳者；有耳出津液，风热搏之，结核塞耳，亦令暴聋而为耳者。然又有左聋者，有右聋者，有左右俱聋者。不可不分经而治之也。

治

夫左耳聋者，因有所忿怒过度，则动少阳胆火，故从左起，以龙荟丸主之；右耳聋者，因有所色欲过度，则动太阳膀胱相火，故从右起，以六味地黄丸主之；左右俱聋者，因有所醇酒厚味过度，则动足阳明胃火，故从中起，以通圣散、滚痰丸主之。盖左耳聋者，妇人多有之，以其多忿怒故也；右耳聋者，男子多有之，以其多色欲故也；左右俱聋者，膏粱之家多有之，以其多肥甘故也。总三者而论之，忿怒致耳聋者为多。丹溪曰：厥阴、少阳热多，当用开痰散风热，其此之谓乎。

方

通明利气汤 治虚火上升，痰气郁于耳中，或闭，或鸣，痰气炽盛，或忧郁痞满，咽喉不利，烦躁不宁。

苍术一钱，盐水炒 白术一钱，瓦焙 抚芎八分 陈皮二钱半 香附一钱，童便炒 生地黄一钱，姜汁浸 贝母三钱 黄连一钱半，酒浸，猪胆汁拌炒 黄芩一钱半，酒浸，猪胆汁拌炒 黄柏二钱，酒炒 栀子仁二钱，炒 玄参二钱，酒洗 木香五分 槟榔一钱 甘草炙，四分

上锉二剂，生姜水煎，入竹沥服。

加减龙荟丸 聪耳泻火。

当归一两，酒洗 龙胆草一两，酒洗 栀子仁一两，炒 黄芩一两 大黄五钱，酒蒸 芦荟五钱 青黛五钱 木香二钱半 柴胡五钱 青皮一两 胆星三钱 麝香五分

上为末，神面糊为丸，绿豆大。每二十丸，姜汤下，日进三服。一七后，用针砂酒以通其气，针砂一两，穿山甲末一钱，拌针砂养一昼夜，播出山甲，以酒一碗，将针砂浸三四日，噙酒口内，外用磁石一块，绵裹塞耳，忌怒戒色。

玄参贝母汤陈白野方 治耳热出汁作痒，乃痰也，肾火上炎也。

防风 天花粉 贝母 黄柏盐水炒 白茯苓 玄参 蔓荆子 白芷 天麻各一钱 生甘草五分 半夏一钱，泡

上锉一剂，生姜三片，水煎，食后温服。

黄龙散 治脓耳，因肾经气实，其热上冲于耳，遂使津液壅滞为脓，久不瘥，变成耳聋，亦有小儿沐浴，水入耳中停留，搏于气血，酝酿成热，亦成脓耳。

枯白矾一钱 龙骨一钱，研 黄丹一钱，飞 胭脂一钱，烧灰 麝香少许

上为末，先以绵杖子搌去耳中脓水，以药掺入内，日日用之，勿令风入。

鼠粘子汤陈白野方 治耳内生肿如樱桃，痛极。

连翘 黄芩酒炒 玄参 桔梗 栀子炒 生甘草 牛蒡子炒 龙胆草炒 板蓝根即靛子

上锉，水煎，食后服，随饮酒一二盏。感脑加香附子一钱。

治耳内忽太痛，如有虫在内奔走，或有血水，或干痛不可忍者。

蛇蜕烧存性，为末，以鹅翎管吹入耳中。

聪耳汤云林制 治耳重听。

当归酒洗，一钱 白芍酒炒，一钱 川

芎一钱　生地黄酒洗，一钱　知母酒洗，一钱　陈皮一钱　乌药一钱　白芷一钱　防风酒洗，一钱　羌活酒洗，一钱　独活酒洗，一钱　细辛七分　薄荷一钱　蔓荆子一钱　藁本酒洗，一钱　黄柏酒炒，一钱

上作一剂，水煎，食后服，用药后，头低睡一时。

独胜丸　专治耳鸣、耳聋。

黄柏八两，人乳拌匀，酒浸晒干，再用盐水炒褐色，去皮

上为末，水糊丸梧子大。每服百丸，空心盐汤下。

熏耳神方刁南泉传　专治气聋，不论远年近日者神效，实聋难治。

蕲艾一两，为粗末，后用　磁石七钱，烧过　当门子即麝香，三粒　珍珠七颗，用铁筒套在铁锅底上煅过

上三味，研为细末，合一处令匀，却将白绵纸一张铺热铁器上，用黄蜡五钱搽纸上，分作数片，纸上摊艾，艾上掺药，卷作筒子，点火吹灭，侧耳薰之。重者三四根即通，力能隔耳透咽，既通且用艾塞，不可见风。

透铁关法贾兰峰传　治耳聋。

用好活磁石二块，锉如枣大头尖，搽麝香少许于磁石尖上，塞两耳孔，口中噙生铁一块，候一时两耳气透，飒飒有声为度，勤用三五次即愈。

鼻　病

脉

左寸脉浮缓为伤风鼻塞，鼻流清涕；右寸脉浮洪而数，为鼻衄、鼻齇。

病

鼻塞不闻香臭，或但遇寒月多塞，或略感风寒便塞，不时举发者，世俗皆以为肺寒，而用表解通利辛温之药不效，殊不知此是肺经多有火邪，郁甚则喜多热而恶见寒，故遇寒便塞，遇感便发。

治

治法清金降火为主，而佐以通利之剂。若如常鼻塞不闻香臭者，再审其平素，只作肺热治之，清肺火，泻火消痰，或丸药噙化，或末药轻调缓服，久服无不效。又平素原无鼻塞之病，一时偶感风寒，而致鼻塞声重，或流清涕者，只作风寒治之。

方

丽泽通气汤　治鼻不闻香臭。

黄芪一分　苍术　羌活　独活　防风　升麻　葛根各六分　炙甘草四分　白芷　川芎各二分　麻黄不去节，冬月加

上锉作一剂，生姜三片，枣二枚，葱白三根，水煎，食远温服。忌冷物，风寒凉处坐卧。

通窍汤　治感风寒，鼻塞声重流涕。

防风　羌活　藁本　升麻　干葛　川芎　苍术各一钱　麻黄　白芷五分　川椒　细辛　甘草各三分

上锉一剂，生姜三片，葱白一根，水煎热服。

苍耳散　治鼻流浊涕不止，名曰鼻渊，是胆移热于脑也。

辛夷仁五钱　苍耳子一钱半，炒　白芷一两　薄荷叶一钱

上为末，葱、茶调下二钱。

黄连通圣散　治脑漏，胆移热于脑，则辛额鼻渊，即防风通圣散加黄连、薄荷，水煎热服。

天竺黄丸秘方　治鼻渊。

当归　川芎　白芷　人参　茯苓　麦门冬　防风　荆芥　薄荷　苍耳子　香附子　蔓荆子　秦艽　甘草各二两　天竺黄三钱

上为细末，炼蜜为丸，如梧桐子大。

每服三四十丸，米汤送下。

治鼻中时时流臭黄水，甚者脑下时痛，俗名控脑砂，有虫食脑中。

用丝瓜藤近根三尺许，烧存性，为末，酒调服。

洗肺散 治鼻中生疮。

天门冬去心 麦门冬去心，各一钱 黄芩二钱 半夏二钱 杏仁去皮，一钱 五味子一钱半 甘草五分

上锉一剂，生姜五片，水煎，食后服。

清肺饮子秘方 治鼻红肺风。

山茶花一两 黄芩二两 胡麻仁二两 山栀子二两 连翘一两 薄荷三两 荆芥一两 芍药一两 防风一两 葛花二两 苦参二两 甘草二两

上为末，茶清调服三钱，后用搽药。

搽鼻去红方秘方 治鼻红肺风。

白矾一钱 杏仁四十九个 水银一钱 轻粉七分 白杨七个 大枫子四十九个 京墨一钱 五味子四十九个 核桃七个

上共为末，鸡子清调搽患处。

治鼻中肉赘，臭不可近，痛不可摇，以白矾末加硇砂少许，吹其上，顷之化水而消，与胜湿汤、泻白散二帖，此厚味拥湿热蒸于肺门，如雨霁之地突生芝兰也。

参归丸 治酒渣鼻，乃血热入肺。

苦参净末，四两 当归净末，二两

上用酒糊丸，如梧桐子大。每服七八十丸，食后热茶下。

口舌

病

《内经》曰：中央黄色，入通于脾，开窍于口，藏精于脾，故病在舌。夫口之为病，或为重舌、木舌，或为糜烂生疮，或见酸苦辛咸味。原其所因，未有不因七情烦扰，五味过伤之所致也。经曰：阴之五宫，本在五味；阴之五宫，伤在五味是也。是以肝热则口酸，心热则口苦，脾热则口甘，肺热则口辛，肾热则口咸。有口淡者，知胃热也。外有谋虑不决，肝移热于胆而口苦者。亦有脾胃气弱，木乘土位而口酸者。或膀胱移热于小肠，膈肠不便，上为口糜，生疮溃烂，则伤寒狐蜮之证，上唇生疮，虫食其脏；下唇生疮，虫食其肛也。又舌吐不收，名曰阳强；舌缩不能言，名曰阴强。

方

绿袍散 治口疮。

黄柏去粗皮，一两 青黛三钱

上为末，掺患处噙之，吐出涎即愈。一方加密陀僧一钱。

赴宴散段干兵传 治口疮。

黄连 黄柏 黄芩 栀子 细辛 干姜

上各等份，为细末，先用米泔水漱口，后搽药于患处，吐咽不拘，神效。

升麻散 治上膈痈毒，舌上生疮，咽喉肿痛。

升麻 赤芍 人参 桔梗 干葛各钱半 甘草七分

上锉一剂，水煎，徐徐服之。

《内经》曰：膀胱移热于小肠，膈肠不便，上口为糜，五苓散合导赤散，一服而愈。

凡口疮服凉药不愈者，乃中气虚，相火泛上无制，用理中汤治之即愈，甚者加附子，或用官桂末掺之。

上清丸王天中传 治口舌痛生疮。

薄荷叶三两 硼砂五钱 天花粉一两 天竺黄五钱 风化硝 百药煎 防风 孩儿茶各一两 桔梗七钱 甘草一两

上为细末，炼蜜为丸，如弹子大。每服一丸，噙口中，徐化下。

香茶饼 清膈化痰香口。

孩儿茶四两　桂花一两　南薄荷叶一两　硼砂五钱

上为末，用甘草煮汁，熬膏作饼，噙化咽下，美味香甜。

硼砂丸王天中传 治口气，口干，口舌生疮。

硼砂二钱　片脑　麝香各一分　马牙硝风化，四钱　寒水石煅，一钱

上为末，用甘草膏为丸，如麻子大。不拘时含一丸，咽津。

口唇紧小，不能开口，不能饮食，不治即死。用白布作灯炷如指大，安刀斧上燃烧，令刀上汗出，拭取敷唇上，日二三度，或用旧青布烧灰，调清服，或和猪脂涂敷。又以蛇蜕烧灰，先拭净敷之；又宜烧乱发、蜂房、六畜毛灰，猪脂调敷。

治唇紧燥裂生疮 橄榄不拘多少，烧灰，猪脂和敷患处。

治口唇干裂破成疮刘太府方

炉甘石二钱，火煅　文蛤一两　黄柏一两　苍术五钱

除甘石外，三味同炒赤色，共研极细，入片脑三分，再研，用蜡油调敷唇上。

补唇舌方太医院传

用鲜蟹烧灰，每二钱，用乳香、没药各二分半涂之，即生肉。如多，去唇舌，用川乌、草乌为末，摊纸一条，以凉水调合贴之，即不觉疼，可用刀取。如流血，以陈石灰涂之即止。愈后舌硬，用鸡冠血点之即软。

舌强肿如猪胞，以针刺舌下两旁[1]大脉，血出即消。勿刺着中央脉，令人血不止，则以火烧铜筯烙之；或杂以草烧镬[2]锈，醋调敷舌上下，脱去再敷，须臾即消。此患人多不识，失治则死。凡舌肿，舌下必有虫状如蝼蛄卧蚕，有头有尾，头小白，可烧铁钉烙头上即消。

治舌上肿硬

百草霜　海盐各等份

上为末，井花水调敷。

又方

真蒲黄末，频掺舌上，内以黄连一味，煎汤服之，以泻心火。

病机云：舌长过寸，研冰片敷之即收。

治舌无故出血如线，以槐花为末，掺之即止。

治舌忽胀出口外，俗云是蜈蚣毒，用雄鸡血一小盏浸之，即缩入。

牙齿

脉

右关脉洪数，或弦而洪，肠胃中有风热而痛；尺脉洪大而虚者，肾虚，主齿动摇疏豁，相火上炎而痛。

病

夫齿者，肾之标，骨之余也。足阳明胃之脉，贯络于齿上龈；手阳明大肠之脉，贯络于齿下龈。手阳明恶寒饮而喜热饮，足阳明恶热饮而喜寒饮。有开口呷风则痛甚者，肠胃中有风邪也；有开口则嗲臭不可近者，肠胃中有积热也；有痛而动摇者，肾元虚也；有虫食而痛者，盖肠胃中有湿热而生虫也。

治

治之宜泻阳明之湿热，更以擦牙诛虫之剂以治其标，则齿自然而固矣。

---

[1] 旁：原本作“便”，据日刊本改。
[2] 镬（huò）：锅。

一、牙痛之证，其人肠胃素有湿热，上出于牙龈之间，适被风寒，或饮冷所郁，则湿热不得外达，故作痛也。

二、牙痛胃脉弱而无力者，以补中益气汤加生地黄、牡丹皮。

方

清胃散 治上下牙齿疼痛不可忍，牵引头脑，满面发热大痛。此因服补胃热药，或食辛热之物过多之所致也，此药神效。

当归身 生地黄酒洗 黄连夏月倍用 牡丹皮各三钱 升麻一两

上锉一剂，水煎，稍冷服。如痛甚，加石膏二钱、细辛三分、黄芩一钱、细茶三钱、大黄蒸一钱。肿，加防风、荆芥各一钱。

治胃有实热齿痛，或上爿痛尤甚者。

用凉膈散，大黄以酒蒸为君，加知母、石膏、升麻为佐，频频噙咽，即愈。

细辛汤 治上爿牙疼，属足少阴肾虚热。

升麻一两 细辛二两 黄连一两 蔓荆子一两半 牛蒡子两半 荜茇两半 薄荷五钱 黄柏七钱 知母七钱 防己一两

上锉，水煎温服。

白芷汤 治下爿牙疼，属手阳明虚热有风。

防风 荆芥 连翘 白芷 薄荷 赤芍 石膏

上锉，水煎，温服。

千金一笑散翟敬斋传 治牙痛不可忍，登时即止。

巴豆一个，入大火略烧，去壳 胡椒三粒

上同一处捣，令烂，用薄绵包药入口，上下痛齿咬定，流出涎水，勿咽，良久取出即止。若是三两个牙痛，多是虫牙痛，去胡椒用花椒，如法使。

塞耳药宋兰皋方 治牙疼。

用壁钱包胡椒末，如左边痛塞右耳，右边痛塞左耳，手掩枕之侧卧，少时额上微汗即愈。

杀虫丸俞元河方 治虫牙，方见黑鹅小线。

好信不拘多少，量加黄丹少许，以黄蜡熔成一块，旋用旋丸，如黄豆大，用白薄丝绵包裹留尾。如右牙痛则塞右耳，左牙痛则塞左耳，两边俱痛，则两耳俱塞，必深入耳孔，一夜其虫即死，一生永不复痛矣。

哭来笑去散齐双泉传 治牙齿痛，神效。

雄乳胡椒麝 荜茇良姜细 哭将来笑将去

上各等份为末，每用少许，吹男左女右鼻中立止。如牙痛脸肿，用纸卷药末在内作条，蘸香油点着，燎牙痛处，火灭再燃再燎，条烧尽则止。

牙疼噙漱药李益菴传

蜂房一个，每一孔内纳胡椒、花椒各一粒，用碗盛之，入水令满，加黄柏，如指大三片于内，以碟盖住，用纸封固，或面糊固住亦可，重汤煮，令一炷香尽取出，候温，漱噙良久，吐出再漱即止。

漱牙止痛三方何通府传

一方用蛇床子，不拘多少，煎水热噙漱之即止；一方用白蒺藜，不拘多少，水煎噙漱，一用烧酒煎亦效；一方用小麦，不拘多少，炒焦淬入烧酒，去渣噙漱立止。

甘露饮子 治男妇胃中客热口气，齿龈肿闷宣露，心中多烦，饿不欲食，喜眠睡，及咽喉中有疮。

天门冬泡，去心 麦门冬泡，去心 生地黄 熟地黄 黄芩 枳壳 山茵陈 石斛 枇杷叶 甘草各等份

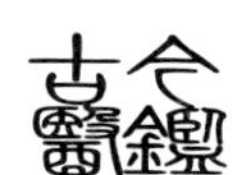

上锉作剂，水煎，食后温服。若齿断宣露肿闷，煎药漱之，冷热皆可。

玉池散 治牙流脓血，变骨槽[1]风者，及骨已出者，或摇不牢，牙痛牙痒。

地骨皮 白芷 升麻 防风 细辛 川芎 槐花 当归去头 藁本去土 甘草生，各一钱

上作一剂，水煎去渣，温热漱口，冷则吐之，煎服尤妙。张龙图去地骨皮，加独活。

治牙宣出血刘清汶传

香附一两，炒黑存性 侧柏叶五钱 青盐三钱 石膏一两

上四味俱炒，出大毒，为末，每清晨擦牙，漱吐之。

牢牙散 治牙龈肉绽，有牙疳肿痛，牙动摇欲落，牙不长，牙黄口臭。

升麻四两 羌活一两 龙胆草酒洗，两半 羊胫骨烧灰，四两

上为末，和匀，卧时贴在牙龈上。

神功丸 治牙齿疳蚀，牙龈肉将脱，血不止，并治多食肉，口臭不可近。

当归一钱 生地黄酒浸，三钱 黄连五钱 升麻二钱 藿香一钱 木香一钱 砂仁五钱 甘草生，三钱 兰香叶一钱

上为末，汤浸蒸饼为丸，如绿豆大。每服一百丸，加至三百丸，食远白汤下。兼治血痢、血崩，血下不止，血下褐色，或紫色、黑色，及肠澼下血，空心米汤下。其脉洪大而缓者，及治麻木，厥气上冲，逆气上行。

立效散 治走马牙疳。

青黛 黄柏末 白矾 五倍子炒，各一钱

上为末，先用米泔水漱口，掺患处。

神灯照眼法俞监生传 治牙床上下肿烂作痛，或因杨梅疮多服轻粉，致筋骨疼痛，而作牙床肿烂者。

乳香二钱 没药二钱 雄黄一钱 朱砂八分 水银钱半，唾研 锡花钱半银朱一钱 川乌钱半 草乌钱半 白芷一钱 自然铜二钱

上为末，绵纸裹作条子，香油透点灯，以瓦片盛置斗内，或桶内，将手掩其口鼻，以目观灯，先将被覆其身手，勿令透气，即愈，或有汗为妙。

固齿丹太医院传

骨碎补一味，水洗净，铜刀切片，用铜锅炒，以槐枝不住搅炒，取出候冷，又上火炒微黑色，又住火，冷后又炒至老黑色，以文武火炒之，研为末。不时擦牙，极能坚骨固齿补髓，去骨中毒风气，止筋骨痛，治牙则痛不复作。如牙将落，动摇者，频频服之立住，再不复动。

乌须固齿补肾散刘司寇传

当归酒浸 小川芎 荆芥穗 香附米 白芍药 甘枸杞各二两半 熟地黄二两半 川牛膝去芦，二两，酒浸 细辛三钱 破故纸两半 升麻五钱 青盐三两

上为末，用老米一升，煮饭合成丸，阴干，入瓦砂罐内封固，炭火，或桑柴火烧成灰存性，研为末，用铅盒盛之。清晨鸳鸯手擦牙，滚汤漱咽下，至老牙不痛，齿不落。士大夫年至四十者，能常用此药于须发未白之先，可免染须之劳，深为有益也。

擦牙固齿方张小菴传

黑铅四两，用柳枝切碎，炒半日黄色成灰 青盐二两半，炒 当归五钱 细辛三钱 朱砂二钱

上为细末，擦牙漱口。

乌须固齿擦牙散太医院传

细辛 川芎 莲须 香附 生地黄

---

[1] 槽：原作“糟”，属讹字，径改。

当归以上俱烧过存性　青盐生用，各等份

上为细末，清晨擦牙，温水漱咽，日日不可间断，不忌三白。

乌须还少丹京师传

川芎一两　旱莲草二两　当归一两　牙皂五钱　白茯苓一两　青盐二两半　黄柏五钱

上为末，入砂罐内封固，炭火煅，烟尽为度，取出为细末，磁罐收贮，每早擦牙。

牙落重生京师传

公鼠骨一副取骨法：用鼠一个，剥去皮，用硇一擦上，三日肉烂化尽，取骨，瓦上焙干用　香附一两　白芷　川芎　桑皮　地骨皮　川椒　蒲公英　旱莲草　青盐　川槿皮各三钱

上为细末，擦百日，其牙复生，良验。

生牙齿方京师传

用未开眼嫩老鼠三四个，外用白及、白芷、青盐、细辛、当归、熟地黄各五钱，除地黄捣烂，将前五味研为末，用地黄捣烂如泥，和匀一饼，包老鼠在药内，外用湿纸包裹，文武火烧，尽烟闭死，研末擦上，即生牙。

眼目

脉

左寸脉洪数，心火炎也；关弦而洪，肝火盛也；右寸关俱弦洪，肝木挟相火之势而来，侮所不胜之金，制己所胜之土也。

治

世谓目病而痛，多由火热及血太过。予窃谓目病固由火热，然外无风寒闭之，目亦不病，虽病亦不甚痛。盖人感风寒，则腠理闭密，火热不得外泄，故上行走窍而目病矣。散其外之风寒，则火热泄而痛自止，洗肝散之类，用凉药内退火热，虽系一治，然过多则伤脾胃，往往不能食，或致泻泄，甚不可治也。出血之治，亦不可常用，盖伤其本故也，目得血而能视，血少则目昏矣。若因血虚而目昏[1]者，则滋阴地黄丸、养肝丸，皆可服也。

附：太上玄真人进还睛丸表

伏以医有圣神工巧之妙，人不可不知；药有温凉寒热之性，医不可不辨。昔黄帝尝百药而着本草，叔和察六脉而烛病源，所以扶世道而救民命者，良有在也。上古之人，咸臻寿考，况世之最贵者莫贵于人，人之最贵者莫贵于目，夫目者，五脏六腑之精华，百骸九窍之至宝，洞观万物，朗视四方，皎洁如珠，包含天地，内连肝胆，外应睛瞳。眼虽属于肝门，窍乃居于肾脏，肾属北方壬癸水，心属南方丙丁火，心肾不和，水火交战，交战则血气停留不散，胆损肝虚，定见眼中受病。凡疗眼疾，须补肾元，次修肝木。肝乃肾之苗，肾乃肝之本，修肝则神魂安静，补肾则精魄流注，精魄既得安和，眼目自然明朗。譬如种木当在修根，根壮则枝叶茂盛，根损则花叶凋零。且如黑睛属肾，肾虚则眼泪下流；窍门通肝，肝风则冷泪常出；白眼属肺，肺冷则赤脉流通于睛；上下睑属脾，脾风则拳毛倒睫；大小眦属心，心热则攀睛胬肉。眼有五轮，外应五行，木火土金水；内应五脏，肝心脾肺肾。五轮者，风血肉气水；八廓者，天地水火风云山泽。苟有病患，须究根源。勿用庸医，复行钩割。夫子好服丹药，脾

---

[1] 目昏：原作"日用"，据日刊本改。

胃损伤，终夜忧思，精神耗惫，或胆中受热，或肺上受寒，或食五辛太多，或纵七情忒甚，或瞻星望月，或近火冲烟，故使三焦受热，致令双曜失明，或迎风有泪，或视物如烟，觑空中如霜雪之形，视太阳如同底盖。五脏虚耗，夜梦鬼交，眼前自见黑花缭乱，目中谁知白翳昏蒙。臣窃悯矣。

陛下戒之，今按《本草》制成仙方，能养性安神，搜风明目，却热除邪，修肝补肾，虽远年内瘴而可明，矧近日赤肿而弗治。药共二十九味，名曰还睛丸。修却奇异，有君、臣、佐、使之功；制不寻常，有炮、制、锉、炼之妙。不问老幼、阴阳，即见光明清白。恭维皇帝陛下，修凝道德，摄养精神，端居九重之中，明见万里之外，固不赖于此药，亦可保于未然。伏愿普颁百姓，请尝试之，俯赐群臣，佥曰俞也。臣无任瞻天仰圣，激切屏营之至，谨录其方，随表拜进以闻。

方

还睛丸 治远年近日一切目疾，内外翳障，攀睛胬肉，烂弦风眼，及年老虚弱，目昏多眵，迎风冷泪，视物昏花，久成内障，此药最能降火升水，可宜久服，夜能读细字。

拣人参一两半 天门冬泡，去心，三两 麦门冬泡，去心，三两 生地黄酒洗，三两 熟地黄一两，酒蒸 当归酒洗，一两 川芎七钱 白茯苓去皮，一两 山药一两，蒸 菟丝子酒饮烂，捣饼，焙干，一两 甘枸杞一两半 肉苁蓉酒浸，两半 川牛膝去芦，两半 川杜仲酒炒，两半 石斛一两半 五味子七钱 川黄连七钱 川黄柏一两，酒炒 知母二两，酒炒 杏仁泡，去皮，一两半 枳壳面炒，一两 防风八钱，去芦 菊花酒洗，一两 青葙子一两 草决明一两 白蒺藜炒，一两 羚羊角一两，镑 乌犀角八钱 甘草七钱，炙

上为细末，炼蜜为丸，如梧桐子大。每服三五十丸，空心盐汤送下。

洞然汤西园公制 治一切眼病。

归尾 川芎 赤芍 黄连 黄芩 黄柏 栀子 连翘 薄荷 防风 荆芥 独活 前胡 菊花 木通 车前子 甘草 灯草七根 水煎，食后服。

拨云散金光明传 治一切眼肿疼痛，及暴发赤眼，风热壅实等证。

归尾 川芎 赤芍 生地黄 连翘 黄芩 山栀子 黄连 防风 荆芥 羌活 白芷梢 枳壳 桔梗 软石膏 大黄 甘草

上锉，水煎，食后服。如眼生翳障，加白蒺藜。如眼胞红肿如桃，倍大黄，加芒硝。如眼目被人打伤，青肿，倍大黄。如杖疮肿痛未破，作憎寒壮热，或打重血气攻心并效。如打扑伤损内重，瘀血不散，服之即愈。

速效散京师传

黄连 黄芩 黄柏 栀子 连翘 薄荷 荆芥穗 柴胡 归尾 生地黄 地骨皮 天花粉 甘菊花 蔓荆子 牛蒡子 白蒺藜 草决明 枳壳 甘草

上锉，水煎，食后服。如大眦头红肉堆起，乃心经实热，宜菊汤补肾，加黄连、生地黄，减菊花、牛蒡子。小眦头红丝血胀，乃心经虚热，宜补心补肾，加茯苓、莲肉，减荆芥、蔓荆子。大乌睛上有红白翳障，乃肝经病，宜洗肝补肾，加柴胡、连翘。白珠上死血红，加地骨皮、天花粉，减薄荷。若白珠有红箭翳膜，清肺为主，加羚羊角为君。上睑胞肿如桃，此脾经病，泻脾，加砂仁、连翘，减草决明、天花粉。日夜疼痛，加防己、玄参。火眼后昏暗，加柴胡、

游草。

大明复光散京师传

当归尾酒洗　生地黄酒浸　黄柏酒炒　黄连　黄芩　柴胡　白茯苓　枳壳　羌活　防风　荆芥　石膏煅　甘菊花　蝉蜕　车前子炒　密蒙花　白蒺藜炒　木贼童便浸焙　青葙子炒　羚羊角　石决明煅　甘草

上锉，每服一两，食后温服。大眦赤者，乃心经实热，加龙胆草、赤芍、白术，减车前、荆芥。小眦赤者，乃心经虚也，加白茯苓、黄芪、朱砂，去青葙子、石决明。赤而不痛，乃肝经实热，加柴胡、陈皮、白术，减荆芥。赤而昏者，乃肝之虚也，加苍术、楮实子，减蒺藜。羞明怕日，乃脾之实，加密蒙花，减柴胡。视物不真，乃脾之虚，加苍术、细辛，减防风、木贼。眵多结硬，乃肺之实，加桑白皮、茅根、白术，减蝉蜕、石膏。眵虚不结，乃肺虚，加阿胶、陈皮，减归尾、枳壳。迎风出泪，乃肾虚，加熟地黄、石斛，减生地黄、菊花。白珠鲜红常痛，加山栀子、乳香、没药、防风、黄芩，减青葙子、蒺藜。胬肉侵睛，加大黄、牵牛、牛蒡子，减石膏、枳壳。白膜侵睛，加蒺藜、木贼、连翘、车前子、荆芥。痒极难当，加僵蚕、草乌，减菊花、木贼。风中泪出，加旋覆花、草乌煨，减归尾、石决明。坐起生花，加山药、熟地黄，减防风、荆芥，忌酒戒欲。两睑粘睛，加藿香、白芷、茯苓、荆芥。

清肺散京师传　治肺气上攻眼目，白睛肿胀，日夜疼痛者。

桑白皮　黄芩　菊花　枳壳　防风　荆芥　柴胡　升麻　赤芍　归尾　玄参　苦参　蒺藜　木贼　旋覆花　甜葶苈　甘草

上锉，水煎，食后服。

抑清明目汤云林制　治妇人因怒气伤肝，眼目昏暗如云雾中。

当归　白芍　生地黄　白术　茯苓　陈皮　半夏　龙胆草　柴胡　黄连　栀子　牡丹皮　白豆蔻　甘草　生姜

煎服。

明目大补汤　治气血俱损，眼目昏花，神光不足，及久患眼，服凉药过多，气血凝滞，双目昏矇，全不通路。服此以镇阳光，壮肾水。即十全大补汤加沉香、大附子制、白豆蔻。

羊肝丸金光明传　治一切眼疾，不问内外翳障，青盲等证。

黄连一两　菊花　当归　川芎　防风　荆芥　羌活　薄荷叶各三钱

上为末，用白乳羊肝一具，以竹刀刮去筋膜，生捣再用药捣烂为丸，如梧桐子大。每服五七十丸，浆水送下，白水亦可。内障昏暗，加熟地黄一两。翳障，加蒺藜、木香各五钱。

明目壮水丸云林制　治肝肾不足，眼目昏暗，常见黑花，多有冷泪，此药壮水，以镇阳光明目，补肾养肝生心血。

拣人参一两　当归酒洗，一两　熟地黄酒蒸，二两　生地黄酒洗，二两　天门冬去心，二两　麦门冬去心，二两　石枣酒蒸，去核，二两　枸杞子酒洗，一两六钱　五味子一两　菟丝子酒制，一两　白茯神去皮、木，二两　干山药一两　川牛膝去芦，酒洗，一两三钱　柏子仁去壳，一两，炒　泽泻一两　牡丹皮酒洗，一两　家菊花去梗，三两　黄柏一两半，乳汁拌匀炒　知母二两半，乳汁拌匀晒干炒　白豆蔻去壳，净，三钱，能去眼中一切尘垢翳膜

上为末，炼蜜为丸，如梧桐子大。每服百丸。空心淡盐汤送下。忌生冷，莱菔。

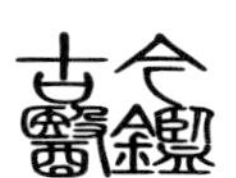

养肝丸周古川传　治肝经不足，眼目昏花，或生眵泪，久视无力，妇人血虚目疾。

当归　川芎　白芍药　熟地黄酒蒸　防风　楮实子炒　车前子酒炒　蕤仁去壳，汤泡去皮

上为末，炼蜜丸如梧桐子大。每服七十丸，食远白汤下。

涤光散秘方　治目疾屡服寒凉药不愈，两眼蒸热，如火之熏赤而不痛，满目红丝，血脉贯睛，瞀闷昏暗，羞明畏日，或上睑赤烂，或冒风沙而内外眦皆破，洗之立效。

枯白矾五分　铜青三分

上为末，水和药，磁器盛，重汤煮三五沸，隔纸蘸洗，日三五次。

决明散傅东山传　治翳瘴眼，三服即退。

石决明　葛花　泽泻　木贼　大黄

上锉一剂，水煎服。

治雀目如神汪圣峰传

黄蜡不拘多少，熔化取出，入蛤粉相和，得所成球，每用以刀切下二钱，以猪肝二两，批开掺药在内，麻绳扎定，水一碗，入铫❶内煮熟取出，乘热熏眼，至温餐食之，日二次，以明为度。

治眼出冷泪

虚则补肝，四物汤加木贼、防风；实则用木贼、苍术、白蒺藜、防风、羌活、川芎、甘草为末，米泔水调下。

咽　喉

脉

两寸脉浮洪而溢者，喉痹也。脉微而浮者，死。

病

夫喉以候气，咽以咽物。咽则通水谷，接三脘以通胃。喉有九节，通五脏以系肺，并行两异，气谷攸分，诸脏热则肿塞不通，腑寒则缩而硬，硬如有物，常欲痒痛多涎唾，皆使喉闭，风燥亦然。若夫卒然肿痛，水浆不入，语言不通，死在须臾，诚可惊骇。其会厌两旁肿者，俗谓之双乳蛾，易治；会厌一边肿者，谓之单乳蛾，难治。古方通谓之喉痹，皆相火之所冲逆耳。

治

治宜先大涌其痰，或以铍针刺其肿处，此急则治其标之法也，内当从治，而以桔梗、甘草、玄参、升麻、防风、羌活、荆芥、人参、白术、茯苓之类，少加干姜、附子等药为向导，徐徐频服，不可顿服。切不可骤用寒凉之药而正治之，非徒无益，而且促其死矣。

单乳蛾　双乳蛾　喉闭　双喉闭　子舌胀　木舌胀　缠喉风❷　走马喉风

盖因湿气上行，转于喉之两旁，近外肿作，以其形似乳蛾，一为单，二为双。其乳蛾差小者，名喉闭，热结于舌下，复生一小舌子，名子舌胀。热结于舌中，舌为之肿，名木舌胀，木者，强而不柔和也。热结于咽喉，肿绕于外，且麻且痒，肿而大者，名缠喉风。喉闭暴发暴死者，名走马喉风。

喉闭之症，其人胸膈素有痰涎，或因饮酒过度，或因忿怒失常，或因房事不节而发作也，何则？饮酒过度，是胃火动也；忿怒失常，是肝火动也；房事不节，是肾火动也。火动痰上而为痰热，燔灼壅塞于喉嗌之间，所以内外肿痛，而水浆不入也。治疗之法，急则治其标，缓则治其本。标则用丸散以吐痰散热，

---

❶ 铫（diào）：煮物用的器具。

❷ 缠喉风：原作“缠咽闭”，据下文改。

治本用汤药以降火补虚。

方

甘桔汤

甘草　防风　荆芥　薄荷　黄芩各一钱　桔梗三钱　加玄参一钱

上锉一剂，水煎，食后频频噙咽。

咳逆，加陈皮。咳嗽，加知母、贝母。咳发渴，加五味子。唾脓血，加紫菀。肺痿，加阿胶。面目肿，加茯苓。呕，加半夏、生姜。少气，加人参、麦门冬。肤痛，加黄芪。目赤，加栀子、黄连。咽痛，加鼠粘子、竹茹。声哑，加半夏、桂枝。疫毒头痛肿，加鼠粘子、大黄、芒硝。胸膈不利，加枳壳。心胸痞，加枳实。不得卧，加栀子。发斑，加防风、荆芥。酒毒，加干姜、陈皮之类。

清咽利膈散

连翘　黄芩　栀子　薄荷　防风　荆芥　桔梗　玄参　黄连　大黄　金银花　牛蒡子　朴硝　甘草

上锉一剂，水煎服。

绵球散王伯泉传

草乌一个，重一钱，余药各一钱，生　胡椒　荜茇　红豆　细辛　牙皂

上为末，用乌梅去核，拈作饼，包药末在内，仍以药末掺之，以绵裹缚筋头上，先用鹅翎管，削针刺破，将绵球蘸淡醋缴喉中患处，去痰为度。如牙关不开，先用开关散搐鼻，嚏涕即开。

开关散

用杨梅树皮，向东者晒干，去粗皮为末，吹鼻中，喷嚏为验。

金锁匙秘方

朱砂三分三厘　硼砂一分二厘　枯矾一分六厘　雄胆一分　焰硝一分　片脑一分　麝香少许

上为细末，竹筒吹入喉中。

春风散　治咽喉肿痛，缠[1]喉风闭塞。

腊月初一日，取猪胆五六个，用僵蚕、黄连俱锉，朴硝、白矾、青黛俱各五钱，装入胆内，缚定，用青纸裹了，将地掘一方坑，长阔一尺，上用竹竿横吊，以胆悬定于内，候至立春日取出，置当风处吹干，去皮以药研末，密收吹喉。

吹喉散宋举人传

壁钱烧存性　枯白矾　发灰

上各等份，研末吹喉。

清火补阴汤　治虚火上升，喉痛，并喉生疮，喉闭热毒，最能降火补虚。

当归一钱　川芎一钱　白芍一钱二分　熟地黄一钱二分　黄柏一钱，童便炒　知母一钱，生用　天花粉一钱　甘草一钱　加玄参三钱

上锉一剂，水煎，入竹沥，温服。

通隘散方外人传　喉痛生疮声哑。

白硼砂二钱　孩儿茶一钱　蒲黄六分　青黛一钱　牙硝六分　枯矾六分　片脑二分　黄连五分，末　滑石一钱　寒水石一钱　黄柏五分，末

上共为末，以苇筒，药少许，吹入喉中，即效。

清上丸太医院传　治喉中热毒肿痛，喉闭，乳蛾等证。

雄胆一钱　雄黄五分　硼砂一钱　薄荷叶五钱　青盐五分　胆矾少许

上为细末，炼化白沙糖为丸，如鸡头子大，卧时舌压一丸，自化入喉，神效。

清音散　治声音不清。

诃子三钱，半生半泡熟　木通二钱，半生半泡熟　桔梗生用　甘草三钱，半生半炙

[1] 缠：原作“缚”，据日刊本补。

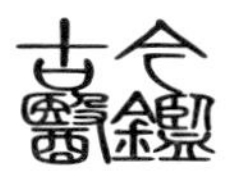

上锉，水煎，用生地黄捣烂，入药贴。

钱笛丸 治声失音，或不清。

当归一两 生地黄一两 熟地黄一两 天门冬盐炒，五钱 黄柏一两，蜜炙 麦门冬五钱，盐炒 知母五钱 人参三钱 白茯苓一两，去皮 诃子五钱 阿胶五钱 乌梅十五个 人乳一碗 牛乳一碗 梨汁一碗

上为末，炼蜜为丸，如黄豆大。每服八十丸，柯子汤下，或萝卜汤下亦可。

驱风解毒散 治痄腮肿痛。

防风 荆芥 羌活 连翘 牛蒡子 甘草各等份

上锉一剂，水煎，食后频服，外用后方敷药。

赤豆散

赤小豆为细末，醋调敷肿处，恐毒气入喉难治。

白灰散

石灰不拘多少，炒七次，地下窨[1]七次，醋调敷肿处，立消。

结 核

病

结核者，火因痰注而不散，郁结坚硬，如果中核也。或在颈胁，或在手足，或在头额，或在臂，或在腋。如肿毒不红不痛，不作脓，不必溃发，但令热气散则核自消。

治

大法宜二陈汤加竹沥，多服为妙。

方

开气消痰汤 治胸中胃脘至咽门窄狭如线疼痛，及手足俱有核如胡桃者。

陈皮一钱 半夏七分，泡 枯芩一钱 前胡八分 桔梗一钱二分 枳壳一钱 枳实七分 香附一钱二，童便炒 木香五分 僵蚕一钱二分 羌活七分 荆芥七分 槟榔八分 射干七分 威灵仙七分 甘草六分

上锉一剂，生姜三片，水煎服。

治颈项下生痰核

二陈汤加酒炒大黄、黄连、连翘、桔梗、柴胡、生姜，煎服。

治臂核作痛

二陈汤加连翘、川芎、防风、黄芩、酒炒苍术、皂角刺。

治耳后项各一块

牛胆 南星 白僵蚕 大黄酒炒 青黛

上为末，炼蜜丸，噙化。

治一身俱是块

二陈汤加白芥子炒、黄连姜汁炒。

治颈项结核或肿痛李小陉传

夏枯草不拘多少，水煎频频服之，即愈。

一妇人遍身痰核，不红肿，不疼痛。

陈皮 半夏 茯苓 当归 川芎 白芍药 枳实 黄连 香附 桔梗 连翘 防风 羌活 柴胡 龙胆草 甘草各等份

上锉一剂，生姜煎服。

治痰核

用南星、淮乌各等份，共为细末，姜汁调如膏，敷核上，立消。

治项后侧少阳经中，疙瘩不变肉色，不问大小及年深月久，或亦赤硬肿痛。

生山药去皮，一块 蓖麻子三个，去壳，共研匀觧帛上贴之即消

梅核气

梅核气者，窒碍于咽喉之间，咯之

---

[1] 窨（yìn）：窨藏。

不出，咽之不下，如梅核之状者是也。始因喜怒太过，积热蕴隆，乃成厉痰郁结，致斯疾耳。

治

治宜导痰开郁，清热顺气，如陈皮、半夏、香附、川芎、山栀、黄芩、枳壳、苏子之类是也。如老痰凝结不开，以咸能软坚立药，海石、立明蹯之类是也。

方

加味四七汤 治梅核气证，妙不可述。

苏梗一钱 半夏一钱 厚朴姜制，一钱 茯苓一钱 陈皮一钱 青皮七分 枳实一钱 砂仁一钱 白豆蔻六分 槟榔三分 南星一钱 益智仁三分 神曲一钱，炒

上锉一剂，生姜五片，水煎，食远服。

加味二陈汤 治梅核气。

陈皮 半夏 茯苓 枳壳 桔梗 黄芩 苏子 白豆蔻 山栀子 甘草各等份

上锉一剂，生姜煎服。

行气散 治梅核气，咽喉气胀，上攻胸膈痛。

紫苏 陈皮 香附 乌药 枳壳 桔梗 厚朴 半夏 大黄酒炒 甘草

上锉，灯心十根，水煎服。

瘿瘤

病

夫瘿瘤，皆因气血凝滞，结而成之。瘿则喜怒所生，多着于肩项，皮宽不急，搥搥而垂是也；瘤则随留住，初作如梅李之状，皮嫩而光，渐如杯卵是也。瘿有五种：其肉色不变者，谓之肉瘿；其筋脉现露者，谓之筋瘿；若赤脉交络者，名曰血瘿[1]，若随忧恼而消长者，名曰气瘿；若坚硬而不可移者，名曰石瘿。瘤亦有六种：一曰骨瘤，二曰脂瘤，三曰肉瘤，四曰脓留，五曰血瘤，六曰石瘤。瘿瘤二者，虽无痒痛，最不可决破，恐脓血崩溃，渗漏无已，必致杀人。其间肉瘤不可攻疗。

治

脂瘤、气瘤之类，当用海藻、昆布软坚之药治之。如东垣散肿溃坚汤亦可多服，庶得消散矣。

方

消瘿五海饮

海带 海藻 海昆布 海蛤 海螵蛸各三两半 木香 三棱 莪术 桔梗 细辛 香附各二两 猪琰子七个，陈壁土炒，去油焙干

上为末，每服七分半，食远米汤下。

南星膏 治皮肤、手足、头面生疮瘤，大者如拳，小者如栗，或软，或坚而不痛。

生大南星一枚，细研稠黏，滴好醋三七滴为膏。如无生者，以干者为末，醋调作膏，先将小针刺瘤上，令气透贴之，痒则频贴。

一方加草乌、细辛、白芷。

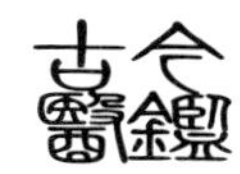

[1] 瘿：原作“瘤”，据文义改。

卷 十

心 痛

脉

沉弦细动，皆是痛证。心痛在寸，腹痛在关，下部在尺，脉象显然。坚实不大便者下之，痛甚者脉必伏。阳微阴弦短而涩者，皆心痛也。脉沉细而迟者，易治。浮大弦长，皆难治。

病

夫心痛者，即胃脘痛也。其种有九：曰饮，曰食，曰风，曰冷，曰热，曰悸，曰虫，曰疰，曰去来痛。名虽不同，未有不由清痰食积郁于中，七情九气触于内之所致也。治法须分新久，若明知身受寒气，口得寒物，而病于初传之时，当以温散，或温利之药。若得稍久，则成郁矣。郁则成热，又当以温散药内加苦寒之药，温治其标，寒治其本也。由是古方多用山栀为君，热药为之向导，则邪易伏而病易安。若纵恣口腹，不谨调食，则病复作，必难治也，此病日久，不食亦不死。若痛方止，便吃还痛，必须三五服药后，渐而少食，庶获痊愈。其有真心痛者，因太阳触犯心君，或污血冲心而痛极，手足青过节者，旦发而夕死，夕发而旦死，非药所能治也。

治

诸痛不可用补气，气旺不通，而痛愈甚。故云：通则不痛，痛则不通也。

一、凡痛在心，连两胁至两乳下，牵引背板、匙骨下而痛者，实热也。

二、凡痛在小腹，连脐左右上下疠痛，手足厥冷者，虚寒也。

三、凡心痛以物拄按则痛止者，挟虚也，以二陈汤加炒干姜和之。

四、凡心痛因平日喜食热物，所以致流于胃口作疼痛，用桃仁承气汤下之，若轻者用韭汁、桔梗能提气，血药中兼用之。

五、凡心膈大痛，攻走腰背，发厥呕吐，诸药不效者，就吐中以鹅翎探之，出痰积碗许，而痛即止。

六、虫痛者，必面上白斑唇红，又痛后便能食，时作时止是也，用二陈汤加苦楝根皮煎服。上半月虫头向上易治，下半月虫头向下难治。或曰痛而久卧不安，自按心腹时大叫，或青或黄，唇缓目无精光者，虫痛也。又曰：腹痛肚大青筋者，取虫丸主之。

七、心痛卒急无药，以盐置刀头，烧红淬入水中，乘热饮之，吐痰而愈。此法治绞肠痧，大痛已死者，立效。

谨按痛则不通，通则不痛。夫胃脘、心脾痛者，或因身受寒邪，口食冷物，内有郁热，素有顽痰、死血，或因恼怒气滞，虫动作痛，种种不同，若不分而治之，何能愈乎？余曰：是寒则温之，是热则清之，是痰则化之，是血则散之，是气则顺之，是虫则杀之，庶乎临证不眩惑矣。

方

清热解郁汤西园公方　治心痛，即胃脘痛，一服即止。

山栀仁炒黑，一钱半　枳壳面炒，一钱　西芎一钱　黄连炒，七分　陈皮五分　苍术米泔浸，七分　香附一钱　干姜炒黑，五分　甘草五分

上锉一剂，生姜三片，水煎热服。服后戒饭食大半日，渣再煎服。

仓卒散秘方

山栀仁炒黑，五钱

上锉一剂，生姜三片，煎服。一方加川芎一钱，尤妙。

一方单用栀子炒，为末，每服二三匙。心痛、腹痛姜汤调下。痢作肚[1]痛，黄酒调下。四肢浮肿，米饮调下；小便淋沥，白汤调下。

平气散刘孟门传　治心痛。

苍术一钱五分　栀子一钱五分　当归一钱　青皮一钱　陈皮一钱　枳壳一钱　木香一钱，临熟时入木香再煎　甘草三分

上锉一剂，生姜三片，水一大碗，煎至七分，通口服。

清郁散　治胃中有伏火，膈上有稠痰，胃口作痛及恶心，呕吐清水，或作酸水醋，心烦闷。

陈皮一钱　半夏一钱，香油炒　白伏苓一钱　苍术一钱，米泔浸炒　川芎六分　干姜五分，炒黑　香附童便炒，一钱　神曲炒，一钱　黄连姜汁炒，一钱　栀子姜汁炒一钱　甘草三分

上锉一剂，生姜三片，煎服。呕吐甚，加藿香四分，砂仁四分。此方为丸服亦妙。

宣气散严发十传　治心胃刺痛，牵引胸膈疼痛，内有实热，脉数有力者。

栀子仁盐酒炒　滑石　大黄　木香

上先将栀子以生姜煎汤，余药入汤内浓磨温服。在上必吐痰，在下必泻，其痛立止。外以萝卜子炒，绢包频熨痛处。

利气丸方见诸气门　治心胃气滞、食积，郁热作痛。

加减柴胡汤西园公制　治实热凑上，心腹作痛，发热不止。

柴胡一两　黄芩七钱半　半夏七钱半　枳壳一两　赤芍一两　山栀子去壳，四两，半生半炒

上锉一剂，生姜三片，煎服。

利气保安汤西园公制　治气痛，已服通利之药，下后余热作痛，或痛在小腹者。

柴胡　青皮　枳壳　香附　郁金　木通　赤芍　山栀仁各等份，炒

四圣散段千户传　治心痛、肚腹痛，阴证绞肠痧神效。

五灵脂炒出烟　桃仁面炒黄色，去皮尖　草乌水泡，一日一换，浸七日，去皮尖，切作片，用新瓦焙干，各用一两　青黛二钱，入药八钱，为末

上为末，酒糊为丸，如梧桐子大。每服十五丸或十七丸，用艾叶七片炒出烟，陈酒一盅，入锅去艾，温艾汤送下。

一用仓卒散　治气自腰腹间攻心，痛不可忍，腹中冰冷自汗，如洗手足，挛急厥冷。

山栀子大者四十九个，连皮捣烂炒　大附子一枚，泡，去皮

上为末，每服二钱，酒煎八分温服。

丁胡三建汤　治冷心疼，面青唇黑，手足厥冷。

丁香　良姜　官桂各一钱五分

上锉一剂，水一碗，煎七分，用胡椒五十粒，炒黄色为末，调入汤药内，顿服。

救急奇方　治男妇心疼，禁了牙关欲死者。

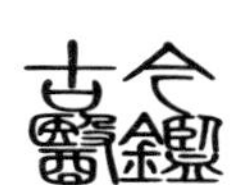

---

[1] 痢作肚：原脱，据日刊本补。

隔年老葱白三五根，去皮、须、叶，捣成膏，将病人斡开口，用铜匙将膏送入喉中，用香油四两灌送，但得葱膏下喉。少时将腹中所停虫病等物化为黄水，微利为佳，永不再发。

追虫丸 治虫咬心痛。

干漆五钱，炒去烟 雄黄二钱五分 巴豆霜一钱

上为末，面糊为丸，如黍米大。每服十二三丸，有子苦楝根皮煎汤送下。

小金丹秘方 治虫之作痛，时痛时止，痛则攻心，口吐清水，人中鼻唇一时青黑者是。

雄黄一钱 姜黄一钱 巴豆去油，一钱 山柰一钱 丁香二十五个 人言三分

上为末，用红枣煮熟去核为丸，如粟米大。每服四五丸，五六岁儿用六七丸或八九丸，艾叶煎汤，入醋少许，不拘时送下。

心红散徐蓟川传 治心痛气痛，及治孕妇心疼。

银朱 鸡粪炒焦干，为末

上二味，各等份，和一处。每服一钱，熟黄酒调服，即出冷汗立止。

治一切心腹胸腰背疼痛和锥刺秘方

花椒为细末，醋和为饼，贴痛处，上用艾捣烂铺上，发火烧艾，痛即止。

加味枳术丸 治清痰、酒积、食积、茶积、肉积在胃脘当心而痛，及痞满恶心嘈杂，嗳气吞酸，呕吐脾痰等证，其效如神。

白术三两 枳实面炒黄色 苍术米泔浸三宿，焙 猪苓去黑皮 川芎 麦蘖面炒黄色 神曲炒微黄色 半夏汤泡透，各一两 泽泻去毛 赤茯苓去皮 黄连陈壁土炒 白螺蛳壳炮，各七钱 缩砂仁 草豆蔻 黄芩陈壁土炒 青皮去白 莱菔子炒 干生姜各五钱 陈皮 瓜蒌子 香附子童便炒 厚朴姜汁制炒 槟榔各三钱 木香二钱 甘草二钱

吞酸加吴茱萸汤泡，寒月五钱，热月二钱五分；久病挟虚，加人参、白扁豆、石肉❶各五钱。时常口吐清水，加炒滑石一两、牡蛎五钱。

上为细末，用青荷叶泡汤浸，晚粳米研粉，作糊为丸，如梧桐子大。每服七十丸，多至一百丸，清米饮送下。

腹 痛

脉

心腹痛不得息，脉细小迟者，生；脉大而急者，死。腹痛，脉反浮大而长者，死。脐下忽大痛，人中黑者，皆死。尺脉弦则腹痛。

病

凡腹痛，有寒有热，有死血，有食积，有湿痰，有虚有实。若绵绵痛而无增减者，是寒也；时痛时止者，热也；每痛有处不行移者，死血也；痛甚欲大便，利后痛减者，食积也；痛而小便不利者，湿痰也。经云：腹满按之不痛为虚，按之痛者为实。

凡腹中痛甚，饮凉水一盏，其痛稍可者，属热痛，当用凉药清之；清之不已，而或绕脐硬痛，大便闭实烦渴，用凉药下之，利气丸之类。若饮水愈加作痛，属寒痛，用温药和之；和之不已，而或四肢厥冷，腹痛呕吐泻痢，急服热药救之，附子理中汤之类，须详脉力有无。

腹痛，气用气药，如木香、槟榔、香附、枳壳之类；血用血药，如当归、川芎、桃仁、红花之类。

---

❶ 石肉：即石莲肉。

如腹中常觉有热，而暴痛暴止者，此为积热，宜调胃承气汤下之。

如腹痛全不思饮食，其人本体素弱，而复冷痛者，以人参养胃汤加肉桂、木香、吴茱萸，或理中汤加良姜、吴茱萸。

如饮食过伤而腹痛者，宜利气丸下之，并食郁气滞作痛。

凡人腹痛，至于腹中有块起，急以手按之便不见，五更心嘈，牙关矫硬，恶心而清水出，及梦中啮齿者，此谓之虫痛，宜服化虫丸加使君子。

方

开郁导气汤西园公制　治诸般肚腹疼痛，一服立止。

苍术米泔浸制，一钱　陈皮五分　香附童便浸炒，一钱　白芷一钱　川芎一钱　茯苓一钱　干姜炒，五分　滑石一钱　山栀子炒，一钱　神曲炒，一钱　甘草少许

上锉一剂，水煎，温服。

行气香苏饮　治因气恼，或感寒，或伤食，一切肚腹疼痛。方见伤食。

四合饮云林制

陈皮　半夏　茯苓　紫苏　厚朴　香附　枳壳　郁金　甘草各等份

上锉一剂，生姜煎服。

消瘀饮秘方

当归　芍药　生地黄　桃仁　红花　苏木　大黄三钱　芒硝三钱　甘草

上锉一剂，水一盅半，煎至八分，入大黄煎，再入芒硝，温服。

肚腹疼痛如锥剜不可忍者，用白芍、黄连、甘草各三钱，金华酒一盅，水一盅，煎服。

腰　痛

脉

腰痛之脉，皆沉弦。沉弦而紧者，为寒；沉弦而浮者，为风；沉弦而濡细者，为湿；沉弦而涩者，为闪挫。涩者恶血，大者肾虚，滑者、浮者是痰也。

病

夫腰者，肾之外候，一身所恃以转移阖辟者。盖诸经皆贯于肾而络于腰脊，肾气一虚，腰必痛矣。腰痛有五，所感不同。一曰阳气不足，少阴肾衰，是以腰痛；二曰风痹，风寒湿着腰而痛；三曰肾虚，劳役伤肾而痛；四曰坠堕险地，伤腰而痛；五曰寝卧湿地而痛。又有三因而分之，盖太阳、少阴多中寒，少阳、厥阴多中风，阳明、太阴多中湿，此六经腰痛者，为外因也；若失志伤肾，郁怒伤肝，忧思伤脾，若此腰痛，为内因也；坠堕险地，伤腰而痛，为不内不外。当以五种三因而推之。不过从其所由，汗下补泻之法以疗之，风则散之，寒则温之，湿则燥之，热则清之，气则顺之，血则和之，此治之法也。

治

因寒而痛，见热则减，遇寒愈增，宜五积散，每服加茱萸五分。

一、因风伤肾而痛者，或左或右，痛无常处，引两足，五积散加防风、全蝎。

二、因湿而痛者，遇天阴，或久坐而发，盖肾属水，久坐湿地，或为雨露所着，湿流入肾，以致腰痛，宜渗湿汤，或肾着汤。

三、因湿热，宜燥湿行气，用苍术，黄柏、杜仲、川芎之类，或当归拈痛汤。

四、因挫闪劳役而痛者，五积散加黑牵牛一钱，桃仁炒九枚，陈酒煎服，神效。

五、因瘀血而痛者，日轻夜重，宜行血顺气，丹溪补阴丸加桃仁、红花，外用三棱针于委中穴出血，以其血滞于

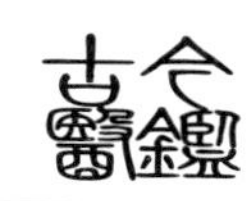

下也。

六、瘀血在足太阳、足太阴、足少阳三经腰痛，宜川芎肉桂汤。

七、瘀血腰痛，以四物汤加桃仁、红花、酒苏木。

八、因痰而痛者，宜南星、半夏，加快气之药佐之，使痰随气运。

九、因肾虚者，痛之不已，用安肾❶主之。

十、肾着为病，体重，腰冷如水，饮食如故，小便自利，腰以下冷痛如带五千钱，治宜流湿兼温散，肾着汤主之。

十一、腰软者，肾肝伏热，治用黄柏、防己。

十二、因气滞而痛，或俯仰挫闪，宜乌药顺气散加炒桃仁，酒煎服。

十三、因肾气虚弱，为湿所乘，流注腰膝，或挛拳掣痛，不可屈伸，或缓弱冷痹，行步无力，以独活寄生汤主之。

方

补肾汤西园公制　治一切腰痛。

破故纸酒炒　小茴盐酒炒　玄胡索　牛膝去芦，酒洗　当归　杜仲酒炒　黄柏酒炒　知母酒炒

上锉一剂，生姜煎服。

屠尚书方　治腰痛。

破故纸五钱　杜仲酒炒，一两　巴戟五钱，净　胡巴戟五钱　当归五钱　桃仁四十九个

上锉一剂，酒煎，入乳香、没药各三钱，调热服。

壮本丹秘方　治肾虚腰痛，久则寒冷，此药壮筋骨，补元阳，利大小，养丹田，治腰痛之妙剂。

杜仲酒炒，一两　肉苁蓉酒洗，五钱　巴戟酒浸，去骨，五钱　破故纸盐水炒，一两　茴香一两　青盐五钱

上为末，将猪腰子分开，入药在内，缝住，纸包煨熟。每一个一服，用黄酒送下。

加味青娥丸　治肾虚腰痛或风寒乘之，血气相搏为痛。

杜仲姜汁浸炒，十二个　破故纸水淘，十二两，芝麻同炒变色，去芝麻，瓦上焙干，为末　沉香六两　胡桃去皮膈，另研，六两　没药另研　乳香另研，各六两

上为末，用肉苁蓉十二两，酒浸成膏，和剂捣千余杵，丸如梧桐子大。每服三十丸，空心温酒，或盐汤任下。

立安散　治气滞腰痛，并闪挫腰痛，肾虚腰痛。

当归一两　官桂一两　玄胡索炒，一两　杜仲姜炒，一两　小茴炒，一两　木香五钱　牵牛一钱，半生半熟

上为末，每服二匙，空心陈酒调下。一方去牵牛，以酒煎服。

川芎肉桂汤　治露宿寒湿之地，腰痛不能转侧，两胁搐急作痛。

当归尾一钱　川芎一钱　桃仁五个，去皮尖，研　肉桂一钱　防己三分　苍术一钱　羌活一钱半　独活五分　柴胡一钱　防风三分　神曲五分，炒　甘草炙，一钱

上锉一剂，陈酒煎，食远稍热服。

追风通气散方见痈疽　治经年腰痛，以本方加川萆薢、玄胡索，陈酒煎服。

胁　痛

脉

脉双弦者，肝气有余，两胁作痛。

病

夫胁痛者，厥阴肝经为病也。其病自两胁下痛引小腹，亦当视内外所感之邪而治之。若因暴怒伤触悲哀气结，饮

---

❶ 安肾：此处疑有脱文。

食过度，冷热失调，颠仆伤形，或痰积流注于血，与血相搏，皆能为痛，此内因也；若伤寒少阳，耳聋胁痛，风寒所袭而为胁痛，此外因也。治之当以散结顺气，化痰和血为主，平其肝而导其气，则无有不愈矣。

治

胁痛者，肝火盛，木气实也。有死血，有痰流注，有肝急者。

一、木气实，用苍术、川芎、青皮、柴胡、芍药、甘草，水煎服。

二、痛甚者，肝火盛，以当归龙荟丸姜汤下，泻肝火之要药也。

三、死血作痛，用桃仁去皮留尖，红花酒拌焙干，川芎，香附童便浸，青皮，水煎服。

四、肝苦[1]急，食辛以散之，川芎、苍术，血病入血药中，苦者，恶也，嫌也。或小柴胡汤亦效。

五、凡胁痛皆是肝木有余也，用小柴胡汤加青皮、川芎、芍药、龙胆草。

六、凡胁痛用青皮，必须用醋炒过。

七、凡瘀血作痛，用小柴胡汤合四物汤，加桃仁、红花、乳香、没药煎服，痛甚而元气实者，桃仁承气汤下之。

方

枳壳散 治胁间如物刺，是气实也。

枳壳面炒黄，一两五钱 甘草炙，七钱五分

上为末，每二钱，浓煎葱白汤下，不拘时服。

当归龙荟丸 治泻肝火盛之要药，因内有湿热，两胁痛甚，伐肝木之气。

当归 龙胆草 山栀子 黄连 大黄酒湿火煨 芦荟 青黛各五钱 木香二钱五分 麝香五分，另研 加柴胡五钱 青皮一钱

上为细末，神曲为丸，如梧桐子大。每服二十丸，姜汤下。

治妇人胁痛

香附子四两，醋一碗，盐一两煮干 白芍药二两 肉桂二两 玄胡索炒，二两

上为末，每服三钱，空心滚汤调。

治诸痛熨法

韭菜根，捣烂，醋拌炒，绢包熨痛处。

臂痛

病

臂为风寒湿所搏，或睡后，手在被外，为寒邪所袭，遂令臂痛，及乳妇以臂枕儿，伤于风寒，而致臂痛者，悉依后三方内选用。

一、有血虚作臂痛者，盖血不荣于筋故也。

二、因湿臂痛，蠲痹汤加苍术、酒防己。

三、因痰饮流入四肢，令人肩背酸痛，两手软痹，导痰汤加木香、姜黄。

方

五积散方见中寒 治臂痛因于寒者。

乌药顺气散方见中风 治臂痛因于气者。

蠲痹汤方见痹痛 治臂痛因于湿者。

加减茯苓丸 治湿痰壅滞，经络不通，两臂作痛，不能梳洗，及治手足疼痛麻痹，行步艰难，服之神效。

陈皮盐水炒，二两 半夏二两，用白矾、牙皂、生姜各一两，煎汤浸七日 白茯苓去皮，一两五钱 风化硝一两三钱 海桐皮酒洗，一两 片子姜黄一两 木瓜一两 薄桂去皮，五钱 甘草炙，四钱 白芍酒炒，二两 黄芪盐水炒，二两

---

[1] 苦：原作“若”，属讹字，径改。

上为细末，姜汁、竹沥为丸，如梧桐子大。每服百丸，空心白汤下。

三合散 治背心一点痛。

用乌药顺气散合二陈汤、香苏散，加苍术、羌活。

御寒膏 治体虚人，背上恶寒，或夏月怕脱衣，及妇人产后，被冷风吹入经络，故常冷痛，或手足冷痛至骨。又治腰痛及一切冷痹痛。又治湿气。用生姜半斤，取自然汁，入牛胶三两，乳香末、没药末各一钱五分，铜勺内煎化，就移在滚汤内炖，以柳条搅至成膏，又入花椒末少许，再搅匀，用皮纸将纸作壳子。看痛处阔狭，贴患处，用鞋履烘热熨之，候五七日脱下，或起小瘾不妨。

㿗疝

脉

疝脉弦急，积聚在里，牢急者生，弱急者死。沉迟浮涩，疝瘕寒痛，痛甚则伏，或细，或动。

病

夫疝者，小腹引卵，肿急绞痛也。有痛在睾丸者，有痛在五枢穴者，皆是厥阴肝之经也。或无形无声，或形如瓜，有声如蛙。自《素问》而下，皆以为寒，盖寒主收引，经络得寒，则引而不行，所以作痛，理固然也，亦有踢水涉水，终身不病此者，无执在内故也。大抵此症[1]始于湿热，在经郁遏至久，又得寒气外来，不得疏散而作痛。若只作寒论，恐为未备，或曰厥阴一经，郁积湿热，何由而致？予曰：大劳则火起于筋，醉饱则火起于胃，房劳则火起于肾，大怒则火起于肝。本经火积之久，母能令子虚，湿气便盛，浊液凝聚，并入血队流于厥阴。厥阴属木，系于肝，为将军之官，其性急速，火性又暴，为寒所束，宜其痛之太暴也。有以乌头、栀子作汤饮之，其效亦敏，后因此方随病加减与之，无有不验。但湿热又须分多少而治，湿则多肿，㿉[2]病是也。又有挟虚而发者，当以参、术为君，而以疏导药佐之。脉甚沉紧而豁大无力者也，其痛亦轻，惟觉重坠牵引耳。

经有七疝：寒、水、筋、血、气、狐。

治

一、寒疝者，囊冷结硬如石，阴茎不举，或控引睾丸而痛，于寒湿也，使内过劳也，宜以温剂下之，禹功散、加味五苓散、下清木香丸，或五积蟠葱之类。

二、水疝者，肾囊肿痛，阴汗时出，囊或肿如水晶，或痒而搔出黄水，或小腹按之作水声，得于饮食醉饱，使内过劳也，汗出而遇风寒湿气聚于囊中，故多水也，宜禹功散、三花神佑丸、导水丸逐中之剂下之。

三、筋疝者，阴茎肿痛，或浓或痛，里急筋缩，或茎中痛，痛极则痒，或挺纵不收，或白物如精，随溲而下，得于房室劳倦，及邪术所使，以降心火之剂下之，泻心汤主之。

四、血疝者，状如黄瓜，在小腹两旁，横骨两端纹中，俗云便痈也。得于春夏，重感大燠劳于内，气流溢渗入脬囊，留而不去，结成痈肿，脓少血多。又或强制情欲，当泄不泄，亦成此疾。宜玉烛散和血之剂下之。

五、气疝者，上连肾区，下及阴囊，或因号哭忿怒，则气郁而胀，以针出气

---

[1] 症：原作“正”，据日刊本改。

[2] 㿉：病证名。阴囊肿大。

而愈，然针有得失，宜散气药下之，宜荡疝丸或蟠葱散主之。或小儿亦有此疾，俗云偏坠，气得于其父，阴痿精怯，强力入房，因而有子，胎中病也。此疝不治，惟宜灸筑宾一穴，在内上五寸、腨分肉中，灸五壮。

六、狐疝者，状如仰瓦，卧则入小腹，行立则出小腹，入囊中，狐则昼出穴而溺，夜则入穴而不溺，此疝与狐相类，亦与气疝大同小异，令人带钩铃是也，宜以逐气流经之剂下之。

七、㿗疝者，阴囊肿坠如升斗，不痒不痛，得之地气卑湿，故江淮人多有之，宜去湿之剂下之，三花神佑丸之类。如女子阴户突出，虽亦此类，乃热不禁故也，不可便认为虚寒，而温之补之，名曰瘕。

八、元神虚弱，受寒作小肠疝气滚痛，以蟠葱散加故纸、小茴、川楝子、木香之类。

九、体壮实，小肠气痛，或小便不通，以八正散加破故纸、小茴、川楝子。

十、小腹下毛际边，或左或右，生气核如桃状，按之则散，时伏时见，以五苓散加川楝子、小茴香、葱白、灯心煎汤，下青木香丸五十七粒。

十一、治阳明受湿热，传入太阳，恶寒发热，小腹连毛际结核，闷痛不可忍者，以栀子炒、枳壳炒、桃仁炒、山楂各等份，生姜三片，水煎服。

方

禹功散 治寒疝。

黑牵牛头末，一钱 小茴香二钱五分 加木香一钱

上共为末，每服三钱，姜汁调下。

五积散 治醉饱后色欲过度，触伤小腹，致成疝气。其症自小腹痛连两胁下，心头呆痛，额上汗出。依本方加玄胡索。

蟠葱散 治脾胃虚寒，气滞不行，攻刺心腹，痛连胁胸，及膀胱、小肠疝气，又治妇人血气痛。

丁皮一两 砂仁一两 莪术一两五钱 三棱一两五钱 槟榔一两 玄胡索七钱五分 苍术一两 青皮一两五钱 干姜五钱 肉桂五钱 茯苓一两五钱 甘草一两

上锉一剂，生姜、枣子、葱白，水煎热服。脐下极冷痛，加吴茱萸、木香、小茴香等味。

加味五苓散 依本方加木香、小茴香、川楝子、槟榔、黑牵牛、故纸、木通、青皮、三棱、莪术等味。

上锉一剂，水煎服。

橘核丸 治四积㿉疝，卵核肿胀，偏有大小，或坚硬如石，或引脐腹绞痛，肾囊肿胀，或成疮毒，轻则时出黄水，甚则成痈溃烂。

橘核炒 海藻盐酒炒 昆布盐酒炒 桃仁面炒，去皮尖 桂心五钱 川楝肉炒 海带盐水洗，一两 枳实面炒 厚朴姜汁炒 玄胡索炒 木香五钱 木通五钱

上为末，酒糊为丸，如梧桐子大。每服六七十丸，空心陈酒、盐汤下。如虚寒甚，脉沉细，手足冷者，加川乌一两。如坚胀久不消，加硇砂二钱，醋煮旋入。

荡疝丸

黑牵牛取头末 破故纸炒 小茴香炒 川楝子去核，炒，各一两 青皮三钱 陈皮三钱 莪术四钱 木香四钱

上为末，酒糊为丸，如梧桐子大。每服五十丸，空心温酒送下。

青木香丸

黑牵牛炒，取头末，二两 槟榔二两，粟米饭裹煨，去饭 青木香一两五钱 破故纸二两，炒 荜澄茄二两

上为末，水煮稀糊为丸，如梧桐子

大。每服三十丸，滚汤送下。

行气香苏散 治偏坠气利起疼痛，憎寒壮热，依本方加小茴香，木香、三棱、莪术、木通。

加减香苓散 治偏坠气初起，憎寒壮热，发表分利药，轻者，一服而愈。

枳壳 陈皮 香附 苍术 麻黄 香薷 猪苓 泽泻 木通 滑石 车前子 三棱 莪术 川楝子 玄胡索 甘草

上锉一剂，生姜、葱白，水煎热服。

文蛤散 治偏坠气神效。

五倍子五六个，烧存性

上为末，陈酒调服，以醉为度。

神消散秘方 治诸般疝气，外肾肿胀疼痛。

山栀子盐水炒黑色，一两 益智仁炒，七钱 橘核炒，一两 青皮香油炒，六钱 槟榔一钱 荔枝核八钱 小茴香盐水炒，一两

上为细末，每服二钱，烧酒调服。如不用酒，以灯草煎汤，加盐少许，调服立效。

茴香安肾汤太医院传 治左边偏坠，丸如鸡、鸭子。

人参一钱 白术一钱 白茯苓去皮，一钱 泽泻七分 茴香一钱，炒 破故纸一钱 黄柏八分 木香五分 槟榔一钱 乌药一钱 香附一钱，童便浸经宿 砂仁一钱 玄胡索五分 升麻三分 甘草炙，五分 荔枝核一钱

上锉一剂，饥时服。

三香酒秘方 治偏坠气。

南木香三钱 小茴香三钱 八角茴香三钱 川楝肉三钱

上合一服，锅内炒四味，入葱白、莲须五根，水一碗，淬入锅，将碗罩住，候煎至半碗，取出去渣，加陈酒半碗，合和入炒盐一茶匙，空心热服，神效。

四圣散秘方 治疝气，外肾肿胀。

小茴香炒 穿山甲炒 全蝎炒 南木香各等份

上为末，每服二钱，陈酒调，一服痛止。

木香金铃丸严宪副传 治外肾肿痛，诸般疝气，一服立效。

木香 乳香 没药 大附子面裹火煨 小茴香盐炒 川楝肉 玄胡索 全蝎 人参各等份

上为末，陈酒打糊为丸，如梧桐子大。每服百丸，空心陈酒送下。

大小茴香丸长葛李大尹传 治疝气如神。

大茴香一两 小茴香一两 吴茱萸一两 川楝子一两 川椒一两

上共为末，连须葱头八两，同药捣成饼子，晒干，用黏米五合，同药饼研碎，微火炒黄为末，酒糊为丸，如梧子大。每服八九十丸，空心盐汤，或酒下，忌发气物。

茴香丸 治疝气神效。

茯苓二两，炒 白术二两，炒 山楂二两，炒 枳实八钱 八角茴香一两，炒 吴茱萸一两，炒 橘核三两，炒 荔枝核一两

上为细末，炼蜜为丸。每服重一钱五分大，空心细嚼，姜汤送下。

灸法 治一偏坠气痛。

用蓖麻子，一岁一粒，去皮研烂，贴头顶囟上，却令患人仰卧，将两脚掌相对，以带子绑住二中指，于两指合缝处，艾麦粒大灸七壮，即时上去。

脚气

脉

脚气之脉，其状有四：浮弦为风，

宜汗；濡弱湿气，宜渗；迟涩因寒，宜温；洪数为热，宜下。微滑者虚，牢坚者实。结则因气，散则因忧，紧则因怒，细则因悲。

病

夫脚气者，古谓之缓风，又谓之厥者，是古今之异名也。有干、湿之分，其脚肿者，名湿脚气；其不肿者，名干脚气。由脾胃两经虚弱，行动坐卧之间，为风寒暑湿之气所侵，或内因饮食厚味所伤，致湿热下注而成。如得之不便觉，乃因他病发动而知，先从脚起，或先缓弱痹，或行起忽倒，或两胫肿满，或足膝枯细，或心下松悸，或小腹不仁，大小便涩，或举体转筋，骨节酸痛，或恶闻食气，见食吐逆，或胸满气急，憎寒壮热，状似伤寒，是其候也。或经一旬，或半月复作，渐而至于足筋肿大如瓜瓠者。

治

治之之法，用苍术、白术以治其湿，黄芩、黄柏、知母以治其热，当归、芍药、生地黄以调其血，木瓜、槟榔以调其气，羌活、独活以利关节而散风湿，兼用木通、防己、牛膝引诸药下行，及消肿去湿，以为此证之大法矣。兼用针焫导引其湿热之气外出也。东垣曰：湿淫所胜，治以苦温，以苦辛发之，透关节，胜湿为佐，以苦寒泄之，流湿清热为臣。故立当归拈痛汤治之，其效捷于影响，学人更宜详究焉。

一、凡脚肿，名湿脚气，用五积散加槟榔、木瓜、青藤、穿山甲。

二、凡足疼痛，皮不肿赤，筋不拘急，遇夜则痛甚，此是气虚，而血不荣也。宜十全大补汤，加牛膝、木瓜、槟榔、石南藤、五加皮、没药、川乌之类，或四斤丸。若两膝赤肿，强急作热而掣痛，两总筋拘急，此血热也，宜人参败毒散加赤芍药、大黄，利气丸下之。

三、凡脚气上攻，胸膈闷满，大便不通，宜三和散。

四、凡脚气攻注，大小便不通，用水中大螺蛳三个，以盐一小撮，和壳生捣烂，置两脐下一寸三分，用帛紧系之，立通神效。

一凡两膝肿痛，脚胫枯细，名曰鹤膝风，以四物汤加黄芪、人参、白术、附子、牛膝、杜仲、防风、羌活、甘草。又宜五积散加松节、林节。

方

羌活导滞汤 治脚气初发，一身俱痛，或肢节肿痛，便溺阻隔，先用此药导之，后用当归拈痛散以彻其邪。

羌活二钱 独活二钱 当归二钱 防己一钱五分 大黄四钱 枳实炒，一钱

上锉一剂，水煎，空心服。

当归拈痛散 治湿热脚气为病，四肢骨节烦痛，肩背沉重，胸胁不利，兼遍身疼痛，下注足胫肿痛，脚膝生疮赤肿，及内外生疮，脓水不绝，或痒或痛，并宜服之。

羌活一钱 人参 苦参 升麻 葛根 防风 苍术米泔浸炒，各四分 甘草炙 黄芩酒炒 茵陈酒洗，各一钱 当归酒洗 猪苓 泽泻 知母去毛，酒浸 白术各五分

上锉一剂，水煎，空心服。

神仙飞步丸云林制 治脚膝疼痛。

当归一两 川芎八钱 白芍一两五钱 生地黄一两 黄柏酒炒，二两 知母一两 苍术一两 牛膝一两 木瓜一两 杜仲一两 薏苡仁一两 防风七钱 防己七钱 威灵仙七钱 羌活七钱 桃仁七钱 红花七钱 黄连酒炒，一两 肉桂三钱 黄芩酒炒，一两 陈皮一两 半夏姜汁炒，一两

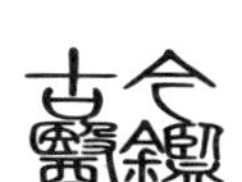

白茯苓一两

上为末，酒糊为丸，如梧桐子大。每服六七十丸，空心盐汤下。

五积交加酒云林制　治诸湿足膝麻木，冷痹缓弱，及腰痛，脚气下虚之疾。

白芷　陈皮　厚朴　枳壳　桔梗　川芎　白芍　苍术　当归　茯苓　半夏　官桂　干姜　麻黄　甘草　小茴酒炒　牛膝酒洗　杜仲酒炒　大附子制　川乌　吴茱萸　槟榔　木瓜　草果　砂仁　破故纸酒炒　羌活　胡芦巴　威灵仙各等份

上共合一斤，用陈酒十壶，姜十斤，枣十个❶，瓦罐炊熟，每日空心温服。

趁痛散秘方　治湿气攻注腰脚痛，行步少力。

当归酒洗，二两　肉桂二两　玄胡索二两　萆薢二两　没药二两　杜仲酒炒，一两五钱

上为末，每服三钱，空心温酒下。

芙蓉丸魏宪副传　治脚腿疼痛，一服即愈。

哑芙蓉　乳香　没药　孩儿茶　鹿茸去毛，酒蒸　官桂　玄胡索酒浸微炒　乌药炙　陈皮　五加皮　粉草炙，各等份

上为末，面糊为丸。每服二钱，酒煎葛根汤，临卧，出微汗。

换脚丸秘方　治肾虚，下注脚膝，或当风取凉，冷气所乘，沉重少力，移步迟缓，筋脉挛痛不能屈伸，脚心隐痛，有碍履地，大治干、湿脚气，赤肿痛楚，发作无时，呻吟难忍，气满喘急，举步艰难，面色黧黑，传送秘涩并治。

当归　天麻　防风　羌活　石南藤　萆薢炙　石斛去根　黄芪　肉桂　大附子炮　南星　续断　薏苡仁各一两　苍术米泔浸，一两五钱　川牛膝一两，酒洗　木瓜四两　槟榔五钱

上为末，面糊丸，如梧桐子大。每服五十丸，空心酒下，或木瓜汤下，日二服。

二仙丹刘夷门传　治脚疾，肿痛拘挛。

川牛膝　威灵仙各等份

上为细末，炼蜜为丸，如梧子大。每服五十丸，空心酒下，白滚汤亦可，忌茶。

追风通气散　治脚气，加槟榔、木瓜、穿山甲，水煎服。

治妇人脚气，一月一次，足下浮肿，手肢拘挛不伸，头疼心痛，吐痰胀满，下元湿热带下，行步艰辛。

当归　川芎　白术　茯苓　陈皮　香附　木瓜　槟榔　白芷　天麻　牛膝　甘草

上锉一剂，生姜煎服。

痿　躄

脉

尺脉虚弱，缓而紧，病为足痛，或是痿病。张子和云：痿因肺热相传，四脏其脉多浮而大，不可作寒湿脚气治。

病

夫痿者，谓手足痿弱，无力以运动也。《内经》谓诸痿起于肺热。又曰：治痿独取阳明。盖肺经体燥，居上而主气，畏火者也；脾土性湿，居中而主四肢，畏水也。火性上炎，若嗜欲❷无节，则水失所养，火寡于畏，而侮所胜，肺得火邪而热矣，木性刚❸急，肺受热，则金失所养，木寡于畏，而侮所胜，脾得木邪而伤矣，肺热则不能管摄一身，脾

❶ 个：原作“格”，属讹字，径改。
❷ 欲：原本脱，据日刊本补。
❸ 刚：原作“则”，据日刊本改。

伤则四肢不能为用，而诸痿作矣。泻南方则肺金清，而东方不实，何脾伤之有？补北方则心火降，而西方不虚，何肺热之有？故阳明实则宗筋润，能束骨而利机关矣。治痿必须戒厚味，节嗜欲，庶可保其全安也。

陈无择云：痿躄之疾，状类柔风、脚气，但柔风、脚气皆外所因，痿则内脏不足所致也。治之不可混作外因立治。

治

丹溪曰：有挟湿热，有痰，有血虚，亦有死血者，有食积妨碍升降者。上文论火起于肺热，实痿之本，论此云然者，盖以其发而为所因所挟，或有不同，而主治亦当各着其所重也。

湿热，用东垣健步丸，加燥湿降火之剂黄柏、黄芩、苍术之类。湿痰，用二陈汤加苍术、白术、黄芩、黄柏之类，入竹沥、姜汁。血虚，用四物汤加黄柏、苍术，下用补阴丸。气虚，用四君子汤加苍术、黄柏、黄芪之类。食积，用小调中汤加神曲、麦芽、山楂、枳实之类。色劳，用补阴丸、虎潜丸之类补之。

方

清燥汤 六七月间，湿令大行，子能令母实而热旺，湿热相合，而刑庚大肠，故寒冷以救之，燥金受湿热之邪，绝寒水生之源，源绝则肾亏痿厥之病大作，腰下痿软瘫痪，不能动履。

黄芪一钱五分 苍术一钱 白术 陈皮 泽泻各五分 人参 白茯苓 升麻各三分 麦门冬 当归身 生地黄 神曲末 猪苓各二分 黄柏酒炒 柴胡 黄连各一分 五味子九个 甘草炙，二分

上锉一剂，水煎空心服。

滋筋养血汤云林制 专治血气两虚，双足痿软，不能行动，久卧床褥。

川归一钱 熟地黄一钱五分 白芍药一钱五分 川芎七分半 人参八分 五味子九粒 麦门冬去心，一钱 黄柏一钱 知母五分 牛膝酒浸，一钱 杜仲酒炒，一钱 苍术一钱 薏苡仁一钱 防风六分 羌活三分 甘草三分

筋骨痿软，加桂枝三分，陈皮八分；如觉心烦，加黄连六分，酸枣仁炒六分，白茯神去木一钱。

上锉一剂，姜、枣煎服。

养血壮筋健步丸云林制 治证同前。

黄芪盐水炒，一两 山药一两 五味子一两 破故纸盐水炒，一两 人参一两 白芍酒炒，一两五分 熟地黄四两 枸杞子一两 牛膝酒浸，二两 菟丝子酒炒，一两 川归二两，酒洗 白术一两，炒 杜仲姜汁炒，二两 虎胫骨酥炙，一两 龟板酥炙，一两 苍术米泔浸，三两 黄柏盐水炒，二两 防风六钱，酒洗 羌活五钱，酒洗 汉防己五钱，酒洗

上为末，用猪脊髓七条，炼蜜为丸，如梧子大。每服百丸，空心盐汤下。

鹿角霜丸方见中风 治血气虚弱，两足痿软，不能行动，久卧床褥之症。

蒸法 治肾气虚弱，肝脾三经，风寒湿停于腿膝，使经络滞而不行，变成脚痹，故发疼痛，此荣卫通经络。

川椒一把 葱三大茎 盐一把 小麦面约四五升许 酒一盏

上用醋和，湿润得所，炒令极热，摊卧褥下，将所患腿脚就卧熏熏，薄衣被盖得汗出匀遍，约半个时辰，撤去炒麸，上就铺褥中卧，待一两个时辰，觉汗稍解，勿令见风，立效。

一妇人血气两虚，虚中受孕，新血供养胎元，无血健用厥阴、少阴二经，以致两腿足软弱，战栗不能步履，必待生产后，大补气血，壮筋骨，则行步轻健矣。

人参一钱　白术一钱，炒　茯苓一钱　甘草五分，炙　川芎七分　当归一钱，酒洗　白芍二钱，炒　熟地黄一钱，姜汁炒　肉桂一钱，去皮　黄芪一钱盐水炒　牛膝一钱二分，去芦，酒洗　杜仲姜汁炒，一钱二分　木瓜一钱，酒洗　防风去芦，八分　独活一钱，酒洗　薏苡仁一钱　大附子一钱，制　沉香三分，研，水入药服不见火

上锉一剂，姜三片，枣一枚，水煎，空心服。

痹　痛

脉

脉涩而紧者，痹。少阴脉浮而弱，弱则血不足，浮则为风，风血相搏，则疼痛如掣。风寒湿气合而为痹，浮涩而紧，三脉乃备。

病

夫痹者，手足痛而不仁也。盖由元精内虚，而为风寒湿三气所袭，不能随时祛散，流注经络，入而为痹。其为病也，寒多则掣痛，风多则引注，湿多则重着。其病在筋者，屈而不能伸，应乎肝，其证夜卧多惊，饮食少，小便数；其病在脉者，则血凝而不流，应乎心，其症令人萎黄，心下鼓暴，上气逆喘不通，嗌干善噫；其病在骨者，则重而不能举，应乎肾，其症手足不遂而多痛，心腹胀满；其病在皮者，多寒，遇寒则急，遇热则纵，应乎肺，其证皮肤无所知觉，气奔喘满；其病在肌者，多不仁，应乎脾，其症四肢懈怠，发嗽呕吐，是名五痹。至如白虎历节风，以其走痛，四肢骨节如虎咬之状，而以其名之耳，无非风寒湿三气乘之也。若饮酒当风，汗出入水，亦成斯疾，久而不已，令人骨节蹉跌。

丹溪云：大率因血虚受热，其血已自沸腾，或加之涉水受湿，血得寒污浊凝滞，不得运行，所以作痛，夜则痛甚，行于阴也。治以辛热之剂，流散寒湿，开通郁结，使血行气和而愈，更宜忌口节欲，不宜食肉，肉属阳，大能助火，如此调治，无有不安者。

治

大法用苍术、南星、川芎、白芷、当归、黄芩、酒。在上者属风，加羌活、桂枝、桔梗、威灵仙。下者属湿，加木通、牛膝、防己、黄柏。

方

解表升麻汤　治遍身壮热，骨节疼痛。

升麻一升　羌活一钱　苍术一钱　防风八分　柴胡七分　甘草七分　当归五分　藁本五分　陈皮三分　麻黄三分

上锉一剂，生姜、葱白水煎热服，出微汗。

灵仙除痛饮　肢节肿痛，痛属火，肿属湿，兼受风寒而发，动于经络之中，湿热流注于肢节之间，而无已也。

麻黄　赤芍各一钱　防风　荆芥　羌活　独活　白芷　苍术　威灵仙　片黄芩　枳实　桔梗　葛根　川芎各五分　归尾　升麻　甘草各等份

上锉一剂，水煎服。在下焦，加酒炒黄柏。妇人加红花。肿多加槟榔、大腹皮、泽泻，更加没药一钱住痛。一云脉涩数者，有瘀血，宜桃仁、红花、芎、归及大黄微利之。

疏筋活血汤云林制　患遍身走痛如刺，左足痛尤甚，左[1]属血，多因酒色所伤，筋脉空虚，被风寒湿热感于内，热包于寒则痛，伤经络则夜重，宜以疏活

---

[1] 甚，左：原作“其，及”，据日刊本改。

血行湿，此非白虎历节风。

川芎六分　当归一钱二分，酒洗　白芍二钱半，酒洗　生地黄一钱半，酒洗　羌活六分　白茯苓七分，去皮　苍术一钱，米泔浸炒　桃仁一钱，炒　牛膝二钱，酒炒　汉防己六分　陈皮一钱，去苗　白芷六分　龙胆草八分，酒洗　威灵仙一钱，酒洗　防风六分　甘草四分，炙

有痰加南星、半夏各一钱，用姜汁、白矾、皂角煎汤，浸一日。如上体及臂疼，加薄桂三分。如下身并足疼，受风寒湿热所感，加木瓜、木通盐炒，黄柏、薏苡仁炒各一钱。如气虚，加人参、白术、龟板各七分。

通经妙灵丸云林制　治同前，兼治上下中疼痛。

黄连酒炒，一两　苍术米泔浸炒，二两　黄柏盐酒炒，二两　肉桂去皮，四两　南芎五分　当归酒洗，一两　白芍盐酒炒，一两三钱　汉防己酒洗，三钱　白芷二钱半　桃仁去皮尖，三钱　威灵仙一两，酒浸蒸晒九次　羌活酒洗，三钱　龙胆草酒洗，一钱　红花酒洗，五钱　防风酒洗，五钱　龟板酥炙，五钱　杜仲姜汁炒，八钱

上为细末，酒糊为丸，如梧桐子大。每服百丸，空心陈酒下，盐汤亦可。

加味二妙丸　治两足湿痹疼痛，或如火燎，从足跗热起，至腰胯，或麻痹痿软，皆是湿热为病，此药神效。

苍术四两，米泔浸　黄柏二两，酒浸晒干　川牛膝去芦，一两　当归尾一两酒洗　防己一两　川萆薢一两　龟板酥炙，一两。龟板难得，败者，市货者多不效，不若以熟地黄代之，庶几可也

上为末，酒煮面糊为丸，如梧子大。每服百丸，空心盐汤下。

舒筋立安散　治四肢百节疼痛，名曰白虎历节风。

防风　羌活　独活　茯苓　川芎　白芷　生地黄　苍术　红花　桃仁　陈皮　半夏　南星　白术　威灵仙　牛膝　木瓜　防己　黄芩　连翘　木通　龙胆草酒浸　木香少许　大附子少许　甘草各等份

上锉一剂，水煎，入姜汁、竹沥服。痛甚加乳香、没药为末，调服。

神通饮　治感风湿，得白虎历节风症，遍身抽掣疼痛，足不能履地者二三年，百方不效，身体羸瘦，服此神效。

川木通二两，锉细，长流水煎汁，顿服，服后一时许，遍身发痒，或发红丹，勿惧，遍身上下出汗即愈。

治两手疼痛麻木云林制

当归　川芎　白芷　黄芩酒炒　黄连姜汁炒　苍术　羌活　防风　桔梗　南星姜汁炒　半夏姜汁炒　桂枝　甘草各等份

上锉一剂，生姜煎服。

治两足疼痛麻木云林制

当归　白芍　白术　苍术　陈皮　半夏　茯苓　黄柏酒炒　川牛膝酒洗　威灵仙　桃仁　红花　甘草各等份

上锉，生姜五片，水煎，入竹沥同服。

治四肢百节，流注走痛，皆是湿痰，或死血所致，其痛处或肿或红。

当归　川芎　白芷　防己　黄柏　南星　羌活　苍术　威灵仙　红花　桂枝各等份

上锉，生姜，水煎服。

行湿滋筋养血汤云林制　治遍身行痛，乃气血两虚，有火有湿。

当归　川芎　白芍　生地黄一钱，姜汁炒　人参六分　白术　白茯苓　威灵仙　防己　红花七分　牛膝　黄连　黄柏　知母　甘草四分　苍术各等份

上锉一剂，姜、枣煎服。

乳香定痛丸秘方　治诸风，遍身骨节疼痛，或腿膝痛，及筋骨风。

苍术米泔浸，二两　川乌炮，去皮，一两　当归一两　川芎一两　乳香　没药各三钱　丁香五钱

上为末，枣肉为丸，如梧子大。每服五六十丸，陈酒送下。

妇人湿痰流注，肩背臂腰胁疼痛，日夜不止，行步不得。

陈皮　半夏姜制　茯苓　当归　川芎　白芷　乌药　官桂　枳壳　防己　苍术　防风　独活　木香　香附　贝母　甘草各等份

上锉一剂，同姜煎服。

一妇人患四肢骨节疼痛，呕吐心痛，胁胀遍身浮肿，经年不愈。

五积散全料，加羌活、独活、柴胡、前胡。

消渴

脉

心脉多浮，肾脉多弱。经云：阴不足，阳有余，则为热中。又云：脉软散当消渴，气实血虚也。又云：脉数大者生，沉小者死；实而坚大者生，细而浮短者死。

病

《内经》曰：二阳结，为之消。又曰：瘅成为消中。东垣曰：二阳者，阳明也。手阳明大肠主津液，病消则目黄口干，乃津液不足也；足阳明胃主血，若热则消谷善饥，血中伏火，乃血不足也。结者，津液不足，结而不润，皆燥热为病也，此因数食甘美而多肥，故其气上溢，转为消渴。治当以养血滋阴，生津降火，拦除陈气也。不可服膏粱、芳草、石药，其气慓悍，能助燥热也。岐伯曰：实脉，病久可治；脉弦小，病久不可治。当分三消而治之。高消者，舌上赤裂，大渴引饮，心移热于肺，传为膈消者是也，以白虎加人参汤治之。中消者，善食而瘦，自汗大便硬，小便数。叔和云：口干饮水，多食肌虚，瘅成为消中是也，以调胃承气汤、二黄丸治之。下消者，烦渴引饮，耳轮焦干，小便如膏。叔和云：焦烦水易亏，此肾消也，以六味地黄丸治之。《总录》所谓未传能食者，必发脑疽背痈；不能食者，必传中满膨胀。皆不治之证也。洁古老人分而治之，能食而渴者，白虎人参汤；不能食而渴者，钱氏白术散，倍加干葛治之。上中既立，不复传下消矣，先哲用药，厥有旨哉？然脏腑有远近，亦宜斟酌，如心肺位近，宜制小其服；肾肝位远，其制大其剂，皆适其至所为。故如过与不及，皆诛罚无过之地也，如高消、中消制之大急，速过病所，久而无中满之病，正谓上热未除，中寒复生者也，非药之罪，失其缓急之故也。治斯疾者，宜加意焉。

治

张洁古曰：上消者，肺也，多饮水少食，大小便如常，此心火刑于肺金，而渴生焉。法当降火清金，宜白虎汤加减治之。

软石膏二钱半　知母一钱　甘草五分　人参七分　升麻一分　黄柏一钱

上锉一剂，粳米一撮，水煎，食后温服。

中消者，胃也，多饮食而小便黄赤。盖足阳明胃主血，热则消谷善饥，血中伏火，则津液消烁而渴矣。治以调胃承气汤，三黄丸主之。

黄连　黄芩　大黄　石膏各一两

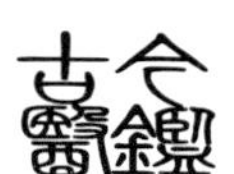

上为末，炼蜜丸，如梧子大。每服三十丸，米汤下。

下消者，肾也，小便淋浊如膏，烦渴引饮，耳轮焦黑，小便频数。能食者，必发痈疽背疮；不能食者，必传中满腹胀，须分治之。

若能食而消者，宜加减白虎汤主之。

石膏二钱半　知母一钱　甘草三分　人参七分　五味子十粒　黄柏七分　玄参五分

上锉一剂，粳米一撮，水煎，食后服。

若不食而消者，宜加减白术散主之。

人参　白术　茯苓　木香　甘草　黄柏　知母各五分　干葛一钱　五味子十粒

上锉一剂，水煎温服。

丹溪曰：三消者，多属血虚不生津液，俱宜四物汤为主治。

上消者，加人参、五味、麦门冬、天花粉煎，入生藕汁、生地黄汁、人乳，饮酒人加生葛根汁。

中消者，加知母、石膏、寒水石以降胃火。

下消者，加黄柏、知母、熟地黄、五味子以滋肾水，又当间饮缫丝汤为上策。

一人被烧酒醉伤成消渴之疾，饮水无度，余以绿豆汤频频少饮，用生冬瓜去皮，细细嚼咽，渴则又饮豆汤，不一日而止渴也。

方

生津养血汤　治上消火盛，制金烦渴引饮。

当归一钱　川芎八分　白芍煨，一钱　生地黄酒洗，一钱　知母五分　黄柏蜜水炙，五分　麦冬门一钱　石莲肉五分　天花粉七分　黄连八分　乌梅五分　薄荷五分　甘草炙，五分

上锉一剂，水煎温服。

清凉饮子　治消中能食而瘦，口舌干，自汗，大便结燥，小便频数。

黄芪一钱　当归身六分　生地黄六分　龙胆草酒洗，钱半　柴胡一钱　升麻四分　防己五分　羌活一钱　黄芩酒洗，一钱　防风五分　杏仁十个　生甘草五分　炙甘草一钱

上锉一剂，水煎，加酒一匙，稍热服。

人参茯苓散　治肾消善饮而食，小便频数，白浊如膏。

人参一分　白术二分　茯苓五分　泽泻二分　滑石一钱半　寒水石一钱半　干葛五分　连翘三分　黄芩五分　桔梗二分　栀子仁二分　薄荷五分　大黄五分　天花粉二分　甘草七分　缩砂二分

上锉一剂，水煎，入蜜服，肾消食前，上消食后服。

缫丝汤　治三消渴如神。

如无缫丝汤，却以原蚕茧壳丝绵煎汤，皆可代之，无时饮之，大效。盖此物属火，有阴之用，大能泻膀胱中伏火，引阴水上潮于口而消[1]渴也。

玉泉散　治消渴之神药也。

白粉葛　天花粉　麦门冬　生地黄　五味子　甘草　糯米

上锉一剂，水煎服。

神仙减水法　治三焦虚热，三消渴疾，日夜饮水无度。

黄芪　人参　麦门冬　黄连　天花粉　知母　苦参　白扁豆　浮萍照水晒干，各一两　黄丹二钱

上为末，每服二钱，新汲水调下。

神白散即益元散，方见中暑　治真阴

[1] 消：日刊本作“不”。

素被虚损，多服金石等药，或嗜炙煿咸物，遂成消渴，用温水调服，或大渴饮冷者，新汲水尤妙。

秘方 治三消。

用退雄鸡汤，澄清饮之，神效。

清神补气汤 消渴症才愈，只有口干腹不能拿，或者又添舌白滑，微肿，咽喉咽津觉痛嗌痛，时时有渴，喜冷饮，口中白沫如膏。

当归身一钱 生地黄一分 黄连酒，五分 知母五分 石膏四分 柴胡七分 升麻一钱半 防风一钱 荆芥穗一钱 桃仁一钱 杏仁五个 红花少许 川椒二个 细辛一分 生甘草一分

肾气八味丸 治心肾不交，消渴引饮。

卷十一

妇人科

脉

女人尺脉常盛，而右手脉大，皆其常也。若肾脉微涩，或浮或滑，而断绝不匀，或肝脉沉而急，皆经闭不调之候也。

证

夫女子十四则月水行，男子十六则阳精溢，此皆合乎阴阳之数，各及其时。故男子之精气宜盛，女子之月水宜调。调经之道，贵乎抑其气以行其血，血盛气衰为从，从则百病不生，孕育乃成。且妇人之病，四时所感，六淫七情所伤，悉与男子治法同。惟胎前产后，七癥八瘕，崩漏带下之证为异，故别着方。究其所因，多由月水不调，变生诸证，大概以经候如期为要。或有愆期，当审其冷热而调之。先期而行者，血热也，法当清之；过期而行者，血寒也，法当温之。然又不可不察其有无外感，为之寒热，而后投药。且行经之际，与产后一般，将理失宜，为病不浅。若被惊则血气错乱，经脉渐然不行，逆于上则从口鼻中出，逆于身则为血分劳瘵。若其时劳力太过，则生虚热，亦为疼痛之根。若喜怒则气逆，气逆则血逆，逆于腰、腿、心、腹、背、胁之间，遇经行时，则痛而重着。过期又安。若怒极而伤于肝，则又有眼晕、呕吐之证，加之经脉渗漏于其间，遂成窍血淋漓不已。凡此之时，中风则病风，感冷则病冷，久而不治，崩漏带下，七癥八瘕，可立而待矣。

一、诊妇女右手寸脉浮长，出于鱼际者，气盛也。盖女人善怀多思多妬，每事不遂意则郁，忿满则气无释，血益日消，气益日盛，阴阳交争，乍寒乍热，食减形羸，诸病蜂起，宜越鞠丸主之。然此脉之妇，惟师尼寡妇，长年闺女、士大夫商贾之妻，并失志之妇者有之。

二、厥阴肝脉弦出寸口，又上鱼际者，阴盛也，此思男子不可得也。盖男子以精为主，男子精盛以思室，妇人血盛以怀胎。故肝脉弦出寸口者，则阴盛可知矣。

方

四物汤

当归　川芎　芍药　地黄

上锉一剂，水煎温服，临病加减用之。

经水行后作疼，气血虚也，加四君子汤，挟寒者加干姜。经水行过三五日，腹中绵绵走痛者，此血行而滞气未尽行也，加木香、槟榔。经水过多，别无余证，加黄芩、白术。若经血过多，得五心烦热，日晡潮热，加胡黄连。经水涩少，加葵花、红花。经水常不及期而行者，血热也，用生地黄，加黄连、黄芩、香附。经水常过期而来者，瘦人多应是血少，倍当归、熟地黄，加黄芪、甘草，少佐以桃仁、红花，以为生血之引用也；肥人大概是气虚加痰阻滞升降然也，去地黄，加参、芪、甘草、茯苓、半夏、陈皮、香附。经水常过期，而紫黑成块，血热也，多作腹痛，用生地，加香附、黄连、玄胡索、五灵脂、乳香、没药。经水常过期而血色淡者，痰多血少也，用生地黄加二陈汤。经水如黑豆汁者，加黄连、黄芩。经水微少，渐渐不通，手足酸疼，肌肤潮热，脉微数，去地黄、川芎，加泽兰叶三倍、甘草半分。经水不通，阴虚血少，小便涩而身体痛，加白术、牛膝、牡丹皮、桃仁、香附；经滞不通，加桃仁、红花。经水适来适断，往来寒热如疟者，加小柴胡汤。血崩有热，加生地黄、蒲黄、黄芩。一方加阿胶、艾叶、黄芩；一方加荆芥穗，止血甚妙。崩中去血过多，血脏虚冷，加阿胶、艾叶。血崩淋漓不断，加炮附子、赤石脂。赤白带下，加香附、官桂。一方加香附、白芷。胎动不安，下血，加艾叶、炒阿胶、黄芩。妊娠心腹痛，加竹茹一块。胎死腹中，加交桂、白芷、麝香。产后腹胀，加枳壳、肉桂。产后恶露，腹痛不止，加桃仁、苏木、牛膝。产后虚惫，血热烦闷，加生地黄。产后寒热往来，加柴胡、麦门冬。产后闷乱，加茯苓、远志。产后伤风头痛，加石膏、甘草。产后血痢腹痛，加槐子、黄连、粟壳。凡血气痛，五心热，加乌药、官桂。冷气痛，四肢厥，加良姜、军姜、玄胡索。腹中气块，加木香。血积块痛，加莪术、三棱、官桂、干漆炒。口干烦渴，加麦门冬、干葛、乌梅。小便闭涩，加泽泻、木通。大便闭，加桃仁、大黄。胁肋胀满，加枳实、半夏。大渴烦躁，加人参、知母、石膏。骨蒸劳热，加知母、地骨皮、柴胡、黄芩。虚烦不眠，加人参、竹叶、酸枣仁。心气不足，恍惚，加远志、酸枣仁，辰砂另研。咳嗽，加桑白皮、麻黄。呕吐，加白术、人参、藿香、干姜。虚寒滑泄，加官桂、附子炮。血痢，加阿胶、黄连。一方加阿胶、艾叶、厚朴。筋骨肢节疼，及头痛憎寒，加羌活、防风、藁本、细辛。风寒眩晕，加秦艽、羌活。脐中虚冷，腰腹疼痛，加玄胡索、川楝子。目暴赤作翳痛，加防风、防己、羌活、龙胆草。腹痛，加厚朴、枳实。虚汗加煅牡蛎、麻黄根。虚劳气弱，咳嗽喘满，加姜制厚朴、麸炒枳实。

调荣顺气汤 治妇室经闭不调，或前或后，心腹疼痛。

当归酒洗，一钱 川芎八分 生地一钱 白芍盐水炒，一钱 香附便制，一钱 艾叶醋炒，一钱 丹皮酒洗，一钱 阿胶蛤粉炒，一钱 白术一钱二分 甘草四分 红花一钱 桃仁一钱，去皮尖

上锉一剂，生姜三片，水煎，食前服。腹痛，加玄胡索一钱、五灵脂八分，醋炒、没药一钱；憎寒潮热，加柴胡一钱、地骨酒炒，一钱。

清经四物汤 治经水不及期而来者，及血虚有热。

当归一钱五分 川芎五分 白芍八分 生地黄一钱 阿胶炒，五分 艾叶三分 条芩一钱 宣黄连姜炒，八分 黄柏五分 知母五分 香附一钱 甘草三分

上锉一剂，水煎，空心服。

通经四物汤 治经水过期不行者，乃血虚有寒。

当归一钱半 川芎五分 熟地一钱 白芍一钱 红花三分 香附一钱 肉桂五分 桃仁二十个，去皮尖 蓬术一钱 苏木一钱 木通八分 甘草五分

上锉一剂，水煎，空心服。

清热调血汤 治经水将来，腹中阵阵作痛，乍作乍止，气血俱实。

当归 川芎 白芍药 生地黄 黄连 香附 桃仁 红花 玄胡索 牡丹

皮　蓬莪术

上一剂，水煎，温服。有热，加柴胡、黄芩。

顺气散瘀汤　治经水行时着气恼，后得心腹腰胁痛不可忍，脉弦急不匀，乃瘀血作痛也。

当归　川芎　白芍　生地　桃仁　红花　青皮　莪术　玄胡索

水煎，温服。

四味调经止血散　治妇人月水将来，或将尽，前后数日腹痛。

当归　玄胡索　没药　红花各等份

上为末，每服二钱，醇酒送下。

加减五积散　治妇人遇经行时，沿身疼痛，手足麻痹，或生寒热，头痛，眼目眩晕，此乃触经感冒。

依本方去干姜，加羌活、牛膝，姜葱煎服。咳嗽，加杏仁、五味子。泄泻，去枳壳，加肉豆蔻。

大补经汤　治妇人气血虚弱，血海寒冷，经水不调，或时心腹疼痛，或下白带如鱼脑髓，或似米泔，不分信期，每月淋漓不已，面色萎黄，四肢无力，头目眩晕，肌体羸瘦。

当归六分，酒炒　川芎五分　白芍酒炒，六分　熟地黄五分　人参三分　白术去芦，四分　白茯去皮，四分　黄芪四分　陈皮四分　砂仁三分　香附六分　阿胶蛤粉炒，三分　沉香另研，三分　小茴三分　玄胡索四分　吴茱萸三分　肉桂三分　粉草三分

上锉一剂，煎服。

滋阴百补丸　治妇女劳伤气血，诸虚百损，五劳七伤，阴阳不和，乍寒乍热，心腹疼痛，不思饮食，尪羸乏力。

香附米一斤，去毛四制，酒、醋、盐汤、童便各浸四两，浸三日，淘净各炒干　益母草半斤　当归酒洗，六两　川芎四两　玄胡索　人参二两　白术去芦，四两　白芍炒，三两　熟地姜汁炒，四两　白茯二两　甘草炙，一两

上为末，炼蜜为丸，如梧桐子大。每服五六十丸，空心砂仁汤，或酒，或醋汤，白滚汤任下。

艾附暖宫丸　治妇人百病。

南香附子去毛净一斤，分四制，酒、醋、盐汤，童便各浸四两，三日，焙干为细末　北艾叶温水洗净，焙干研烂筛去灰，醋浸炒干　当归酒洗　川芎　白芍酒洗　熟地各二两

上为末，醋糊为丸，如梧桐子大。每服八十丸，淡醋汤下。

螽斯丸王同知传　治妇人赤白带下，经候不调，或前或后，或行时小腹作痛，腿膝麻痹，腰腹痛，子宫不能摄养。

生地酒洗，四两　熟地酒蒸，四两　陈皮一两　白茯苓二两　川芎二两　赤芍二两　香附一斤，童便浸，春三、夏二、秋四、冬五日　当归酒洗，四两　枳壳麸炒，二两　黄芩酒炒，二两　玄胡索酒炒，二两　青皮二两　苏木一两　红花一两　五灵脂一两　干姜炒，五钱　粉草二钱

上为末，用艾煎汤，入醋一盏，打糊为丸，如梧桐子大。每服四五十丸，酒下，或白汤，空心送下。

柴胡抑肝散　治寡居独阴无阳，欲心萌而多不遂，是以恶寒发热全类疟者。

苍术泔炒，一钱　香附一钱　川芎七分　神曲炒，八分　栀子炒，一钱　连翘五分　柴胡二钱半　青皮炒，一钱　赤芍二钱半　生地五分　丹皮一钱半　地骨皮一钱　甘草一钱

上锉一剂，水煎，空心或食远温服。

抑阴丸　治寡妇寒热如疟，思男子而不得者。

柴胡五钱　黄芩五钱　赤芍一钱　秦艽三钱　生地黄二两

上为末，炼蜜为丸，如梧桐子大。每服三十丸，乌梅煎汤送下。

茯神散 治妇人风虚与鬼通，妄有所见闻，言语错乱者。

茯神一钱半 茯苓 人参 石菖蒲各一钱 赤芍药五分

上锉一剂，水煎，食前服。

治妇人腹中常常作痛，上下不定，经年积血故也。

青皮 陈皮 三棱 莪术 香附 乌药 干姜各等份

上锉散，醋煮焙干为末，空心陈米汤调下。

治妇人玉户生疮，作痒不可忍者，皆因欲事损元。

硫黄 生矾调水，洗三五次 杏仁烧灰，油调搽

虚劳

脉

气虚脉细，或缓而无力，右脉常弱；血虚脉大，或数而无力，右脉常弱。阳虚脉迟；阴虚脉弦，真气虚脉紧。男子久病，气口脉强则生，弱则死；女人久病，人迎脉强则生，弱则死。经云：脉来细而微者，气血俱虚；脉小者，气血俱少。一说，虚劳之脉，或浮大，或弦数。大者劳也，弦者亦劳也。大者易治，血气未衰，可敛而正也；弦者难治，血气已耗而难补也；若双弦，则贼邪侵脾；如数，则危殆矣。

证

大抵男子之劳，起于伤精；女子之劳，起于经闭。妇女经闭成劳者，多由积想思虑在心，心伤则血逆竭而月水先闭。火既受病，不能荣养其子，故不嗜食。脾虚则金亏，故发咳嗽。肾水绝，则木气不充，故多怒发焦，四肢干痿。此则传遍五脏，最为难治。或者以为血热，而用凉药解者，或有以为血寒而用热药通者。殊不知经水既少，渐至不通，手足骨肉烦疼，渐至羸瘦，渐生潮热，脉来微数，此阴血不足，阳往乘之，水不能胜火，以致火炎水涸。治当养阴血为上，慎勿以药通之。

方

清肺饮子桑文台方 治妇女虚劳发热，咳嗽吐血，先服此清热止血，后服逍遥散加减调理。

当归酒洗，八分 川芎八分 白芍酒炒，一钱 生地酒洗，一钱 贝母去心，八分 麦冬去心，一钱 天冬去心，一钱 知母蜜炒，八分 蒲黄炒，八分 阿胶炒珠，八分 陈皮八分，炒 枳壳炒，五分 前胡一钱 黄芩八分 薄荷六分 藕节十片 甘草炙，三分

上锉一剂，水一盅半，煎至一盅，食后徐徐服。

加减逍遥散 治肝脾血虚发热，或潮热，或自汗盗汗，或头痛目涩，或怔忡不宁，颊赤口干，或月经不调，或肚腹作痛，或小腹重坠，水道涩痛，或肿痛出脓，内热作渴。

当归酒洗 白芍酒炒 白术土炒 白茯 柴胡各一钱 甘草炙，五分

上锉一剂，煨姜一片，薄荷少许，水煎服。

如发热盛，加地骨皮、知母。如手颤掉，加防风、荆芥、薄荷。如咳嗽，加五味子、紫菀。如气恼胸膈痞闷，加枳实、青皮、香附。如吐痰，加半夏、贝母、瓜蒌仁。如饮食不消，加山楂、神曲。如发渴，加麦门冬、天花粉。如胸中作热，加黄连、栀子。如心慌心跳，加酸枣仁、远志肉。如久泻，加干姜炒

黑。如遍身痛，加羌活、防风、川芎，以利关节。如吐血，加生地、阿胶、牡丹皮。如自汗，加黄芪、酸枣仁。如左腹血块，加三棱、莪术、桃仁、红花。如右腹气块，加木香、槟榔。如怒气伤肝，眼目昏花，加龙胆草、黄连、栀子、白豆蔻。如经闭不通，加桃仁、红花、苏木。如小腹痛，加玄胡索、香附米。

济阴至宝丹云林制　治妇人诸虚百损，五劳七伤，经脉不调，肢体羸瘦。此药专调经水，滋血脉，补虚劳，扶元气，健脾胃，养心肺，润咽喉，清头目，定心悸，安神魂，退潮热，除骨蒸，止喘嗽，化痰涎，收盗汗，止泄泻，开郁气，利胸膈，疗腹痛，解烦渴，散寒热，祛体疼，大有奇效，不可尽述。

当归酒洗，一钱　白芍酒炒，八分　白茯去皮，八分　白术去芦，一钱　陈皮八分　知母八分，最能泻虚中之火，生用　贝母八分，去心　香附便制，八分　柴胡酒炒，三分　薄荷三分　地骨皮去皮，八分　甘草三分　麦门冬去心，八分

上锉一剂，用煨生姜三片，水煎温服。

二分散　治妇人室女，月事不调，寒热往来，痰嗽，状若劳证。迁延岁月，久不成孕育，匀经、消痰、去热、和表里、养阴阳、倍饮食。

当归　川芎　白芍　熟地　人参　白术　白茯　甘草　柴胡　黄芩　半夏　痰盛加橘皮。

上锉一剂，姜、枣煎服。

百合汤宋柏河传　治妇人血虚劳怯，午后发热，夜出盗汗，四更汗止热退，咽痛口干，恶心，心慌头痛。

当归　川芎　白芍　生地黄　桔梗　黄芩　柴胡　地骨皮　百合　麦门冬　黄芪　远志甘草水泡，去骨　枣仁炒，去壳　蔓荆子

上锉一剂，水煎温服。

逍遥五黄汤云林制　治妇人午后发热，汗出后热退。

当归酒洗，半钱　白芍酒洗，一钱　白术土炒，一钱　白茯去皮，一钱　柴胡酒炒，八分　薄荷二分　生地姜炒，一钱　黄芩酒炒，一钱　黄连姜炒，一钱　黄柏酒炒，一钱　知母生，一钱半　黄芪盐水炒，一钱　神曲炒，八分　甘草炙，四分　香附便制，一钱　地骨皮酒炒，一钱

上锉一剂，煨姜三片，乌梅半个，水煎温服。

茯苓补心汤　治妇人以血旺气衰为本。心生血，肝藏血，今血衰而气盛者，由心气虚耗，不能生血，又不能制乎肺金，使肺气得以乘乎肝木。肝之亏损，则不能藏，渐至枯涸，不荣经络，故月事不调矣。此药专补心元之虚，抑其肺气之盛，调和营卫，滋养血脉，其疾自愈。兼治去血过多，虚劳发热，及吐血、衄血、咳嗽、痰喘，上壅胸膈不利。

当归　川芎　白芍酒炒　熟地　陈皮　半夏姜炒　白茯去皮　桔梗去芦　枳壳麸炒　前胡去芦，一钱　干葛　紫苏各七分　人参　木香各五分　甘草三分

上锉一剂，姜枣煎服。

清热饮西园公制　治妇人经闭发热，咳嗽吐血，右胁痛。

紫苏　陈皮　桔梗　枳壳　前胡　半夏　干葛　赤茯　赤芍　丹皮　生地　栀子　黄芩　甘草　血虚加芎、归

上锉一剂，生姜煎服。

百补保真丸

当归酒洗，四两　川芎四两　白芍酒炒，四两　熟地酒蒸，四两　生地酒洗，四两　天冬去心　麦冬去心，各一两二钱　知母盐炒，二两　白术土炒，四两　陈皮去

白，二两　香附童便炒，四两

上制忌铁器，木臼内杵为末，醋糊为丸，如梧桐子大。每服百丸，空心盐汤送下。

加味归脾汤　治脾经失血，少寐发热盗汗；或思虑伤脾，不能摄血，以致妄行；或健忘怔忡，惊悸不宁；或心脾伤痛，嗜卧少食；或忧思伤脾，血虚发热；或肢体作痛，大便不调；或经候不准，晡热内热；或瘰疬流注，不能消散溃敛。

黄芪蜜炙　人参　白术炒　白茯苓　当归　远志肉　酸枣仁炒　龙眼肉各一钱　木香　甘草各五分

上锉一剂，姜、枣煎服。

一妇人虚劳发热，盗汗咳嗽，痰喘面红，经闭不通，脉数有力，诸医以滋补百药累投，并无寸效，危笃之甚，予以：

大黄酒拌，九晒，九蒸，四两　血竭五钱　没药五钱

上为末，水丸。每服七十丸，用四物汤加红花煎汤送下。不二三服，前疾悉除，经亦通矣。

一妇人肺热久嗽，身如火炙，肌瘦将成肺劳，用：

紫菀　款冬花　木通　枇杷叶　杏仁　桑白皮　大黄减半，各如常制

上为末，蜜炼为丸如樱桃大。食后夜卧，各含化一丸。

经　闭

证

夫经水阴血也，属冲任二脉，主上为乳汁，下为月水。其为患有因脾虚而不能生血者，有因脾郁伤而血耗损者，有因胃火而血销烁者，有因脾胃损而血少者，有因劳伤身而血少者，有因怒伤肝而血少者，有因肾水不能生肝而血少者，有因肺气虚不能行血而闭者。治疗之法：若脾虚而不能行者，调而补之；脾郁而不行者，解而补之；胃火而不行者，清而补之；脾胃损而不行者，调而补之；劳伤心血而不行者，静而补之；肺气虚而不行者，补脾胃；肾水虚而不行者，补肾肝。经云：损其肺者，益其气；损其心者，调其荣卫；损其脾者，调其饮食，适其寒温；损其肝者缓其中；损其肾者，益其精。审而治之，庶无误矣。

丹溪曰：经闭不通，或因堕胎，及多产伤血，或因久患潮热烁血，或因久出盗汗耗血，或因脾胃不和，饮食少进，而不生血。治宜生血补血，除热调胃之剂，随证用之。或因七情伤心，心气留结，故血闭而不行，宜调心气，通心经，使血生而经自行矣。

治

节斋曰：经脉不行，多有脾胃损伤而致者，不可便认作经闭血死，轻用通经破血之药。遇有此证，便须审其脾胃如何。若因饮食劳倦，损伤脾胃，少食恶食，泄泻疼痛，或因误服汗下攻克之药，伤其中气，以致血少而不行者，只宜补养脾胃，用白术、茯苓、芍药为臣，使以黄芪、甘草、陈皮、麦芽、当归、柴胡等药。脾旺则能生血，而经自行矣。又有饮食积滞，致使脾胃者，亦宜消积补脾。若脾胃无病，果有血块凝结，方宜行血通经。

方

通经汤刘近川方

当归　川芎　白芍　生地　大黄　官桂　厚朴　枳壳　枳实　黄芩　苏木　红花　乌梅一个　生姜三片　枣一枚　水

煎温服。

二黄散秘方　治妇人室女经脉不通，服之如神。

大黄烧，存性　生地黄各三钱

上为末，作一服，空心好酒调下。

通经散方上异人传

斑蝥去头、足　大黄酒浸，三钱　藿香少许

上斑蝥量疾远近轻重用之。如一年，壮者，用七八个，每服七八分；弱者，五六个，每服五六分。如五六个月，壮者，五六个，每服五六分；弱者，四五个，每服四五分。俱为末，未服之先，以热水嗽口令净，即食枣三四枚，将药用温酒一盅调服，再食枣三四枚，静卧勿令人搅扰。待腹疼二三阵，其经即行。如腹不疼，再进一服，立通。忌气恼、生冷油腻，后服平胃散，以复胃气也。

神应丹秘方　治妇人经脉不行，五心烦热，口燥咽干，颊赤心怯，潮热，胸膈不利，减食多渴，咳嗽，唾稠痰。

大黄二两，醋二碗，煮干，晒　血竭五钱　桃仁五钱　红花五钱

上为末，和匀酒糊为丸，如梧桐子大，辰砂为衣。每服七十丸，空心用醇酒送下。

通经调气汤　治妇人经闭不通，并发热咳嗽。

当归酒浸，一两　生地酒浸，一两　川芎一两　白芍酒浸，一两　柴胡八钱　香附便制，一两　丹皮八钱　生芩六钱　黄柏炒，六钱　桃仁一两　知母便炒，八钱　牛膝酒浸，八钱　红花二钱

上锉十剂，水煎，空心一服，食远一服。

加味八物汤　治经闭属虚热者。

即四君合四物，加柴胡、黄芩、小茴、香附是也。腹痛，加玄胡索、枳壳、干漆。呕吐恶心，加良姜、砂仁。手足麻痹恶寒，加肉桂。咳嗽，加杏仁、五味子、款冬花。

归末破瘕汤　治妇人经水不通，腹中积块疼痛。

归尾酒洗，一钱　赤芍一钱　白芍一钱　青皮一钱　乌药七分　香附醋炒，钱半　三棱一钱　莪术醋煮，一钱　官桂五分　苏木五分　红花五分

上锉一剂，水煎，入酒一盅，空心服。

血竭散秘方　治妇人血瘕作痛，脐下胀满，月经不行，发热体倦。

当归八分　桂心六分　芍药炒，六分　玄胡索炒，四分　血竭六分　蒲黄炒，六分

上为末，每服二钱，空心酒调下。

通经丸　治经闭不通，及血块疼痛。

归尾　枣仁去皮尖　大黄煨　丹皮　干漆炒烟尽　肉桂各一两　三棱五钱　莪术醋炒　牛膝各一两　麝香八分

上为末，皂角五钱，芫花二钱，水煮糊为丸，如梧桐子大。每服五十丸，米汤送下。

破血金丹秘方　治妇人月经不通，腹痛有块者。

香附十两，醋制　艾叶四两，焙干　当归二两，酒浸一宿，醋煮焙干　红花一两，焙干　桃仁一两，去皮尖

上为末，醋糊为丸。每服二钱，淡醋汤送下，早晚各一服，经通药止。

一醉饮刘桐川传

托盘科根，锉一大剂，黄酒两碗煎至一碗，空心热服，汗出至足者立愈。

通经秘方

用大船上多年灰条，不拘多少，用炭火烧通红，淬入好烧酒内，取出待干为末。每服三钱，好酒调下，空心服；第二服，红花酒调下；第三服，大黄酒

调下。三次要见红，如神。

芫花散秘方　治妇人虚羸有鬼胎，癥块，经候不通。

芫花根三两，炒黄色为末。每服一钱，桃仁煎汤调下，当下恶物，神效。

无极丸　治妇人血块气疼，有爬床席，十指出血。

锦纹大黄四两，每两用酒、醋、童便、盐水各煮七次，俱晒干

上合作一处，蒸之，晒干，又蒸又晒，如此七次为末。用当归、熟地各一两半，浓煎汁一碗，煮糊为丸，如梧桐子大。每遇心疼气痛，用小茴香炒研七分，煎汤送下三十丸。有块者，一月之内，下小小血粒，自此除根不痛，经脉不行，红花汤下。

崩　漏

脉

洪数而疾，漏下血赤白，日下数升。脉急疾者死，迟者生；紧大者死，虚小者生。

证

崩之为病，乃血大下，岂可为寒？但血去后，其人必虚，当大补气血为主。东垣专主于寒而不言热者，亦间而有之，但不知热之多也。丹溪曰：有虚有热，虚则不溜，热则流通。《内经》曰：阴虚阳搏谓之崩。

崩漏之疾，亦有阴阳。若妇人年五十后，经止数年矣，忽经又行，兼腹痛，或身热口渴者，曰崩，阴证也。若妇人年三四十后，经行三十日，涌暴不止者，阳证也，曰漏。

治

若崩漏，初不问虚实，先用四物汤加荆芥穗灯上烧、防风、升麻，煎服。如不止，加蒲黄炒、白术、升麻，并诸止血药止之。

一妇人血崩，年四十以上，悲哀太甚，则心系急，肺布叶举，而上焦不通，热气在中，故血走而崩。面黄肌瘦，慎不可服热燥之药。盖血热而流行，先以黄连解毒汤，后以凉膈散合四物汤调治最效。

西园公治一妇人，年六十二岁，患血崩不止，以黄连解毒汤四帖，后服凉膈散合四物汤，六帖即愈。姑记以广其传。

方

二圣汤刘嵩皋传　治血山崩，如神。

何首乌切五钱，甘草三钱，用黄酒一碗，煎至八分取出，入刺刺芽[1]汁一盏，同服立效。

天灵散秘方　治经血不止，神效。

天灵盖烧灰，每服二钱，黄酒调服，立止。

黑龙丸秘方　专治血崩如神，及经水过多不止者，尤效。

黑驴粪烧灰，存性为末，用面糊为丸。每服七十丸，空心黄酒送下。

断源散胡云阁传　治血崩如泉流不止。

棉花子铜器炒，烟尽为末　每服二钱，空心黄酒调下。

荆芥四物汤　治崩漏初起，不问虚实，服之立止。

荆芥　条芩　当归　川芎　白芍　生地　香附　一方加艾叶炒、阿胶炒，去香附、荆芥。

上锉，水煎温服。如不止，加防风、升麻、蒲黄炒、白术。西园公加地榆，良验。

---

[1] 刺刺芽：即小蓟。

胶艾四物汤 治血崩。

阿胶蛤粉炒珠 艾叶醋炒 当归 川芎 白芍 熟地 蒲黄炒 黄连 黄芩 生地 栀子 地榆 白术 甘草

上锉，水煎，空心服。

子芩丸 治妇人四十九岁以后，天癸当住，每月却行，或过多不止。

条芩四两，醋浸，纸裹煨七次 当归二两，酒洗 加香附醋制，二两尤妙

上为末，醋糊为丸，如梧桐子大。每服五七十丸，空心霹雳酒下，日进三服。

当归龙骨丸 治月事失常，经水过多不止，及带下淋漓，无问新久，赤白诸证。并孕妇恶露，胎动不安，及产后恶物不止。或大人小儿泄泻并治。

当归 白芍 白茯 黄连各五钱 黄柏二两 龙骨一两 槐子五钱 艾叶五钱，炒 木香二钱半 西园公加黄芩、白术各五钱，累效。

上为末，水丸如梧子大，每七八十丸，米汤送下。

丁香胶艾汤 治崩漏不止，盖心气不足，劳役及饮食不节所得。其脉两尺俱弦洪，按之无力。其证自觉脐下如冰，求厚衣被以御其寒，白带白滑之物多，间有如屋漏水，时有鲜血，右尺脉时微洪也。

四物汤加丁香、阿胶、艾叶，煎，空心热服。

凡血崩乃经脉错乱，不循故道，淖溢妄行。一二日不止，便有积瘀之血，凝成窠臼，更药涩住，转见增剧。宜以五积散加防风、荆芥，再加醋煎，投一二服。次进独行散，以霹雳酒下，二三服即止；如不止，再以诸止血药治之。

带 下

脉

妇人带下，六极之病。脉浮则为肠鸣腹满，紧则为腹中痛，数则阴中痒痛生疮，弦则阴户掣痛。凡漏下赤白不止，脉小虚滑者生，实大紧数者死。

证

带下者，荣卫滞气之所成也，经分赤白之殊，感病有深浅之异，所以男子遗精白浊，女子带下白淫。赤属荣，白属卫，此病之常言也。皆因喜怒忧思，素有湿热，产育房劳，伤于荣卫包络，使浊气渗入膀胱，故流秽物，或如白涕，或如红津，或黄如烂瓜，或青如泥泽，或黑如衃血，皆合五脏之色也。轻则来而不来，重则来而无度，下流不止，面色无光，使腰腿酸疼，或便血淋沥，以致饮食减常，精神短少，皆带下之所致也。世俗皆行温补燥热涩剂，从而效者，或有因而延绵者，止知下焦白带之虚寒，不知中焦之湿热，殊不知燥热之剂，助其心火，心火既盛，阴血消铄，所以火升水降，则上热下冷，下焦虚汗，凝结浊物，故为之带下。热气熏蒸，则为腥腐之气，安独言其虚寒者乎？

治

治之当清上实下，清浊自分，理脾养血，湿热自解，更能清心薄滋味，然后温补下元，带自除矣。一云带下是胃中痰积，流下渗入膀胱，当升之，二陈汤加苍术、白术、柴胡、升麻。甚者以吐法以提其气，一用二陈汤加二术以燥湿痰。

方

清白散 治白带。

当归 川芎 白芍炒 生地酒洗过，

姜汁炒　黄柏盐水炒　贝母　樗根白皮酒炒，各等份　干姜炒黑　甘草各减半

上锉一剂，生姜煎服。肥人多湿痰，加白术、半夏。赤带，加酒芩、荆芥。久下，加熟地、牡蛎。气虚，加人参、黄芪。腰腿痛，加鹿角胶，或只以二陈汤加苍术、白术。气虚，加人参。血虚，加芎、归。升膀胱之湿，二陈加升麻、柴胡、苍术、白术。

解带散　治妇人血气不调，湿热白带，四肢倦怠，五心烦热，痰郁嘈杂。

归身一钱半　川芎八分　白芍酒炒　白术炒，各一钱二分　苍术米泔浸炒　香附醋炒　丹皮酒洗　茯苓去皮，各一钱　陈皮去白，一钱　玄胡炒，八分　甘草炙，四分

上锉一剂，生姜煎，空心服。

八妙丸　治经脉不调，湿气白带，腹痛胃弱。

香附便制　丹皮　川芎酒炒　玄胡索炒，各二两　归身酒洗　生地姜汁炒　白茯各二两　赤芍药酒炒，两半

上为细末，酒糊为丸，如绿豆大。每五十丸。空心滚水下，腹痛，酒下七十丸。

固经丸　治赤白带下属湿热者。

苦参五钱　黄柏一两，炒　栀子二两，炒　香附一两，炒　贝母二钱　白术七钱　白芍七钱半　山茱萸去核，五钱　干姜二钱，炒　龟甲二两，酒炒　樗根白皮五钱，酒炒

上为末，酒糊为丸，如梧桐子大。每服八十丸，空心滚水送下。

玉仙散秘方　治赤白带下属寒者。

干姜炒，一两　香附炒，一两　白芍炒，一两　甘草生，五钱

上为末，每服三钱，空心黄酒送下。

朝元散云林制　治赤白带下，腹脐冷痛，子宫虚寒。

白芷　陈皮　厚朴　枳壳　桔梗　川芎　白芍　当归　茯苓　苍术　半夏　干姜　官桂　香附　吴茱萸　小茴香　甘草

上锉一剂，生姜三片，枣一枚，水煎空心服。一方加乳香、没药各二钱半，乌药一两，酒煎入米糖一斤，早晚随量饮酒，大效。

大温经汤　治妇人经水不调，赤白带下，或如梅汁淋沥，或成片，有隔两三个月者，此气血虚弱，渐生潮热。饮食少进，四肢倦怠，日久生骨蒸，即成劳疾。急当调经活血，退虚热，先服加味八物汤，后服此药。

当归八分　白芍七分　川芎五分　熟地五分　人参　白术土炒　茯苓各五分　甘草三分　香附八分，便制　陈皮炒　砂仁炒　小茴各四分　沉香三分，另研　吴茱萸炮　玄胡索炒　鹿茸酒炙，各五分

上锉一剂，生姜煎服。汗出不止，加黄芪、酸枣仁炒，各四分。潮热，加柴胡、黄芩各五分。咳嗽，加杏仁、桔梗、五味子、半夏。

四神丸贾兰峰传　治白带。

香附米八两，酒、醋、童便各浸二两，浸三日，炒　砂仁二两，炒　苍术二两，米泔水浸牡蛎粉，炒　椿根白皮二两，蜜水炒

上为末，黄米煮饭为丸，如梧子大。每服五六十丸，空心黄酒送下。

二气丹丁平溪传　治赤白带下。

舶上硫黄溶化倾入水中，如此七次，一两　朱砂一两　官桂一两　干姜一两，炮　大附子面包煨去皮，五钱　鹿茸二两，酥炙　麝香一钱

上为末，醋糊为丸，如梧桐子大。每服三十丸，空心盐汤送下。

如虚劳发热，先以四物汤四钱，小柴胡汤六钱，合和煎服，后用十全大

补汤。

乌鸡丸京师传　治下焦虚寒，赤白带下，脐腹冷痛。

乌鸡一只，不刀血，去毛，用醋五大碗煮热，火煅存性成灰为末　香附米十两，酒浸旬日，用醋煮，焙干　乌药二两　净艾二两，醋浸，炒白米饭少许，入杵臼内捣成饼，火上炙令干　当归三两，醋洗　川芎　白芍　熟地各一两　小茴三两，醋炒　山药　牡蛎各二两　破故纸醋炒，五钱　良姜五钱　白姜一两半　丁香一两，不见火　如赤白带下不止，加龙骨一两、五倍子一两半。

上为末，饭丸如梧子大。每服五十丸，空心醋汤下。

一妇人赤白带下，上热下寒，口出恶气，咽干，牙痛，耳鸣，上下流注疼痛，发热憎寒，口吐酸水，嘈杂恶心，心腹气痛，时下五色相杂，来而无度，面黄肌瘦，不思饮食。

当归　川芎　赤芍　生地　陈皮　半夏姜炒　茯苓　苍术米泔浸炒　香附童便浸炒　黄芩酒炒　柴胡　升麻　丹皮　甘草　加地榆尤良。

上锉，生姜煎服。

求　嗣

期嗣保胎论

人生天地间，莫不各具一太极也。太极动而生阳，静而生阴，乾道成男，坤道成女。父精母血，阴阳奇偶之道也。故精充则盛，满则溢，此消长之道也。结胎者，男女精血也，男属阳而象乾，女属阴而象坤，坤道资生，阳主动，故能施与，阴主静，故能承受。夫动静相参，阴阳相会，必有其时，乃能成胎孕。人欲求嗣，必先视经脉调否，其或未调，必用药而调之。经脉既调，宜以人事副之，按其法而行之，庶不失其候也。诀云：三十时中两日半，二十八九君须算，落红满地是佳期，经水过期空霍乱，霍乱之时枉费功，树头树里觅残红，但解开花能结子，何愁丹桂不成丛。此盖月经才绝，金水方生，斯时子宫正开，乃受精结胎之候，妙合太和之时，过此佳期，则子宫闭而不受胎矣。然男女之分，各有要妙存焉。如月经尽一日至三日，新血未盛，精胜其血，感者成男；四日至六日，新血渐长，血胜其精，感者成女。又云：阴血先至，阳精后冲，血开裹精，精入为骨，阴外阳内，则成坎卦之象，而男形斯成；若阳精先入，阴血后参，精开裹血，血入居本，阴内阳外；则成离卦之象，而女形斯成。盖夫妇交合，须择旺相之日，如春甲乙寅卯，夏丙丁巳午，秋庚辛申酉，冬壬癸亥子，四季辰戌丑未之日。须令女人兴动于中，阴阳和平，精血调畅，夜半之后，生气之时，交而必孕，孕而必育，育而子坚壮，且能贤明而福寿也。大凡交会之际，男女毋暴怒，毋醉饱，毋食炙煿辛热，毋用他术助长，更忌朔望弦晦，风雨雷电，日月无光，虹霓斗动，星辰之下，神庙之中，井灶尸柩之旁，切不可交合，受胎亦不吉也。慎之慎之。凡妇受妊之后，常令乐意忘忧，运动血气，安养胎元。早当绝去嗜欲，节调饮食，内远七情，外避六淫。性宜静而不宜燥，体宜动而不宜逸，味宜凉而不宜热，食宜暖而不宜寒。毋久立，毋久坐，毋久行，毋久卧。又宜却去一切肥甘、煎炙、油腻、辛辣、酸咸、水果、鱼鳖、狐兔、鸽雀之类，即无胎漏、胎痛、胎动下血、子肿、子痫等证，及横产、逆产、胎死腹中之患。降生之后，又无胎热、胎寒、胎肥、胎怯、胎惊、胎黄诸般胎毒之证矣。其为妊妇，苟不如法，未产则胎动不常，既产则胎毒不已，百病由是而生焉。先正所谓古者妇人妊子，寝不侧，坐不偏，立不跸、不食邪味，割不正不食，席不正不坐，目不视邪色，耳不听淫声，口不出傲言，夜则令瞽诵诗，道正事，生子则形容端正，才过人矣。斯言決有旨哉。故古人多寿考，儿少夭折者，即此之由也。尝见今有禀性温良之妇，有妊不嗜欲于口，生子少病，而痘疮亦稀，亦可为师法矣，今之妊妇可不慎诸？

治

妇人孕育子嗣，全在调经理脾，血气充旺，调其经候，去其嫉妒，再服孕子方，自然成孕。

肥盛妇人不能孕育者，以其身中脂膜，闭塞子宫，而致经事不能行，可用导痰之剂。

瘦怯妇人不孕育者，以其子宫无血，精气不聚故也。可用四物汤，养血气等药。

方

调经种玉汤姚少参方　凡妇人无子，多因七情所伤，致使血衰气盛，经水不调，或前或后，或多或少，或色淡如水，或紫如血块，或崩漏带下，或肚腹疼痛，或子宫虚冷，不能受孕，宜进此药而效可通神。

归身酒洗，四钱　南芎四钱　白芍二钱　熟地黄酒洗，六钱　白茯去皮，三钱　陈皮三钱　香附炒，三钱　吴茱萸炒，四钱　官桂二钱　干姜炮，三钱　丹皮三钱　玄胡索三钱　熟艾二钱

若过期而经水色淡者，加桂、姜、艾；如先期三五日色紫者，不必加减。

上锉四剂，生姜三片，水一碗半，煎一碗，空心温服。渣再煎，待经至之日服起，一日一剂，药尽则当交媾，必成孕矣。纵不成孕，经当对期，此方累试累验，百发百中，不可轻忽。

先天归一汤王兵宪方

人参八钱　白术一两，麸炒　白茯去皮，一两　甘草四钱　川芎一两　当归一两二钱　生地酒洗，一两　白芍八钱　砂仁七钱，炒　香附七钱　陈皮六钱　牛膝八钱，酒炒　半夏七钱，汤泡　丹皮七钱，去骨

上十四味，均作十剂，生姜三片，水二盅，空心服。渣再煎，临卧时，经未行先服五剂，后服五剂，此药尽即效。如无他病，只照本方服之；如有他病，宜照后加减服之。经调脉和，即当妊孕。

如妇人子宫久冷不孕，加干姜、肉桂各五钱，何以知其冷？丈夫交会之际，当自觉之也。如冷甚，灸丹田七壮，神效，穴在脐下三寸。

如妇人子宫太热则伤胎，加黄柏、知母、柴胡各六钱，何以知其热？亦丈夫当自觉之也。

如白带、白淫、白浊时下，俗云下寒，非寒也。乃妇人素虚，浊气下陷故也。故有痰者亦然，加白芷一两、升麻五钱，或倍半夏。如不能服药，灸中极七壮，极效，穴在脐下四寸。气不流通者，加木香三钱。

如平素虚劳盗汗，或恶寒发热，加黄芪、肉桂。咳嗽，加阿胶、贝母各四钱。劳热血枯，加柴胡、鳖甲；劳甚，腰背疼者，灸膏肓二穴各七壮。

如饮食减少，倍白术、陈皮，加厚朴、神曲炒各五钱。肥人痰盛迷塞子宫，加南星、三棱各六钱。

如经水将行，小腹作痛者，有瘀血也。加桃仁、红花各四钱。如未效，去人参，加五灵脂六钱半炒半生用，乳香三钱。

如腰腿痛者，加杜仲一两二钱，羌活三钱，桃仁四钱。经行后作疼者，虚也，加熟地黄六钱，当归八钱，五味子三钱。腹胁有痞者，去牛膝，加三棱、莪术各六钱，桃仁、枳实各五钱，前五剂加槟榔五钱。腹有鬼胎者，状如怀胎，非真胎，因气裹精而结，无血也，宜用桃仁、干漆、肉桂、麝香、水银之类丸药以去之，然后再服归一汤以候经调，仍然有子。经水前期而至者，加黄芩五钱、炒蒲黄五钱。经水过期而至，加干姜、牡丹皮各五钱。经水崩漏不止，加莲蓬壳灰五钱、白芷八钱、猪骨头灰六钱、熟艾三钱、黄芩五钱。平日有风寒湿气疼痛，加秦艽三钱，羌活七钱，乳香、没药各五钱，或加苍术；有热疼痛，加黄柏。心腹疼痛者，加大腹皮、木香各三钱，槟榔五钱。小便涩少不通，加猪苓、泽泻，亦不宜多服，恐泄肾气。室女经脉涩滞不通者，谓之天癸不调也。前方内加刘寄奴六钱，不应，加卫茅三钱，神效即鬼箭羽。

神仙附益丹徐宪副传

香附米一斤，用童便浸透，取出，水洗净，露一宿，晒干；再浸，再露，再晒。如此二次，用好醋浸透过宿，晒干为末，用益母草十二两，东流水洗净，烘干为末，再用香附四两，北艾一两，煮汁三分，醋七分，将前二味和合为丸，如梧桐子大。每服五七十丸，空心临卧淡醋汤送下。不惟治妇人百病，而生育之功，效如神也。

济阴丸京师传　常服顺气养血调经脉，除白带，益子宫，育胎孕。

香附米四两一分，醋浸一分，米泔浸一分，酒浸一分，童便浸，各浸三日，焙干为末　益母草二两，忌铁器　艾叶一两，醋煮　阿胶二两，蛤粉炒　熟地黄二两，酒洗过，姜汁炒　川芎一两　当归一两五钱，酒洗　白芍药一两三钱，盐酒炒　陈皮一两，去皮　白术一两五钱，土炒　半夏汤泡，姜汁浸，香油炒　白茯一两，去皮　甘草炙，三钱　条芩一两，炒焦　丹皮一两，酒洗　吴茱萸五钱，汤泡　玄胡索四钱　小茴盐、酒炒　没药各五钱　续断一两，酒洗　麦门冬一两，去心

上为细末，酒糊为丸，如梧桐子大。每服一百丸，空心米汤送下，温酒、白水亦可。

六味地黄丸加童便炒香附，治妇人久无孕育者，效如影响。

调经汤　治月经不调者，先用此方，后经匀，服孕子方、抑气汤，效。

香附便制，四两　甘草炙，一两　茯神一两五钱　陈皮泡去白，炒，二两

上为末，每服二钱，空心用滚汤调下。

助阴孕子丸　治女人欲子，当抑气以滋荣，和平而去妬。况女人性偏，古人多用热药，生子多夭。近时气运多热，惟清温生血理脾之剂，服之生子，无病多寿。

山茱萸酒浸，去核取肉，二两五钱　当归酒洗，一两　熟地酒蒸，二两　蛇床子炒去壳，取净肉，二两五钱　川芎酒洗，一两　白芍酒炒，一两　子实黄芩酒炒，二两五钱　丹参酒洗，一两　白术炒，一两五钱　真阿胶蛤粉炒成珠，五钱　小茴炒，一两　陈皮炒，一两　缩砂仁去壳炒，五钱　香附米童便浸，四两，炒干微黑　桑寄生真者，五钱　玄胡索炒，七钱

如素有热，加软柴胡、地骨皮、芩连酒炒，各七钱

白带，加苍术米泔浸，去皮，盐水炒，一两五钱、柴胡酒炒，五钱

肥盛妇人，乃脂满子宫，加半夏、

南星姜汁、矾水煮，各一两

上为末，酒煮山药粉糊为丸。每日空心酒下一百丸，或清米汤下。

金莲种子丹

人参三钱　五味子三钱　白及一两　吴茱萸一两　细辛五钱　白茯苓一两　牛膝二两　石乳香三钱　菖蒲一钱　当归三钱，酒浸　厚朴一两　羌活三钱

上为末，以枣肉为丸，梧子大。每服十五丸，无灰酒送下。日进三服，早寅中午晚酉时，面朝东吞，以壬子日服起，有孕妇服之成双胎。

二益丹毛惟中传　治妇人带下，暖子宫，种玉。

木香　丁香　沉香　麝香　砂仁　肉果　草果　吴茱萸　官桂　桂心　肉桂　潮脑[1]　当归　南星　附子　川椒　血竭　川乌　草乌　硫黄　甘松　山柰

上各等份为末，炼蜜为丸，金箔为衣，如棉花子大。每一丸送至阴内，行房后用之种子，一月见效。

灸法　治女人无孕，或经生子后，久不成孕，及怀孕不成。

用秆一条，长用十四寸，令女人仰卧舒手足，以所量秆心，自脐心直垂下尽头处，以墨点记，后以此秆心平折，横安前点处两点尽处是穴，按之自有动脉应手，各灸三七壮，炷如箸头大，神验。即胞门、子户穴也。

[1] 潮脑：樟脑之别名。

卷十二

妊 娠

论

巢氏《病源》曰：妊娠一月名胎胚，足厥阴脉养之；二月名始膏，足少阳脉养之；三月名始胎，手心主脉养之；当此之时，血不流行，形象始化，未有定仪，因感而变。欲子端正庄严，常口谈正言，身行正事。欲生男，宜佩弦，执弓矢；欲生女，宜佩韦，施环佩；欲子美好，宜佩白玉；欲子贤能，宜看诗书，是为外象而内感者也。四月始受水精，以成其血脉，手少阳脉养之；五月始受火精，以成其气，足太阴脉养之；六月始受金精，以成其筋，足阳明脉养之；七月始受木精，以成其骨，手太阴脉养之；八月始受土精，以成肤革，手阳明脉养之；九月始受石精，以成毛发，足少阴脉养之；十月五脏六腑关节人神皆备，此其大略也。且四时之令，必始于春木，故十二经之养始于肝，所以养胎在一月二月。手心主心包络脉也；手少阳，三焦脉也，属火而夏旺，所以养胎在五月六月。手太阴，肺脉也；手阳明，大肠脉也，属金而旺秋，所以养胎在七月八月。足少阴，肾脉也，属水而旺冬，所以养胎在九月。又况母之肾脏系于胞，是母之真气，子之所赖也。至十月儿于母腹之中，受足诸脏气脉所养，然后待时而生。此论奥微而有至理，世更有明之者，亦未过于巢氏之论矣。

马益卿曰：胎教产图之书，不可谓之迂而不加信，然亦不可狎犯之。方今俚俗之家，与不正之属，将息避忌，略不如仪，或药毒不消，或产于风露，无产厄而子母均安者，亦幸有之。若保胎之法，须多方预养，庶无后患。如邻家有所兴修，亦或犯其胎气，令儿破形损命。如刀犯者，形必伤；泥犯者，窍必塞；打击者，色青黯；系缚者，相拘挛。如此等验，有如指掌，不可不慎也。

胎化之法，有所谓转女为男者，亦皆理之自然。食牡鸡，取阳精之全于天产者；带雄黄，取阳精之全于地产者。《千金方》转女为男，丹参丸，用东门上雄鸡头。又方取雄黄一两，缝囊盛带之。《本草》丹雄鸡补虚，温中、通神、杀毒，其肝补肾，其冠血益阳。雄黄，人佩之鬼神不能近，毒物不能伤。操弓矢，藉斧斤，取刚物之见于人事者，气类潜通，造化密移，必于三月兆形之先；盖方仪则未具，阳可以胜阴，变女为男，理固然也。

若妇人怀娠，未满三月，男女未定，形象未成，故药饵方术，可以转令生男者，理或有之。其法以斧置妊娠床下，系刃向下，勿令人知。恐不信，试定鸡抱卵时，依此置窠下，一窠尽出雄者。又自初觉有娠，取弓弩弦缚妇人腰下，满百日去之，此紫宫玉女秘法也。

人具天地之性，集万物之灵，阴阳平均，气质完备，咸其自尔。然而奇耦异数，有惩有耗，刚柔异用，或强或羸，血荣气卫，不能逃于消息盈虚之理，则禀质之初，讵可一概论耶？是以附赘垂疣、骈拇枝指，侏儒跛躄，形气所赋有如此者；疮疡痈肿，聋盲喑哑，瘦瘠疲瘵，气形之病有如此者。然则胚胎造化之始，精移气变之后，保卫辅翼，固有道矣。天有五气，各有所凑；地有五味，各有所入。所凑有节适，所入有度量。凡所畏忌，悉知戒慎，资物为养者，理固然也。故寝兴以时，出处以节，可以高明，可以周密，使雾露风邪；不得投间而入。因时为养者，理宜然也。故必调喜怒，寡嗜欲，作劳不妄，而气血以之，皆所以保摄妊娠，使诸邪不得干焉。苟为不然，方授受之时，一失调养，则内不足以为中之守，外不足以为身之强，气形弗克，而疾疢因之。若食兔缺唇，食犬无声，食杂鱼而生疮癣之属，皆以食物不戒之过也。心气大惊而癫疾，肾气不足而解颅，脾胃不和而羸瘦，心气虚乏而神不足，皆由气血不调之故也。诚能推而达之，使邪气无所乘。兹乃生育相待而成者。故曰天不人不因以上四条俱载《妇人良方》。

《脉经》云：阴搏阳别谓之有子。搏者，近也。阴脉逼近于下，阳脉别出于上，阴中见阳，乃知阳施阴化，法当有子。又少阴脉动甚者，妊子也。手少阴属心，足少阴属肾，心主血，肾主精，精血交会，投识于其间，则有娠。王氏曰：太冲盛而气虚者，乳子法也。尺中之脉，按之不绝者，法妊娠也。《难经》曰：肾有两枚，左为肾，右为命门。命门者，男子以藏精，女子以系胞，若三部脉浮沉正等，按之无绝者，为有妊。初持寸脉微小，呼吸五至，三月而尺数也。脉滑疾，以手按之散者，胞已三月也。脉重手按之不散，但疾不滑者，五月也。妇人妊娠四月，欲知男女，法左疾为男，右疾为女，俱疾为生二子。又法：得太阴脉为男，太阳脉为女。太阴脉沉，太阳脉浮。又法：左手沉实为男，右手浮大为女。左右手俱沉实，猥生二男；左右手俱浮大，猥生二女。又法：尺脉左边大为男，右边大为女，左右俱大产二子，大者如实状。又法：左右俱浮大，产二男。不尔，则女作男生。左右俱沉，产二女，不尔，则男作女生。又法：遣妊妇面南行，复呼之，左回首者是男，右回首者是女。又法：看上圊[1]时，夫从后呼之，左回首是男，右回首是女。又妇人妊娠，其左乳房有核是男、右乳房有核是女。妇怀离经，其脉浮大，而腹痛引腰脊，为即欲生也。但离经，即腹痛也。又法欲生者，其脉离经，夜半觉，日中则生也。

方

验胎散 经脉不行，已经三月者。更看尺脉不止，则是胎也。川芎为末，每服一钱，空心艾叶煎汤调下，觉腹内微动则有胎也。如服后一日不动非胎，必是经滞。

艾醋汤 如过月难明有无，如月数未足难明，好醋炆艾服半盏后，腹中番大痛，是有孕；不为痛，定无。

妊娠恶阻病，《产宝》谓之子病，巢氏《病源》谓之恶阻。谓妇人有孕恶心，阻其饮食也。由胃气怯弱，中脘停痰，脉息和顺，但肢体沉重，头眩择食，惟嗜醋咸，甚者寒热呕吐，胸膈烦满，肥人多痰，瘦人多火，须用二陈汤为主。

保生汤 治妇人经候不行，身无病似病，脉滑大而六脉俱匀，乃是孕脉也。精神如故，恶闻食气，或但食一物，或大吐清水。此名恶阻，切勿作寒病治之。

人参二钱半　白术　陈皮　香附　乌

---

[1] 圊（qīng）：厕所。

药各五钱　甘草二钱半　觉恶心呕吐，加丁香。

上锉作二剂，生姜三片，煎服。

复元汤　治妊妇呕吐不止，或头痛，全不思食，左脉弱，诸药不效，用以理血归原。

当归　川芎　白芍　人参各五钱　白术　茯苓　陈皮各一两半　半夏姜汤泡，一两　桔梗　枳壳各二钱半　丁香三钱　甘草五钱，炙

上锉作十剂，姜、枣煎服。

妊娠三两个月内，呕吐恶心，不纳米食，用四物汤加陈皮、半夏、藿香、砂仁、白术、神曲、麦芽、陈苍米、生姜煎服。

妊娠子烦，谓烦躁而闷乱心神也。盖四月受少阴君火以养精，六月受少阳相火以养气，若母心惊胆寒，多有是证。《产宝》云：是心肺虚热，或痰积于胸。若三月而烦者，但热而已；若痰饮而烦者，吐涎恶食。大凡停痰积饮，寒热相搏，吐甚则胎动不安。

竹叶汤

防风去芦　黄芩　麦门冬泡去心，各一钱　白茯苓二钱　竹叶十斤　水煎，食后温服。

妊娠子痫，谓痰涎潮搐，目吊口噤也。用：

羚羊角散　治妊娠中风，头项强直，经脉拘急，语言謇涩，痰涎不利，或时发搐，不省人事，名曰子痫风。

当归　川芎　防风　独活　茯神　五加皮　杏仁　薏苡仁　酸枣仁炒　木香　羚羊角　甘草

上锉，生姜五片，水煎，不拘时服。

子悬，谓妊娠心胃胀满也。

紫苏和气饮　治妇人胎气不和，凑上心腹，胀满疼痛，或临产惊恐，气结连日不下，及胎前一切诸疾。

当归　川芎　白芍　人参　紫苏梗　陈皮　大腹皮　甘草

上锉，生姜三片，葱白七根，水煎服。腹痛加香附、木香，咳嗽加枳壳、桑白皮，热加黄芩，呕吐加砂仁。泄泻，加白术、茯苓。难产，加枳壳、香附、车前子。

子肿者，谓妊娠面部虚浮、肢体满也。

茯苓汤　治妊娠七八个月前后，面目四肢浮肿。

当归　川芎　白芍药炒　熟地黄　白术土炒　茯苓　泽泻　子实黄芩　栀子酒炒　甘草炙　厚朴姜汁炒　麦门冬去心

上锉一剂，水煎服。

子气者，谓妊娠两足浮肿也。因脾衰不能制水，血化成水所致。

天仙藤散　治妊娠三月成胎之后，两足自脚面直肿至膝，行步艰难，喘闷妨食状似水肿，生于脚趾间，黄水出者，名曰子气。

天仙藤即青木香藤，洗炒　紫苏　陈皮　香附　乌药　木香　甘草

上锉，生姜煎服。

子淋，谓妊娠小便涩少也。乃肾与膀胱虚热，不能制水，然妊妇胞系于肾，肾间虚热而成斯证，甚者心烦闷乱，用：

子淋散　治妊娠小便涩痛频数。

麦门冬去心　赤茯苓　大腹皮洗去沙土，姜汁拌炒　木通　甘草　淡竹叶

上锉，水煎服。

车前散　治小便淋沥，或不通，下焦有热者。

当归　陈皮　赤芍药　槟榔　滑石　木通　车前子　赤茯苓　石韦炙，去毛

上锉，水煎服。

转胞，谓妊娠卒不得小便也。因胞长逼近于胞，胞为所逼，令人数溲，胞即膀胱也。然子淋与转胞相类，但小便频数，点滴而痛为子淋，频数出少，不痛为转胞。间有微痛，终是与淋不同，并以五苓散加阿胶。

冬葵子散 治孕妇转胞，小便不通。

木通 栀子炒 冬葵子 滑石各五钱

上锉一剂，水一盅半，煎至一盅，空心温服。

此药滑胎，临月可用。若六七个月以前，不可用。

又方 冬葵子、滑石、栀子为末，田螺肉捣膏，或生葱汁调膏，贴脐中立通。

妊娠经水时下，此由冲任气虚，不能约制。盖心、小肠二经相为表里，上为乳汁，下为月水。故妊娠经水壅之以养胎，蓄之以为乳。若经水时下，名曰胞漏，血尽则毙矣，属气血虚有热。

胶艾四物汤

当归 川芎 白芍酒炒 熟地黄姜汁炒 条芩酒炒 白术土炒 艾叶少许 真阿胶蛤粉炒珠 砂仁炒 香附童便炒黑

上锉一剂，用粳米同煎服。

芎归汤刘敏菴传 治胎漏下血不止，或心腹胀满，一服立效。

当归尾 南川芎各五钱

上锉一剂，黄酒煎，临卧服，入童便一盏即止。

妊娠胎动，或饮食起居，或冲任风寒，或跌仆击触，或怒伤肝火，或脾气虚弱，当推其因而治之。若因母病而胎动，但治其母；若因胎动而母病，惟当安其胎。轻者转动不安，重者必致伤坠。若面赤舌青，是儿死也；面青舌赤吐沫，是母死也；唇口俱青，两边沫出，是子母俱死也，察而治之。

佛手散 治妊娠六七个月，因事筑磕着胎，或子死腹中，恶露下，痛不已，口噤欲绝，用此探之。若不损则痛止，子母俱安；若胎损，即便逐下。

当归二钱 川芎四钱 加益母草五钱，更效

上锉一剂，水一盏，入酒一盏，再煎一沸，温服。如人行五里，再进一服。

安胎散 治妊妇偶有所伤，腹痛不安，或从高坠下，重伤所压，触动胎元，痛不可忍，及下血，又治胃虚气逆呕吐，心腹诸痛。大抵妊娠，不可缺此。

缩砂不拘多少为末，每服三钱，热酒调服，艾盐汤皆可。此药非八九个月内，不宜多用。

安胎饮 治孕成之后，觉气不安，或腹微痛，或腰间作疼，或饮食不美，或胎动下血，及五六个月，常服数帖，甚效。

当归一钱 川芎八分 白芍一钱 熟地黄一钱，酒洗 条芩一钱半 白术二钱 砂仁炒，一钱 陈皮一钱，炒 紫苏八分 甘草四分

上锉一剂，水煎服。下血不止，加炒蒲黄一钱、阿胶一钱。腹痛，加香附醋炒，一钱、枳壳一钱，麸炒。

千金保胎丸京师传 凡女人受胎，经三月而坠者，虽气血不足，乃中冲脉有伤，中冲即阳明胃脉，供应胎孕。至此时，必须谨节饮食，绝嗜欲，戒恼怒，庶免小产之患也。服此可保全。

归身酒洗，二两 南芎一两 熟地姜炒，二两 阿胶蛤粉炒，二两 香附酒、醋、童便，盐水各浸三日，二两 艾叶醋煮，一两 砂仁炒，五钱 陈皮二两 条芩炒，二钱 白术土炒，四两 川续断酒洗，二两 杜仲姜炒，四两 益母草二两 红枣煮，去皮、核

上为末，枣肉为丸，梧桐子大。每服百丸，空心米汤送下。

妊娠心痛，乍安乍甚者，可服：

白术散 定痛安胎。

川芎一钱 归身八分 白术土炒，五分 白芍酒炒，八分 竹茹五分 紫苏一钱 前胡八分 木香五分 乌药八分 香附便制，一钱 陈皮八分 甘草四分

上锉水煎，食远服。如兼腹痛，加砂仁、泽泻。

妊娠中恶，忽然心腹刺痛，闷绝欲死，可服：

加减当归散

川芎 当归 陈皮 吴茱萸 木香 香附 乌药 甘草 前胡 葱白 砂仁 紫苏

上锉一剂，生姜五片，煎服。

妊娠腰腹皆痛者，可服：

加减通气散

当归身 葱白 阿胶 茴香 破故纸 杜仲 甘草 陈皮 川续断 山药 川芎 萆薢 独活 香附橘核 白芍

上锉，水煎，空心服。如小腹痛，加艾、木香、乌药、紫苏，去橘核、山药、茴香、续断、萆薢、独活、破故纸。

妊娠心腹胀满者，可服：

加减苍公下气汤

白芍 陈皮 茯苓 大腹皮 川芎 当归 香附 紫苏梗 前胡 厚朴 乌药 木香

上锉一剂，空心服。

妊娠数堕胎者，是气血不足。腰痛甚者喜堕胎，宜：

加减安胎饮

黄芪 甘草 人参 白术 艾叶 当归 川芎 熟地 续断 茯苓 白芍 香附 陈皮 杜仲

上锉，水煎，空心服。

妊娠羸瘦或挟病，气血枯竭，既不能养胎，必不能安者，可下之。

加减牛膝汤

桂心 瓜蒌 牛膝 瞿麦 川芎 归梢 枳壳 甘草 童便 麦蘖 甘草

上锉，水煎，空心服。

妊娠日月未足，而痛如欲产者，因劳役怒气，调养不节，或房室所伤，或负重闪肭，或因宿有冷气，故有此证。可用：

加减安胎饮

知母 杜仲 木香 续断 香附 陈皮 乌药 紫苏 白芍 川芎 当归 白术 酒芩 见血加地榆、牡蛎、艾叶。

妊娠咳嗽，因感风寒，伤于肺而成，谓之子嗽。可服：

加减紫菀汤 止嗽安胎。

贝母 前胡 紫菀 白术 桑白皮 甘草 黄芩 紫苏 陈皮 五味子 知母 杏仁 赤苓 当归 麻黄

喘，加兜铃、腹皮、款冬花。

妊娠伤寒，头疼壮热，腰痛体重，甚至堕胎，可服：

加减柴胡汤

柴胡 黄芩 川芎 干葛 当归 紫苏 葱白 陈皮

妊娠时疫，日久伤胎，可急服：

加减秦艽散

秦艽 前胡 黄芩 枳壳 桔梗 山栀 柴胡 葛根 紫苏 葱白 陈皮

妊娠热病，必至损胎，可服：

加减栀子五物汤 安胎清热。

葛根 柴胡 香薷 石膏 栀子 前胡 黄芩 葱白 麦冬 陈皮 知母 甘草

妊娠热病六七日后，脏腑极热，熏蒸其胎，致胎死腹中。既死，则胎冷不能自出，但服黑神散暖其胎，须臾即出，

何以知其胎死？看产母舌青黑，及胎冷者是也。

加减黑神散

生地　赤芍　桂心　归梢　蒲黄　鹿角屑　红花　白芷　朴硝　黑豆　附米　益母草

又方　用巴豆三粒，蓖麻子、麝香贴脐中。

妊娠疟疾，热极则损胎，可服：

驱邪散

香薷　青皮　柴胡　黄芩　川芎　前胡　砂仁　藿香　白术　乌梅　红枣　人参

妊娠霍乱，乃阴阳清浊相干，甚则伤胎。可服：

加减白术散

香薷　陈皮　厚朴　苍术　乌药　砂仁　藿香　干葛　竹茹　木瓜　人参　白术　茯苓　甘草　猪苓　泽泻

如心胸烦闷，加炒黄连、升麻。

妊娠泄泻，冷热不同，乃饮食不节，暑热相乘，可服：

人参白术散

四君　平胃　泽泻　猪苓　归身　砂仁　肉果　木香　香薷夏月可用

妊娠下痢赤白，可服：

加减阿胶散

当归　川芎　白芍　阿胶　黄芩　黄连　香薷　陈皮　枳壳　甘草　白茯　泽泻

如血痢，加地榆。白痢，加艾叶、木香。久痢虚人，加参、术、黄芪。

妊娠十月，形体成就。八月合进瘦胎易产之药，今医多用枳壳散。若胞气肥实可服之，况枳壳、大腹皮瘦胎，胎气本怯，岂宜又瘦之。若进无忧散、达生散安胎益气，令子紧小无病。

保生无忧散　治[1]滑胎。

当归　川芎　白芍　人参　白术　甘草　陈皮　神曲　麦芽　紫苏　诃子　枳壳

达生散　孕至八九个月，服数帖甚好。易产，腹少痛。

当归　白芍　白术各一钱　人参　陈皮　紫苏各五分　甘草炙，三分　大腹皮一钱，洗

上锉一服，葱五根，煎服。

如胎肥气喘，加枳壳八分，黄杨脑[2]七个二味瘦胎要药。夏加黄芩，春加川芎，冬加砂仁。气虚，加参、术。气实，倍香附、陈皮。血虚，倍当归，加熟地。性急多怒，加柴胡。有热，加黄芩。食少，加砂仁、神曲。渴，加麦门冬。食易饥，多加黄杨脑。有痰，加半夏、黄芩。腹痛，加木香。

妊娠鬼胎，状如怀孕，腹内如包一瓮，如下血，或肠水物，可服：

斩鬼丹

吴茱萸　川乌　秦艽　柴胡　白僵蚕

上为末，炼蜜为丸，如梧桐子大。酒送下打出恶物即愈。

产　育

脉

欲产之妇脉离经。离经者，离乎经常之谓也，非《难经》一呼三至之比。脉虽离经而腰不痛者，未产也；若腹连腰痛甚者，即欲产也。诊其尺脉转急，如切绳转珠者，即产出之脉也。

证

临产之初，宜脱平常所穿之衣，以

---

❶ 治：原本无，据文义补。

❷ 黄杨脑：即黄杨木叶。

笼灶头及灶口，则易产。切不可喧闹，宜选一善熟稳婆及得力家人，无使挥霍张皇，致令产妇惊恐，惟当餐软饭稀粥之类。若腹中痛，且令扶行，或痛或止，名曰弄痛。不可使试水手探，亦不可屈腰眠卧。如连腰引痛，眼中如见火光，此是儿转，又须扶策徐徐行。起若艰难，即凭物立。须臾直至腰腹相引，频频阵痛，难以行立，然后坐草。切勿太早，恐儿在腹中难以转侧，及胞浆先破，子道干涩，皆至难产。若心中热闷，可用生鸡子一枚打破吞服。抱腰之人，不得倾斜，则儿顺自然产。若临事仓惶，用力失宜，遂有难产之恙。是故有逆产者，则先露足；有横生者，则先露手；坐产者，则先露臂，此皆用力太早之过。夫当脐腹疼痛之初，儿身才转而未顺，用力一逼，遂至横逆。若手足先露者，用细针刺儿手足心一二分深，三四刺之，以盐涂其上，轻轻送入，儿得其痛，惊转一缩，即顺生矣。或儿脚先下者，谓之踏莲花生，急以盐涂儿脚底，又可急搔之，并以盐擦母腹上，则正生矣。若产讫先饮童子小便一盏，或入酒少许同服。勿便睡，且令闭目而坐，倾之，方可扶上床仰卧，立膝勿令伸足，熟睡，宜频唤醒。亦不可以得男为喜，喜则伤心，恐生红汗之证；亦不可以得女为忧，恐致败血伤心之患。宜常淬醋烟，以防晕闷。逡巡，少进白粥，毋令过饱。其有破水之后，经日而不产者，即当随证细辨：身重体热，作寒，面黑，舌青，及舌上冷，子母俱死，面赤舌青，母活子死；面青舌赤，口沫出者，母死子活；唇口俱青，吐沫，母子俱死。仓卒之间，不可不详细审视，预与病家言之。若胞衣不下者，停待少久，非惟使产母疲倦，是血流入胞中，为血所胀，上冲心胸，喘急疼痛，必致危殆。宜急断脐带，以物坠住，尤宜用意拴缚，然后截断。不尔，则胞上掩心而死。须臾其血不潮入胞中，则胞衣自当痿缩而下，纵淹延数日，亦不致害人。惟欲产母心怀舒畅，则自下矣。不可妄用手法，因此致殂。五七日不可强力下床，或忧虑用性，一月之内，或伤于房事，以致变生证候。类皆难治，最宜谨慎。外此有外感内伤，及诸杂证，与男子等。但当加理血药为助，临治之际，宜以意消息之而参用焉。

方

黄金散秘方　治生产一二日难分娩者，服之如神。因屡验不敢自私，广以济人，人得之者，亦弗自私，庶施者愈广矣。

真金箔大者五片，小者七片，以小磁钟将水少许，去纸，入金在内，用指研匀，后再添水至半盅。一面先令人扶产妇虚坐，又令一妇人用两手，将大指按定产母两肩上肩井穴，前药温服，其胎即下。如产月未足，又能安之。

济生汤　治难产，须一二日不产者宜服，自然转动降生。

当归三钱　川芎二钱　香附一钱半，炒　枳壳三钱，麸炒　苏叶八分　大腹皮姜汁洗，一钱半　甘草七分　加白芷一钱

上锉一剂，水煎，腰痛甚，服之即产。

自生饮云林制　治临产生育艰难。

当归三钱　川芎二钱　枳壳炒，二钱　益母草一钱　白芷六分　火麻炒去壳，一钱

上锉一剂，水煎，空心温服。

催生立应散王柏泉传　治难产，及横生逆产。

车前子一两　当归一两　冬葵子三钱　牛膝二钱　白芷三钱　大腹皮二钱　枳壳二钱　川芎二钱　白芍一钱

上锉，水煎熟，入酒少许，服之立产。

夺命丸 治妇人小产，下血至多，子死腹中，其人憎寒，手指、唇口、爪甲青黑，面色黄黑，或胎上抢心，则闷绝欲死，冷汗自出，喘满不食，或食毒物，或误服草药，动胎气下血不止，胎尚未损，服之可安；已损，服之可下。

桃仁麸炒，去皮尖 赤芍 官桂 白茯苓 牡丹皮各等份

上为末，蜜丸弹子大。每一丸，细嚼，淡醋汤下，速进两丸。至胎腐烂腹中，危甚，立可取出。

治难产沥浆胞干，胎不得下，用香油、蜂蜜各一碗，和匀，入铜锅内慢火煎一二沸，掠去沫，调白滑石末一两，重搅匀顿服。外以油蜜于母腹脐上下摩之。

降生散 治临产生育艰难，痛阵尚疏，三两日不生，或产母气乏羡顿，产道干涩，致令难产，才觉腹痛，但破水后，便可服此药，即生矣，如死胎亦下；未经破水，不宜服之。

苍术制，二钱 枳壳 桔梗 陈皮 杨芍 白芷 川芎 当归各一钱 肉桂 干姜 厚朴 半夏 茯苓 木香 杏仁 麻黄 甘草各五分

上为末，每服二钱，顺流水温暖送下。若觉热闷，蜜汤调，或锉散，姜枣顺流水煎服。其杨芍、肉桂能开通子宫，饮药助气，关窍自通，麻黄内通阳气，甚则血行即产矣。冬月用之，甚为的当。隆暑之时，恐难轻服。但以五苓散，用葵子灯心煎汤调下。

香桂散 治坐产涩滞，心腹大痛，死胎不能下者，急用之。

香白芷三钱 肉桂三钱 麝香三分

上为末，童便酒调下，即产。

催生丹 治生理不顺，或横或逆。

母丁香一钱，另研 香乳一钱，另研 麝香一字，另研 腊月兔脑去皮膜，研如泥

上为末，以兔脑和为丸，如鸡头实大，辰砂一钱为衣，阴干，油纸密封。每服一丸，温水送下，即产。男左女右手握出其丸，神效。药用磁罐盛，黄蜡封口。

催生符式

生九天大力魔军速降威灵摄天生急急如律令勅。

上用朱砂细研，用新汲水浓调匀，将新笔蘸朱砂，于清晨未食时，至诚念：九天大力魔军速降威灵摄天生急急如律令勅。至“生”字，急写“生”字，却于生字下面一画下，左绕匝心，想胎元被笔推转，令急急如律令勅气一笔推下，须是随笔一句念，令笔咒俱尽，候干剪切，折作一丸，用黄蜡丸之，朱砂为衣，浓煎木香汤送下，待痛频时服，乳香汤亦可。

如神丹 治难产，兼胞衣不大，及死胎。

巴三萆七脱衣裳，细研如泥入麝香，捏作饼儿脐下贴，须臾母子便分张。

灸法 治难产，及胞衣不下。

于右脚小指尖头上，即至阴穴，灸之，炷如小麦大，三五壮立产。

催生遇仙丹

朱砂一钱半 雄黄一钱半 蛇蜕一尺，煅 蓖麻子十四粒

上为末，粥糊为丸，如弹子大。临产先用椒水洗净脐穴，纳药一丸于脐中，仍用油纸数重覆药上，封固，软帛拴系，立效。

脱衣散 治胞衣不下。

牛膝三钱 归尾二钱 木通三钱 滑石四钱 冬葵子二钱半 加枳壳三钱

上锉，水煎，温服。

有胞衣不下，因产母元气虚薄者，用芎、归倍桂以温之，自下。

一方 下死胎

平胃散一剂，水、酒各一碗，煎一二沸，入朴硝五钱，再煎，倾出候温服，其胎化为水而下。

一方 治坐草三四日不下者，即刻下。

蜜、香油、好酒各一盅，三味合入煎，产妇面东服。

一方 治横逆不顺，子死腹中。

伏龙肝为细末，温酒调服二三钱，其儿带土而下。

一方 催生下胎。

鱼胶七寸，麻油灯烧过为末，酒调服。

产 后

脉

产后扶虚，消瘀血，脉却宜虚。叔和云：新产之脉缓滑吉，实大弦急死来侵，寸口焱疾不调死，沉细附骨不绝生。

证

夫妇人产后发热，有去血过多者，有恶露不尽者，有伤饮食者，有感风寒者，有感冒夹食兼气者，有三日蒸乳者，俱能发热憎寒，并身疼腹痛，不可相类而药也。

治

产后去血过多发热者，脉必虚大无力。内无痛者，此非有余之热也，乃阴虚不足生热。用四物汤去芍药，加参、术、茯苓，淡渗其热。若大热不退，加炒黑干姜，神效。干姜辛热，能引血药入血分，生新血；引气药入气分，补气。或只用芎归调血饮尤妙。凡有伤力发热，早起劳动发热者，皆同此治法也。

一、产后恶露不尽，亦有发热恶寒，必胁肋胀满，连大小腹有块作痛，名儿枕痛。产后腹痛血瘀，宜四物汤加五灵脂、牡丹皮、桃仁、红花、玄胡索、香附、青皮、干姜、官桂、酒、水各一钱，黑豆一撮，后磨木香入童便、姜汁服，取下恶物为效。或用黑神散尤妙，后以八物汤加干姜、陈皮，少佐童便、炒香附调理。

二、产后脾胃虚弱，饮食少，难克化，以致停滞发热，必有噫气作酸，恶闻食臭而口出无味，胸膈饱闷，气口脉必紧盛，发热恶寒头痛，必用治中汤加神曲、山楂、砂仁、炒黄连、川芎、当归佐之，或用理脾散更效。

三、产后荣卫俱虚，腠理不密，若冒风发热者，其脉浮而微，或自汗，以芎芷香苏散加羌活、防风主之。如感寒者，脉弦而紧，或恶露欠通，以五积散主之。如风寒两感者，脉浮而紧，以五积交加散主之。有汗去麻黄，邪胜去人参。

四、产后内伤饮食，而外感风寒，或兼气恼而发热者，人迎、气口脉俱紧盛，以行气香苏散主之。

五、产后蒸乳发热恶寒者，必乳间胀硬疼痛，令产母揉乳汁通，其热自除，不药而愈。

六、产后血晕者，其由有三：有用心使力过多而晕者，有下血多而晕者，有下血少而晕者，其晕虽同，其治特异。若下血多而晕者，当补血，以芎归汤为主。或恶露不止者，倍炒黑干姜止之。若去血少而晕者，夺命散主之。但凡血晕不省人事，用大火炭置产妇旁，以醋沃之，使醋气熏入病人口鼻，轻者立苏，重者亦省人事矣。

七、凡新产之后，宜以五积散祛除败血，补生新血，调和营卫，滋养脏腑，使阴阳不相胜负，邪气不能相干，则无寒热之患。又治新产气虚，或外感寒邪，头疼身痛，发热恶寒，或但发热者，并用米醋少许同煎，本方去麻黄，热甚加黄芩。

八、产后中风口噤，乃血虚而风入于颊口，筋得风则急，故口噤也。若角弓反张，乃体虚而风入于诸阳之经，故独腰背挛急，如角弓反张之状也，四物汤加秦艽、羌活。又宜荆芥略炒为末，每服二钱，黑豆淋酒调下，童便亦可。又方，用当归、荆芥各等份，水一盏，酒少许，煎七分灌之。如口噤用匙斡开，微微灌下，但下咽即效。

九、产后发热恶寒，或口眼歪斜等证，皆是血虚之甚，急宜大补气血为主。若左手脉不足，补血药多于补气药；右手脉不足，补气药多于补血药。

十、产后失声，言不出者，心肺二窍被血所侵，又感风邪，客于会厌故也。茯苓补心汤去陈皮、枳壳、川芎，加升麻、防风、薄荷、赤芍、当归、生地、红花、黄连、胆星、生姜煎服。

十一、产后不语，因败血迷心窍所致，宜四物汤加辰砂、石菖蒲、红花、人参。

十二、产后血块筑痛，盖因坐草近地，为冷湿乘之，风邪干之，使败血瘀凝为血块，冲筑硬痛，不换金正气散加辣桂、川芎、白芷、莪术、干姜同煎，乘热入醋，连进两服。冷湿风邪一散，其块自消，其瘀从大便而出。

十三、产后困子死，经断不行半载矣，一日小腹忽痛，阴户内如有石硬塞之，而痛不禁，此乃石瘕也。四物汤加桃仁、大黄、槟榔、三棱、玄胡索、泽泻、血竭，水煎服。

十四、产后血虚发热、咳嗽吐痰、喘满、心慌、口干，宜用茯苓补心汤加麦门冬、五味子煎服。

十五、产后子宫不闭，补中益气汤加白芍、醋炒香附、半夏、酒炒黄芩，热不退，加酒柏。一方用石灰煎汤熏，一方用荆芥、藿香、臭椿皮煎汤熏洗。

方

芎归调血饮西园公方　治产后一切诸病，气血虚损，脾胃怯弱，或恶露不行，或去血过多，或饮食失节，或怒气相冲，以致发热恶寒，自汗口干，心烦喘急，心腹疼痛，胁肋胀满，头晕眼花，耳鸣，口噤不语，昏愦等证。

当归　川芎　白术　白茯苓　熟地　陈皮　香附童便炒　乌药　干姜炒黑　益母草　甘草　牡丹皮

上锉，姜枣煎服。如恶露不行，倍益母草、丹皮，加童便、黄酒同服。如去血过多，倍芎、归、干姜。如饮食停滞，胸膈饱闷，加枳实、厚朴、山楂、砂仁。如因气恼，倍香附、乌药。如口噤昏愦不语，加荆芥。如两胁痛，加青皮、肉桂。如小腹阵痛，加玄胡索、桃仁、红花、苏木，甚者加三棱、莪术。如有汗，加黄芪。如口干苦，加麦门冬。凡产后，即以童便和热酒，随意饮之，百病不生。

益母汤魏宪副传　治产后恶露不尽，攻冲心腹，或作眩晕，或寒热交攻。

益母草锉一大剂，煎去渣，入黄酒、童便各一盏。凡产后即用此，加芎、归各二钱，进二服，以免腹痛血晕之患，大有补益，去旧生新。

黑神散刘太府传　治产后败血致诸疾者。

当归　熟地　白芍酒炒　肉桂去皮，

各一两　甘草炙黄，一两　沉香　棕灰烧存性　蒲黄炒黑色　没药各一钱　乳香三钱　赤芍一钱　血竭五分

上为细末，每服二钱，空心无灰好酒调下，此方可代夺命散。

一、将产血多，儿食不尽，余血裹胎，难产，服此弃子救母。

二、临产用力太早，儿不及转，横生倒出，亦当急救母命，服此方。

三、子死腹中，母必肢体冷痛，口角出沫，指甲青黑，服此即出。

四、产后胎衣不下。

五、血晕眼花，起坐不得。

六、血迷心窍，不能言语。

七、败血乘虚散流，四肢浮肿。

八、败血为害，口渴舌燥，乍寒乍热似疟。

九、月中饮冷，败血凝聚，腹痛难忍，或致泻痢。

十、败血入心，烦躁发狂，言语错乱，或见鬼神如癫。

十一、败血停留肢节间，遍身疼痛。

十二、败血流入小肠，小便出血。

十三、败血结聚，小便闭涩，大便艰难。

十四、恶露未尽，失而不治，又过酸咸收敛之物，因而得崩漏。

十五、肺败鼻中气黑。

十六、败血冲心，喉中气急发喘。

十七、败血滞脾胃中，心腹胀满，呕吐似翻胃。

更生散云林制　治产后去血过多，或不止，或眩晕眼暗，口噤，发热憎寒。

人参一两　当归一两　川芎五钱　荆芥穗三钱　干姜炒黑，三钱　熟地姜汁炒，一两

上锉，水煎，空心服。如血大下不止，用龙骨火煅，赤石脂火煅各等份为末，每二钱，用前药调服。外以五倍子末津调，纳脐中即止。

抽薪散刘太府传　治产后血虚发热。

熟地四钱　当归四钱　干姜炒黑，一钱

上锉一剂，水煎服。

儿枕散贾兰峰传　治产后心腹痛，恶血不行，或儿枕作痛甚危。

当归三钱　白芍酒炒，三钱　川芎二钱　白芷　官桂　蒲黄　牡丹皮　玄胡索　五灵脂　没药各一钱

上锉一剂，水煎，入童便，空心服。

通瘀饮胡云阁传　治产后恶露不通，心慌昏沉，寒热交攻。

归尾三钱　大黄三钱　白术一钱　木通一钱　红花五分

上水一碗，黄酒一小盏，煎三滚，用桃仁三十个捣烂，再煎二滚，去渣温服。

和痛汤　治小产心腹痛。

当归　川芎　白芍酒炒　熟地各一钱　玄胡索七分　香附五分　青皮炒，五分　桃仁去皮，三分　红花三分　泽泻五分

上锉一剂，水一盅，童便、黄酒各半盅，煎至一盅温服。

夺命丹秘方　治产后胞衣不下者，因血流入衣中，为血所胀，是以不下，上冲心胸。但去衣，血自下。

附子五钱，炮，去皮尖　丹皮去骨，一两　大黄一两　干漆炒令烟尽，三两

上为末，米醋一升，熬成膏，和丸如梧桐子大。每服五六十丸，温汤下。

清魂散昆山郑氏方　治产后血晕者，由败血流入肺经，头旋目眩，昏闷不省。血晕有三：有用力过多血晕者，有下血过多血晕者，有小产去血太过血晕者，俱可服之。

泽兰叶　荆芥各一钱　川芎八分　人

参五分　甘草三分　陈皮七分　香附醋炒，七分　白芷五分　益母草一钱　当归八分　生地八分　丹皮五分　红花三分　蒲黄炒黑，七分

上锉一剂，水一盅半，煎至七分，滤去渣，入童便半盅温服。

加减磁石散昆山郑氏秘方　治产后子宫不收者，名瘕疾，皆用力过度。有痛不可忍，服之。

磁石　归尾　白芷　蛇床子　赤芍药　丹皮　发灰　荆芥穗　川芎　生地　陈皮　甘草

七日后，去白芷、赤芍、归梢，加熟地、当归、白芍、人参、黄芪，上水煎，空心服。外用：

熏洗方

椿皮　荆芥　五倍子　蛇床子　葱白头　朴硝　藿香

上各等份同煎，洗过，将铁锈钉磨水涂上即收。

理脾汤　治产后停食，胸膈饱闷，身发寒热，不思饮食。

苍术米泔浸炒　陈皮各一钱　厚朴姜炒，钱半　砂仁七分，炒　神曲炒，一钱　山楂去核，一钱　麦芽炒，一钱　干姜炒黑，八分　甘草炙，三分

上锉一剂，生姜三片，煎服。泄泻，加白术、茯苓。大便闭，加桃仁、红花。小便闭涩，加大腹皮。

加味理中丸　治脾胃虚惫，饮食不进，呕吐泄泻，心腹疼痛，体虚有汗，胎前产后，俱宜服之。

人参　白术土炒　干姜汤泡，炒黑　神曲炒，各一两　麦芽炒　砂仁炒，各八钱　陈皮去白，一两　香附醋炒，一两　甘草炙，六钱

上为末，神曲打糊为丸，如梧桐子大。每服八十丸，空心米汤送下。

推气养血丸云林制　治产后右胁膨胀，有块如竖弦一条，着冷便疼。

当归酒洗　川芎　白芍酒炒　白术土炒　陈皮炒　枳实面炒　厚朴姜汁炒　青皮香油炒，去穰　乌药　神曲炒　干姜炒黑　白芥子炒，各一两　香附四两，便炒　麦芽炒　肉桂各六钱　三棱醋炒，八钱　莪术醋炒，八钱　木香二钱

上为细末，酒糊为丸，如梧桐子大。每服百丸，空心米汤送下。

养血佐肝丸云林制　治产后左胁胀闷一块，卧不敢着床。

当归酒洗　南芎　白芍酒炒　陈皮去白　半夏香油炒　白术去芦，炒　神曲炒　青皮香油炒，去穰　莱菔子炒　牡丹皮酒洗　红花各一两　香附二两，醋浸炒　桃仁去皮尖　柴胡各八钱　白茯苓一两　龙胆草酒洗，六钱　三棱　莪术各醋炒，五钱

上为细末，酒糊为丸，如梧桐子大。每服百丸，白汤送下。

增损柴胡汤　治产后虚弱，寒热如疟，食少腹胀。

柴胡　人参　甘草　半夏炒　陈皮　川芎　白芍炒，各等份

上每服五钱，水、姜、枣同煎，日二服。

加减养脏汤　治产后下痢赤白，里急后重。

木香　黄连　厚朴　甘草　归尾　赤芍　川芎　艾叶　蒲黄

七日后，去蒲黄、归梢，加茯苓、归身、枳壳。如久痢脱肛，加肉豆蔻、地榆、人参、阿胶、白术。噤口不食，加山药、石莲肉、陈仓米。胃寒呕哕，腹痛甚者，去黄连，加干姜。

灸法　治妇人鸡爪风，因月家得此，不时举发，手足挛束如鸡爪状，疼痛难伸。

于左右膝骨两旁，各有一小窝，共四穴，俗谓之鬼眼，各灸三壮即愈。

乳 病

证

妇人乳汁不通有二种：有血气壅盛，乳脉涩而不行者；有血气虚弱，乳脉绝少者。夫虚者补之，以钟乳粉、猪蹄、鲫鱼之类；盛者行之，用通草、漏芦之类。

乳硬者，多因乳母不知调养所致。盖乳房阳明之经，乳头厥阴所属。忿怒所逆，郁闷所遏，厚味所酿以成。厥阴之气不行，故窍闭而汁不通；阳明之血沸腾，故热甚而化为脓。或因所乳之子，膈有滞痰，含乳而睡，口气焮热所致。而成结核，初便忍疼，揉令核软，吮令汁透则散，否则结成矣。

治

治以青皮，疏厥阴之滞，石膏清阳明之热，生甘草行污浊之血，瓜蒌子消导肿毒，或加没药、青橘叶、皂角刺、金银花、当归尾，或散或汤，须以少酒佐之。若加艾火三壮，于痛处灸之，尤妙。华元化灸三里穴三壮，甚妙。

乳岩始有核，肿如棋子之大，不痛不痒，五七年方成疮。初便宜多服疏气行血，须情思如意则可愈。如成疮之后，则如岩穴之凹，或如人口有唇，赤汁脓水浸淫，胸胁气攻疼痛，用五灰膏去其蠹肉❶，生新血，渐渐收敛。此疾多生于忧郁积忿，中年妇人未破者尚可治，成疮者终不治。宜服十六味流气饮。

方

通乳汤

猪蹄下节四双　通草二两　川芎一两　穿山甲十四片，炒　甘草一钱

上用水五升，煮汁饮之。忌生冷，避风寒，夜卧不宜失盖，更以葱汤频洗乳房。

玉露饮　治产后乳脉不行，身体壮热疼痛，头目昏痛，此凉膈压热，下乳之剂也。

当归一钱五分　川芎五钱　白芍一钱五分　人参二钱五分　白芷五钱　白茯二钱五分　桔梗炒，五钱　甘草二钱五分

上锉，水煎服。如烦热甚，大便结，加大黄一钱二分、金银花三钱；乳脉不行，结成痛肿疼痛，加黄芪、当归、金银花、甘草各二钱半，入酒半盅，食后温服。

胡桃散　治妇人少乳，乳汁不行。

用胡桃仁去皮十个捣烂，入穿山甲炒末一钱，黄酒调服。

通草汤　治乳汁不通。

通草七分　瞿麦　柴胡　天花粉各一钱　桔梗二钱　木通　青皮　香白芷　赤芍　连翘　甘草各五分

上锉一剂，水煎细饮，更摩乳房。

连翘饮子薛立斋传　治乳内结核。

连翘　川芎　瓜蒌仁研　皂角刺炒　橘叶　青皮去白　甘草节　桃仁各一钱半

上水煎，食远服。

最效散刘柏亭传　治妇人吹乳，神效。

螃蟹去足，用盖烧存性为末。每服二钱，黄酒下。

熨法膏秘方　治吹乳、乳痛，顿时立消。

葱连根捣烂，铺乳患处，上用瓦罐盛灰火盖葱上，一时蒸热，出汗即愈。

一方刘前溪传　治吹乳肿痛不可忍。

用生山药捣烂，敷上即消。消即去之，迟则肉腐。

---

❶ 蠹（dù）肉：坏肉。

消毒散 治吹乳、乳痈。憎寒壮热头痛者，先服人参败毒一二剂，方可服此药。如无前证，即服本方二三剂。或肿不消，宜服托里药。

当归 白芷 青皮炒 天花粉 贝母 柴胡 僵蚕炒 金银花各三钱

上锉一剂，水煎服。

神效瓜蒌散薛五斋方 治乳痈初起肿痛及一切痈疽，或脓出后余毒，亦宜用之。

黄瓜蒌一个，用子多者 当归半两 生甘草半两 没药一钱，另研

上酒、水各一盅，煎至八分，食后服。

十六味流气散 治乳岩，及痘后余毒作痈肿。

当归 川芎 白芍 黄芪 人参 官桂 厚朴 桔梗 枳壳 乌药 木香 槟榔 白芷 防风 紫苏 甘草

上锉各等份，水煎服。如乳痈，加青皮尤妙。

卷十三

幼科

形气发微论

大哉医乎，其来远矣。粤自混沌既判，鸿荒始分。阳之轻清者，以气而上浮为天；阴之重浊者，以形而下凝为地。天确然而位乎上，地然而位乎下。于是阳之精者为日，东升而西坠；阴之精者为月，夜见而昼隐，两仪立矣，二曜行焉。于是玄气凝空，水始生也；赤气炫空，火始生也；苍气浮空，木始生也；素气横空，金始生也；黄气际空，土始生也。五行备万物生，三才之道著矣。是以人之生也，禀天地阴阳，假父母之精血，交感凝结而为胞胎也。乾道成男，坤道成女，始自襁褓，以致龆龀，迨其成童，与夫壮年，岂易然哉？故一月之孕，有白露之称；二月之胚，有桃花之譬。及至三月，则先生右肾而为男，阴包阳也；先生左肾则为女，阳包阴也。其次肾生脾，脾生肝，肝生肺，肺生心，以生其胜己者，肾属水，故五脏由是为阴。其次心生小肠，小肠生大肠，大肠生胆，胆生胃，胃生膀胱，膀胱生三焦，以生其胜己者，小肠属火，六腑由是为阳。其次三焦生八脉，八脉生十二经，十二经生十二络，十二络生一百八十丝络，丝络生一百八十缠络，缠络生三万四千孙络，孙络生三百六十五骨节，骨节生三百六十五大穴，大穴生八万四千毛窍，则耳、目、口、鼻、四肢、百骸之身皆备矣。所谓四月形象具，五月骨节成，六月毛发生，七月游其魂，儿能动左手，八月游其魄，儿能动右手，九月三转身，十月满足，母子分解。其中有延月生者，必生贵子；不足日月生者，必生贫薄之人，诞生之后，有变蒸之热，长其精神，壮其筋骨，生其意志。三十二日一变蒸，生肾气焉；六十四日二变蒸，生膀胱之气焉，肾与膀胱属水，其数一也；九十六日三变蒸，生心气焉；一百二十八日四变蒸，生小肠之气焉，心与小肠属火，其数二也；一百六十日五变蒸，生肝气焉；一百九十二日六变蒸，生胆气焉，肝与胆属木，其数三也；二百二十四日七变蒸，生肺气焉；二百五十六日八变蒸，生大肠之气焉，肺与大肠属金，其数四也；二百八十八日九变蒸，生脾气焉；三百二十日十变蒸，生胃气焉，脾与胃属土，其数五也。变蒸已毕，一期岁焉，齿生发长，神智有异于前也。故曰：齿者，肾之余也；发者，血之余也；爪者，筋之余也；神者，气之余也。吁！人身之难得也如此哉。方其幼也，有如水面之泡，草头之露，气血未定，易寒易热，肠胃软脆，易饥易饱。为母者，调摄不得其宜，必不能免乎吐泻惊疳之病矣。及其长也，嗜欲既开，不能修养，是以六气迭侵于其外，七情交战于其中，百忧累其心，万事劳其神，一蜗之气，安能无病焉。小儿之疮疹，大人之伤寒，尤其甚也。所以黄帝问于岐伯曰：余闻上古之人，春秋皆度百岁，而动作不衰；今时之人，年至半百，而动作衰矣。时世异耶，人将失之耶。岐伯对曰：上古之人，其知道者，和于阴阳，法于术数，饮食有节，起居有常，不妄作劳，故能形与神俱，而尽终其天年，度百岁乃去；今时之人不然也，以酒为浆，以妄为常，以欲竭其精，以耗散其真，不知持满，不时御神，务快其心，逆于生乐，起居无节，故半百而衰矣。是故圣人不治已病治未病，不治已乱治未乱。夫病已成而后药之，乱已成而后治之，譬犹渴而穿井，斗而铸兵，不亦晚乎？

病原论

夫小儿者，幼科也。初生者曰婴儿，三岁者曰小儿，十岁者曰童子，儿有大小之不同，病有浅深之各异，形声色脉之殊。望闻问切之间，若能详究于斯，可谓神圣工巧者矣。盖望者，鉴貌辨其色也。假如面部左腮属肝，右腮属肺，额属心，鼻属脾，颏属肾。肝病则面青，肺病则面白，心病则面赤，脾病则面黄，肾病则面黑，是乃望而知之也。闻者，听声知其症也。假如肝病则声悲，肺病则声促，心病则声雄，脾病则声慢，肾病则声沉，此属于脏。又大肠病则声长，小肠病则声短，胃病则声速，胆病则声清，膀胱病则声微，此属于腑，是乃闻而知之也。问者，问病究其原也。假如好食酸，则肝病；好食辛，则肺病；好食苦，则心病；好食甘，则脾病；好食咸，则肾病；好食热，则内寒；好食冷，则内热，是乃问而知之也。切者，切脉察其病也。假如小儿三岁以下，有病须看男左女右手，虎口三关，从第二指侧看，第一节名风关，第二节名气关，第三节名命关。辨其纹色，紫者属热，红者伤寒，青者惊风，白者疳病，黑者中恶，黄者脾之困也。若见于风关为轻，气关为重，过于命关则难治矣。至三岁以上，乃以一指按寸、关、尺三部，常以六七至为率，添则为热，减则为寒。浮洪风盛，数则多惊，沉迟为虚，沉实为积，是乃切脉而知之也。大抵小儿之疾，大半胎毒，而少半伤于食也，其外感风寒之症，十一而已。盖小儿之在胎也，母饥亦饥，母饱亦饱；辛辣适口，胎气随热；情欲动中，胎息辄躁；或多食煎煿，或恣味辛酸，或嗜欲无节，或喜怒不常，皆能令子受患。其为母者，胎前既不能谨节，产后又不能调护，是以惟务故息，不能防微杜渐。或未满百晬，而遂与咸酸之味，或未及周岁，而辄与甘肥之物，百病由是而生焉。小儿脾胃，本自娇嫩，易于伤积，且如乳食伤胃，则为呕吐；乳食伤脾，则为泄泻。吐泻既久，则成慢惊，或为疳病。乳食停积，则生湿痰，痰则生火，痰火交作，则为急惊，或成喉痹，痰火结滞，则成痫吊，或为喘嗽。胎热胎寒者，禀受有病也；脐风撮口者，胎元有毒也；鹅口口疮者，胃中有湿热也；重舌木舌者，脾经有实火也；走马牙疳者，气虚湿热也；爱吃泥土者，脾脏生疳也；胎惊夜啼者，邪热乘心也；变蒸发热者，胎毒将散也；丹毒者，火行于外也；蕴热者，火积于中也；中恶者，外邪乘也；睡惊者，内火动也；喉痹者，热毒也；眼痛者，火盛也；脓耳者，肾气上冲也；鼻塞者，因感风邪也；头疮者，热毒攻也；脐疮者，风湿中也；尾骨痛者，阴虚痰也；诸虫痛者，胃气伤也；阴肿疝气者，寒所郁也；盘肠气痛者，冷所搏也；脱肛者，大肠虚滑也；遗尿者，膀胱冷弱也；尿浊者，湿滞脾胃也；便血者，热传心肺也；下淋者，膀胱郁热也；吐血者，荣卫气逆也。小便不通者，有阴有阳也；大便闭结者，有虚有实也。解颅鹤节者，胎元不全也；行迟发迟者，气血不充也；龟胸者，肺热胀满也；龟背者，风邪入脊也；语迟者，邪乘心也；齿迟者，肾不足也。疟者，膈上痰结也；痢者，腹中食积也；咳嗽者，肺伤风也；喘急者，痰气盛也；心痛者，虫所啮也；腹痛者，食所伤也。内伤发热，则口苦舌干也；外感发热，则鼻塞声重也。腹胀者，脾胃虚弱也；水肿者，土亏水旺也；黄疸者，脾胃湿热也；斑疹者，阴阳毒气也；自汗者，气虚也。积者，有常所有形之血也；聚者，无定位无形之气也。胃主纳受也，脾主运化也，调理脾胃者，医中之王道也；节戒饮食者，却病之良方也。惊疳积热者，小儿之常病也望闻问切者，医家之大法也。若夫疗疾用药如箭，箭中鸿心者，则又可以心悟，而不可以言传也。孟子所谓梓匠轮舆，能与人规矩，不能使人巧，斯言得之矣。

入门审候歌

观形察色辨因由，阴弱阳强发硬柔。若是伤寒双足冷，要知有热肚皮求。鼻冷便知是疮疹，耳冷应知风热证，浑身皆热是伤寒，上热下冷伤食病。

五指梢头冷，惊来不可当。若逢中指热，必定是伤寒。中指独自冷，麻痘证相传。女右男分左，分明仔细看。

观面部五色歌

面赤为风热，面青惊可详。心肝形此见，脉证辨温凉。脾怯黄疳积，虚寒?白光。若逢生黑气，肾败命须亡。

观面部五脏形色歌

心

心经有冷目无光，太阴黑目无光彩，此心经冷也。面赤须言热病当，面颊赤色，此为心有热也。赤在山根惊四足，山根赤色，心经生风，下至准头，恶也。积看虚肿起阴阳。三阴三阳虚肿，心有积也。

肝

肝经有冷面微青，面青为肝受冷，主

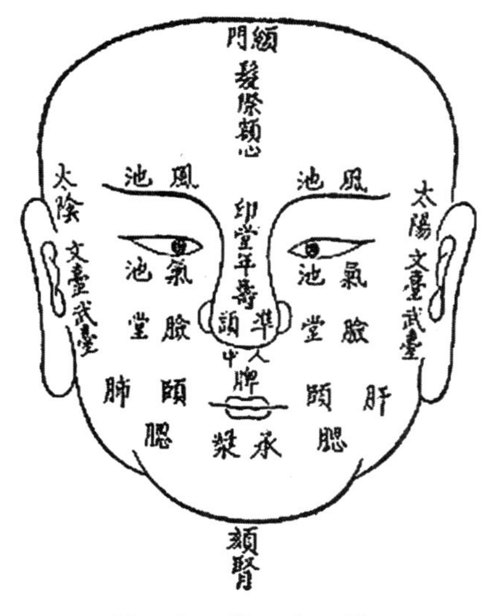

额上属心火南
左腮属肝木东
鼻准属脾土中
右腮属肺金西
下颏属肾水北

发惊也。有热眉胞赤又临，眉上有红赤，为肝有热也。发际白言惊气入。发际至印堂略白者，为肝惊也。食仓黄是积果深，眉上有红赤，为肝有热也❶。

脾

脾冷应知面色黄，面黄，印堂反白者，为脾冷也。三阳有白热为殃，三阳上白者，为脾热也。青居发际主惊候，发际及印堂色青者，脾惊也。唇口皆黄是积伤。上下唇黄，为脾受积也。

肺

肺受面白冷为由，白色在面皮及人中，或青者，皆肺冷也。热赤人中及嘴头，人中及嘴头有赤者，肺有热也。青在山根惊四足，山根青色，是肺受惊也。热居发际积为仇。发际赤色，乃有积也。

---

❶ 眉上有红赤，为肝有热也：前言“食仓黄是积果深”，而注文言“眉上有红赤，为肝有热也”，疑误。又“眉上有红赤，为肝有热也”十字，在“有热眉胞赤又临”下已见，故又疑为抄误。而诸本皆误，“食仓黄是积果深”下注文无据补入。

肾

面黑当知肾脏寒，面带黑者，肾有冷也。食仓红是热须看，食仓红者，肾有热也。风门黄可言惊人，风门黄者，肾有惊也。两目微沉积所干。两目微沉，是积在肾也。

虎口三关脉纹图

三关在第二指侧看第三节。

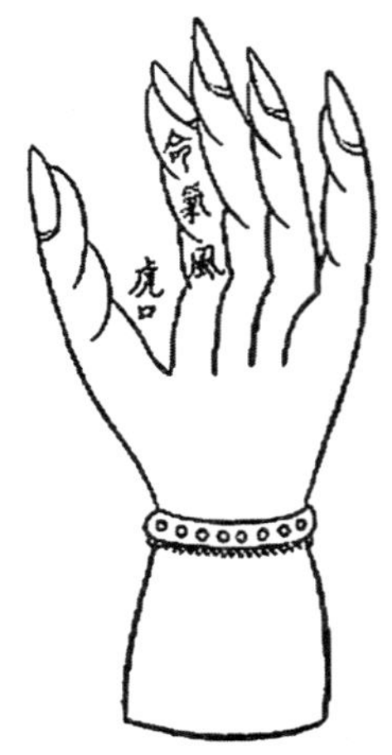

三关纹色主病歌

紫热红伤寒，青惊白色疳，黑时因中恶，黄即困脾端。

又

青色大小曲，人惊并四足；赤色大小曲，水火飞禽蹼；紫色大小曲，伤米面鱼肉；黑色大小曲，脾风微作搐。

三关脉纹变见歌

鱼刺惊风证莫疑，气关疳病热相随，命关见此为难治，此是肝家转到脾。

初节悬针泻痢生，气关肺热更疳凝，三关直透黄泉近，此候须知是慢惊。

水字生惊肺受风，气关咳嗽积痰攻，医人仔细详虚实，出命惊疳夹证凶。

乙定惊风肝肺随，气关形见发无时，此形若直命关上，不久相将作慢脾。

曲虫为候主生疳，若见气关积秽肝，直到命关为不治，须知心脏已传肝。

双环肝脏受疳深，入胃气关吐逆临，若是命关为死候，枉教医者更劳心。

流珠形见死来侵，面上如斯也不生，纵有神丹人不救，医人仔细更叮咛。

伤寒斜向右。

伤食七堪倖。

双钩伤冷定。

逢惊山字浮。

丝纹将发搐。

丰字引堪愁。

若遇伤风证，脉斜向左朝。

形如新月样，向右气疳留。

若是弯居左，风疳药可投。

形如三叠曲，伤硬物为仇。

更有环生脚。

尤嫌上下钩，皆为伤冷候，医者用心求，疳极如劳状，乱虫皆可忧。

交了纹互叠，腹面见因由。

更有青筋贯，百中无一瘳。

小儿脉法总歌

小儿有病须凭脉，一指三关定数息。迟冷数热古今传，浮风沉积当先识。左手人迎主外证，右手气口主内疾。外候风寒暑湿侵，内候乳食痰与积。洪紧无汗是伤寒，浮缓伤风有汗液。浮洪多是风热盛，沉细原因乳食积。沉紧腹中痛不休，弦紧喉间作气急。紧促之时疹痘生，紧数之际惊风至。虚软慢惊作瘈疭，紧实风痫发搐搦。软而细者为疳虫，牢而实者因便闭。脉芤大小便中血，虚濡有气兼惊悸。滑主露湿冷所伤，弦急客忤君须记。大小不匀为恶候。二至为脱三至卒，五至为虚四至损，六至平和曰无疾，七至八至病犹轻，九至十至病势极，十一二至死无疑，此诀万中无一失。

小儿指脉歌

小儿食指辨三关，男左女右一般看。皆知初风中气候，末是命关易亦难。要知虎口气纹脉，倒指看纹分五色，黄红安乐五脏和，红紫依稀有损益，紫青伤食多虚烦，青黑纹时证候逆。忽然纯黑在其间，好手医人心胆寒。若也直上到风关，粒米短长分两端。如枪冲射惊风至，分作指叉有数般。弓反里顺外为逆，顺逆交连病已难，叉头长短有可救，如此医人仔细看。男儿二岁尚为婴，三岁四岁幼为名，五六次弟年少长，七龆八龀渐论情，九岁为童十稚子，有病关格辨其因。十一痫疾号癫风，疳病还同劳病攻。痞癖定为沉重候，退他潮热不相同，初看掌心中有热，便知身体热相从。肚热身冷伤积定，脚热额热是感风，额冷脚热惊所得，疮疹发来耳后红。小儿有积宜与塌，伤寒三种解为宜。食泻之时须有积，冷泻须用与温脾，水泻宜与涩脏腑，先将滞竭散与之。孩儿无事忽大叫，不是惊[1]风是天吊，大叫气促长声粗，误吃热毒闷心窍，急须吐下却和脾，若灌惊药真堪笑。

小儿死候歌

眼生赤脉贯瞳仁，囟门肿起又作坑。指甲黑色鼻干燥，鸦声忽作肚青筋。虚舌退场门切牙齿，目多直视不转睛。鱼口气急啼不得，蛔虫既出死形真。手足掷摇惊过节，灵丹十救一无生。

惊　风

脉

总见前。

病

小儿疾之最危者，无越惊风之证也。盖惊有急惊，有慢惊，有慢脾风。三者之不同，急者属阳，阳盛而阴亏；慢者属阴，阳亏而阴盛；慢脾者，亦属阴，阴气极盛，胃气极虚，阳动而躁疾，阴静而迟缓，其始也。多由小儿气血怯弱，肌肤软薄，神气未备，脏腑未全。在捧抱者，爱护如执玉捧盈之类，不令疏虞可也。若被掀轰恶逆之音，凶猛怪诧之物，触犯小儿，则致面青口噤，或声嘶而厥，发过则客色如故。良久复作，其身热面赤，口干引饮，口鼻中气热，大小便黄赤色，惺惺不睡，牙关紧急，壮热涎潮，上窜反张，搐搦颤动，唇口眉眼，眨引频并，其脉浮数洪紧。盖热盛则生痰，痰盛则生风，偶因惊而发耳，则急惊属于肝木，风邪痰热有余之证。治宜清冷苦寒泻气之药，以败毒散之类。慢惊之候，多因饮食不节，损伤脾胃，以致吐泻日久，中气大虚而致发搐，发则无休止时。其身冷面黄不渴，口鼻中气寒，大小便清白，昏睡露晴，目上视，手足瘈疭，筋脉拘挛，其脉沉迟散缓。盖脾虚则生风，风盛则筋急。俗云：天吊风者，即此候也。此慢惊属于脾土，中气虚损，不足之候。治宜和中甘温补气之剂，以补脾汤之类。慢脾风证，盖由慢惊传次而至。慢惊之后，吐泻损脾，病传已极，总归虚处，惟脾所受，故曰慢脾，又名虚风。其病，则面赤额汗，舌短头低，眼合不开，困睡中摇头吐舌，频呕腥

---

[1] 惊：原作“感”，据日刊本改。

臭，噤口咬牙，手足微搐而不收，或身冷，或身温，而四肢厥冷，其脉沉微。

治法大要，生胃回阳，宜黑附汤之类。俟胃气渐复，则用异功散温平而调理之。若其眼半开半合，手足不冷，证候尚在慢惊，则不用回阳。或已入慢脾而阳气未甚脱者，亦不可用硫黄、附子。凡服回阳汤剂，手足渐暖者，仍以醒脾散等，继其后以调之。慢惊慢脾逆恶之候，急惊搐搦暴烈之证，大抵急惊易疗，而慢惊难痊，至于慢脾危笃之疾，虽神工妙手，莫易治焉。医者宜分急、慢、脾风三证，要察虚实冷热四候，慎毋混于一途而治。故曰：虚者补之，实者利之，冷者温之，热者凉之，是为活法。又易曰：化而裁之存乎变，神而明之存乎人，此之谓也。若以一例而施之，岂非刻舟求剑之术耶。

惊风不治证

急惊眼睛翻转，口中出血，而足摆跳，肚腹搐动，或神缓而摸体寻衣，或证笃而神昏气促，喷药不下，通关不嚏，心中热痛，忽大叫者，不治。

慢惊四肢厥冷，吐泻咳嗽，面黯神惨，鸦声胃痛，两胁动气，口生白疮，发直摇头，眼睛不转，涎鸣喘嗌，头软，大小便不禁，手足一边牵引者，皆不治。

慢脾身冷黏汗，直卧如尸，喘嗽头软，背直口噤，摇头，痰如牵锯之声，面无润泽之色，缩唇气粗者，不治。

方

探生散 治小儿急、慢惊风，诸药无效，用此吹鼻，定其生死。

雄黄一钱 没药一钱 乳香五分 麝香一字

上为末，用少许吹鼻。如眼泪、鼻涕俱下者，可治。

败毒散 治急惊风初起发热，手足搐搦，眼上视等证，并一切感冒风寒，头痛发热，咳嗽鼻塞身重，及疮疹欲出发搐，并宜服之。

人参 羌活 独活 柴胡 前胡 茯苓 枳壳 桔梗 川芎 天麻 全蝎 僵蚕 白附子 地骨皮 甘草各等份

上锉，生姜三片，水煎服。

牛黄抱龙丸 治小儿急、慢惊风，痰嗽潮搐，及伤风瘟疫，身热昏睡，气粗风热痰实，壅嗽喘急，一切发热，并宜服之，并痘疹首尾可服。此药能镇惊安神，宁心定智，除诸热，住痰涎，止嗽定喘。壮实小儿，宜时少与服之，则免痰热惊风之证，神效无比。

南星为末，腊月纳牛胆中阴干，百日取，研，一两 天竺黄五钱 雄黄二钱半 辰砂二钱半 麝香一钱 珍珠一钱 琥珀一两 牛黄五分 金箔十片，为衣

上为细末，水煮甘草膏和为丸，如芡实大，金箔为衣。每三岁儿服一丸，五岁儿服二丸，十岁儿服三五丸，滚水待温磨化服，惊风薄荷汤磨化下。

珍珠丸海一传 治急惊风眼上视，筋脉急，摆头搐搦，涎潮壮热，风痰气喘，及脐风撮口，痰嗽壅塞，停乳，肚腹胀硬等证。

南星泡 半夏泡 滑石各一钱半 巴豆二十五个，去壳，去油 轻粉五分 朱砂五分

上为末，面糊为丸，如黍米大。每服量儿大小加减，惊风薄荷汤下，伤食茶下，一二岁三五丸，以利为度。

补脾汤 治小儿脾经不足，土败木来侮，目睛微动摇，微惊搐，或潮热往来，脾胃有伤，饮食少进，或泄泻呕吐，面色黄，脉无力，宜调理脾胃。

陈皮五分 白术一钱三分 半夏七分 黄芪蜜炙，五分 人参五分 白茯苓七分

当归酒洗，五分　川芎五分　白芍酒炒，一钱　黄连炒，四分　肉豆蔻煨，五分　干葛五分　神曲炒，五分　甘草炙，四分

上锉一剂，生姜三片，水煎温服。

醒脾散　治小儿吐泻不止作慢惊风，脾困昏沉，默默不食。

人参　白术　茯苓　木香　全蝎　僵蚕　白附子　天麻　甘草　各等份。

上锉，姜、枣煎服。一方，去天麻、僵蚕，加南星泡、半夏曲、陈仓米二百粒，煎服累验。

黑附汤

附子三钱，泡，去皮　白附子一钱　甘草五分　木香一钱半

上锉，每三钱，生姜五片，煎服。若是手暖，而苏省即止。

异功散　治小儿吐泻，不思饮食，此药温中壮胃，疗虚冷。

人参　茯苓　白术炒，各一钱半　橘红七分　木香　甘草炙，各五分

紫金锭子　治急慢惊风，大有神效。

人参　白术　白茯苓　茯神　赤石脂醋，七次　辰朱各二钱半　麝香五分　牛黄五分　僵蚕五分　青礞石煅，一钱　五灵脂五分

上为末，糯米糊为丸，如弹子大，金箔为衣。每一粒，薄荷汤磨化服。

保幼化风丹　治小儿四证八候，去风痰，散惊热。

南星　半夏　川乌　白附子各一两，水洗净　郁金五钱

上为末，装入腊月黄牛胆内阴干，百日取出，研为末，每一两，入雄黄、朱砂、硼砂各一钱，片脑、麝香各少许，共为末，炼蜜为丸，豌豆大。灯草薄荷汤研化下。

夫小儿有热，热盛生痰，痰盛生惊，惊盛发搐。又盛则牙关紧急，而八候生焉，搐、搦、掣、颤、反、引、窜、视是也。搐者，两手伸缩；搦者，十指开合；掣者，势如相扑；颤者，头偏不正；反者，身仰向后；引者，臂若开弓；窜者，目直似怒；视者，睛露不活，是谓八候也。其四证者，即惊、风、痰、热是也，而化风丹，悉能主之。

治小儿惊风并退，只是声哑不能言，并诸病后不能言。

天南星去皮、脐，一个，泡，为末。每半字，或一字，三五岁半钱，用猪胆汁，食前调下，即言。

灸小儿惊风，男左乳黑肉上，女右乳黑肉上。周岁灸三壮，二三岁灸五七壮。

灸小儿慢惊、慢脾危证，药力不到者。但看两脚面中间陷处，有太冲脉，即灸之；又百会穴，具穴直取前后发际，折中横取两耳尖，折中在头之中心。端正旋毛处是也，如有双旋，及旋毛不正者，非。艾炷约小麦许，但灸三五壮而止，灸后仍以醒脾散等补之。

诸　疳

脉

小儿脉单细为疳劳。虎口脉纹白色为疳。

病

夫诸疳者，谓肥甘饮食之所致也。盖小儿脾胃懦弱，多为母之舐犊之爱，不知调养之法，遂令恣食甘肥瓜果生冷之物，一切烹饪调和之味，以其朝餐暮食，渐成积滞，胶固而不为疳者鲜矣。或婴幼缺乳，粥饭太早，耗伤形气者。又或因久患疟痢吐泻，乃生诸病，误以下药，致损脾胃，亡津液而然者，皆能致身热体瘦，面黄肚大，青筋虫痛，泻

痢等证。

治

宜理脾胃，消积化虫，清热止泻住痢。以肥儿丸、疳积饼为主，此二方不问诸疳冷热，服之最效。大抵疳之为病，皆因过餐饮食，于脾家一脏，有积不治传之余脏，而成五疳之疾。何为五疳？心、肝、脾、肺、肾也。如疳在心，则面赤口干，切牙舒舌，口舌生疮，身热体瘦，以安神丸主之；疳在肝，则面青，筋膜遮睛，摇头揉目多泪，头焦发竖，筋青脑热，瘦弱，以补肝汤主之；疳在脾，则面黄身热，腹胀肚大，好食泥土，水谷不消，泄下酸臭，困睡减食，肌瘦，以益黄散主之；疳在肺，则面白咳嗽，喘逆，口鼻生疮，咽喉不利，壮热恶寒，鼻流清涕，以清肺汤主之；疳在肾，则面黑肌肉瘦，而体生疮，身热尿涩，手足冰冷，口臭干渴，以地黄丸主之。内疳则目肿胀，痢色无常，或沫清白，渐而瘦弱，此冷证也，宜木香丸主之；外疳鼻下赤烂，自揉鼻头，有疮不结痂，绕目而生，当用兰香散治之。大抵疳病当辨冷热肥瘦，而治其初病者为肥热疳，久病者为瘦冷疳。冷则用木香丸，热则用黄连丸，临证宜审治焉。

方

肥儿丸刘尚书传　消疳化积，磨癖清热，伐肝补脾，进食杀虫，养元气。

人参去芦，三钱半　白术去芦，三钱　白茯苓去皮，三钱　黄连姜汁炒，三钱半　胡黄连五钱　使君子去壳，四钱半　神曲炒，三钱半　麦芽炒，三钱半　山楂肉三钱半　甘草炙，三钱　芦荟二钱半，碗盛，泥封固，置土坑中，四面谷糠火煨透用之

上为细末，黄米糊为饼，米汤化下。或作小丸亦可。每服二三十丸，量儿大小，加减服之。

疳积饼毛惟中传　治小儿五疳诸积，肚大青筋，面黄肌瘦，饮食少进，或泻，或痢，或腹痛。

青皮去穰，五钱　陈皮五钱　山楂肉五钱　神曲炒，五钱　麦芽炒，五钱　砂仁炒，四钱　白术去芦，六钱　三棱煨，五钱　莪术煨，五钱　木香五钱　槟榔四钱　甘草炙，四钱　小茴炒，三钱　使君子去壳，二两　川楝子酒蒸，去核，三钱　肉豆蔻煨，四钱　诃子去核，四钱　夜明砂炒，三钱，另研　干蟾蜍一大个　川黄连去毛，净，六钱，清水浸，取汁和药末

上焙干，为细末，用好细白面六斤，微炒黄，以沙糖十两，水煮化，和前面药得所，印作饼子，每重一钱。每服三五饼，任意嚼吃。

五积饼山东德府传　治小儿疳积、食积、虫积、肉积、气积、冷积，腹胀大如鼓，青黄肌瘦，泄泻发热，不能服药者。

三棱醋炒，一钱　莪术醋炒，一钱　青皮去穰，一钱　陈皮一钱　木香一钱　黄连姜汁浸炒，一钱　川楝肉二钱　槟榔二钱　神曲炒，三钱　麦芽炒，三钱　砂仁三钱　使君子肉五钱　胡黄连五钱　白术炒，六钱　龙胆草六分　山楂肉二两　干蟾蜍五只

上为细末，用炒过白面五斤，黑糖二斤，并前药和匀，用印印作饼子，约重一钱。每服三五饼，服过半月大效。

安神丸　治邪热惊啼心疳，面黄颊赤壮热。

麦门冬去心，五钱　白茯苓五钱　山药五钱　甘草炙，五钱　朱砂一两　龙脑一字　牙硝五钱

上为末，炼蜜为丸，如芡实大。每服半丸，沙糖水磨化下，慢惊用参术煎浓汁化下。

补肝汤 治肝疳眼闭不开，内有矇雾。

生地一两 熟地一两 川芎二钱半 赤茯苓二钱半 枳壳炒，二钱半 黄连二钱半 杏仁水泡，去皮，二钱半 半夏曲二钱半 天麻二钱半 地骨皮二钱半 甘草炙，二钱半

上锉，每二钱，姜三片，黑豆十五粒，水煎，临卧服。

益黄散 治脾疳脾胃虚寒，体黄腹大，好食泥土。肺疳气喘，口鼻生疮等证。

人参一钱 白术一钱 陈皮一钱 青皮五分 柯子皮五分 甘草炙，五分 丁香二分

上锉一剂，水煎温服。古方无参、术。

清肺汤 治肺热疳䘌蚀为穿孔，汁臭或息肉。

桑白皮炙 紫苏 前胡 黄芩 当归 连翘 天门冬去心 防风 赤茯苓 桔梗 甘草 生地黄各等份

上锉，每二钱，水煎，食后服。

地黄丸 治肾疳肌肉极瘦，生疮疥，寒热乍作，头极热，足冷如冰。肝疳白膜遮睛，筋疳泻血，骨疳喜卧冷地。又治胃怯不言，解颅，小儿年长不能行者，专服有效。

熟地黄酒洗，三钱 山茱萸酒蒸，去核取肉，三钱 干山药三钱 泽泻三钱 牡丹皮三钱 白茯苓三钱

上为末，炼蜜为丸，如梧桐子大。每五七丸，空心热水化下，年长者，量增丸数。

木香丸 治瘦冷疳，及疳在内。

木香二钱半 青黛二钱半 槟榔二钱半 肉豆蔻二钱半 麝香一钱，另研 续随子一两，去油 虾蟆大壮者三个，烧存性

上为细末，炼蜜为丸，如绿豆大。每服三五丸至一二十丸，薄荷汤下，食前服。

黄连丸 治肥热疳。

胡黄连五钱 川黄连五钱 朱砂二钱半，另研

上为细末，和匀，填入猪胆内，用淡浆煮，以杖子如铫子，上用线约之，勿着底，候一时取出，研入芦荟、麝香各一分，饭为丸，麻子大。每服五七丸，至一二十丸，米饮下。一方是虾蟆半两，焙干不烧。

兰香散 治外疳鼻下赤烂。

兰香叶二钱，烧存性 铜青五分 轻粉五分

上为细末，干敷之。

小芦荟丸 治疳积瘰疬结核，耳内生疮，或疝气囊痈，下疳溃烂，或茎出白津，股腹有疮，或体瘦热渴，大便不调，牙龈蚀落，颊腮腐烂等证。

胡黄连一两 黄连一两 芦荟一两 木香一两 白雷丸一两 青皮一两 鹤虱草一两 白芜荑炒，一两 麝香二钱

上为细末，蒸饼为丸，如麻子大。每服一钱，空心米汤下。

一小儿，下疳溃烂，发热作痛。一小儿，茎中作痒，不时搔捻。一小儿，肾茎中溃痛，小便闭涩，日晡尤甚。一小儿，目痒出水，或项中结核，或两眼连札，或阴囊瘙痒年余矣，俱属肝火，用此立愈。

大芦荟丸 治五疳皮黄肌瘦，发直尿白，肚大青筋，好食泥、炭、米、茶之物，或吐或泻。

苍术米泔浸，炒 陈皮 厚朴姜炒 青皮 枳实炒 槟榔 神曲炒 山楂去子 麦芽炒 三棱煨 莪术煨 砂仁 茯苓 黄连 胡黄连 芜荑仁 使君子 青黛

芦荟各等份

上为细末，使君子壳，煎汤浸，蒸饼为丸，如弹子大。每一丸，清米汤化服。

黄土丸 治小儿疳积在脾，面黄腹胀，咬指甲，挦眉毛，揉口鼻，泥❶、土、炭、茶、纸之类。

黄土一两 陈皮一两 木香二钱半 黄连五钱 巴豆去壳，二十粒，不去油

上为细末，面丸如绿豆大。每岁十丸，黑豆汁下。直候泄五七次，疳积尽，与益黄散助药，后与疳药常服。

癖疾

脉

脉沉细为癖积。

病

天地气运，固有南北之殊。小儿病患，亦有彼此之异。北方小儿患癖积者，十恒八九；南方小儿患癖疾者，百无二三，是何谓而致之？盖南方水土薄弱，饮食柔软，易于克化，厥疾少矣；北方水土厚实，面食坚硬，难于运动，厥疾生焉，亦由脾胃之不和也。故东垣以脾胃为人之主，脾胃和，一疾不生，亏则百病生焉。小儿脾胃本自柔脆，脏腑尚且娇嫩，为之母者，多不知调护之法，惟务姑息之爱，不问咸酸甘肥之味，瓜果生冷之物，及糍粽湿面，油腻煎炙之类，诸般稠黏，干硬难化之物，顺其所欲，食之过多，损伤脾胃，脾胃既伤，则不能消化水谷，水谷不化，则停滞而痰发。发热既久，则耗伤元气，元气虚，则不能运动其血，血遂不行，而停滞不散，留于胁肋之间，遂成血块，居于皮里膜外，不能移动，始则有如钱大，发热则日渐长，其形如龟，如蛇，如猪肝、肺者，长短大小之不一也。内有血孔贯通，外有血筋盘固，其筋直通背脊之下，与脐相对之间，有动脉之处，乃癖疾之根。夫人身之血脉，则昼夜循环无端，一周流及此，其血则贯入筋内，由筋入孔，由孔入癖。盖癖得血养而渐长，邪得血助而渐盛，于是正气愈惫，而血愈枯矣，发为潮热，以致诸疾，或头出虚汗，或胸前项下跳动，或肚大青筋，毛焦发坚，或面黄肌瘦，四肢干枯，淹延日久，则毒气发出，变生诸症。有变为牙疳口臭，宜露出血者；有变为头面肿大，口鼻溃烂者；有变为一切疮毒，流脓出血者；有变为肢体浮肿、腹胀、气喘者；有变为寒热往来，似疟非疟者；有变为痰嗽喘热，衄吐下血者；有变为呕吐泻痢，脱肛下坠者；有变为心腹疼痛，疝气偏坠者。皆癖毒攻出之所致也。变证多端，难以悉举，乃九死一生之病，非一方一法所能愈也。

治

治之先宜针灸之法，以断其根，使血不贯入筋内，则癖无血所养，癖即自败矣。外以膏药贴之，内以汤丸攻之。大抵宜补脾、养气，以治其本，清热消块，以治其标，标本兼济。又当执其权衡，以量儿之壮弱，病之轻重。若壮而轻者，则治标之药多于治本之剂；若弱而重者，治本之剂多于治标之药。大概肥儿丸、乌金丸、阿魏丸、千金保童丸之类，乃半攻半补，平和之剂，宜对证选用，于针灸之后，可收十全之功也。臣斯疾者，宜详究焉。

方

净府散西园公方 治小儿腹中癖块，发热口干，小便赤。

---

❶ 泥：前疑脱“食”字。

柴胡一钱　黄芩八分　半夏姜汁浸炒，八分　人参二分　白术去芦，七分　白茯苓去皮，一钱　猪苓七分　泽泻一钱　三棱煨，一钱　莪术煨，一钱　山楂肉一钱　胡黄连三分　甘草三分

上锉一剂，姜枣煎服。

抑肝扶脾散云林制　补元气，健脾胃，退热消癖。

人参五分　白术土炒，八分　茯苓八分　陈皮六分　青皮炒，六分　甘草三分　龙胆草酒洗，八分　白芥子炒，八分　柴胡酒洗，三分　山楂肉八分　神曲炒，六分　黄连姜汁炒，一钱　胡黄连三分

上锉一剂，姜枣煎服。

肥儿丸方见诸疳　治癖疾如神。

乌金丸徐副使传　治癖块发热，一料除根。

牛黄二钱　芦荟三钱　琥珀五钱　胡黄连五钱　人参六钱　白术乳汁炒，六钱　黄连七钱　槟榔七钱　三棱醋煮，七钱　莪术醋煮，七钱　地骨皮七钱　水红花子炒，七钱　百草霜三钱　伏龙肝三钱

上为细末，糯米糊为丸，如绿豆大。每服三十丸，陈皮汤送下。

阿魏丸鲍思斋传

白术五两，用酥油炒三两，土炒二两　苍术三两，米泔水浸二日，去皮，再用芝麻二两同浸，磨下，取粉晒干　半夏姜制，一两　白茯苓去皮，一两　陈皮一两　黄连酒炒，二两　山楂去核，一两　麦芽炒，一两　枳实面炒，二两　萝卜子炒，二两　当归二两　红花一两　楮实子炒，二两　牛黄一钱　水红花子炒，三两　小桃红子炒，三两　芦荟一两　阿魏一两　酥油二两　人中白火煅，五钱　黄蜡三两，二味同化入药末内　桃仁去皮，一两　海带二两　紫菜三两　干碱炒，二两　三棱煨，一两　莪术煨，一两　胡黄连一两　沉香一两

上炼蜜为丸，如梧桐子大。每二三十丸，水红花子煎汤送下，白汤、黄酒俱可。

千金保童丸　消癖化积，清火退热，杀虫消疳，开膈除胀，养胃和脾进食，大人、小儿并宜服之。

人参五钱　白术五钱　茯苓去皮，三钱半　芦荟一钱　胡黄连三钱　黄连炒，三钱半　芜荑仁三钱　使君子去壳，三钱半　夜明砂炒，三钱半　蚵皮二个，炒　龙胆草去芦，三钱半　柴胡三钱　苍术米泔水浸炒，三钱半　青皮炒，三钱半　陈皮三钱半　砂仁二钱半　木香三钱半　槟榔三钱半　三棱煨，三钱半　莪术煨，三钱半　香附炒，三钱半　枳实麸炒，三钱　神曲炒，五钱　山楂去核，三钱半　麦芽炒，五钱　萝卜子炒，五钱　水红花子炒，五钱　加阿魏二钱

上为细末，猪胆汁为丸，如绿豆大。每三五十丸，食前米饮送下。此病切忌猪肉，宜食鸽子、虾蟆。

至宝丸许昌僧传

阿魏二钱　芦荟二分　天竺黄二分　雄黄二分　没药二分　穿山甲炒成珠，二分　胡黄连二分　白草乌童便浸一宿，二分　硇砂二分

上为细末，用好酒和成一块，入铜锅内，再入酒半茶盅，熬成膏，勿令火大，恐伤药力。量可丸，取出丸如豌豆大。每一丸黄酒化下，十岁以上，服二丸，临卧服，待其自然汗出，三日服一次，重者五七服，轻者二三丸，热即退，块亦消。须要忌口。一方加血竭二分、蟾酥三分、白草乌用三分，尤效。

一提金秘方

阿魏箸炙，二钱　血竭一钱　雄黄一钱　朱砂一钱　乳香一钱　没药一钱　沉香五分　木香五分　天竺黄五分　芦荟五

分　穿山甲七片，炒成珠　全蝎一钱　木鳖子七个

上为细末。每用五分，鸡子一个，小顶取破，将药入内，纸裹蒸熟，空心食之，神效。

妙灵散杨见亭传

阿魏箬炙，一钱　芦荟二钱半　大黄一钱　天竺黄一钱　雷丸二钱半，甘草水浸半日，去皮，炒　胡黄连二钱　蜈蚣二条，大者一钱，红足者佳，瓦上焙，去头足，地上出火毒　干漆五钱，砂锅慢火炒，放地上去火毒

上为细末，用蜜水拌匀，置碗内或小瓶内，以猪尿泡封口，悬锅内重汤煮，半炷香为度，埋土中一宿，次日取出。每服九厘，或茶或酒，或米汤下。

五黄丸刘继洲传　退热如神。

牛黄一分　芦荟二分　阿魏二分　天竺黄一分　雄黄一钱　胡黄连二分　蜈蚣二条，去头尾

上为细末，黄蜡五钱，铁勺化开，为丸如绿豆大。每五七丸，量儿大小，黄酒送下，或将黄蜡煎鸡子入药于内，嚼吃亦可。

将军散刘继洲传

川大黄酒浸，蒸，五钱　荞麦面炒黄，三钱　阿魏一钱

上为细末，每服三分，烧酒调服。

食物秘方卢诚庵传　此方治癖最效，宜多用之。

硼砂二钱　硇砂二钱　大黄一两　芒硝一升

用核桃一百个，敲损同药入，水二十碗，煮一炷香为度，取出，无时，令儿食之。

一方　用鸡子五个，阿魏五分，黄蜡一两，锅内煮一处，分作十服，细嚼温水下，空心服，诸物不忌，腹中作痛无妨。十日后，大便下血，乃积化也。

一方　硇砂一钱，硼砂一钱，木鳖子去壳五个，红花一钱半，蜈蚣一条，穿山甲五片，麸炒黄色为末，合一处，用猪曹头肉一斤，煮熟切片，撒药，用磁器盛肉药，锅内蒸烂，任意食之。

一方　急性子[1]一两，川大黄一两，水红花子一两，各俱生用。上为细末，每用五钱，外皮硝一两，拌匀，用白鹁鸽一只，去毛、屎，刮肠勿粘水，以布拭净，将末药装入内，线缝入锅内，水三碗，纸封口，用细细火煮，令水干，将鸽子翻覆焙黄色，冷定。早晨食之，黄酒送下，时刻住热，三日后大便下血而愈，忌冷物百日。张可亭传。

一方　用鸽雏一只，事净，硇砂四分，硼砂五分，为末，擦遍鸽雏，碗盛入锅上，用瓦盆罩住四围，用芒硝半斤，封住，着火蒸之，任意食之。

一方　辰砂一钱，硇砂一钱，硼砂一钱，阿魏一钱，三棱二钱，莪术二钱，全蝎一对，血竭五分，水红花子炒三钱，共为末，皮硝半斤，水澄清，用鸽子一个，去毛、肠，将药一钱，撒在鸽子内，上用硝水三碗，入罐煮熟，食之，三服痊愈。李桐峰传。

一方　威灵仙一两，刘寄奴一两，芒硝一两，为末，每用小鹁鸽一只，如法事净，去毛、肠，将前药末二钱，装入鸽肚内，以线缝固，用酒、醋各一碗，同煮令干，取鸽去药，只吃鸽子二三只，退热，五七只全消。

青黛丸郭师傅传　治小儿癖疾发热，上攻牙龈，腮颔肿痛，生疮，及治诸热痰嗽，伤风身热，并痘疹出不快，身极

---

[1] 急性子：又名“透骨草”、“凤仙花”、“指甲花”。

热眼黄，皆可服。

青黛水飞，二钱　黄连猪胆汁炒，二钱　石膏火煅，二钱　连翘去穰，三钱　桔梗一钱半　升麻一钱半　黄芩酒炒，二钱　薄荷二钱　防风二钱半　半夏姜制，二钱　牛胆南星二钱　贝母二钱　枳实麸炒，一钱半　莪术醋炒，一钱半　木香二钱　槟榔二钱　香附童便浸，三钱　山楂肉二钱　砂仁一钱半　人参去芦，一钱半　白术麸炒，三钱　茯苓去皮，二钱　甘草炙，一钱　紫苏二钱　麻黄二钱

上为细末，稀糊为丸，如绿豆大。每服五七分或一钱，量儿大小。身热薄荷汤下。咳嗽，五味子、桑白皮汤下。头痛身热，川芎汤下。痘疹，酒下。伤风身热，麻黄紫苏汤下。又治大人伤酒、伤食、伤气、伤风、头疼，每服百丸，姜汤下。

消毒散　治癖毒，上攻头面，腮颔肿起，疼痛，及一切恶毒疮肿如神。

白芷　郁金　大黄　天花粉　草乌　南星　贝母　木鳖子　白及　黄柏　皂刺　石灰　甘草　石膏各等份

上为细末，同鸡子清调服立消，内服犀角化毒丹一二丸，其肿痛立效。

清香散张和川传　治小儿癖疾，生牙疳，溃烂臭秽。

乳香　没药　轻粉炒　孩儿茶　象牙焙黄　象皮烧灰　红褐烧灰　海巴焙干　珍珠焙黄，各等份

上为细末，擦患处。登时痛止，生肌如神。

信甲绿袍散贾兰峰传　治小儿疳癖，牙龈臭烂，牙齿脱落，皮肉破坏。

红枣五枚，去核，每一枣入人言一分，火煅存性　黄柏五分　青黛三分　穿山甲五分，烧存性

上为极细末，和匀，搽患处立效。

治癖疾，口内疳疮，牙齿臭烂。周逢干传。

红枣去核，每一枣入白砒一块在内，炭火煅存性

上用竹签，挑入患处，低头开口，流水连上数十遍，即日奏效。

治癖疾热毒，上攻腮颔，溃透，如盏口大。

象牙一钱　琥珀一钱　珍珠一钱　海巴一钱　人中白即尿桶内白霜，刮下一钱

上为细末，掺入腮颔烂处，直待内将好之际，用利刀四围割破，见血一面，将大雄鸡冠割去齿，直劈开，如患处一般大，乘热贴在患处，四围用生肌散，方见痈疖，敷之。令患者侧卧，患处向上，勿犯汤水大半日，未用药之先，将饮食吃饱，次日方可食，其鸡冠要割得平正，四边要薄些，方得妥贴。

治癖气上攻牙腮腐烂。刘嵩皋传。

桃花信[1]一块，桑柴火内烧红，淬入细茶浓卤内，如此七次，去信　雄黄一块，研末，山茶卤内和匀

上用鸡翎频扫患处，止痛生肌，立时见效。

玄武膏方外人传　治癖退热。

大黄一两　栀子一两　硇砂一钱　木鳖子一两　硼砂一钱　雄黄一钱，共为细末　皮硝一撮　油核桃二个　大蒜去皮，五片　白花菜晒干，四钱　黑狗脑子一个

好烧酒一盅，将前六味药末，掺入后药内，同捣为饼，每用一饼，贴癖上，用热汤瓶，熨饼上，如冷再换热瓶熨之。后用布帛扎住，贴二三日去药，再停一二日，再换一饼，依前方用。忌生冷油腻发物。

红花膏京师传

水红花科一捆，熬膏一碗入　麝香三钱

---

[1] 桃花信：即红砒霜。

阿魏三钱　血竭三钱　没药五钱　赤芍一两　当归一两

上为细末，入膏内搅匀，以青布摊，贴患处。

黄龙膏周仁山传

黄狗脑子三个　黑矾半斤　皮硝半斤

以下二味，分三分，入三个脑子于内，令儿食饱，将一分用面圈癖，药入圈内，熨斗熨至干，成饼去了。每一日一次，三日为止，又停一日，将甘草、甘遂一处为末，绢包水浸，癖揉一顿饭时，即服桃仁承气汤。一剂，打下血块，未下，再进一服，神效。

水润膏张大尹传

大独蒜三四个　大黄一两　皮硝五钱　麝香一分　赤石脂一钱　水红花子七钱

上五味为末，将蒜捣烂，和末令匀，敷患处，用纸贴住，干则水润之。一昼夜，能从口中出药气，癖即消矣。

黑龙妙化膏刘少保公传　贴癖块、血积、气积、痞积、食积等疾。

川乌一两　草乌一两　当归一两　白芷一两　赤芍一两　生地一两　熟地一两　两头尖一两　官桂一两　三棱一两　莪术一两　穿山甲一两　木鳖子去壳，净仁，一两　巴豆去壳，一百个　蓖麻仁一百个

上锉碎，用香油二斤，浸三日，文武火，熬至焦黑，滤去渣，将油再熬至半炷香，下黄丹，炒黑色，一斤，研同熬，以柳条搅，不住手，滴水成珠，不散为度，取出入后药。

乳香一两　没药一两　木香一两　麝香二两　五灵脂一两

上为细末，入内搅匀，磁器盛之，量疾大小，用五倍子染过狗皮，摊贴半月，一易制药，勿犯妇人手及鸡犬见之。忌食半鱼等肉发物，二三个月，大效。

化癖膏范任庵传

真香油一斤　好黄丹半斤　川乌五钱　甘遂五钱　当归五钱　甘草五钱　蜣螂二十个　穿山甲五钱　木鳖子五钱，仁

上先将油入锅内，用前七味熬焦，去渣，入黄丹熬成珠，离了火，入后药。

芦荟五钱　阿魏五钱　硇砂五钱　硼砂五钱　皮硝五钱　麝香五钱　水红花七钱

此七味为细末，入内随用，每一个，重三钱，头贴时，先用皮硝水洗患处，极净，然后贴上。三日觉肚皮痒；七日觉疾甚痛，即其验也。忌生冷油腻等物。

伤水张南川消癖膏

香油一斤　桃一两　榆二两　椿一两　槐一两　柳一两　柏枝一两　楮一两　猪宗四两　血余一两　水红花穗一斤

以上俱入油内熬焦，去渣，又入后药。

黄连一两　黄芩一两　黄柏一两　栀子一两　大黄一两　连翘一两　川乌一两　两头尖一两　川芎一两　防风一两　荆芥一两　木鳖子一两　薄荷一两　苍术一两　苦参一两　穿山甲一两　当归尾，一两　蓖麻仁一两

入油内熬焦捞出，称前油，如油一两，入黄丹五钱，熬至滴水成珠，离火待温，入后细药。

阿魏一钱　血竭一钱　芦荟一钱　硼砂一钱　硇砂一钱　乳香一钱　没药一钱　胡黄连一钱　儿茶一钱　轻粉一钱　雄黄一钱　天竺黄一钱　蜈蚣三条，为末　樟脑一个　麝香三分

临摊贴药入麝，贴患处，神效。

挑筋灸癖法　令患人低坐弯腰，医以右手大指、中指横掐住两胯骨尖上，相平横过，中间脊骨掐处是穴，将牙花记住，用手按脊下二寸许，则上记牙花

必跳动，是真穴；不动，不是穴。于动处，用药制过纸擦之，使皮肉麻木，用艾灸一炷，将大布针穿丝线一条，将针放斜，横刺入皮，如艾炷大穿到线，慢慢勒破皮，然后再用针，斜入横挑，过线勒断，白筋四五条，出鲜血易治，出紫血难愈。用真三七末少许，掺上血即止，再用艾灸三壮，用前膏药贴之，当时热退，指日癖消，神效。

制纸法：用花椒树上马蜂窝为末，用黄蜡蘸末，并香油频擦纸，将此纸擦患处皮上，即麻木不知痛。

灸癖法：穴在小儿背脊中，自尾骶骨，将手揣摸脊骨两旁，有血筋发动处两穴，每一穴用铜钱三文，压在穴上，用艾烟安钱孔中，各灸七壮，此是癖之根，贯血之所，灸之疮即发，即可见效，灸不着血筋，则疮不发，而不效矣。

治小儿疳积、眼蒙、发竖者。郭师傅方。

远志去心，一钱七分　苍术米泔水浸，一钱七分　三棱一钱七分　木鳖子去壳，一钱七分　槟榔火炮，一钱七分

用牙猪肝一付，竹刀切片，皮硝水洗净，将药末撒上，仍用竹签贯合，两片为一蒸，一炷香为度，取出仍将皮硝水洗之，露一宿。病人服，任意多寡，或煎煮不拘，轻者半付，重者一付。

诸热

方

大连翘饮

治小儿心经邪热，心与小肠受盛，乃水窦之处，常宜通利。壅则结，滑则脱，热则涩，盛则淋。平凉心火，三焦自顺，不待疾作而解。证成而疗者，疏待有之矣。一十五味，加汤使用，才觉蕴热、寒热。寒邪、风邪冒之，肺经心将受之，不受则触传于小肠，或闭，或涩，或赤，或白，淋沥不通，荣卫不行，壅滞作疾，其发多端，以致肝热，眼目赤肿，唇口白疮，津液不生，涕唾稠盛，须在表里，俱得其宜，惊风悉能散之，疾热亦自消除，连翘之功，可谓大矣。

连翘八分　瞿麦八分　滑石八分　车前子八分　赤芍八分　栀子四分　木通四分　牛蒡子八分　防风四分　荆芥一钱二分　当归四分　黄芩一钱二分　甘草一钱六分　柴胡一钱一分　蝉蜕五分

上锉，竹叶十个，灯心十茎，水一碗，煎至七分，不拘时服。风痰热变、热蒸，加麦门冬。实热、丹热，加大黄。胎热、疮疥、余毒热，加薄荷叶。痈疖，加大黄、芒硝。

犀角化毒丹陈白野方　治小儿蕴积热毒，唇口肿破生疮，牙龈出血，口臭颊赤，咽干烦躁不宁，并痘疹余毒未解，或头面身体，多生疮疖。

犀角镑，三钱　桔梗一两　青黛二钱　牛蒡子微炒，五钱　连翘去穰，六钱　玄参六钱　朴硝三钱　生地黄酒洗，五钱　粉草三钱　赤茯苓去皮，五钱

上为末，炼蜜为丸，如龙眼大。每服一丸，薄荷汤化下，兼有惊，加朱砂研细为衣。

感冒

方

羌活膏　治小儿风寒外感，惊风内积，发热喘促，咳嗽痰涎潮搐，并痘疹初作。

羌活七钱　独活七钱　前胡七钱　川芎七钱　桔梗五钱　天麻五钱　薄荷三钱　甘草二钱　人参五钱　地骨皮三钱

上为细末，炼蜜为丸，如芡实大。每一丸，姜汤研化下。

抱龙丸 治伤风瘟疫，身热昏睡，气粗喘满，痰实壅嗽，及惊风潮搐，虫毒中暑，并可服之。壮实之儿，宜时服之。

南星为末，入腊月黄牛胆中阴干，百日取出，八钱 天竺黄四钱 麝香一钱 雄黄四钱 辰砂四钱

上为细末，煮甘草膏为丸，如皂角子大。每服一丸，滚熟水化下，百晬内者，作三服，或用腊雪水煮，甘草膏汁和药尤佳。

伤 食

方

万亿丸方见通治 治小儿伤食，肚胀，发热，惊风痰嗽，一切停滞，内伤外感，并治。

启脾丸 消食，止泄，止吐，消疳，消黄，消胀，定腹痛，益元气，健脾胃。

人参一两 白术去芦，一两 山楂去核，取肉，炙，五钱 陈皮炙，五钱 泽泻炙，五钱 甘草五钱，炙 白茯苓去皮，一两 干山药一两 莲肉去心，皮，一两

上为细末，炼蜜为丸，如绿豆大。每三四十丸，空心米汤送下，或为饼，以米饮研化服亦可。小儿常患食伤诸疾，服之立愈。

消食散 治小儿腹痛，多是饮食所伤，治宜和脾消食。

白术去芦，去油，陈壁土炒，二钱半 红陈皮温水洗，去白，七分 南香附米去毛，炒，七分 山楂蒸，去核，取肉，一钱 大麦芽炒，一钱 四花青皮去穰，七分 砂仁去壳，一钱 甘草炙，五分 神曲炒，七分

上为细末，每服一钱七分，量儿大小，清米饮或白汤任下，生姜煎服亦可。有寒，加藿香、吴茱萸。有热，加炒黄连。

吐 泻

方

烧针丸 治小儿吐泻。

黄丹水飞过 朱砂 白矾火煅 各等份。

上为末，枣肉为丸，如黄豆大。每服三四丸，戳针尖上，于灯焰上烧存性，研烂，凉米泔水调服。泻者食前，吐者无时。外用绿豆粉，以鸡子清和作膏，涂两脚心，如泻涂囟门，止则去之。

白术散 治吐泻，或病后津液不足，口干作渴，和胃生津，止泻痢，将欲成慢惊风者。

人参 白术 藿香 白茯苓去皮 干葛 木香 甘草炙 各等份。

水煎服。若小儿频频泻痢，将成慢惊，加山药、扁豆、肉豆蔻，煨，各一钱，用姜一片煎。若慢惊已作，加细辛、天麻各一钱，全蝎三个，白附子八分，裹煨。若冬月，小儿吐蛔，多是胃寒、胃虚所致，加丁香二粒。如胃虚不能食，而大渴不止者，不可用淡渗之药，乃胃中元气少故也，与此汤补之，加天花粉。如能食而渴者，白虎汤加人参。如中气虚热，口舌生疮，不喜饮食，服之即效。

参苓膏 治大人、小儿脾胃虚冷，呕吐泄泻，及痘疹泄泻，并治。

人参一两 白术一两 茯苓一两 白豆蔻七钱 山药一两 木香五钱 砂仁五钱 肉豆蔻七钱 甘草炙，三钱

上为细末，炼蜜为丸，如龙眼大。每服一丸，不拘时，清米汤，研化服。

治小儿脾虚泄泻。李樵涧传。

山药半生半炒，为细末，每服一二

钱，空心黑沙糖水调服。

痢 疾

方

三神丸刘州判传　治泻痢。

南草乌光圆者用三两，一两烧存性，一两去皮尖，火煨，一两去皮尖，生用

上为末，水打面糊丸，如绿豆大。每三五丸或八九丸，水泻熟水待冷送下。去血，黄连甘草汤下。白痢，干姜汤下，俱用冷服。忌一切热物，鸡肉鱼炸腥腻等物。

铁门拴魏进士传　治赤白痢疾，五种泄泻。

文蛤炒黄色，一两　黄丹二钱　白矾半生半枯，三钱

上为细末，黄蜡一两熔为丸，如绿豆大。每服大人十五丸，小儿五七丸，茶一钱，姜二钱，煎汤下。

凤凰煎　治休息痢及痛泻日久，不能愈者。

鸡子一枚，打破，用黄蜡一块，如指大，铫内熔，以鸡子拌炒热，空心食之。

一方　治噤口痢，并泻。

用烧饼一个，乘热分作两边，将一边纳木鳖子，泥搭脐上，冷则易之。

一方　治热痢。

黄连　细茶　生姜各等份，水煎服

封脐治痢良方张西斋传

王瓜藤经霜，晒干，烧存性

上为末，香油调，纳脐中，立效。

点眼治噤口痢方李兴湖传

首胎粪炙，干，一钱　雄黄五分　胡黄连四分　片脑少许

上为细末，点两眼大，即效。

治小儿久泻、久痢不止，及满口生疮，白烂如泥，疼痛叫哭，诸药不效者。张槐川传

巴豆一个，去壳　瓜子仁七个　烧钱灰一个

上共捣一处，如泥，津调贴在两眉间正中，待成泡揭去，即已。

疟 疾

方

芫花散　治小儿疟疾。

芫花根为末，每用一二分，三岁儿用二分，以鸡子一个，去顶，入末搅匀，纸糊顶口，外用纸裹糖灰，火煨熟嚼吃。

天灵散

天灵盖烧存性，为末。每服五厘，黄酒调下，立止。

痰 嗽

方

蜜梨噙　治咳嗽痰喘。

甜梨一个，刀切勿断，入蜜于梨内，面裹火煨熟，去面吃梨。

保金丸宗杏川方

南星　半夏　白矾生　牙皂　巴豆去壳　杏仁去壳另研　各等份。

上为末，合一处，再研令匀，枣肉为丸，如梧桐子大。每三丸。针挑灯上烧存性，研烂，茶清调下。

一方　治咳嗽发热，气喘吐红。

人参　天花粉等份

上为末，每服五分，蜜水调下。

一方　治小儿喉中痰壅喘急。

用巴豆一枚，去壳，捣烂作一丸，以棉花包裹，男左女右，塞鼻中，痰即坠下。

气 喘

方

一捻金 治小儿风痰吐沫，气喘咳嗽，肚腹膨胀，不思饮食。

小儿肺胀咳喘嗽，多人看作风喉，大黄、槟榔、二牵牛、人参分两来凑，五味研成细末，蜜水调量稀稠，每将一字下咽喉，不用神针法灸。

上其证，肺胀喘满，胸高气急，两胁煽动，陷下作坑，两鼻窍张，闷乱嗽渴，声嗄不鸣，痰涎潮塞，俗云“马脾风”。若不急治，死于旦夕也。

盗 汗

方

治小儿盗汗，潮热往来。

柴胡 胡黄连 各等份。

上为细末，炼蜜为丸，如鸡豆子大。每一丸至三丸，银器中，用酒少许化开，更入水五分，重汤煮二三十沸，放温，食后和渣服。

虫 痛

方

治小儿虫积腹痛。

巴豆一枚，去壳，槌去油 朱砂一粒

同研匀，用鸡子一个，开顶微去白，入药在内，搅匀，仍将纸糊口，用秆圈坐在锅内，水煮熟，令儿食之，或以茶清送下，即打下所积虫，神效。

追虫取积散周佐溪传 治小儿虫积、食积、热积、气积，或肚大青筋，腹胀而痛。

雷丸 锡灰 槟榔 芜荑仁 木香 大黄煨 黑丑 使君子 鹤虱各等份

上为细末，炼蜜为丸。或蜜，或沙糖水调服，每二三匙。

脐 风

方

五通膏周景阳传 治小儿脐风撮口。

生地黄 生姜 葱白 萝卜子 田螺肉各等份

上共捣烂，搭脐上四周，一指厚，抱住候一时。有屁下，泄而愈。

香螺膏鉴泉兄传 治小儿脐风，肿硬如盘。

田螺三个，入麝香少许，捣烂搭脐上，须臾再易，肿痛立消。

独神散 治小儿脐风。

用全蝎七个，去蝎尾，每个用中一节，共七节，火烤干为细末，乳汁送下。小儿头上，微汗出即已。

夜 啼

方

安神散 治小儿夜啼不止，状若鬼神。

蝉蜕七个，下半截为末，初生抄一字，薄荷汤入酒少许调下。或者不信，将上半截如上服，复啼如初。古人立法，莫知其妙。

花火膏 治邪热乘心，焦躁夜啼。

灯花三颗，以乳汁调抹儿口，或抹母乳上，令儿吮之；一方用灯心烧灰，付乳上，令儿吮之。一方加朱砂一字，共为末，用白蜜调，儿睡抹口内。

丹　毒

方

泥金膏　治小儿一切无名肿硬，焮赤，但是诸般丹瘤，热瘭，湿烂，大人亦同此法。

阴地上蚯蚓粪，熟皮硝比蚯蚓粪三分之二，一处研细，新汲水浓调，厚敷患处，干则再上。

赤龙散　治赤毒、火毒、走注。

伏龙肝不拘多少，用鸡清调，敷患处。

卷十四

口病

方

牛黄散 治小儿口中百病，鹅口口疮，重腭不能吮乳，及咽喉肿塞，一切热毒。

牛黄一分 片脑一分 硼砂一分 雄黄二分 青黛二分 朴硝一分半 黄连八分，末 黄柏八分，末 辰砂二分

上为细末，每少许，敷口内。

泻心汤 治小儿口疳。

黄连为末，每一字，蜜水调服。

小儿口苦生疮，乃心脾受热。口疮赤，心脏热；口疮白，脾冷；口疮黄，脾脏热。

吴茱萸末，醋调敷脚心，移热❶即愈。药性虽热，能引热下行，其功至良。

牙疳

方

玉蟾散 治小儿走马牙疳，牙龈臭烂，侵蚀唇鼻，先用甘草水洗净，令血出涂之，亦理身上肥疮，但是疳疮用之，立效。

蚵皮即虾蟆，不鸣不跳者是，用黄泥裹，火煨焦，二钱半 黄连二钱半 麝香少许 青黛一钱

上为末，湿则干掺，干则香油调抹之。

一方 治小儿走马牙疳，一时腐烂，即死。

妇人便桶中白垢，火煅一钱许，入铜绿三分、麝香一分半，敷之立已。

立效散 治走马牙疳。

黄丹水飞 枯矾 京枣连核烧存性

共为细末，敷之神效。

眼病

方

拔毒膏 治婴儿患眼肿痛。

熟地黄一两，以新汲水浸透，捣烂贴两脚心，布裹住，效。

一方 治小儿赤眼。

用黄连末，水调贴脚心，干则水湿之。

一方 治小儿热眼。

南星四分大黄六分

上为末，陈醋调匀，左眼敷右脚底，右眼敷左脚底，裹脚缠缚，俟口内闻药气即愈。

头疮

方

治小儿头疮，胎毒等疮。

白芷一两 花椒五钱 黄丹五钱 枯矾二钱 五倍子一两

上为末，干则香油调搽，湿则干掺之。

---

❶ 热：原作“夜”，属讹字，径改。

治肥疮黄水疮秘方

红枣烧灰，一钱　枯矾一钱　黄丹一钱　松香一钱　宫粉[1]五分　银珠三分

上为末，湿则干掺之，干则香油调搽。

发　斑

方

治小儿常发风斑，及脚常红肿，此脾经风热也。

防风通圣散去硝黄，加鼠粘子酒炒，黄连为末服之。外用防风、白芷、薄荷、黄芩、黄连、黄芪、黄柏煎汤，浴洗避风。

小儿诸方

方

保婴百中膏京师传　治小儿痞癖泻痢，咳嗽不肯服药，及治跌扑伤损手足肩背，并寒湿脚气，疼痛不可忍者。

沥青二斤半　威灵仙一两　蓖麻子去壳，一百二十枚，研　黄蜡二两　乳香一两，另研　没药一两，另研　真麻油夏二两，春秋三两，冬四两　木鳖子去壳，二十八个，切碎，研

上先将沥青同威灵仙下锅熬化，以槐柳枝搅匀，须慢慢滴入水中，不粘手，拔如金丝状方可。如硬再旋加油少许，如软加沥青。试得如法，却下乳香、没药末，起锅在灰上，再用柳条搅数百次；又以粗布滤膏在水盆内，拔扯如金丝，频换水浸二日，却用小铫盛顿。如落马坠车，于破伤疼痛处，火上炙热，贴透骨肉为验，连换热水数次，浴之则热血聚处即消。小儿痞癖，贴患处；泻痢，贴肚上；咳嗽，贴背心上。

混元丹鲍思斋传　养元气，和脾胃，清火退热，化痰理嗽，定喘安神，镇惊祛风，止泻消积，化痞止汗，消胀，利小便，小儿百病。

黄芪一钱，蜜炙　人参去芦，一钱　缩砂去皮，二钱　白茯神去心，皮，二钱半　益智去壳，六钱　莪术火煨，三钱　山药姜汁炒，二钱半　远志甘草水泡，去心，一钱半　桔梗一钱　香附一两，蜜水煮过　甘松八钱半　牛黄一分　麝香三厘　金箔十片　滑石六两，用牡丹皮五两煎，去水丹，煮水干为度，滑石用青色者佳，如无用白者　辰砂一两，甘草一两，水煮半日，去甘草不用　粉草一两，半生半煨　木香一钱　白茯苓去皮，二钱半

上为细末，炼蜜为丸，如小雀卵大，金箔为衣。每服一丸，米汤研化服。惊风，薄荷汤研化服。

万亿丸方见通治　治小儿百病如神。

痘　疹

夫痘疹之原，乃胎毒所致。婴儿在胎之时，必资胎养以长其形焉，缘母失于节慎，纵欲恣食，感其秽毒之气，藏于肺腑之中，近自孩提，远走童年，若值寒暄不常之候，痘疹由是而发，因其所受浅深，而为稀稠焉。大抵初娩之时，孩儿口内亦有余秽之毒，急用棉裹指头，拭去口中污汁，免咽入腹。事倘不及，宜以拭秽等法，并预解胎毒诸方，择便用之，亦能免痘疹诸症，真良法也。然痘疹虽是素禀胎毒；未必不由诸病相传而成，其始发之时，有因伤寒伤风而得者，有因时气传染而得者，有因伤食发热，有因跌扑惊恐蓄血而得者。或为目

[1] 宫粉：铅粉。

撮口噤，惊搐如风之证，或口舌、咽喉、腹肚疼痛，或烦躁狂闷，昏睡谵语，或自汗，或下利，或发热，或不发热，证候多端，卒未易辨，必须以耳冷、骫冷、足冷验之。盖疮疹属阳，肾脏无证，耳与骫、足俱属于肾，故肾之部独冷，然疑似之间，或中或否，不若视其耳后有红脉、赤缕为真，于此可以稽验矣。治疗之法，痘疹未出之先，预解胎毒；发热未出之际，急须微汗；已出未收之时，当用温和之剂。又曰：始出之前，宜开和解之门；既出之后，当塞走泄之路；痂落以后，清凉渐进；毒已去尽，补益宜疏。大凡初起，未见红点，证与伤寒相类，发热烦躁，脸赤唇红，身热头痛，乍寒乍热，喷嚏呵欠，喘嗽痰涎等证，身热未明，疑似之间，急须表汗发散，可服升麻葛根汤、参苏饮之类。其或气实烦躁热炽，大便闭结，则与犀角地黄汤、败毒散之类，或多服紫草饮，亦能利之。如小便赤涩者，分利小便，宜以四苓散、导赤散之类，则热气有所渗而出。凡热不可骤遏，但轻解之。若无热，则疮又不起发也。盖发热之初，红点未见之前，非微汗则表不解，乃痘疮未出，表热壅实之时也；非微下则里不解，在红点未见，里热壅盛之际也。若正出未收之时，妄汗则成斑烂，妄下则成陷伏。痘疮一发，出于心肝脾肺四脏，而肾无留邪者为吉，若初发便作腰痛，见点则紫黑色者，多死，乃毒气留于肾间，而不发越故耳。向者疮随五脏，有证未发，则五脏之证悉具。已发则归于一脏，受毒多者见之。故肝脏发为水泡，色青而小；肺脏发为脓泡，色白而大；心脏发为色斑，赤血泡；脾脏发为疹，色黄小斑疮；惟归肾则变黑，青紫干陷。故疮疹属阳，本无肾证，肾在下不受秽气，阳取火也，阴取水也，以火为水所制，岂不殆哉？大抵痘疮之法，多归重于脾肺二经，盖脾主肌肉，而肺主皮毛，故遍身为之斑烂也。其为证也，宜发越不宜郁滞；宜红活凸绽，不宜紫黑陷伏，疮出之后，医者当察色详证，以辨表里虚实用药，其吐泻不能食，为里虚；灰白色，陷顶多汗，为表虚；红活凸绽为表实。又诸痛为实，诸痒为虚。外快内痛为内实外虚，外痛内快为内虚外实。内实而补，则结壅毒；表实而复用实表之药，则溃烂而不结痂矣。如表虚者，疮易出而难靥；表实者，疮难出而易收。里实则出快而轻，里虚则发迟而重。表实里虚，则陷伏倒靥；里实表虚，则发慢收迟。调养之法，切不可妄用硝黄巴豆大寒大热之药。解表不致于冷，调养不致于热，小儿难任非常之热，亦不堪非常之冷，稍有偏焉，病从此生。故热药之助热者，以火济火，而热势太盛，荣卫壅遏，轻为咽喉目疾，吐衄痈疮，重则热极生风，斑烂不出；冷药之乘寒者，以水滋水，使脾胃虚寒，气血凝滞，轻为吐利腹胀，重则陷伏倒靥。又宜谨避风寒，严戒房事，禁止杂人月妇，清除秽气触忤，调节乳食，勿食过饱失饥，忌餐冷热，毋使伤脾损胃。大法活血调气，安表和中，轻清消毒，温凉之剂，二者得兼而已。又曰：首尾宜以保元汤增损为主治焉。医斯疾者，当看时令寒热，审儿之虚实，辨痘之荣枯，参考各门方法，庶无执泥之弊。故曰：虚者益之，实者损之，冷者温之，热者清之，是为随机应变。若胶柱鼓瑟，则何足以妙圆神，不滞之机乎？

预解胎毒免痘论

痘疹乃胎毒所致，人生无不患者，若欲免之，亦有法也。故《千金方》以小儿初生，啼声未发，急用棉裹指头，拭去口中污汁，免咽入腹，免生痘疹，固是良法。然仓卒之际，或有不及如法者，古人有甘草、朱砂等法，用之殊佳。如或又有不及如此者，宜以延生第一等方，择便用之，可免痘疹，或出亦稀少也。详考《全书幼幼》云：凡值天时不正，乡邻痘疹盛发，宜服后禁方，则可免，永不出痘疹矣。

预解胎毒免痘方

方

延生第一方

小儿初生，脐带脱落后，取置新瓦上，用炭火四围，烧至烟将尽，放土地上，用瓦盏之类盖之，存性研为末，预将朱砂透明者，为极细末，水飞过，脐带若有五分重，朱砂用二分五厘，生地黄、当归身煎浓汁一二蚬壳，调和前两味，抹儿上腭间、乳母乳头上，一日之内用尽，次日大便遗下秽污浊垢之物，终身永无疮疹及诸疾，生一子，得一子，十分妙法也。

大极丸

腊月八日，取采生兔一只，取血以荞麦面和之，少加雄黄四五分，候干成饼。凡初生小儿，三日后如绿豆大者，与二三丸，乳汁送下，遍身发出红点，是其征验。有终身不出痘疹者，虽出亦不稠密也。婴儿已长，会饮食者，就以兔血啖之，尤妙。或云不必八日，但腊月兔亦可，然终不若八日佳。

保婴丹 凡小儿未出痘疹者，每遇交春分、秋分，时服一丸，其痘毒能渐消化。若只服一二次者，亦得减少。若服三年六次，其毒尽能消化，必保无虞。此方神秘，本不轻传，但慈幼之心自不能已，愿与四方好生君子共之。

缠豆藤一两五钱，其藤八月间收，取青豆梗、土藤细红丝者是，采取阴干，炒，在此药为主　黑豆三十粒　赤豆七十粒　山楂肉一两　荆芥五钱　防风五钱　当归五钱　新升麻七钱半　赤芍五钱　黄连五钱　桔梗五钱　连翘七钱半　甘草五钱　生地黄一两　川独活五钱　辰砂一两，水飞，另研　苦丝瓜二个，长五寸者，来年经霜方妙，烧灰存性　牛蒡子一两，纸裹炒过为度

上各为极细末，和匀，净糖拌丸，李核大。每服一丸，浓煎甘草汤化下。

诸药须预先精办，遇春分、秋分，或正月十五日、七月十五日，修合务要精诚，忌妇人、猫、犬见，合时向太阳，咒药曰：神仙妙药，体合自然，婴儿吞服，天地齐年，吾奉太上老君，急急如律勒令，一气七遍。

涤秽免痘汤

五六月间，取丝瓜小小蔓藤丝，阴干，约二两半重，收起。至正月初一子时，父母只令一人知，将前丝瓜藤煎汤，待温，洗儿全身头面上下，以去其胎毒，洗后亦不出痘也，如出亦轻，只三五颗而已。一方用胡芦藤蔓，如上法洗，亦妙。扶沟王大中每用楝树子升许，如上法洗，已经验数人，皆长大而不出痘，尤妙。

乡邻出痘预服禁方

三豆汤 治天行痘疹。乡邻有此证，预服之，能活血解毒，则不染。

赤豆即红小豆，一升　大黑豆一升　绿豆一升　北草三两

上以三豆淘令净，用水八升，煮令豆熟为度。日逐空心，任意食豆饮汁七日，永不出。

龙凤膏

乌鸡卵一个　地龙活而细小者，用一条，此田间蚯蚓也

上以鸡卵开一小窍，入地龙在内，

夹皮纸糊其窍，甑上蒸熟，去地龙，与儿食之。每岁立春日食一枚，终身不出痘疹。觉邻有此证流行时，食一二枚亦好。

独圣丹

丝瓜老者，近蒂取三寸，固济于砂瓶内，桑柴火烧存性，为末，以如数配，沙糖捣成饼，时时与吃尽为佳。小儿痘疹服此则少，或全然，只烧蒸三两日，不出者，或每遇作热时，即与食之，出痘必少。

永不出痘二五散

用有雄鸡蛋七枚，内取一枚，开一孔，去青黄净，装入鲜明好朱砂四钱九分，其孔以纸糊，用鸡抱去，鸡雏将朱砂采日精月华，各七日夜，收贮听用。再用起头结丝瓜一个，候老成种干燥，烧灰存性，为末。每服朱砂五分，丝瓜灰五分，为细末，蜂蜜水调服，服过三次，亦不出痘疹，邻家出痘，就宜服之。

发热三朝证治例

凡发热之初，急宜表汗，使脏腑胎毒及外感不正之气，尽从汗散，则痘出稀少。然表药必在红点未见之前也，如发热壮盛者，痘出必重，急煎加味败毒散调三酥饼，热服表之，须令遍身出臭汗，则毒气表散，痘出必稀。若得真犀角磨汁和入尤妙。如无三酥饼，煎败毒散调辰砂末表之，更研辰砂末调涂眼四围，或黄柏膏之类，可免眼目之患。

凡发热之初，证类伤寒，疑似之间，或耳尻冷，呵欠咳嗽，面赤，必是出痘之候，宜服升麻葛根汤加山楂、大力子，其疮必出，稀少而易愈。

凡发热之初，憎寒壮热，鼻流清涕，咳嗽痰涎，此因伤风伤寒而得，以参苏饮，或调紫草膏表之。

凡热盛发狂，谵语烦渴者，急煎败毒散调辰砂末解之。

凡发热之初，或作腹痛及膨胀者，由毒气与外邪相搏，欲出不得出也，用参苏饮去参、苓，加砂仁、陈皮表之。

凡热盛吐衄，面黄粪黑，瘀血相续，及一切失血之证，并宜犀角地黄汤。

凡热盛发惊搐为吉候，用红线散调辰砂六一散表之。痰涎壅盛，不省人事者，薄荷汤化下抱龙丸。

凡发热欲出痘，作腰痛者，急服神解汤，出汗，腰痛止为度，不止再进一服，免出肾经之痘。

凡因积冷腹痛，或胃寒泄泻呕吐者，用理中汤加砂仁、陈皮、香附，温而出之。

热毒本盛者，表药出汗，热退为佳，其有一切杂证，皆由毒气欲出不能故也，但宜表散，使毒气得泄，则诸症自退，痘亦稀矣，此治初热，预防要法。

发热三朝决生死例

一、发热时，用红纸条蘸麻油，点照心头皮肉里。若有一块红者，或遍身有成块红者，八九日后决死，勿治。

二、发热时，身无大热，腹痛腰不痛，过三日后才生红点，坚硬碍手者，勿药有生，所谓吉证。

三、发热时，浑身温暖，不时发惊者，痘在心经而生也，乃为吉兆。

四、发热时，一日遍身即生红点，稠密如蚕种样，摸过不碍手者，决死。

五、发热时，腹中大痛，腰如被杖，乃至出痘干燥，而前痛犹不止者，决死。

六、发热时，头面上有一片色，如胭脂者，八九日以后，决死。

发热三朝方药例

加味败毒散

柴胡　前胡　羌活　独活　防风　荆芥　薄荷　枳壳　桔梗　川芎　天麻

地骨皮各等份

上古方除参、苓，恐补早助火也，宜加紫草、蝉蜕、紫苏、麻黄、僵蚕、葱白带根，热服。表汗泄泻，加猪苓、泽泻，去紫草，水煎热服，出汗为佳。如热盛，谵语烦渴，用此调六一散，尤妙。

升麻葛根汤

川升麻一钱　白芍药一钱　甘草一钱　白粉葛一钱半

上锉，作一剂，生姜煎，热服，加山楂、大力子，其疮稀疏而易愈。

参苏饮　治小儿伤风、伤寒，发热咳嗽，痰涎喘急，未明痘疹，疑似之间，此药最稳。

紫苏三分　陈皮二分　桔梗二分　半夏姜汁炒，三分　前胡三分　干葛三分　甘草二分　枳壳去穰，二分

上锉，生姜煎，热服。或调紫草膏热服，表汗更佳。

犀角地黄汤　治小儿痘疹，初热太盛，大便黑粪瘀血，或有鼻衄，大小便血。

真犀角如无此，以升麻代之亦可，一钱　生地黄一钱半　赤芍药一钱　牡丹皮一钱

上锉，水煎服。热甚，加黄芩。

红线散　治感风寒，发热惊搐，煎调六一散表之。痰盛者，抱龙丸亦妙。

全蝎　麻黄　紫草　荆芥穗　蝉蜕　天麻　甘草　加薄荷各等份

上锉，水煎，调药服。

三酥饼　初热，用以表汗解毒，痘出稀少。

辰砂绢囊盛之，用升麻、麻黄、紫草、荔枝壳煮，过一日夜，研细，仍将前四味煎汤飞过，晒干再研极细，用蟾酥另捻作饼　紫草为细末，用蟾酥另捻作饼　蟾酥端午日作蟾取之，捻前三药为饼，每饼加麝香少许更妙　麻黄去节，泡汤过晒干，为细末，用蟾酥另捻作饼

上方辰砂解胎毒，凉心火，制过又能发痘，紫草解毒发痘，麻黄表汗发痘，蟾酥最能祛脏腑毒气，俱从毛窍中作臭汗出，诚解毒稀痘之神方也。如遇天行恶痘，须于发热之初，每三岁儿，将三饼各取一分，或分半，随大小加减，热酒化下，厚盖出汗。不能饮酒者，将败毒散化下，尤妙。若痘已出，满顶红紫，属热毒者，煎紫草红花汤，或化毒汤将饼化下解之。又小儿初生，用蜜调辰砂饼一分，以解胎毒，痘出必稀，皆妙法也，麻黄饼痘出后忌服。

稀痘散　发热未出时服之，最能稀痘。

辰砂将升麻、麻黄、紫草、荔枝壳四味各煮一日夜，研细，仍将四味煎汤飞过，晒干，研极细，六钱　天灵盖用小儿者佳，净，将麝香涂上，火炙令黄色，为末，三钱

上二味和匀，再研极细，于发热未出时，煎紫草、升麻、紫苏、葱白汤，或败毒散调下，每一岁，以一分为度。

六一散　治热毒太盛，狂言引饮，痘疮红紫黑陷。

滑石白腻者，研细水飞，晒干再研，六两　冰片三分，后和研匀　粉草取头末，研极细，六钱　辰砂光明者，水飞，三钱

上将滑石、甘草末一半研匀，然后加冰片，研匀，作六一散，治痘疮红紫黑陷热渴。余一半，入辰砂末，名六一散，治惊狂谵语。前方发热之初，用败毒散调下，亦能解毒稀痘。若出痘后，红紫属热毒者，春秋各用灯草煎渴，候冷调服；夏月新汲泉水调服。三五岁服一钱，十岁服二钱。

神解汤　治小儿发热，欲出痘腰痛。

柴胡一钱半　干葛一钱　川芎八分

白茯苓八分　麻黄去节，八分　升麻八分　防风八分　甘草五分

上锉一剂，水一盅半，先将麻黄滚去白沫，后煎至八分，热饮，覆被卧，取出汗，腰痛止为度，不止再进一剂，免出肾经之痘，此法甚奇。

神功散何知府传　此方初觉热，服之不出，若见标者，服之毒气即散；陷者，服之即起。

川芎六两　当归六两　升麻六两　甘草六两

上为细末，一起取东流水煎三次，每次用水三碗，文武火煎至一碗半，滤下，又煎二次，共药水四碗半听用，又用好朱砂四两，以绢袋悬入磁罐，加前药水封固，水煮尽为度，取出焙干为末，以纸罗过听用。再以引经散，用糯米二三合，以纸包紧，外用黄泥固济，入火炼红冷定，打碎，取米黄色者用之，白色者不用。每服以朱砂末一钱，米末一钱，炼蜜二匙，好酒二匙，白沸汤一小盅，共一处调匀，用茶匙喂尽取效。

黄柏膏　治痘疮初出，先用此膏涂面，若用之早，则痘疮不生于面；用之迟，虽出亦稀少。

黄柏一两　红花二两　甘草生，四两　绿豆粉四两

上为末，香油调成膏，从耳前眼唇面上，并涂之，日三五度。

出痘三朝证治例

凡三日痘渐出齐，然毒气尚在内，忌用大寒大热之剂。寒药滞毒不散，难出；热药愈炽火邪。故热毒盛者，便当解毒，毒解之后，略与温补，否则反变虚寒之证矣；虚寒甚者，先当温补，补后略与解毒，否则反生热毒之证矣。善治者，调适中和而已。

夫发热一日即出痘者，太重；二日即出者，亦重；微微发热，三日后乃出痘者，为轻；四五日身凉，乃见痘者，尤轻。自出痘一日至二三日方齐，大小不等，红润圆顶，光泽明净如珠者，吉，不须服药。若有他证，照后所论，加减调治。

凡小儿发热一日，遍身红点，如蚊蚤咬者，决非痘疮，乃热毒为风寒所遏，不能发越故也。宜照发热门内，煎败毒散热服表之，汗后身凉，红点自退，再越二日，出痘返稀矣。

凡发热一日，遍身出痘稠密如蚕种，根虽红润，然顶白平软不得指，中有清水者，此由热毒熏蒸皮肤而生痱疮，亦名疹子，俗曰麻子，其始发热，亦类伤寒之状，但麻证始终可表，宜照发热门内，煎败毒散表之，退肌肤之热，则麻子自没矣。夫发热门内云：既见红点，切戒再表者，谓痘疮也。此复云：表退者，谓麻疹痱疮，非正痘也，宜慎辨之。然痘疹初出，与麻疹痱疮略相似，若根窠红，顶圆突，坚实碍手者，痘也；若根或不红，顶虚软，略有清水，摸过不碍指者，麻疹痱疮也。疑似之间，可以辨明，而用药得无误乎。

凡发热一日，即见红点，根红顶圆，坚实碍指者，正痘疮也，此由毒气太盛，故出速，宜败毒散，或化毒汤加紫草、红花、蝉蜕之类，凉血解毒可也；若一日出齐，稠密红赤成片，此毒盛太过，不久，紫黑发斑而死。

凡壮热惊搐，烦渴谵语，如见鬼神者，宜辰砂六一散；痰盛者，宜抱龙丸。

凡痘出不快者，加味四圣散、紫草饮、丝瓜汤之类。

凡痘出灰白不红绽，或灰黑陷顶，表寒而虚，二便清，身凉，口气冷，不渴不食，食不化，里寒而虚，此表里虚

寒也，急宜温脾胃，补血气，以助贯脓收靥，保元汤加白术、川芎、当归、木香之类，盖脾土一温，则胃气随畅，而无内虚陷伏之忧；气血既成，则送毒得出，无痒塌之患。失此不治，必不能贯脓收靥，过十一二日后，发痒抓破而死矣。若温补之后，痘肥满红润，能食，二便如常，此表里皆平矣，再勿温补，恐变热毒；若痘红紫，又当解毒以调血气，否则变成黑陷，譬又伤寒变证不常，非杂病可径直而取效也。

凡痘色红紫，根窠成片近黑，黑如乌羽色，色润者为血活，尚可医；若黑如炭者血死，不可治。凡看色仿此推之。焦陷，表热而实；大便闭结，小便赤涩，身热，口气热，口干引饮，里热而实，此表里皆热盛也，急宜凉血解毒，袪出化毒汤加红花、黄芩、地骨皮，或紫草汤调四圣散。盖凉血不致红紫，解毒则免黑陷，失此不治。过六日后，毒盛不能尽出，反攻脏腑，变黑归肾，死矣。悔何及哉？若解毒之后，痘顶不红，根窠红润，小便清利，大便如常，能食不渴，此表里皆清矣，再勿解毒。若色转白，证变虚寒，又当温补气血，以助贯脓收靥，否则反成痒塌，犹伤寒过服凉药，阳证变阴，又当服保元汤加干姜、白术之类，不可拘泥。

凡痘疮初出之际，须看胸前，若稠密，急煎消毒饮，加山楂、黄芩酒洗、紫草，减食加人参。

凡痘色淡白，顶不坚实，不碍指者，气虚也；根窠不红，或略红，手摸过处转白者，血虚也。便当大补气血，以保元汤加川芎、当归。

凡痘热盛，发红斑，如锦纹在皮肉者，化毒汤加红花、黄芩、升麻。喉痛加玄参，磨犀角和服，此伤寒阳毒发斑，用玄参升麻汤加减之法。若见黑斑，不终日而死矣。

凡出痘时，或有红丹，如云头突起者，败毒散加紫草、红花、黄芩解之。

凡出痘后，或发麻疹稠密如蚕种者，化毒汤加柴胡、红花解之。若色好，不可过用凉药伤脾，以致陷伏。

凡出痘时，或泄泻，大便黄，小便赤，口气热如渴，此为热泻，宜去桂五苓散加木通、车前、灯草；如溏泄清利，口气冷不渴，此为寒泻，宜五苓散加肉豆蔻，甚者保元汤加白术、干姜。

凡痘正出，或因吐泻陷伏，宜胃苓汤；寒甚吐泻不止，宜理中汤加丁香、肉豆蔻、附子。

凡因食积生冷，膨胀疼痛者，平胃散加山楂、麦芽、香附、砂仁之类。

凡痘疮初起发时，自汗不妨，盖湿热熏蒸故也。甚者，保元汤实表，以防其难靥也。

凡痘出红赤，焮摸过皮软不碍指者，此贼痘也。过三日变成水泡，甚至紫黑泡，此危证也。急少下保元汤，大加紫草、蝉蜕、红花解之；或煎灯草木通汤调六一散，利出心经蕴热而红自退；如已成水泡，则保元汤中倍加四苓散利之，此千金秘方也。不然则遍身抓破，赤烂而死。愚见贼痘者，是诸痘未浆，此痘先以成熟者，亦是贼痘也，又名假虚。泛发太阳脉门、喉掩、心等处，三日见者，六日死；四日见者，七日亡；五六日见者，十一二日必死也。

凡痘一出即变黑者，乃肾证也，此为恶候，如有起兴，少用保元汤，大下紫草、红花服下，外用四圣散点之。然早能凉血解毒，必无此患，亦多因脾胃衰弱，土不能制水故也。经曰：红变白，白变黄者，生；红变紫，紫变黑者，死。

自出痘三日内，毒气半于表里，此

时妄汗，则成斑烂，妄下则成陷伏。峻寒之药伤胃，峻热之药助火。虚寒不补，则陷伏痒塌；盛热不解，则变黑归肾，然则医者，可不审证？

出痘三朝决生死例

一、出痘之时，须面稀少，胸前背上，皆无根窠，红润顶突碍手，如水珠光泽者，上吉也，不须用药而愈。

二、出痘之时，腰腹疼痛不止，口气大臭，其自出紫黑色黯者，决死。

三、出痘之时，白色皮薄，而光根全无红色，或根带一点红，三五粒如绿豆样，此痘决不能贯脓，久后成泡清水，擦破即死，不可因其好者而妄与下药。

四、出痘之时，全不起，顶如汤泡，及灯草火灰者，十日后，决主痒塌而死。

五、出痘之时，口鼻及耳烊红，血不止者，决死。

六、出痘之时，起红斑如纹者，六七日后，决死。

七、出痘之时，起黑斑如痣状，肌肉有成块黑者，即死。

八、出痘虽稀，根窠全白无血色，三四日便起胀，痘大按之虚软，此名贼痘。血气太虚，至贯脓时变成水泡，大若葡萄，内是清水，无脓皮薄，白如纸，擦破即死。好痘相间，可治。

凡痘初出，每三五点相连者，必密；单见形者，稀。有小红点先见，名血痘，不起不退者不治。

凡痘出后见红点，太阳脉门，胸心喉掩无者，可治。若太阳两颊、胸心如蚕种，不治。干涩如尴尬者，不治。舌缩者不治。初出即虚泛，不治。灯照恍惚，见黑荫者，不治。见赤点，如绿豆大，于两腋小腹数点者，不治。

出痘三朝方药例

胡荽酒 治痘疹，已发未发，喷之立出。

胡荽三两细切，以酒二钟煎沸，用纸密封，不令气出，候冷去渣，从顶至颐颔微微涂之，更喷背膂胸腹及两腿皆遍，再用满房门户遍洒之，尤妙。

化毒汤 治痘已出，以此消毒，或出不快，皆宜服之。一云：痘疮欲出，浑身壮热，不思饮食，若服此一剂，即内消已；有一两颗出，即解其半；若全出，即当日头焦，只三服愈。

紫草茸五钱 川升麻二钱半 甘草炙，二钱半

上锉，每二钱，糯米五十粒，同煎服。

消毒饮 治痘疮初出，胸前稠密者，急进此药三四服，决透，消毒应手，神效。

鼠粘子四钱 荆芥二钱 甘草一钱，生用 防风去芦，五分

本方加山楂、黄芩酒洗、紫草煎服。减食，加人参，细锉一剂，水煎，加生犀角尤妙。

加味四圣散 治痘疮出不快，及变黑陷者。

紫草茸 木通 黄芪 川芎 南木香各等份 甘草炙，减一半

上锉，水煎服。如大便闭，加枳壳；大便如常，加糯米百粒解毒，能酿而发之。杨氏曰：糯米能解毒发疮。

紫草饮子 治痘出不快，三四日隐隐将出未出。

紫草二两，细锉，百沸汤一大碗，沃之盖定，勿令气出，逐旋温服。紫草能动大便，发出亦轻。大便利者，不可用。

丝瓜散 治痘出不快最妙。

丝瓜不拘几个，连皮、子烧存性为末。每服一抄，时时用米汤调服，此物

发痘最妙。或以紫草、甘草煎汤，调服尤佳。

紫草膏

全蝎二十个　僵蚕八个，炒　麻黄五钱　甘草五钱　紫草五钱　蟾酥一钱　白附子五钱

上为细末，另将紫草一两，锉、煎，去渣，熬成膏，紫草汤化下。又用蜜二两，入好酒半盏，炼过，同紫草膏搅匀，调前末药，丸如皂角子大，每三四岁儿服一丸。红紫黑陷属热毒者，紫草汤化下；淡白灰陷属虚寒者，好酒化开，热服。发热之初，煎败毒散化下，表汗亦能稀痘；证似风寒者，参苏饮化下；发惊者，薄荷、灯心、葱白汤化下。

保元汤

人参去芦，二钱　甘草一钱　嫩黄芪一钱

上锉一剂，生姜一片，水煎温服。

一二日初出，圆晕成形，干红少润，毒虽犯上，其气血未离，可治，以俟其气血交会也。然毒尚浅，急以保元汤加官桂，兼活血匀气之剂；如毒若盛，兼解毒之药活血，加当归五分，白芍一钱；匀气，加陈皮五分；解毒，加玄参七分，牛蒡子炒七分，水一盏，煎七分，温服。

二三日根窠虽圆，而顶陷者，血亦难聚，为气虚弱，不能领袖其血，以保元汤加川芎、官桂扶阳抑阴，岂有不痊者哉！

四五日根窠虽起，色不光泽，生意犹存，为气弱血盛，以保元汤加芍药、官桂、糯米助卫制荣，斯为调燮之妙也。

五六日气盈血弱，色昏红紫，以保元汤加木香、当归、川芎助血归附气位，以全中和之道也。

五六七日，气交不旺，血虽归附，不能成浆，为气血少，寒不能制，急投保元汤加官桂、糯米助其成浆，而收济惠之伟功，斯为治矣。

七八日，毒虽化浆而不满，为血气有疑，不能大振，以保元汤加官桂、糯米发阳助浆，斯可以保全生命矣。一至此专主贯脓，脓已满，虽有他证，亦不坏事。若痘无脓灰暗，虽无他证，亦死。

八九日，浆不冲满，血附线红，气弱而危也，以保元汤加糯米，以助其气而驾其血，斯浆成矣，于此可见施治者之妙道也。

十一二日，气血冲满，血尽浆足。湿润不敛者，内虚也，以保元汤，血亦有力，加白术、茯苓助其收敛而结痂也。

十三四日，毒虽尽解，浆老结痂之际，或有杂证相仍，以保元汤随证加减，不可峻用寒凉大热之剂，恐致内损之患故也。

十四五六日，痂落，潮热唇红，口渴不食，以使君子汤加陈皮、山楂、黄连。如渴甚，以参苓白术散；如热不解，以大连翘饮去黄芩主之。证去之后，多有内损，或余毒未解，此则尤为难治也。

凡痘疹发渴者，为气弱而津液枯竭也，以保元汤加麦门冬、五味子即止；如不止，以参苓白术术散一二剂即止。

凡痘疮不起发，脓浆不厚，以保元汤加川芎五分、丁香四分，夏月二分，糯米二百粒，煎熟，加好酒、人乳各半盏同服。

若头额不起胀，加川芎六分为引。若面部不起胀，加桔梗四分为引。若腰膝不起胀，加牛膝四分为引。若两手不起胀，加桂枝二分为引。

起胀三朝证治例

夫出痘历此四日，当渐起胀，先出者先起，后出者后起，至五六日，毒气尽出已定，若根窠红活，肥满光泽明净

者，不须服药。若有他证，照后论治。

凡痘不起胀，灰白顶陷者，气血不足，虚寒证也，宜服内托散加丁香，或酒调紫草膏；若灰黑陷伏，酒调无价散，或就加酒少许，煎内托散调下无价散，最妙。

凡紫红不起胀者，火盛血热，宜服内托散，去官桂，加紫草、红花，热盛加黄芩；若紫黑陷伏，调独圣散，即穿山甲；热极黑陷有痰者，先服抱龙丸降痰，后煎紫草汤调无价散，或少加蝉蜕末。盖异证属肾，四牙亦属肾，故能发肾毒，内有猫牙解毒，故热证亦宜，如无此，无价散、至宝丹皆治热毒紫黑焦陷之要药也，可选而用之。

凡痘起胀时，毒尽在表，须赖乘实则无虞，苟略有泻，则内气虚脱，毒乘虚反攻，而疮陷伏矣。热泻所下黄黑赤色便时，肛门热痛如火下者，臭滞殊甚，气强盛而能食，或小便黄赤涩痛，宜四苓散加木香、车前子、赤芍、乌梅煎服；若所下白色，或淡白色，气怯弱而不能食，或兼小便清滑，此虚泻也，宜服固真汤；若泄泻腹胀，口渴气促，痘色灰白者，可服木香散送下肉豆蔻丸；腹胀愈作者，酒调人牙散。

凡血气不足发痒者，轻则保元汤加减，重则内托散去桂，倍白芷、黄芪、人参、当归、木香。痒塌者，木香散加丁香攻里、官桂治表，表里皆实则易愈。

凡痒塌者，皆因血上行气分，血味本咸，腌螫皮肉作痒，然气愈虚，而痒愈甚，必气陷而毒倒塌矣，以保元汤倍黄芪而助表，少加芍药以制血，其毒即止。

凡起胀时，中有痘大而黑者，名曰痘疔。失治则遍身皆变而死。若疔少根窠红活者，可治，用银簪挑破疔口，吮去紫黑恶血，将四圣散点入疮内，即变红活，仍服凉血解毒药一二帖。若疔多根血不活，背心前多者，不治。

凡有热壅盛胀满，便闭不可通利者，宜蜜皂丸导之。

自出痘至此六日，仍前红紫满顶者，不治；头面虽肿，痘不起胀者，不治。

起胀三朝决生死例

一、痘三日之后，当逐渐起胀，若红绽，顶肥满光泽者，不必用药，皆吉证也。

二、痘当起胀之时，根窠全然不起，头面皮肉红肿，瓠瓜之状者，决死。

三、痘当起胀之时，遍身痘疔皆黑，其中有眼如针孔，紫黑者，决死。

四、痘当起胀之时，遍身痘陷伏不起者，腹中膨胀，不能饮食，气促神昏者，决死；如六日内，痘尚红紫满顶者，即死。

五、痘当起胀之时，腰腹或痛，遍身尚是紫点如蚊虫咬，全不发换者，决死。

六、痘当起胀之时，黑陷闷乱，神气昏愦者，决死。

起胀三朝方药例

方

内托散 治气血虚损，或风邪秽毒冲触，使疮毒内陷，伏而不出，或出而不匀快，此药活血匀气，调胃补虚，内托疮毒，使之尽出，易收易靥。

人参二钱 黄芪二钱 当归二钱 川芎□□ 防风一钱 桔梗一钱 白芷一钱 厚朴姜汁炒，一钱 甘草生，一钱 木香三分 肉桂三分

上方于红紫黑陷，属热毒者，去桂，加紫草、红花、黄芩；若淡白灰黑陷伏，属虚寒者，加丁香救里，官桂救表；当贯脓而不贯脓者，倍参、芪、当归，煎

熟，入人乳，好酒温服。泄泻，加丁香、干姜、肉豆蔻。

木香散 性温平，能和表里，通行津液，清上实下，扶阴助阳之药，专治小儿痘疮，脓胀渴泻，其效如神。

木香 丁香 官桂 半夏姜制 陈皮 前胡 大腹皮 赤茯苓 人参 甘草炙 诃子肉煨，去核，各三分

上锉，每三钱，生姜煎服，量儿大小加减。服药后，忌蜜水。

异功散 治小儿痘疮欲靥之际，头温足指冷，或腹胀泄泻，口渴气促，或身不热，寒战，闷乱不宁，卧则哽气，烦渴切牙，急服此。切不可与蜜水、红柿、西瓜、梨果食之。

人参 白术 陈皮 白茯苓 丁香 当归 木香 厚朴姜制 官桂 大腹子泡，去皮、脐 半夏姜炒 肉豆蔻面裹煨，槌去油，各三分

上锉，每三钱，生姜三片，枣一枚，水煎热服。

固真汤 治小儿痘疮虚泻，神效。

黄芪 人参 甘草炙 陈皮 白术 木香 白芍炒 白茯苓 诃子煨，去核 肉豆蔻面裹煨，纸包，槌去油，各等份

上锉，粳米三十粒，水煎，温服。

肉豆蔻丸 专治痘疮，里虚泄泻。

木香二钱 砂仁二钱 诃子肉五钱 肉豆蔻煨，五钱 白龙骨五钱 枯白矾七钱半 赤石脂七钱半

上为末，糕糊为丸，如黍米大。周岁儿，五十丸；三岁，百丸。温米汤下。泻甚者，异功散吞下，泻止住服，不止多服。

无价散 治痘黑陷而焦。

人牙 猫牙 犬牙 猪牙

上等份，各将炭火烧留烟，瓦碗盖蔽，存性，为末。每五六岁，服三四分，好热酒调下；痒塌寒战，泄泻者，煎异功散调下。若无猫牙，用人牙一味亦妙，但不如四牙全方。

人牙散 治痘疮初起，光壮，忽然黑陷，心中烦躁，气急喘满，狂言妄语，如见鬼神，急宜治之，不然毒气入脏，必死。

人牙烧存性，为末，每一个作一服，酒调下。

独圣散 治痘六七日陷而不发，及不贯脓，有泻不宜服，陷入黑色，气欲绝者，神效。

穿山甲泡，洗，冷净，用炭火拌炒，成珠焦黄为度

上为末，每服五分，或六七分，木香汤或紫草汤，入酒更妙，糯米清汤亦可。

秘传复生散 治痘疮黑陷不起发。

珍珠一钱 琥珀一钱 雄黄一钱 穿山甲一钱 朱砂一钱 两头尖一钱 香附子一钱 真蟾酥五分

上先将蟾酥切片，以人乳汁浸少时，入众药搓匀。一岁儿服八厘，二三岁儿服一分二厘，用熟蜜水调下。

兔血丸 治痘疮不起发。

十二月收下兔血 白雄乌鸡血 好朱砂 广木香 小儿退下乳牙煅黄色 雄黄

上六味，各一钱，共为细末。每服五分，黄酒送下，汗出即起发。

归茸酒 凡痘疮已成，出齐而难胀，或已胀齐而难靥者，由内虚故耳，盖痘既出，灰白色，及顶平不起，或陷伏者，气血大虚也。

嫩鹿茸酥炙，当归身酒洗，每锉五钱，好酒煎，温服。

无比散 治痘焦枯黑陷，极热毒炽恶候。

牛黄五钱　片脑五钱　朱砂三钱　腻粉五钱　麝香一钱

上为末，每五六七岁者，服五分，新汲井泉水调下，或加小猪尾血三五滴调下，尤妙。

人中黄散　治痘六七日不肥满，及陷入，及不贯脓，服此神效，泻亦无妨，解毒排脓。

人中黄，即粪缸内厚垢，采来，或成块者，炭火中过通红，取出火毒，研细为末。每服一茶匙，酒调服，糯米清汤亦可。

秘方　治痘不起发。

雄黄三钱　天灵盖一两，火煅，小儿者佳　寒水石八钱，火煅

上为末，糯米浓饮为丸，如梧桐子大，朱砂为衣。每服一丸，用热酒化下，出汗即长效。

万金散　治斑疮不出，黑陷至死者。

人猫猪犬腊辰烧，少许微将蜜水调，百者救生无一死，黄金万锭也难消。

上将四物粪，于腊日早晨，日未初时，贮于银锅内，炭火煅，令烟尽，白色为度。但是疮发不快，倒靥黑陷者，及一切恶疮，每用一字，蜜水调服，其效如神。

蜜皂丸　蜜皂专医粪不通，发狂谵语小便红，炼蜜微和牙皂末，捻梃令安谷道中。

上用蜜二三两，熬如饴，加皂角末二钱，搅匀，捻作梃子三四条，将一条纳谷道中，如不通，再易一条，必通矣。自出痘至收靥时，理不宜下者，用此导之。若既靥之后，有前证者，又当下也。

四圣丹　治痘疮，中有长大紫黑者，为疔毒，把住痘不起发，急用银簪挑破，纴入此丹。

珍珠三五粒，铁器土焊微黄色　豌豆四十九粒，烧灰存性　头发烧灰存性，不拘多少

上为细末，用擦面油胭脂调成膏子，将儿在温燠处安存，忌风寒秽气。先用簪尖平拨开疔，将药纴入疔内，即变红色，余疮皆起，但挑破出黑血，或用棉裹指掐去黑血，即愈，盖疔破而毒气得散也。

国老散　治痘疮、瘢疮、疔肿、痈疽、诸般恶毒及中砒毒，用毒伤寒发狂言，并治。

五月初四日，预选大甘草不拘多少，研细末，却用大竹一段，两头留节，钻一头作小孔，装入甘草末于内，其孔用木塞固，勿令泄气，用绳缚竹，候至端午日，置粪缸中以砖坠竹至底，四十九日，取出长流水洗净候干，取药晒燥，再研细，贮磁器内。如遇小儿出痘见苗，每服一钱，淡沙糖汤调服，及诸般恶毒，并用沙糖汤调服，大能解毒，神效。

祛毒散　治痘疮作毒，发痈疽。

猪苓　泽泻　白术　赤茯苓　官桂　防风　羌活　牛蒡子炒　黄连　柴胡　甘草各等份

上锉，生姜、灯草、薄荷，水煎服。

贯脓三朝证治类

凡痘七八九日，渐贯脓，脓水之盈虚，视血气之盛衰也，故须调和脾胃，滋补血气，令易脓，易靥。

夫出痘历七日当贯脓，八日九日肥满光泽，苍蜡色，如果黄熟者，不须服药，贯脓三日，有他证，照后论治。

七日前后，见五陷者，气不足也，血不足不能收血，而毒不能成浆，盖气不盛毒故也，以保元汤加川芎、官桂、糯米温胃助气。

七日前后，倒陷者，气血衰也，以保元汤加白术、茯苓、肉豆蔻。渴，以参苓白术散主之。

七日前后，见寒战者，表虚也；切牙者，内虚也。七日后，见寒战者，气虚也；切牙者，血虚也。气虚以保元汤加桂以温阳；血虚加川芎、当归以益阴分。

凡痘疮七八日不贯脓，灰白陷顶，寒战切牙，腹胀口渴。渴非因热，津液少也。内托散倍加丁、桂、参、芪。腹痛加丁香、干姜；泻，以木香散下豆蔻丸。

凡痘当贯脓之时，虽若起胀，而中空干燥并无脓血者，死。若略有清水，或根窠起胀，血红而活，犹有生意者，内托散倍加参、芪、归，又将人乳、好酒各半盏，和入温服，此贯脓之巧法也。

凡贯脓肥满，庶易结靥，若痘虽胀满，光泽可观，然摸过软而皮皱者，虽有脓，不甚满足，后必不能收靥，或痘皆贯脓，中间几颗不贯者，终变虚寒痒塌之证，宜内托散倍加补血气排脓之药。

凡痘陷无脓，虽因服内托药而暂起，不久又陷者，贯脓不满故也，宜内托散倍参、芪、归、人乳、好酒之类。盖贯脓既满，必无陷伏之患矣。

凡因虚发痒，遍身抓破，脓血淋漓，不能坐卧者，宜内托散去桂，倍白芷止痒，当归和血，木香调气，气行血运，其痒自止，外用败草散敷之，庶免破处感风变证，以致上痰咳嗽声哑。若变遍身抓破，并无脓血清水，皮白干如豆壳者，死。

凡秽气冲触，发痒抓破者，宜内托散照前加减，外用祛秽散焚熏。如黑陷不起，煎内托散调下无价散服之。

此当八九日贯脓之时，最不宜寒药解毒，以伤脾胃，凝气血不能贯脓，尤忌食鱼以助痰气。

贯脓三朝决生死例

一、痘当起胀三日之后，根窠红润，贯脓充满，如黄蜡色，二便如常，饮食不减，吉候也，不必下药；如红紫黑色，外剥声哑者，死。

二、痘当贯脓之时，纯是清水，皮白如薄，与水泡相似，三四日遍身抓破而死。

三、痘当贯脓之时，痘中干枯，全无血水，此名空疮痘，决死。

四、痘当贯脓之时，吐痢不止，或二便下血，乳食不化，痘烂无脓者，决死。

五、痘当贯脓之时，二便不通，目闭声哑，腹中胀满，肌肉黑者，死。

收靥三朝证治例

凡痘十日、十一二日，痘渐收靥，自上而下为顺，自下而上为逆，其遍身皆靥，虽数颗不靥，尚能杀人，犹蛇蜕皮，虽一节被伤，不能退者，是亦死也。

夫出痘十一二日，从口唇头面逐渐收靥至足者，不须服药，若有他证，然后论治。

凡痘当靥不靥，泄泻寒战，咬牙抓破，此虚寒者，服异功散；触秽冒寒，黑陷不靥，煎异功散调下无价散。外痒者，外用去秽散熏之。

凡过服热药，以致热毒猖狂，气血弥盛，痘烂不靥者，内服小柴胡汤、猪尾膏解之，外用败草散敷之。

凡痘在前发越已透，贯脓已满，兹解毒已清，至收靥时，或因触冒，致陷伏，斑烂痒塌不靥者，但服异功散自愈，疮虽不起，不必忧也。

凡痘皆收靥，惟数颗臭烂，深坎不收口者，用硝胆膏涂之。

凡痘不收靥，气急上痰，声哑目闭无神者，死；靥后斑红者，吉。白者、血色者，毒气归内也，恐生余证。

凡痘收靥后，气血大虚，肌肉柔嫩，

不耐风寒，慎戒触冒风寒，乘凉不谨，轻则余毒内攻，重则中风瘫痪，危矣，戒之戒之。

凡痘既收靥，欲落不落而燥痒者，或疮痂虽落，其色黯，或凸或凹，或疮愈痂未落，用白沙蜜不拘多少，涂于疮上，其痂易落，亦不令瘢痕紫黑，又不腥秽，甚妙。

凡痘疮已靥未愈之间，五脏未定，肌肉尚虚，血气未得平复，忽被风寒搏于肤腠之间，则津液涩滞，故成疳蚀疮，宜雄黄散、绵茧等药治之，久而不愈者，溃骨伤筋，以害人也。

小儿痘自出至收靥，要十二日可保平安，首尾不可与水吃，少与滚熟水则可，若误与之，疮靥之后，其痂迟落，或身上痈肿，若针之则成疳蚀疮，脓水不绝，甚则面黄唇白，以致难愈者何也？盖脾胃属土，外主身之肌肉，只缘饮水过多，湿损脾胃，搏于肌肉，其脾胃肌肉虚，则津流衰少，而荣卫滞涩，气血不能周流，凝结不散，故疮痂迟落而生痈肿也。

黄帝曰：饮有阴阳，何也？好饮冷者，冰雪不知冷；好饮热者，沸汤不知热。岐伯对曰：阳盛阴虚，饮冷不知寒；阴盛阳虚，饮汤不知热。治之何如？故阳盛则补阴虚，木香散加丁香、肉桂治之；阴盛则补阳虚，异功散加木香、当归，每一两药共加一钱。异功散能除风寒湿痹，调和阴阳，滋养血气，使痘疮易出，易靥，不致痒塌；木香散性温平，能和表里，通行津液，清上实下，扶阴助阳之药也，善治小儿腹胀泻渴，其效如神，不能尽述。大抵天地万物，遇春而生发，至夏而长成，乃阳气熏蒸，故得生长者也。今疮疹之病，脏腑调和，则血气充实，自然易出易靥，盖因外常和暖，内无冷气之所由也。

收靥三朝决生死例

一、痘当靥之时，色转苍赢，成紫葡萄色者，一二日决从口鼻四边靥起，腹中收至两腿，然额上和脚一齐收靥，落皮而愈，此乃吉证也，不必惊疑下药。

二、痘当靥之时，遍身臭烂，如拼搭不可近，目中无神者，决死。

三、痘当靥之时，遍身发痒，抓搭无脓者，皮卷如豆壳干者，决死。

四、痘当靥之时，寒战，手足颤掉，咬牙噤口，即死。

五、痘当靥之时，目闭无神，腹胀，足冷过膝者，决死。

六、痘当靥之时，声哑气急，痰响，小便少，大便频者，决死。

七、痘当靥之时，痘斑雪白，全无血色，过后亦死，急用消毒散二帖，后用助气血药以养脾胃，或可得也，宜预先治之。

收靥三朝方药例

方

败草散 治痘疮抓搔成脓，血淋漓。

用盖房多年烂草，或盖墙烂草亦可，其草经霜露，感天地阴阳之气，善解疮毒，其功不能尽述，取草不拘多少，晒干，或焙干，为末，干贴疮上，若浑身疮破，脓水不绝，粘贴衣裳，难以坐卧，可用二三升摊于席上，令儿坐卧，其效如神，仍服木香散，加丁香、官桂同煎服。

硝胆膏 硝胆膏医口不收，疮瘢臭烂血脓流。宜研猪胆芒硝细末，患处涂之，病自瘳。

猪胆汁、芒硝二味研匀，如膏，涂之。

脱甲散 治疮甲不落，不能靥者。

雄黄 蝉蜕皮去土 人顶骨烧灰，各

一钱

上为细末，每服三分，米汤下。

雄黄散 治小儿牙断，生疳蚀疮。

雄黄一钱　铜绿二钱

二味共研极细末，量儿大小，干掺上。

绵茧散 治痘疮，身体肢节上有疳蚀疮，脓水不绝。

空蚕茧须是出蚕蛾了者

一味不拘多少，用生白矾研细入内，茧内令满，以炭火烧，令白矾汁干尽，取出研极细，每用干贻疮口上。

猪尾膏

龙脑半字许，研细，旋滴猪心血为丸，辰砂为衣，紫草汤化下

痘后余毒证治例

夫小儿痘疮，自首至尾，脾胃温暖，表里中和，痘后亦无余证。若热毒太盛，失解，或过服桂、附热药，则收靨之后，余毒犹作，轻则咽喉齿目吐衄痈疮，重则热极生风，变成惊搐而死者多矣，当照后调治。

一、痘初毒盛，或因服附子毒药者，靨落之后，便服消毒饮一二帖，或饮三豆汤，解毒之良法也。若余热不退，轻则小柴胡汤；虚烦不眠者，竹叶石膏汤加酸枣仁；浑身壮热不退者，黄连解毒汤；烦渴谵语者，辰砂六一散；热盛大便闭，腹胀内实者，小承气汤下之。

二、痘后余毒，或先服附子，热毒失解，聚而不散，以至头顶胸背、手足肢节亦肿，成痈毒者，宜消毒饮、小柴胡汤，倍加羌活、独活、连翘、金银花、天花粉，有脓须刺破；如生痘风疮，止用消毒饮、败毒散之类。

三、余热发惊搐者，抱龙丸主之。过二三日后，证恶者，死。

四、热毒上攻眼目，热胀疼肿，血丝遮睛者，洗肝散。壮热甚者，加黄连、黄芩、黄柏、栀子；肿胀不能开者，仍用鸡子清调黄连末，涂两太阳足底心，以引热毒下行。

五、咽喉肿痛，甘桔汤加防风、玄参、射干、牛蒡子，热盛加黄芩，小便涩加木通。

六、牙疳肿痛，失血牙龈宣露者，甘露引子；牙疳腐烂者，用老茶韭菜根浓煎洗净，仍付搽牙散。

七、触冒风寒咳嗽者，发[1]散药内加瓜蒌、桔梗、杏仁、韭菜根、桑白皮、八白草根，痰盛加枳实、半夏、石膏。若毒攻肺，喘急咳臭脓血者，死。

八、脾胃虚弱，饮食不化，少进平胃散，加山楂、神曲、麦芽、香附；吐泻者，胃苓汤；寒甚呕逆泄泻，理中汤。大抵痘后证多余热，因寒者少。

痘后余毒方药例

方

犀角化毒丹方见诸热　治痘后余毒未解，头面身体多生疮疖，上焦热壅，唇口肿破生疮，牙龈出血口臭。

黄连解毒汤

黄连　黄芩　黄柏　栀子各等份

水煎服。小便赤，加车前子、木通。

洗肝散

归尾　川芎　羌活　薄荷　栀子　防风　大黄　甘草各等份

上锉，水煎服。热盛便闭，加芩、连、柏煎滚，泡大黄、芒硝下之。睛疼昏暗，加滑石、石膏、谷精草、菊花、绿豆皮。上翳膜者，加蝉蜕、僵蚕、石决明、白蒺藜，或谷精草、生蛤粉、黑豆皮煮猪胆食之，亦妙；若未靨之前，痘疮入眼者，本方去大黄。瞳肿不开，

[1] 发：原本缺字，据日刊本补。

以鸡子清调黄连末，涂两太阳穴及足底心。

通明散 治痘后余毒，眼生翳障。

当归 川芎 芍药 生地黄 防风 干葛 菊花 谷精草倍 蝉蜕 天花粉各等份

上锉，水煎服。眼赤肿，加黄连、栀子；翳厚，加木贼。

吹云散 治痘疮眼生翳障，或红或白，肿痛。

黄丹水飞，一钱 轻粉三分 片脑一厘

上为末，鹅毛管吹耳内。如左眼患，吹入右耳；右眼患，吹入左耳，一旦三次，兼服通明散。须得早治，迟则必难矣。

一方 用黄丹、轻粉各一钱，如前吹耳，内有雌、雄槟榔磨水服之，殊效。

回光散 治痘疹伤眼。

荆芥 黄连 赤芍 谷精草 菊花 木贼 桔梗 牛蒡子 前胡 独活 甘草各等份

上锉，生姜、灯草煎服。

一方 治痘疮入眼，或病后生翳障。

蝉蜕洗净，去土 白菊花各等份

每服二钱，入蜜少许，水煎服。

一方 治痘疹，眼生翳障。

用绵胭脂以口嚼，即水入蒸过，熟蜜和匀，灯草蘸翳上。

甘桔汤 治咽喉肿痛。

桔梗 甘草 防风 牛蒡子 玄参 麻黄 射干

上锉，水煎服。热盛，加黄芩；小便赤涩，加木通。

甘露饮 治牙疳去血，口臭，牙龈肿痛腐烂。

枳壳 石斛 黄芩 生地黄 茵陈 天门冬 甘草 熟地黄 麦门冬 枇杷叶各等份

上锉，水煎服。牙龈腐烂，仍用搽牙散擦之。

搽牙散 治走马牙疳，牙龈腐烂。

人中白取樟子，尿桶中浊瓦上焙干，五钱 枯矾一钱 白梅烧瓦碗盖，存性

上共为末，先用韭菜根老茶浓煎，鸡毛洗刷，去腐烂恶肉，洗见鲜血，乃用药敷之三次，烂至喉中者，用小竹筒吹入，虽遍牙齿烂落，口唇穿破者，敷药皆愈，但山根发红点，不治。忌油腻鸡鱼发气热物。

天黄散 治痘疹后，多食甜物，及食积疳热，口内并唇口生疮，牙床肿烂，甚至牙齿脱落，臭不可闻，神效。

天南星一两，水泡令软，细切片 雄黄二钱

上和南星片在一处，用湿纸包裹，慢火煨，令面焦，取出候干为末。每以指蘸药敷口内，一日三四次，临卧再敷，不可吐坏。

痘后发水泡，用灯心、萝卜煎汤服。

治痘后不问痈毒发于何经，初起红肿时，却用黑、绿、赤三豆，以酸醋浸研浆，时时以鸡翎刷上，随手退去，如神。

痘疮首尾戒忌例

夫小儿痘既出，不可表汗。盖初发时，内蓄胎毒，外感邪热，故用发散表汗之药，使毛窍开通，则在表之邪得以发散，而在黑之毒亦易于发越矣。若痘痕既有痘发于表，必赖表里，庶易贯脓收靥，如再汗之，表气一虚，风邪易入陷伏，斑烂作矣。

一、自痘出收靥，虽有大便闭证，止用蜜皂丸导之，不可妄下。至收靥后，有实证方可下也。盖未靥之前，毒虽在表，必赖里实，以滋养之，则在表者，

方得贯脓收靥，譬之种豆，土肥根固，则易秀易实也。妄下则脾胃一虚，气血随耗，陷伏之证随作，岂能贯脓收靥哉？既靥之后，则在表毒气已尽，苟有实热膨胀粪结之证，一用下药，疏脏腑而病愈矣，又何遗患之有？

二、始终忌食热毒之物，如辛热煎炒，葱蒜好酒，发气发毒之物，无虚寒之证，不可妄用热药，以火济火，致热毒太盛，气血糜烂，为患不小。

三、始终忌生冷之物，如冷水、红柿、瓜、蜜之类。无热毒证，不可妄用寒药。盖温暖和畅，痘方发出，寒冷伤胃滞气，为患不小。

四、自发热至收靥，诸般血肉，皆不易食，盖血肉皆助火邪，遂至热毒壅滞，或为斑烂，或靥后重复发痪，经月不愈，况起胀贯脓之时，毒气壅盛，稍食肥猪肉，则即时气急上痰，若脾胃虚弱，不能进食者，只用鲞[1]鱼、精肉、煮啖少许，以助滋味。

五、当调节饮食，失于饥则脾胃虚损，气血不能充满，过于饱则胃气填塞，荣卫不能调畅。惟得中为无患。

六、当谨避风寒，盖痘疮内外热蒸，毛孔俱开，况小儿肌肤嫩弱，易于感袭，一有触冒，诸证随作，靥落之后，气血大虚，髓肉柔嫩，尤当谨于防避也。

七、首尾切忌房事，月妇外人，醉酒晕腥，硫黄蚊药，葱蒜韭薤，烧灰沟粪，杀生腋臭，诸般秽气，务宜防避。

麻　疹

麻疹证治例

按麻疹出自六腑，先动阳分，而后归于阴经，故标属阴，而本属阳。其发热必大，与血分煎熬，故血多虚耗，首尾当滋阴补血为主，不可一毫动气，当从缓治，所以人参、白术、半夏燥悍之剂，升阳升动，阳气上冲，皆不可用也。又必内多实热，故四物汤加黄连、防风、连翘以凉其中，而退其阳也。

一、发热憎寒壮热，鼻流清涕，身体疼痛，呕吐泄泻，证候未明是否，便服苏葛汤去砂仁、陈皮，腹痛亦用厚盖表之得汗，自头至足，方散渐减，去衣被，则皮肤通畅，腠理开豁，而麻疹出矣；纵不出，亦不可再汗，恐致亡阳之变，只宜常以葱白汤饮之，其麻自出，服此自无发搐之证。

二、发热之时，既表之后，切戒风寒、冷水、瓜桃生果之类，如一犯之，则皮毛闭塞，毒气难泄，遂变紫黑而死矣。如极渴饮水，只宜少许，葱白汤以滋其渴耳。必须使毛窍中常微汗，润泽可也，又忌梅、李、鱼、酒、蜂蜜香鲜之类，恐惹痡虫上行。

三、麻疹既出之时，如色红紫，干燥暗晦，乃火盛毒炽，急用六一散解之，或四物汤去地黄，加红花、炒黄芩进之。

四、麻疹既出，已过三日，不能没者，乃内有实热，宜用四物汤进之。如失血之证，加犀角汁解之。

五、麻疹前后，有烧热不退等证，并属血虚、血热，只宜四物汤按证照常法加减，渴加麦门冬、犀角汁，嗽加瓜蒌霜，有痰加贝母、去白陈皮。切忌人参、白术，半夏之类，如倘误用，为害不小，戒之戒之，盖麻疹属阳，血多虚耗，今滋阴补血，其热自除，所谓养阴退阳之义。

六、麻疹退后，若牙龈腐烂，鼻血横行，并为失血之证，急宜服四物汤加

[1] 鲞：音 xiǎng。

茵陈、木通、生犀角之类，以利小便，使热下行。如疳疮色白者，为胃烂，此不治之证也。

七、麻疹泄泻，须分新久，寒热。新泻、热泻者，宜服四苓散加木通服；寒泻者，十中无一，如有伤食寒冷不得已，以理中汤一服而止；久泻者，只宜豆蔻丸，或五倍子、粟壳烧灰调下涩之。

八、麻退之后，须避风寒，戒水湿，如或不谨，遂致终身咳嗽患疮，无有愈日。

九、麻疹前后，大忌猪肉、鱼、酒、鸡子之类，恐惹终身之咳，只宜用老鸡精、火肉煮食，少助滋味可也。

十、麻疹正出之时，虽不进饮食者，但得麻疹淡红润泽，真正不为害也，盖热毒未解，内蕴实热，自不必食也。退后若不食，当随用四物汤加神曲、砂仁一二帖，决能食矣。如胃气弱者，忌少下地黄。

十一、麻疹既出一日，而有没者，乃为风寒所冲，麻毒内攻，若不治，胃烂而死，可用消毒饮一帖，热服遂安；如麻见三日退，若有被风之证，亦用消毒饮，妙。

愚验麻疹始出，类伤风寒头痛，咳嗽热盛，目赤颊红，一二日内，即出者轻，必须解表，忌见风寒、腥晕厚味，如犯之，恐生痰嗽，变成惊搐，不可治矣。初起吐泻交作者，顺；干霍乱者，逆；欲出不出，危亡立待。

麻疹方药例

方

苏葛汤 初热未见点，发表之药，暂用分两，量儿大小服之。

紫苏二钱　葛根二钱　甘草二钱　白芍药一钱半　陈皮五分　砂仁五分

上锉，葱白、生姜煎服。

加味升麻汤 治小儿麻疹表药，或邻家已有疹证，预服。

升麻五钱　玄参五钱　柴胡五钱　黄芩五钱　干葛四钱　赤芍四钱　独活一钱　甘草二钱

每锉三四钱，水煎服。

治疹后咳嗽喘急，烦躁腹胀，泄泻声哑，唇口青黑。

黄连　黄芩　连翘　玄参　知母　桔梗　白芍　杏仁　麻黄　干葛　陈皮　厚朴　甘草　牛蒡子各等份，水煎服

小儿疹后赤白痢疾。

黄连　甘草　杏仁　桔梗　木通　厚朴　泽泻各等份

上锉，灯草水煎服。如下坠，加枳壳。

卷十五

痈疽

脉

凡诸脉浮数，应当发热。其不发热而反洒淅恶寒，若有痛处，必发痈疽。脉微而迟，反发热；弱而数，反振寒，当发痈疽。脉浮而数，身体无热，形默默，胸中微燥不知痛之所在，其人必发痈疽。

证

《内经》曰：诸痛痒疮疡，皆属心火[1]。又云：膏粱之变，足生大疔。盖心主血而行气，气血凝滞而为痈疽也。痈者，壅也。大而高起，属乎阳，六腑之气所生也，其脉浮数。疽者，沮也。平而内发，属乎阴，五脏之气所成也，其脉沉数。

凡人初生疮之时，便觉壮热恶寒，拘急头痛，精神不宁。烦躁饮冷者，其患疮疽必深也。若人须患疮疽，起居平和，饮食如故，其疮浮浅也。

凡外敷贴药，亦发表之意。一方谓贴冷药有神效。夫气得热则散，得冷则敛，何谓神效？经曰，发表不远，热是也。

凡肿疡用手按之，热则有脓，不热则无脓。重按乃痛，脓之深也；轻按即痛，脓之浅也；按之不甚痛者，未成脓也。若按之即复者，有脓也；不复者，无脓，必是水也。

凡痈疽未破，毒攻脏腑，一毫热药不敢用。若已破溃，脏腑既亏，饮食少进，一毫冷药不敢用也。

凡脓出而反痛者，此为虚也，宜补之。亦有秽气所触而作痛者，宜和解之。风冷所逼者，宜温养之。

凡疽发深而不痛者，胃气大虚，必死肉多而不知痛也。

凡肿疡时呕者，当作毒气上攻治之，溃后当作阴虚补之。若年老溃后，发呕不食，宜参、芪、白术膏峻补。河间谓疮疡呕者，湿气侵于胃，宜倍白术。

凡痈疽发渴，乃血气两虚，用参、芪以补气，当归、地黄以养血。

凡痈疽有实热者，易疗；虚寒邪热者，难治。肿起坚硬，脓稠者为实；肿下软漫，脓稀者为虚。败脓不去，加白芷则去，不可用白术，盖白术能生脓故也。

凡痈疽始发，即以艾多灸之，可使轻浅。或以骑竹马灸法最妙，盖火畅达，拔引郁毒，此从治之意。惟头为诸阳所聚，艾炷宜小而少。若其身必痛，灸至不痛，不痛灸至痛。

方

连翘败毒散 治痈疽发背，疔疮乳痈，一切无名肿毒，初起憎寒壮热，甚则头痛拘急，状似伤寒，一日至四五日者，二三剂以解其毒，轻者则内自消散，若至六七日不消，宜服真人活命饮，后服托里消毒散调理。

柴胡 羌活 桔梗 金银花 连翘 防风 荆芥 薄荷叶 川芎 独活 前

---

[1] 诸痛痒疮疡，皆属心火：《内经》原文作“诸痛痒疮，皆属于心”。

胡　白茯苓　甘草　枳壳

上锉，生姜煎。如疮在上，食后服；在下，食前服。如热甚并痛甚，加黄连、黄芩。如大便不通，加大黄、芒硝下之。

真人活命饮　治一切痈疽疔肿，不问阴阳虚实，善恶肿溃，太痛或不痛，然当服于未溃之先与初溃之时，如毒已大溃，更不宜服。初用此剂，大势已退，然后随证调理，其功甚捷，诚仙方也。

乳香　没药　贝母　甘草节　白芷　花粉　赤芍药　当归梢各一钱　防风七分　陈皮一钱半　皂角刺五分　金银花三钱　穿山甲三大片，切碎，以蛤粉炒黄色

上锉一剂，用醇酒一盅半，以纸密封罐口，勿令泄气，煎至一盅，随疮上下，以分饥饱温服。能饮酒者，服后再饮三五杯，忌酸薄酒、铁器。服后倒卧，觉痛定回生，神功浩大，不可亿❶度，再看证加减。在背俞倍皂角刺；在腹募倍白芷；在胸次加瓜蒌仁二钱；在四肢倍金银花。

槐花酒　治背发一切疔疮肿毒，不问已成未成，但焮痛者宜用。未成者一二服即消，已成者三四服即愈。

槐花四五两微炒黄，乘热入酒二盅，煎十余沸，去渣热服。

金银花酒　治一切痈疽、发背、疔疮、乳痈、便毒，及喉痹乳鹅，不问已溃未溃者。

金银花连茎叶捣烂，取汁半盅，和热酒半盅，温服，可保无虞。如秋冬无鲜者，水煎和酒服。

追风通气散　治痈疽、发背、流注、肿毒、脑疽、打破伤折、疝气、血瘕、脚气、诸气痞塞、块痛、腰痛、一切痰饮为患。此药大能顺气匀血，扶植胃本，不伤元气，荡涤邪秽，自然通顺，不生变证，真仙剂也。

气血逆于腠理，故令壅结痈疽，调和营卫实堪宜，赤芍、木通、白芷、何首乌同枳壳、茴香、乌药、当归，更加国老等无疑，酒水同煎济世。

痈疽生痰有二：一则胃寒生痰，加半夏以健脾化痰；一则郁热而成风痰，加桔梗，并用生姜水酒煎。一发背因服寒凉之药，过伤脾胃，饮食少进，颜色憔悴，肌肉不生，去木通，少用当归，倍厚朴、陈皮。流注，加独活。脑发背发，去木通。打破伤折在头上，去木通，加川芎、陈皮。经年腰痛，加萆薢、玄胡索酒煎。脚气，加槟榔、木瓜、穿山甲水煎。痰饮为患，或喘，或咳，或晕，头痛睛疼，遍身拘急，骨节痹疼，胸背、颈项、腋胯、腰腿、手足聚结肿硬，或痛或不痛，按之无血潮，虽或微红，亦淡薄不热，坚如石，破之无脓，或有薄血，或清水，或如乳汁❷，又有坏肉如破絮，又如瘰疬，在皮肉之间，如鸡卵可移动，软活不硬，破之亦无脓血，针口胬肉突出，惟觉咽喉痰实结塞，作寒作热，加南星、半夏。肿毒坚硬不穿，加川芎、独活、麻黄、连须葱煎，热服。

托里消毒散　治一切痈疽，六七日未消者，服此药，疮未成即消，已成即消。能壮气血，固脾胃，使毒气不得内攻，脓毒易溃，肌肉易生。切不可早用生肌之药，恐毒气未尽，反增溃烂。如有疮口，便贴膏药，以御风入，至疮口闭合，如不用贴，此守成之方也。

黄芪盐水炒　花粉各二钱　防风　当归酒洗　川芎　白芷　桔梗炒　厚朴姜制　穿山甲炒　皂角刺炒，各一钱　金银花　陈皮各三钱

---

❶ 亿：通“臆”。

❷ 或如乳汁：原作“成如此汁”，据日刊本改。

上用水、酒各一盅，煎至七分。疮在上食后服，在下空心服，二帖后，只用水煎。

千金内托散 治痈疽疮疖，未成者速散，已成者速溃。败脓自出，无用手挤，恶肉自去，不用针刀，服药后疼痛顿减。此药活血匀气，谓胃补虚，祛风邪，辟秽气，王道之剂，宜多服之，神效。

黄芪蜜炙 人参去芦 当归各二钱 川芎 防风去芦 桔梗去芦 白芷 厚朴姜炒 薄桂 甘草生用，各一钱 加金银花亦可

上为末，每服三钱，无灰酒调下。不饮酒，木香汤调下亦可。或都作一剂，用酒煎服尤佳。痈疽肿痛，用白芷；不肿痛，倍官桂。不进饮食，加砂仁、香附。痛，加乳香、没药。水不干，加知母、贝母。疮不穿，加皂角刺。咳，加陈皮、半夏汤泡七次、杏仁、姜五片煎。大便闭，加大黄、枳壳。小便涩，加麦门冬、车前子、木通、灯心。

神仙蜡矾丸 治痈疽及肠痈，消毒，固脏腑，止疼痛，护膜止泻，化脓，痈疽溃后宜服。

黄蜡二两，生白矾三两，为末，熔蜡为丸，如梧桐子大。每服二三十丸，酒下。不饮酒者，熟水下。一日服三次。肺痈，蜜水下；咳嗽，姜汤下。

二仙散黄宾江传 治发背痈疽，已成未成，已溃未溃，痛不可忍者。

白芷未溃者用一两，已溃者用五钱 贝母未溃者用五钱，已溃者用一两

上锉，好酒煎服。

透脓散 治诸痈疽，及贴骨痈不破者，不用针刀，一服不移时而自透，神效。

蛾口茧一个，烧灰存性，用酒调服，即透。切不可用三两个，服之即生三两头。

芙蓉膏张秀峰传 治发背痈疽，痛如锥剜不可忍，登时痛止如神。

芙蓉叶 黄荆子为末，各等份

上二味，入石臼内捣极烂，用鸡子清调搽患处，留顶，如烟雾起，立瘥。此方用在未溃之先，或将溃之际。

三神膏张贡士传 治痈疽发背。

蓖麻子去壳，四十九枚 陈醋一碗半 好盐一撮

上三味，置锅中，用文武火熬之，槐枝搅成膏。先将米泔水洗净疮，搽上药，留顶，未成脓者即散，已成脓者即溃。忌一切发物并酒。

神妙生肌散敏所兄传 治痈疽发背，诸般疮毒，溃烂疼痛。

乳香一钱 没药二钱，二味用灯草同研 孩儿茶一钱 血竭一钱 赤石脂一钱 海螵蛸一钱 轻粉三分 龟板炒，一钱 鳖甲炒，一钱 硼砂二钱，生肌全在此味 水银一钱 黑铅一钱 初起加黄柏一钱。作痒加白芷一钱。

上将银、铅同煎化，将前药各为末，入银铅于内，研极细，糁疮上，神效。

铁桶膏泽川西府传 治痈疽、发背、疔疮、瘰疬、痔疮、粉瘤。

荞麦秆灰淋汁二碗，熬至一碗，下血竭、乳香、没药各三分，为末入汁内，再熬去半碗，取下待冷，入

黄丹八分 雄黄八分 朱砂八分 好石灰八钱 为极细末，共一处，放药汁内搅匀成膏，磁器收贮，用三棱针刺破，将药入内，直深入到底，不三四次痊愈。

玉容膏秘传 治发背痈疽溃烂，用此生肌，止痛，外护。

香油二两 黄蜡一两 二味化开，入黄丹末一钱、寒水石火煅，一两，为细末，

熔化为膏，纸摊贴患处。

水云膏阐传　治发背。

干姜炒　皂角炙，去皮弦　五倍子炒　川芎各一两　孩儿茶　乳香　没药各三钱　枯矾　槐花各一钱

上为末，苦胆汁调涂，神效。又方，醋炒五倍子，入猪脑髓同捣，如膏贴之，如疮在左，用左边脑。

附：肠痈　肚痈

千金内消散　治肠痈便毒，初起即消，已肿即溃，脓血从大便中出。

大黄三钱　赤芍药　白芷　木鳖子去壳　乳香　没药　皂角刺　白僵蚕　瓜蒌仁　天花粉各一钱　归尾酒洗，一钱半　穿山甲三大片，蛤粉炒黄色，杵碎　金银花三钱　甘草五分

上锉一剂，水酒煎，空心服。红点加芒硝。

内消沃雪汤陈恕轩传　治肚内生痈及痈疽，神效。

当归身　白芍药　黄芪　甘草节　金银花　天花粉　连翘　香白芷　穿山甲　皂角刺　贝母　乳香研　木香　青皮　广陈皮

甚者加大黄，水酒煎服立消，是世所奇。

瘰　疬

证

夫瘰疬者，颈腋之间而生结核也。或在耳后，连及颐颔，下至缺盆在锁字骨陷中，皆为瘰疬，手少阳三焦经主之；或在胸及胸之侧，皆为马刀疮，足少阳胆经主之。二经多气少血，其初生如豆粒，或如梅李，累累相连，历历三五枚，久久不消，渐渐长大，按之则动而微痛。不憎寒壮热，惟午后微有热，或夜间口干，饮食少思，四肢倦怠，是以坚而不能溃，溃而不能合。有风毒者，得之于风；热毒者，得之于热；气毒者，得之于气，乃风热邪气蕴结而成，皆由气血不足，往往变为劳者。经云：此不系膏粱丹石之变，因虚劳气郁所致。宜补形气，调经脉，则未成者自消，已成者自溃。若不详经络血气多少，脉证受病之异，卒用牵牛、斑蝥，及流气饮、十宣散等，则血气已损，而实实虚虚之祸，如指诸掌。

治

治当以益气养荣汤主之。

方

益气养荣汤　治怀抱抑郁，瘰疬流注，或四肢患肿，肉色不变，或日晡发热，或溃而不敛。

黄芪蜜炙　当归酒洗　人参　白术炒，各一钱半　川芎　白芍酒洗　生地黄　陈皮　香附　贝母各一钱　地骨皮　柴胡　桔梗炒　甘草炙，各五分

上锉一剂，水煎，食远服。如有痰，加橘红。刺痛，加青皮或木香。午后有热，或头微眩，加酒炒黄柏。脓水清，倍参、芪、归。女人有郁气，胸膈不利，倍香附、贝母。月经不调，加丹皮、当归、红花。

散肿溃坚汤　治马刀疮，结硬如石，或在耳下，至缺盆中，或至肩上，或于胁下，皆手足少阳经中。及瘰疬遍于颏，或至颊车，坚而不溃，在足阳明经所出。或二疮已破，乃流脓水，并治，及生瘿瘤，大如升，久不溃者。

升麻六分　葛根二钱　白芍药二钱　当归尾五分　连翘三钱　黄连二钱　桔梗五钱　黄芩梢酒洗，一钱半　黄柏酒炒，五钱　知母酒浸，五钱　昆布洗，五钱　龙胆

草酒洗，四钱　海藻酒炒，五钱　三棱酒炒，三钱　莪术酒炒，三钱　天花粉酒浸，五钱　甘草炙，五分　白芍二钱　归尾五分

上锉，每一两，用水二盅，先浸半日，煎至一盅，去渣，热服。于卧处伸足在高处，头微低，每噙一口，作十次咽。至服毕，依常安卧，取药在胸中停蓄也。另攒半料，作细末，炼蜜为丸，如绿豆大。每服百丸，或一百五十丸，此药汤留一口送下。

内消散任中嵩传　治瘰疬，宜先用益气养荣汤数十服，后服此方。

朱砂一钱　血竭一钱　斑蝥去翅足，三分，生用

上为细末，每服一分，空心烧酒调服。未破者，三五日立消；已破者，内服此药，外用金头蜈蚣一条，研极细末，用麻油一小盅，浸二旦夕，搽患处，其疮即肿溃。过一二日肿消，可贴膏药，疮势大者二十日痊，小者十余日平复。

天花散京师传　治瘰疬溃烂疼痛。

天花粉一钱半　白芷一钱　乳香二分　没药五分　赤芍药一钱七分　贝母七分　归尾一钱　金银花三钱　穿山甲炒黄色，一钱二分

上锉一剂，好酒一盅半，煎服，忌鲜鱼鸡羊等毒物。

乌龙膏周排山传　治瘰疬溃烂，久不愈者。

木鳖子带壳烧存性，去壳　侧柏叶焙　人中血即发烧灰　青龙背即旧锅上垢腻　纸钱灰　飞罗面各一钱

上为末，用好醋调成膏涂疮上，外用纸贴效。

代灸散　治瘰疬溃烂，臭不可闻，久不能愈。

官粉一钱　雄黄一钱　银朱一钱　麝香二分

上为细末，用槐皮一片，将针密密刺孔，置疮上。

上糁药一撮，以炭火炙热，其药气自然透入疮中，痛热为止。甚者换三次，轻者二次痊愈。

紫云膏　治瘰疬及一切顽疮溃烂久不愈，并杖疮、臁疮、小儿头疮并效。

黄蜡一两　松香五钱　黄丹三钱　香油四两

上四味，共入铁锅内，用柳条去皮搅之，文武火熬至半炷香尽为度。摊油纸贴之，或搽涂患处。

地龙膏李养斋传　治瘰疬未破者，贴之立消。

雄黄　地龙粪　小麦面

各等份，研末，醋调涂之。

丹青散　治瘰疬已破者，搽上即愈。

银朱一钱　铜青一钱　松香五分

研末，有水，干敷之，如干，灯油调搽。

瘰疬妙方刘前冈传

用荞麦面捻作圈，围住疮上，用黄酒糟压干撒在疮上，用麝香入艾槌烂，铺糟上，火烧艾，过则再换，以疮内水干为度，后贴膏药。

官粉一两半　乳香二钱　没药二钱半　孩儿茶二钱半　蛤粉五钱　龙骨二钱半　蜂房二个　密陀僧二钱半　血竭二钱　蓖麻子去壳，一百二十个

上研为细末，用香油四两熬黑色，后将各药放在油内，熬数沸，用瓦盆盛水，将药锅坐在上，出火毒，纸摊贴患处如神。忌食鸡、鹅、羊肉、鸭蛋、鲜鱼、辛辣炙煿等物。

老君丹黄宾江传　治瘰疬并痰核结硬。

老君须四分　紫背天葵三钱　乳香三钱　没药　红曲　防风　红花各三钱　栀

子五分　当归八分　川芎四分　草果仁一钱　血竭五分　孩儿茶五分　土茯苓五分　金银花五分　白芥子五分

上共捣粗末，先用独蒜一个，顺擂烂，入好酒一碗，滤去渣，入药于内，重汤煮一时。食后，临卧服三剂，全消，妙不可言。

天葵子丸黄宾江传　治瘰疬。

紫背天葵一两半　海藻一两　海带一两　昆布一两　贝母各一两　桔梗一两　海螵蛸五钱

上为细末，酒糊为丸如梧桐子大。每七十丸，食后温酒下。此方用桔梗开提诸气，贝母以消毒化痰，海藻、昆布以软坚核，治瘰疬之圣药也。

疔　疮

证

夫疔疮者，皆由脏腑积受热毒邪气，相搏于经络之间，以致血气凝滞，注于毛孔手足头面，各随五脏部分而发也。其形如粟米，或疼或痒，以致遍身麻木，头眩寒热，时生呕逆，甚则四肢沉重，心惊眼花。盖疔肿初发热，突起如钉盖，故谓之疔。疔疮含蓄毒气，突出寸许，痛痒异常，一二日间，害人甚速。《内经》以白疔发于颈鼻，赤疔发于舌根，黄疔发于口唇，黑疔发于耳前，青疔发于目下。盖取五色以应五脏，各有所属部位而已。然或肩、或腰、或足，发无定处，如在手足、头面、骨节间最急，其余犹可缓也。近世多食灾牛疫马之肉，而成此证。其形有十三种，皆以形而名之耳。一曰麻子疔，始末极痒，忌麻子油，犯之多不救；二曰石疔；三曰雄疔；四曰雌疔；五曰火疔；六曰烂疔；七曰三十六疔；八曰蛇眼疔；九曰盐肤疔；十曰水洗疔；十一曰刃镰疔；十二曰浮鸥疔；十三曰牛狗疔。惟三十六疔最为可畏，其状头黑浮起，形如黑豆，四畔大，赤色，今日生一，明日生二，后日生三，乃至十数，犹为可治。若满三十六，则不可治矣。又有所谓红丝疔，鱼脐疔之类，其名甚多。其红丝疔者，或生手足间，有红丝一条，急宜用针刺断。不然其丝入心，必难治矣。鱼脐疔者，状如鱼脐也。

治

凡疔疔疮，皆宜刺疮中心至痛处，又刺四边十余下，令去恶血，乃以药敷之，仍服蟾酥丸之类。发汗诸疔名目虽多，其治法略同。如身冷自汗，呕逆燥喘，狂喝妄语，直视者，皆毒气攻内，不可治矣。

方

飞龙夺命丹　治疔疮、脑疽、乳痈、附骨疽，一切无头肿毒恶疮，服之便有头。不痛者，服之便痛。已成者，服之立愈。此乃恶证药中至宝，危者服之立安。

雄黄二钱　朱砂一钱，为衣　轻粉五分　血竭一钱　乳香一钱　没药一钱　蟾酥二钱　铜绿二钱　胆矾一钱　麝香五分　片脑五分　蜈蚣一条，去头足　蜗牛二十一个　寒水石一钱

上为末，先将蜗牛连壳研如泥，和为丸如绿豆大。如丸不就，入酒打面糊丸之。每服二丸，先用葱白三寸，令病人嚼烂，吐于男左女右手心，将丸药裹在葱白内，用无灰热酒三四杯送下，于避风处，以衣盖覆之。约人行五里之久，再用热酒数杯以助药力，发热大汗为度。如重者无汗，再进二丸，汗出即效。如疔疮走黄过心者，并出冷汗者难治。病人不能嚼葱，研烂裹之。疮在下，食前服，疮在上，食

后服。忌冷水、黄瓜、茄子、油腻鸡鱼肉、湿面，一切发物不可食。

化生丸戴近山传　治一切发背痈疽，无名肿毒，诸般恶毒疔疮，及治破伤风，阴证伤寒，并杨梅疮毒，筋骨疼痛等证，并皆一服奏效。

蟾酥二钱　血竭二钱　蜗牛二十个，瓦上焙干，肉壳俱用　铜绿二分半，与上三味同研　枯白矾一钱　轻粉二钱，二味同研　朱砂三钱，研细，留一钱为衣

上为细末，用人乳汁为丸，如绿豆大，朱砂为衣。令病人嚼葱二根，令烂吐出，裹药三丸在内吞下，热酒送之。

赵府小灵丹　治一切恶毒疔疮，诸般无名肿毒及四时伤风伤寒，憎寒壮热，无汗初觉者。

乳香　没药　轻粉　血竭　朱砂　川乌尖　草乌尖　巴豆霜　细辛　蟾酥等份　麝香减半

上为末，糯糊丸黄米大，雄黄为衣。每服十五丸，小儿五七丸，用葱白三根劈开，入丸在内，细嚼好酒下。被盖汗出，避风，妇人有孕不可服。

金蟾丸罗颖波传　治疔疮。

朱砂　雄黄　轻粉　草乌　海金沙各一钱

上为末，用蟾酥为丸，如绿豆大。每服三丸，以葱白一根，劈破夹药在内，线缚住，灰火煨令香，取去线，连须带药嚼下，以温水送之。被盖出汗，忌生醋、冷水。

蟾酥丸毛惟中传　治疔疮发背，无名肿毒，咽喉肿痛，小儿急慢惊风，痘疹，伤寒阴证等疾。

朱砂五钱　雄黄五钱　麝香少许

上为细末，以端午日将蟾酥为丸如菜子大。每服三丸，葱酒送下，取汗为效。咽喉肿疼，点患处立愈。

神仙解毒丸　治疔疮、发背、鱼口诸般恶疮、肿毒初发，一服立消。

白矾不拘多少，溶化作丸如绿豆大，朱砂为衣。每服十丸，用连须葱七八根，水煎一碗送下，立愈。已成者不伤生，未成者即消。

老军散　治发背、痈疽、疔疮、恶毒，一切无名肿痛、焮热初起未溃者。

大黄半生半煨　甘草节等份

上为细末，和匀，每用一匙，空心温酒调服一二服，疏利为度。

还魂散　凡患疔疮、痈疽、疖毒，此药能令内消去毒，化为黑水，从小便出，万无一失。

知母　贝母　白及　半夏　天花粉　皂角刺　金银花　穿山甲　乳香各一钱

上锉一剂，无灰酒一碗，煎至半碗，去渣，只作一服温服，不得加减。再将渣捣烂，加秋过芙蓉叶一两，用蜜调井花水，和敷疮口上，如干再用蜜水润湿。过一宿，自然消，不必别用峻利之药。以伐元气也。

类圣散西园公方　治一切疔疮恶毒肿痛，神效。

川乌　草乌　苍术　细辛　白芷　薄荷　防风　甘草各五钱

上为末，鸡子清调涂，留顶。

点点金丹胡前溪传　治一切疔疮、发背、无名肿毒。三月清明，将虾豚收一罐，用雄黄一两，朱砂一两，研细末，入罐内晒之。至端午日取出听用，如搽疮，用药磨水，点上立消。

陶潜膏　治疔疮肿痛，危急欲死者。

菊花叶捣烂，敷上即苏。冬月无花，用菊根亦可。

治误食瘟牛肉生疔毒疮。

白颈蚯蚓八九条，擂酒滤食，其渣贴四围患处，留顶。

便　毒附：鱼口疮　下疳疮

证

夫便毒者，生于小腹下，两腿合缝之间。其毒初发，寒热相作，腿间肿起疼痛是也。夫肾为作强之官，所藏者，精与志也。男女大欲，不能以直遂其志，故败精搏血，留聚中途，而结为便毒矣。况其所，乃精气所出入之道路也。或触物而动心，或梦寐而不泄，既不得偶合阴阳，又不能忘情息念，故精与血，交滞而肿结也。初起慎不可用寒凉之药，恐气血愈结而不得宣散，反成大患。惟当发散寒气，清利热毒，使精血宣畅，自然愈矣。

阴头肿痛生疮者，名为下疳也。乃督、任、冲三脉之属，督脉属阳，任脉属阴，冲脉属厥阴。阳脉主气，阴脉主血，皆由气血大热，有毒有风，故生此疮。其疮一生，则便毒、厉风疮，次第而发也。先宜升麻葛根汤发出；其发后，服凉血解毒丸即愈，不必用轻粉之类。

下疳疮，乃男子玉茎生疮，皆由所欲不遂，或交接不洁，以致邪毒浸溃，发成疮毒。日久不愈，或成便毒，或损烂阳物，多致危笃。又鱼口疮、妬精疮，皆其类也。俗云疳疮未已，便毒复来生也。

妬精疮者，由妇人阴中先有宿精，因而交接，虚热熏蒸，即成此疾。初发在阴头如粟，拂之即痛甚，两日出清脓，作臼孔，蚀之太痛。妇人有生于玉门内，正似疳蚀疮，不痛为异耳。

方

通直散　治便毒如神。

黑牵牛一钱半　大黄三钱　归尾三钱　甘草节二钱　白僵蚕一钱半　木鳖三个，去壳　穿山甲壁土炒，各二钱

上锉一剂，好酒煎，早晨空心服，少食至巳时，泻下脓血便安。

神异散　治便毒、鱼口疮。

金银花　天花粉　木鳖子各一钱　连翘　黄芩各八分　山栀子七分　穿山甲炒珠，二钱　大黄二钱　木香五分　皂角刺三钱　甘草五钱

上锉一剂，酒水煎，空心服。

通解散　治男子交感，强固不泄，以致血气交错，大小便涩滞，或肛门肿痛，或作便毒痈疽。

黑丑炒，捣末　大黄炒　桃仁去皮尖　官桂　白芍　泽泻各二钱半　干姜一钱　甘草五分

上锉二剂，水煎，空心服。

黄芷汤　治鱼口疮。

大黄　香白芷各五钱

水煎露一宿，次早空心温服。至午后肚痛，未成者自消，已成未穿者，脓血从大便中出。

攻毒散　治鱼口疮。

油核桃去肉，将蝎子于内，火烧存性研末，黄酒下，出汗。如未愈，加蜈蚣同烧为末，烧酒调服。出汗。

百五散王小菴传　治鱼口疮初出三五日。

五倍子炒黄为末，入百草霜醋调贴患处，一日夜即消。

立消散　治鱼口便毒。

大虾蟆一个，剥去皮，连肠捣烂，入葱五钱再捣，敷肿处，却用皮覆贴其上，此疮立刻消散，决无遗毒之患也。

泻肝汤　治肝经湿热不利，阴囊肿痛，或脓溃皮脱，睾丸悬挂，及下疳疮。

当归梢　赤芍药　生地黄　龙胆草酒浸，炒　防风　黄连炒　黄柏　知母酒炒　车前子炒　泽泻各一钱　甘草梢五分

上锉一剂，空心水煎服。

珍珠散焦确斋传　治下疳疮。

黄连末　黄柏末　乳香　没药　孩儿茶　轻粉　官粉煅　五倍子炒　珍珠研　象牙锉，各等份

上为末，以米泔水洗净，糁患处。

白金散　治下疳疮。

黄柏分作手指大条，慢火炙热，淬猪胆汁中，用二枚，每炙淬汁尽为度。研细，入轻粉钱余，香油调敷患处。

凤凰散李宠庵传　治下疳，阴头生疮肿痛，名蜡烛发。

抱过鸡卵壳　黄连　轻粉

各等份各研末均一处，香油调搽。

洗疳汤桑柳南传

川楝　黄连　瓦松　花椒　葱根　艾叶各等份

上水煎，倾入盆内，用青布一块展洗疮上，立效。

杨梅疮

证

此疮出自广地，居民多患之，不以为异，因名曰广疮。他乡之人，适感其气，亦即相染。其状红肥凸出，酷似杨梅，故又名曰杨梅疮。有因横痃、下疳而成者，有因宿娼感气而生者，皆属火证，故腥秽触人，切忌服水银、轻粉等药，以取速效，而遗患于后也。

方

防风通圣散方见中风　治杨梅疮初起发表。

三黄败毒散　治天泡、杨梅等疮。

防风　荆芥　连翘　白芷梢　黄芩　黄连　栀子　地骨皮　归尾　赤芍　川芎上部疮多倍用　五加皮　木瓜　苦参　黄柏　薏苡仁　僵蚕　蝉蜕　蒺藜　白鲜皮　甘草　皂角刺　木通下部疮多倍用，各二两

土茯苓白者三斤，共锉作五十剂，每日二服，水煎滚，忌生盐、牛肉、烧酒。疮痛，加羌活、独活。体虚，去栀子，加人参、茯苓。

郭主簿方号明川　治杨梅疮。

防风　荆芥　薄荷叶　金银花　牙皂　角刺　白鲜皮　五加皮　当归　川芎　地骨皮　薏苡仁　人参　黄芩　牛膝　木通　甘草各一钱　土茯苓一两　白花蛇三分　水煎服。

神仙汤秘方　治天泡杨梅疮，兼治发背毒疮。

白芷　防风　牛膝　五加皮　当归　连翘　威灵仙　白鲜皮各一两　牙皂　木香　皂角刺　明天麻各三钱　白豆蔻一剂用三个　土茯苓二斤

上锉二十剂，水煎，早晚各一服，服尽除根。忌茶醋、绿豆、豆腐、鸡羊肉。

治杨梅疮神效方刘小室传

何首乌　荆芥　苦参　天花粉各一两　肥皂子四两，打碎，炒焦为末

上俱为末，合一处，每成一钱。用土茯苓五两，猪脂油二两，水六碗，煎二碗，分作三次服。忌牛肉、烧酒、茶、铁器。

一粒金丹桑文台传　治杨梅恶疮，又治疟疾，效。

砒以荞麦面包灰，火煨令焦，取出去面，秤一两　雄黄　朱砂各一钱半　荞面炒，一钱

上为末，水煮荞面糊为丸，如豌豆大。每一粒，空心凉水下，一日一服，七日效，忌热物。

三三丸孙北楼传　治杨梅等疮。

孩儿茶一分　砒八厘，壮者用一分　轻粉五分

上为末，面糊为丸，如绿豆大，分

作九服，一日三服，清茶下，三日后无形迹。

雄黄败毒丸敏所兄传

雄黄　朱砂　轻粉　孩儿茶各一钱　苦参一两

上为末，饭丸如梧桐子大。每服二十丸，米汤下，日进二服，口噙绿豆汤。

回生保命丹杨西塘传　治一切杨梅天泡顽疮、筋骨痛、下疳疮及轻粉毒、风癣、漏、肿毒、不拘新久。

当归炒，二钱　川芎三钱　白芷梢三钱　旧槐花一两　乳香五分　没药五分　轻粉四钱二分　朱砂四钱　雄黄三钱　牛黄四分　血竭一钱　孩儿茶一钱　小丁香一钱

上为末，用红枣粘大米粉，打糊为丸如黍米大。每服十丸，又土茯苓四两，牙皂半个，同煎吞药，一日三服，忌母猪、牛肉、酱、醋、茶、房事。

抵金丹许昌缙绅传　治一切天泡、杨梅，及远年近日顽疮。

细辛　白芷　麻黄　金银花　桂枝　当归　防风　甘草各一两　牙皂十个　龙骨火煅，五钱　乳香　没药　孩儿茶　丁香各二钱，为末

上前粗药十味共为末，每服不拘多少，以土茯苓煎水，去渣，入粗药在内，搅匀，再煎一二沸，取出候温，加后四味末于内，再加蜜一箸头，温服。以枣肉为丸，用土茯苓汤顿服亦可。

熏鼻奇方周梅江传　治杨梅疮。

水银　白锡　百草霜各一钱

上先将锡化开，入水银和匀，共研为末，作纸捻九条。每早午晚各一条，用纸作罩，勿令泄气熏鼻孔，男左女右。口噙凉水，温则易之，一日熏三次，三日九次，全好。

三教归一杜东野传　治杨梅疮，先用表药，后用此，不问远近一切顽疮，并效。

水银　银朱　朱砂各一钱

上共一处研匀，用枣去核，再研，化丸分作两丸。每用一丸置瓦上，用炭火四块，将药居中，令患人仰卧缩脚被盖，将口频吹火，烧烟熏之，熏后，再服毒药数次。

金灯照眼俞贡士传

白锡一钱，煎化入水银　水银一钱　乳香　没药　白丁香　辰砂　线香　轻粉各三分　自然铜一钱　麝香三分

上各为细末，将皮纸卷条，每条七分，用香油润湿，燃灯，照眼观灯，口含凉水，灯用帽匣盛之。先要服通圣散十剂，照后亦要服十数服。如疮疼，宜服乳香、没药共五分，研末，调酒服。

身卧烟霞

乳香　没药　孩儿茶　雄黄　朱砂各五分　麝香三分　水花珠一钱　潮脑一钱　水银一钱　黑铅一钱　艾叶三钱　血竭五分　线香三根

上共为细末，将黑铅化开，水银入内，搅匀，冷之一处。将药分作三分，艾叶、线香亦分作三分，为条三根，用瓦盛药条，被盖身体秘密，仰身缩脚，药放脚下，烧烟熏之。避风三五日，见风早则生疥。未熏之先，宜服三黄败毒散十数剂。

白杏膏　治杨梅疮。

轻粉一钱　杏仁去皮，七个

共捣烂，将疮去痂，先抹猪胆汁，后涂药。

千金散

乳香　没药　血竭　雄黄　杏仁各五钱　轻粉　孩儿茶　枯矾各五分　胆矾三分　麝香一分

上为末，先用猪胆汁贴洗，后掺药。

珠粉散翟散官传

轻粉一钱　珍珠二分　天竺黄六分

上为细末，将疮用槐条煎汤洗净，后搽药即愈。

杨梅顽疮杨西塘传

乳香　没药　轻粉　雄黄　铜绿各等份

上共为末，用人乳一盅，熬至半盅，入前药再熬令干，擂烂搽上。

香鳔汤　治杨梅疮，筋骨痛久不愈者。

茜草　麻黄　乌药各一撮　细茶　鱼鳔二钱，用芝麻炒成珠，去麻　槐子炒焦　花椒各五钱　乳香一钱　生姜五片　葱白五根

上锉一剂，水煎一盅，通口服。二三剂即愈，不发。

黑金散毛东园传　治曾服轻粉，致筋骨疼痛。

当归　川椒去目　甘草　细茶　黑铅各四两

上锉，分作十剂，水煎服，或后入麝香一分。

换骨散毛东园传　治天泡疮，筋骨疼痛。

川归　荆芥　麻黄　栀子　连翘　花粉各一两　角刺一两半　乳香　没药各一钱半　土茯苓四两

上锉，分十剂，水三碗，煎一碗，二次服之。

登瀛瀛散　治远年杨梅风漏，或筋骨疼痛。

土茯苓二斤　防风　荆芥　五加皮　白鲜皮　威灵仙　木瓜各一两半　生地黄酒洗　白芍药　当归　川芎　白茯苓　川牛膝　杜仲炒　白芷　地骨皮　青藤　槐花　黄连各一两

上锉十剂，水一盅半，酒一盅，煎至一盅，疮在上，食后服；在下食前服。渣再煎，每日一贴，煎两次合一处，庶浓淡得宜。作两次温服，第三次勿煎，逐日晒干，至三贴统煎汤。候温洗浴。初服五贴之内，疮势觉盛，乃毒气攻外，勿惧。轻者至十贴，重者至二十贴，见奇功。忌房事、生冷煎煿、母鸡、鹅羊、猪头、蹄、鰕、鱼，此皆动风之物。

苍耳散　治杨梅疮已服轻粉，愈后手发癣，或手掌上退一层，又退一层，生生不绝者，名鹅掌风。

苍耳子　金银花　皂角刺　防风　荆芥　连翘各一钱　蛇床子　天麻　前胡各五分　土茯苓　牙皂　甘草各三钱

上锉一剂，生姜一片，川椒一撮，水煎，不拘时服。

右军方　治杨梅疮后鹅掌风。

乌药五钱　白芷五钱　雄黄二钱　朱砂二钱　没药　乳香各一钱

上共为末，面丸如梧桐子大。每三十丸烧酒送下，五七日见效。

玉脂膏王中城传　治杨梅疮愈后，鹅掌癣疮，久而不瘥，一擦如扫。

牛油　柏油　香油　黄蜡各一两，熔化入　银朱一钱半　官粉二钱　麝香五分

上为末，入内搅匀，抹癣上，火烤，再擦再烤，如神。

治梅毒久不愈。

土蜂窝　长脚蜂窝　油松节三味同烧过罩，成炭

上为末，用香油煎滚，入黄蜡再煎，入药调如膏，夹油单纸贴疮，一二日即变白生肌，如神。

茯苓汤敏所兄传　治远年久日一切杨梅、天泡疮毒，甚至腐烂肌肉流脓出汁，臭不可闻，痛不可忍，先服此汤。

薏苡仁　皂角刺　木瓜　白芷　当归尾　生地黄　川牛膝　白芍药　黄柏　防风各一两　大皂角　川椒　红花各五钱　甘草节　羌活各七钱　金银花二两

上为细末，用艾茸铺纸，入药在中，

卷条放碗内，入香油一碗，将药条作灯草照之。令病人眼看灯，口噙凉水，热则又换，将灯入木桶内，四围用单被围住，勿令泄灯气，看照尽药条为度。

后用丸药：

黄丹一钱二分　轻粉一钱　皮硝四分　珍珠三分　花粉一分　槐花五分，炒　丁香一分，炒　当归三分，炒

上为末，以烂饭为丸，如绿豆大，每服三分至五分止，白水送下。

如疮不收口，又用贴药：

黄柏　黄芩　黄连　白及　杏仁俱锉碎　黄蜡五钱　入好醋。

取叶贴疮上，先用花椒煎水，入盐少许，洗疮，后贴药。

臁　疮

证

夫臁疮者，皆由肾脏虚寒，风邪毒气，外攻三里之旁，灌于阴交之侧，风热毒气流注两脚。生疮肿烂，疼痛臭秽，步履艰难。此疮生于臁骨为重，以其骨上肉少皮薄，故难愈。至有多年无已，疮口开阔，皮烂肉见，臭秽可畏。

治

法当先去虫，然后敷贴。仍宜内服蜡矾之类，须翘足端坐，勿多行履，庶可全愈矣。

方

黄白散　治臁疮湿毒及遍身热疮。

黄柏一两　轻粉三钱

上为末，用猪胆汁调涂，湿则干糁。

三香膏赵古松传　治远近臁疮溃烂至骨，疼痛。

乳香二钱　松香三钱

上为细末，用真香油调，用茭箬叶密密刺孔，将药摊在上，用箬叶贴患处，药居中，上用完箬叶盖之，帛扎住，登时止痛。

夹纸膏张会山传　治臁疮顽疮。

松香　黄丹　蓖麻子去壳，各等份。

上为末，用香油调，隔油纸摊药，夹纸中，贴患处。

石村刘大尹膏

芝麻油四两，铜锅内煎出，入❶葱白三根煮黑色取出，入川椒去目一两煮黑色，滤去，入青用末一两，以槐枝十根，各长一尺，合搅，焦一节，截去一节，以尽为度。后入白矾一两，黄蜡五钱，煎良久，倾碗内成膏。每以油单纸夹膏一匙于中，以银针刺之，密密多孔，先以浓茶洗疮口。贴膏于上，反覆转换时得之。痛止，用一二帖立效。年深者不过五七帖，存其膏，久久益效。

又方刘川州传

香油一两，铁勺煎，入黄蜡五钱化开，用铜绿三钱研极细末，将铜钱操末，徐徐入铁勺内，作五十余次入，将前铜钱另放碗里，将药倾入碗内，冷定。将疮洗净，用毡一块如疮大，摊于药上，勤放患处，一日一换，时要洗净。

疥　疮

方

诸疮一扫光四九兄传　治风癣、疥癞、坐板、血风、瘙痒疼痛，神效。

蛇床子五钱，炒为末　大枫子去壳，五钱，为末　水银二钱　白锡一钱　加枯矾一钱，亦可

上先将锡化开，次入水银搅匀，后入上二味研匀，用柏油调搽。

一上散王少泉传　治疥疮。

枯白矾一两　硫黄七钱　人言三分

---

❶ 入：原作“定”，据日刊本改。

五倍子五钱，炒　花椒五钱

上为末，香油煎鸡子令熟，去鸡子，以油调搽。

香疥药郑中山传

大枫子去壳，三十个　木鳖子去壳，三十个　蛇床子五钱　白蒺藜五钱　杏仁三十个　川椒四钱　枯矾三钱　朝脑三钱　轻粉一钱半　人言一钱半

上各另为末，合匀，入柏油三两，搽疮。

铁扫帚徐鲤川传　治疥癣、血风、诸疮瘙痒难当。

硫黄不拘多少　人言少许

二味为末，入白萝卜内，火烧存性，取出研细末听用。另用香油四两，入鸡子三个，煎熟，去鸡子不用，再入花椒四两，油内煎至焦黑，去椒不用，用香油调药搽患处。

玉锈球周后峰传　治疥疮。

水银一钱　枯矾五分　樟脑一钱　大枫子二十个　花椒五分　柏油五钱

上共研，不见水银星，火炙擦之。

熏疥药

艾叶　核桃壳　雄黄　人言少许

上为末，卷作筒，烧烟熏之。

洗疥药

防风　荆芥　白矾　马鞭草　苦参　花椒　野菊花

水煎频洗。

又方吴北源传

苍术、皮硝等份，水煎洗，愈后永不发。

仙子散　治遍身疮疥，经年举发者。

苦参　威灵仙　蔓荆子　何首乌　荆芥

上各等份为细末，每服二钱，食前酒煎服，日二三服，忌发风物。

疥灵丹

白芷一两　枳壳麸炒，七钱　连翘七钱　白蒺藜炒，一两　羌活七钱　栀子炒，七钱　当归七钱　荆芥穗七钱　苦参糯米泔浸一日，晒干，二两

上为末，炼蜜丸如梧桐子大。每五十丸，滚水下。

癣　疮

方

必效散黄宾江传　治风湿癣疮，并年久顽癣。

川槿皮四两　斑蝥一钱　半夏五钱　木鳖子去壳，五钱　槟榔五钱　雄黄三钱　白砒一钱

上俱切成片，另将雄、砒细研，共合一处，用井水一碗，河水一碗，浸晒三日，露三夜，将药水用鹅翎扫疥上，百发百中。

立应膏刘水山公传　治风癣疮。

象皮烧灰　红枣烧灰　针末　黄柏末　熟皮烟　黄丹研　轻粉研　大枫子去壳

上各等份，为细末，炼香油调膏，涂癣上。

一女子两股间湿癣，长四五寸，发时极痒，痒定极痛。乃以利针当痒时于癣上刺百余下，其血出尽，盐汤洗之，如此三四次方除，盖湿淫于内，其血不可不砭，后服浮萍散出汗。

浮萍散　治诸风疥癣癞疮。

浮萍四两　当归　川芎　赤芍药　荆芥　麻黄　甘草各二钱

上锉二剂，葱白二根，豆豉五六十个，煎至八分，热服出汗。

治鹅掌风癣有虫吃开。罗岑楼传。

黄丹　轻粉各三钱　猪脏头烧油调搽。

秃疮

方

桃梅煎陈白野方　治秃头疮。

桃枝连叶七枚，长四寸，捣烂　乌梅七个，打碎　白矾研，一钱　胡椒研末，一钱　川椒研末，一钱

上用香油二两，煎至一两，每早擦一次。

陀僧散　治小儿头上白秃疮。

鹁鸽粪炒，研末　密陀僧　花椒末各五钱　硫黄一钱　人言半分

上为末，香油调搽，晚间洗去。

香粉散俞九河传　治小儿头上肥疮。

松香　枯矾　川椒各五分　水粉三分

上为末，实放葱内，扎住两头，白水煮沸，用时去葱皮，擦患处。

皂矾散贾医官传　治癞头白秃疮。

先用退杀猪汤，洗疮令净，用赤皮大葱白三条，三寸长，劈开装入皂矾，每一条入矾一钱，用纸包裹煨熟，揉擦，头疮即愈，其发即长矣。

神雁膏陈小轩传　治白秃头。

羊粪，烧黑枯存性为末，雁油调搽，一二次即愈。

治肥疮、黄水疮。

红枣烧灰　枯矾　黄丹　松香各一钱　官粉五分　银朱三分

上为末，干则香油调搽，湿则干糁之。

癜风

方

蜂房散余灵泉传　治白癜风。

露蜂房一个，将生盐筑满诸孔眼，火烧存性，去盐。后用胆矾、天花粉、蝉蜕各等份，俱为细末，均分，用纸包三分，将活鲫鱼一对同酒煮熟，无风处细嚼，连刺饮酒，后痒自上而下，赶入四肢。

金樱丸怀园叔传　治白癜风。

苦参一两　何首乌半斤　胡麻仁一两　牛蒡子酒炒，一两　蔓荆子一两　白蒺藜二两　苍耳子一两　蛇床子酒炒，一两　牛膝酒洗，二两　肉苁蓉二两　苍术泔制，一两　菟丝子酒制，一两　金樱子酒炒，一两

上为末，面糊为丸，如梧桐子。每服七十丸，温酒送下。

三黄散　治白癜风。

雄黄　硫黄各五钱　黄丹　天南星各三钱　枯矾　密陀僧各三钱

上为末，先以姜汁擦患处，姜蘸药擦，擦后渐黑，次日再擦，黑散则无恙矣。

治白癜风。

硫黄　生白矾等份，为末　用绢包水煮一日，搽。

治紫癜风。

官粉五钱　硫黄三钱　为末，鸡清调搽。

治赤白汗斑。刘进士传。

雄黄　硫黄　全蝎　僵蚕　白附子　密陀僧各五分　麝香二分

上为末，蘸生姜于患处擦之，五日除根，决效。

诸疮

方

隔蒜灸法　治一切疮毒，大痛或不痛，或麻木。如痛者，灸至不痛，不痛者，灸至痛，其毒随火而散。盖火以畅达，拨引郁毒，此从治之法也。

用大蒜头去皮，切三文钱厚，安疮头上，用艾壮于蒜上，灸之三壮，换蒜复灸。未成者，即消；已成者，亦杀其大势，不能为害。如疮大，用蒜捣烂摊患处，将艾铺上，烧之，蒜败再换。如不痛，或不作脓，及不起发，或因疮尤宜多灸。灸而仍不痛，不作脓，不起发者，不治，此气血虚之极也。

葱熨法 治虚怯人肢体患肿块，或作痛，或不痛，或风袭于经络，肢体疼痛，或四肢筋挛骨痛，又治流注，跌扑伤损肿痛杖打，刺痛及妇人吹乳，乳痈阴证腹痛，手足厥冷。

葱头细切，杵烂炒熟，敷患处，冷则易之。再熨肿痛即止，其效如神。

豆豉饼 治疮疡肿硬不溃，及溃而不敛，并一切顽疮恶疮。

江西淡豆豉为末，唾作饼子如钱大，厚如三文，置患处，以艾壮于饼上，灸之，干则易之。如背疮用漱口水调作饼，覆患处，以艾铺饼上灸之。如未成者即消，已成者能消其毒，如有不效者，气血虚败也。

洪宝丹西园公方 治一切肿毒，散血消肿，治汤烫火烧，金枪打扑，出血不止，如神。

天花粉三两 白芷二两 赤芍药二两 郁金一两

上为末，热用茶调，冷用酒调涂患处，如衄血不止，水和涂后项上，最能绝血路。

隔纸膏两川叔传 治一切恶疮肿毒顽疮。

鸡屎炒，一两 松香生，一两 百草霜八钱 雄黄五分 枯矾四分

上为末，香酒调，用伞纸贴患处，摊药于纸上，再将原纸返展盖住。

神捷膏郑中山传 治诸般顽疮，及内外臁疮，久年不愈者。香油半斤，先煎，入黄蜡一两，松香五钱，慢火熬至滴水成珠，不散为度，取出候冷，加后药。

乳香三钱 没药三钱 轻粉三钱 血蝎三钱 孩儿茶三钱 枯矾三钱 龙骨火煅，三钱 川椒四钱

上为细末，搅入煎膏内，磁器收贮。若遇顽疮，先用花椒、细茶、艾叶浓煎水，频频温洗令净。却用油纸以封刺孔，比如疮口大，俱刺遍伤，药将孔面贴疮上，一日换三次，二日后换一日一次，每换药必须洗净方贴，效。

敛疮止痛生肌散杜桐冈传 治诸疮及痈疽、黄水、热泡等疮。

官粉火黄色，一钱 黄柏末，一钱 黄连末，五分 乳香五分 没药五分 孩儿茶五分

上为末，掺患处。

散解毒黄宾江传 治诸疮肿毒，并喉闭、赤眼暴发疼痛。

雄黄三钱 白硼砂三钱，铜勺微火炒 胆矾六钱，打碎，先炒白色，再炒紫色

上共为细末，治疮，或将烧酒，或吐津抹湿疮上，将末药着指磨上，立消。治眼用津抹湿眼胞，将药抹之，立消。喉闭，吹喉中。

追风解毒汤两川叔传 治血风疮，并湿热生霉，其形如钉高起寸许者。

连翘 黄芩 栀子 黄柏 防风 荆芥 羌活 独活 全蝎 僵蚕 蒺藜 金银花 威灵仙 归尾 赤芍 甘草

上锉，各等份，水煎服。

卷十六

杖 疮

治

一杖毕，即饮童便和酒，免血攻心。用热豆腐铺在杖紫色处，其气如蒸，其腐即紫，复易之，须得紫色散尽，转淡红为度。或只用葱切烂炒焦，搭患处，冷则再易，以血散为度。又法，用凤仙花科连根带叶捣烂涂患处，如干又涂，一夜血散即愈。如冬月无鲜者，秋间收，阴干为末，水和涂之，一名金凤花。又法，并打伤皮不破，内损者，用萝卜捣烂罨之。又法，用大黄末，童便调敷之。又法，用猪胆汁涂之。又法，用真绿豆粉微炒，鸡子清刷之。

方

化瘀散 治杖打重血上攻心。

苏木三钱 红花二钱 归尾三钱 大黄二钱

上共为末，童便一盅，黄酒一盅，煎至一盅，热服。

退血止痛散 治杖后肿痛瘀血不散，气血攻心，或憎寒壮热。

归尾 赤芍药 生地 白芷 防风 荆芥 羌活 连翘 黄芩 黄连 黄柏 大黄 栀子 薄荷 枳壳 桔梗 知母 石膏 车前子 甘草各等份

上锉一剂，水煎服。

八仙过海黄宾江传 治杖打极重，血沁裆，不治即死。

半夏姜汁炒 巴豆霜 当归 乳香 没药 硼砂 血竭 土鳖倍用

上各等份，为细末，每服八厘，好酒送下。

金箔散刘文庵传 治杖打极重，痛不可忍，昏闷欲死者。

白蜡一两，生研 乳香三钱 没药三钱 金箔二十帖 银箔二十帖

上为末，每服二钱，温酒调服。

补气生血汤 治杖后溃烂久不愈者。

人参 白术炒，倍 茯苓 当归 芍药 熟地黄 陈皮 香附 贝母 桔梗 甘草

往来寒热，加柴胡、地骨皮。口干，加五味子、麦门冬。脓清加黄芪。脓多加川芎。肌肉迟生，加白蔹、肉桂。

杖疮膏丁望海传

密陀僧四两 香油八两

上为末，同入锅内，文武火熬，用柳条数根，一顺勤搅，不要住手，待熬成黑色，滴水成珠，油纸摊贴患处，当时疼止，拘流脓水，自然生肉。如有疔甲，贴药即止。又治顽疮、大泡臁疮，神效。

不二膏吴应峰传

大黄一两 黄柏一两 黄连一两 乳香一钱 没药一钱 轻粉一钱 血竭二钱 孩儿茶二钱 片脑二分 水银三钱，用官粉三分，吐涎以银磨

上为末，合和，以猪脂四两，炼去渣，入黄蜡一两，再煎，滤过入药，柳条搅匀，随疮大小摊纸贴之。

白龙膏陈仪宾传 治杖疮及远年近日

一切顽疮。

黄蜡二两　黄香二两，为末，去黑渣不用　香油三两，顿温　乳香末，五分　没药末，五分

上先将蜡入磁碗内，慢火化开，用箸敲碗边，续续入黄、香、乳、没，取碗离火，入温香油于内，搅匀待冷，入水缸内，去火毒，三日取出，油单纸摊药贴患处，立效。

鬼代丹

乳香　没药　自然铜火煅，醋淬　木鳖子去壳　无名异　地龙去土，各等份

上为末，炼蜜丸如弹子大，每服一丸，温酒下，打着不痛。

寄杖散王少泉传

用白蜡一两，细细切烂，滚酒淬入碗内服之，打着不痛。

折　伤

脉

打扑伤损，去血过多，脉当虚细。若得急疾大数者，风热乘之必死。如从高坠下，内有瘀血腹胀满，其脉坚强者生，小弱者死。

病

折伤者，谓其有所损伤于身体也。或为刀斧所伤，或坠堕险地，或扑身体，损伤筋骨皮肉，皆能使出血不止。或瘀血停积于脏腑，结而不散，去之不早，则有入腹攻心之患。

治

治疗之法，当视其所损轻重。若血不止者，外宜敷贴之药，内宜和散之剂；血蓄于内者，宜下去之，然后调理，必以顺气活血，止痛和经，使无留滞气血之患，此其要也。

大凡打扑伤损坠堕，或刀斧所伤，皮未破而内损者，必有瘀血停积，先宜逐去瘀血，然后和血止痛。若肌肉破而亡血过多者，宜调气养血，带补脾胃为主。

如腹痛者，乃瘀血也，宜桃仁承气汤加当归、红花、苏木，入童便，和酒煎服。

方

通导散　治跌扑伤损极重，大小便不通，乃瘀血不散，肚腹膨胀，上攻心腹闷乱至死者，先服此药，打下瘀血，然后方可服补损药。

大黄　芒硝　枳壳各四两　厚朴　当归　陈皮　木通　红花　苏木　甘草各二两

上锉一两，水煎服。

鸡鸣散　治从高坠下，及木石所压，凡是伤损、血瘀、凝积，痛不可忍，此药推陈致新。

大黄酒蒸，一两　归尾五钱　桃仁去皮尖，七粒

上锉酒煎，鸡鸣时服，取下瘀血，即愈。

活血止痛散　治打扑损伤，膜[1]落马坠车，一切疼痛。

乳香　没药　赤芍　白芷　川芎各一两　当归　生地黄　牡丹皮各二两　甘草五钱

上为末，每服三钱，温酒入童便调下。

防风通圣散方见中风　治打扑伤损，肢节疼痛，腹中恶血不下。

依本方倍大黄、当归，煎熟，调入乳香、没药末各二钱。

续骨丹杨接骨传

乳香　没药　孩儿茶　茧壳烧灰，各

---

[1] 膜：疑为衍文。

等份

上为末，每服二钱。接骨，黄酒送下；欲下血，烧酒送下。

接骨散吴两洲传　接骨续筋，活血止痛。

当归五钱　官粉煅，五分　硼砂二钱

上为末，每服二钱，苏木汤调服，频服苏木汤。损在腰以上，先吃淡粥半碗，然后服药，在腰以下，即先服而后食。别作糯米粥，入药末拌和摊纸上，或绢上，封裹伤处。如骨碎，用竹木夹定，或衣物包之。

接骨神方张白峰传

土鳖一合，炒干　半夏　巴豆霜各等份

上为细末，每服一二分，黄酒服下。

仙人散黄宾江传　接骨止痛。

土鳖十个，焙干，一钱　土狗八个，焙干，一钱　仙人骨即人骨，三分　巴豆去油，三分

上共为末，每服先一钱，次服五分，二服后去巴豆，又服二次五分，又加巴豆一服，俱用烧酒下。

接骨紫金丹刘两河传　治跌打损伤，骨折破伤，瘀血攻心，发热昏晕，不省人事。

硼砂　乳香　没药　血竭　大黄　归尾　骨碎补　自然铜醋淬　土鳖焙干，去足，各一钱

上为末，磁器收之，每服八厘，好热酒调服，其骨自接上。如有瘀血自下，吐血等病，经事不调，俱用酒下。

补损接骨仙丹刘前冈传　治打扑伤损，骨折筋断，皮破肉烂，疼痛不可忍。

当归　川芎　白芍　生地黄　破故纸　木香　五灵脂　地骨皮　防风各五钱　乳香　没药　血蝎各一钱

上锉一处，用夜合花树根皮五钱，同入大酒壶内，入烧酒于内，重汤煮一炷香为度，取出服之。

接骨神丹

半夏一个，对土鳖一个，二味一处捣烂，锅内炒黄色，秤一两　自然铜二钱　古铜钱三钱，二味铜俱用火烧红，入醋淬七次　乳香五钱　没药五钱　骨碎补七钱，去毛

上为极细末。每服三分，用导滞散二钱搅匀，热酒调服，药行患处疼即止，次日再进一服，药末三分，导滞散五分，重者三服，轻者一二服，全愈。

导滞散　治跌打伤重，腹内有血。

大黄三钱　当归一钱

上为末，酒一碗煎服，大便出血，即愈。

许昌宁接骨丹

当归　川芎　白芍　人参减半　官桂　青皮　陈皮　麻黄　苍术　丁香　青木香　乳香　没药　沉香减半　血蝎减半　儿茶　甘草各一钱

为细末，每服三钱，好酒调服，忌葱、蒜、绿豆。

神仙换骨丹　千金不易仙方，乃异人所授，不可轻视。

菟丝子酒制，五钱　破故纸酒炒，二钱半　金铃子酒蒸，去核，五钱　川续断五钱　胡芦巴酒炒，五钱　远志甘草水泡，去心，五钱　五味子二钱半　鹿茸酥炙，二钱半　龟板酥炙，五钱　甘松五钱　杜仲酒和姜汁炒，五钱　山柰二钱半　益智仁炒，五钱　柏子仁炒，五钱　防风去芦，五钱　杏仁去皮尖，五钱　木通五钱　滑石酥炙，五钱　三棱煨，二钱半　莪术煨，五钱　韭子一钱半　地骨皮五钱　五加皮五钱　何首乌二钱半　牡丹皮五钱　青藤五钱　石楠藤五钱　紫金皮一钱半　木贼五钱　海桐皮五钱　红豆五钱　白蒺藜炒，五钱半　乳香二钱半　没药五钱　龙骨煅，三钱　虎胫骨酥炙，五钱　血蝎二钱半　朱砂

一钱半　麝香一钱三分　自然铜煅，三钱　黄芪蜜炙，五钱　人参五钱　白术二钱半　粟壳去穰秸，炒，五钱　川芎五钱　赤芍五钱　白芍五钱　红内硝二钱半　熟地黄酒蒸　茯苓各二钱半　茯神二钱半　苍术米泔浸，五钱　陈皮五钱　乌药二钱半　香附五钱　当归酒洗，二钱半　枳壳五钱　枳实五钱　白芷五钱　厚朴姜汁炒，二半钱　麻黄二钱半　吴茱萸五钱　大茴二钱半　小茴酒炒，二钱半　荆芥五钱　羌活五钱　独活五钱　牛膝酒洗，五钱　木瓜五钱　半夏姜制，五钱　南星姜制，五钱　僵蚕炒，五钱　全蝎酒洗，二钱半　天麻二钱半　细辛二钱半　藿香五钱　干姜五钱　良姜五钱　川乌姜炒，二钱半　巴戟去心，五钱　青盐二钱半　肉桂五钱　附子姜炒，二钱半　连翘五钱　桔梗五钱　青皮五钱　天雄姜炒，二钱半　草果二钱半　丁香三钱半　砂仁五钱　肉苁蓉酒洗，五钱　肉豆蔻去油，二钱半　白豆蔻二钱半　木香二钱半　甘草蜜炙，二钱半

上为末，每用二钱，好酒研入，生姜调服，用鸡子压之。新疼用被盖出汗；如伤损肿痛，用生姜、葱白、生地黄各五钱，红糟一碗，研捣取汁，入香油一碗，和匀，将木梳烘热，蘸药末放伤处，即服前药。凡一切虚损疼痛，百发百中。

葱搭法　治打扑伤损肿痛。

葱头切烂，炒焦搭患处。冷则再易，止痛消肿散瘀。

将军膏朱同知传　治伤损肿痛，不消瘀血，流注紫黑，或伤眼上青黑，大黄为末，生姜汁调敷患处。

守田膏　治打扑有伤，瘀血流注。

半夏为末，调敷伤处，一宿不见痕迹。

二生膏卢诚齐传　治跌损手足。

生地黄鲜者一斤　生姜四两

上捣烂，入糟一斤，同炒匀，乘热以布裹罨伤处，冷即易之。先能止痛，后整骨，大有神效。

金疮

治

一人骑马跌仆，被所佩锁匙伤破阴囊，二丸脱落，得筋膜悬系未断，痛苦无任，诸医措手，或以线缝其囊，外加敷贴，生肌止痛，不三五日，线烂而复脱矣。予思常治刀伤出血，但敷壁钱而效敏，盖此亦伤破之类也，是以令人慢慢托上，多取壁钱，敷贴其伤破之处，日渐安，其囊如故。

方

金枪散张寿山传　治一切刀割破、打破、跌破，出血不止，破开口不合，用此止血生肌，住痛，立效。

银末　血蝎　发灰　人指甲烧存性　珍珠烧存性，各等份

上为细末，研匀，掺患处。

军中一捻金　端午日制，并治狗咬。

矿石灰不拘多少，炒研，生韭菜连根同捣作饼，阴干为末，掺之。止血生肌，甚效。

金枪丹周梅江传　生肌住痛，止血。

嫩老鼠未生毛者，不拘多少　韭菜根与老鼠一般多，石臼捣烂入嫩石灰末于内，掺干为饼为度，阴干，用时以刀刮药末敷伤处，布包裹，立已。

一捻金丹　治金枪所伤，并臁疮，及马断梁等疮。

腊月黑牛胆一个，装入石灰四两，白矾一两，阴干取出，入黄丹炒一两，研末用之。

刀箭药

牛胆一个　石灰不拘　乳香少许　血蝎少许　白及五钱，为末

上药入牛胆，窨干为末，每用少许，

干贴，制此不得犯妇人手。

破伤风

脉

表脉浮而无力，太阳也。脉长有力，阳明也。脉浮而弦小者，少阳也。河间曰：太阳宜汗，阳明宜下，少阳宜和解。

病

《内经》曰：风者，百病之始也。清净，则腠理闭拒。虽有大风苛毒，而弗能为害也。若夫破伤风证，因事击破皮肉，往往视为寻常，殊不知风邪乘虚而客袭之。渐而变为恶候。又诸疮久不合口，风邪亦能内袭，或用汤淋洗，或着艾焚灸，其汤火之毒气，亦与破伤风邪无异，其为证也。皆能传播经络，烧烁真气，是以寒热间作，甚则口噤目斜，身体强直，如角弓反张之状，死在旦夕，诚可哀悯。

治

法当同伤寒处治，因其有在表、在里、半表半里三者之不同，故不离乎汗、下、和三法也。是故在表者汗之，在里者下之，在半表半里之间者宜和解之，又不可过其法也。

方

如圣散

川乌　草乌各三钱　苍术　细辛　川芎　白芷　防风各一钱

上为末，每服五七分，酒调服，忌油腻荤腥面。如癫狗咬，加两头尖、红娘子各一钱。中风身体麻木，或走痛，酒调下。风旋头晕，酒调下。头风，茶调下。偏头风，口噙水，搐鼻。伤风，热茶调下，出汗。风牙虫痛，频擦患处，流涎。金疮血不止，干掺之。恶疮久不愈，口噙水洗，绵拭干掺之。犬咬蛇伤，蝎螫口噙，盐水洗之，仍敷上。痈疽、疖瘤、鱼睛、红丝、发背、脑疽等疮发时，新汲水调涂纸封，再用酒调服。汤火伤皮，新汲水调，鸡翎刷上。杖疮有血，干敷之。瘰疬口噙水洗，掺之。干湿疥癣，香油调搽。

定风散　治破伤风，及金刃伤，打扑伤损，并癫狗咬伤，能定痛生肌。

天南星为防风所制，服之不麻　防风各等份。

上为细末，破伤风以药敷疮口，然后以温酒调一钱服。如牙关紧急，角弓反张，用药二钱，童便调下。打伤欲死，但心头微温，以童便灌下二钱，并进二服。癫狗咬破，先噙将水洗净，用绢拭干，贴药，更不再发，无脓，大有功效。

一字散　治破伤风搐搦，角弓反张。

蜈蚣去毒，炒一条　全蝎一对，炒，去毒并头足

上为细末，如发时，用一字擦牙缝内，或吹鼻中。

脱凡散　治破伤风，五七日未愈，已至角弓反张，牙关紧急。

蝉蜕去头足，土净，五钱

上为末，用好酒一碗，煎滚，服之立苏。

退风散　治破伤风不省人事，角弓反张。

防风一钱　荆芥五分　薄荷七分　僵蚕炒，五分　天麻酒洗，一钱　白芷一钱　麻黄一钱　茯苓一钱　当归身一钱　甘草炙，五分

上锉一剂，生姜七片，煎服。

羌活防风汤　治破伤风，初传在表。

当归　川芎　白芍　防风　羌活　藁本　细辛　地榆　甘草炙，各一钱

上锉一剂，水煎热服。若大便闭，加大黄。热，加黄芩。

水调膏　治初破伤风，热红肿，风邪欲将传播经络而未入深者，用此。

杏仁去皮，细研　白面　各等份。

上和匀，用新汲水调如膏，敷患处，肿消热退。

灸法　治破伤风及犬伤，神效。

用核桃壳半个，填稠人粪满，仍用槐白皮，衬扣伤处，用艾灸之。若遍身汗出，其人大困则愈。远年者，将伤处前灸之，亦已。

汤火伤

治

凡遇汤火所伤，先以盐末，和米醋调和，敷疮上，次以醋泥涂之，仍用醋涂不绝，暂救痛苦。一面急捣烂生地黄，醋调，敷疮上，直候疼止。须厚至数寸不妨事。若一用冷水、冷物、冷泥，热气得冷气，则却深入搏烂人筋骨。慎之，慎之！

方

保生救苦散　治火烧汤荡，或热油烙及脱肌肉者。

寒水石　大黄　黄柏各三钱

上为末，香油调涂患处。或湿烂干掺。

黑白散刘知府传　治汤荡火烧伤。

百草霜　轻粉减半

上为末，狗油调搽患处，立愈。

一白散　治汤荡火烧，破痛不可忍。

生白矾不拘多少，香油调搽。

清烟膏李电川传

鸡子清磨京墨涂患处，上用三层湿纸盖，则不起泡，冷如冰，效。

一黄散刘嵩洛传

大黄末，蜜水调搽。

治汤火咒云：龙树王如来授，吾行持北方壬癸水，禁火大法。

龙树王如来，吾是北方壬癸水，收斩天下火星辰，千里火星辰必降，急急如律令。咒毕，即握真武印吹之，即用少许水洗，虽火烧手足成疮，亦可疗。

虫兽伤

病

凡春夏初交，犬多发狂，但见其尾，直下不卷，口中流涎。舌黑者，即是癫狗。若被所伤，不可视为泛常，乃九死一生之患。急用针刺去血，以小便洗刮令净，用核桃壳半边，以人粪填满，掩其疮孔，着艾于壳上灸之。壳焦粪干，则易之，灸之百壮，次日又灸百壮，灸之三五百壮，为佳。灸后用生南星、防风等份为末，再以口噙浆水洗净伤处，用绵拭干掺之，更不作脓，其内须服后药，以散其毒可也。

治

孙真人曰：春末夏初，狗多发狂，被其所伤者，无出于艾灸。其法只就咬处，牙迹上灸之。一日灸三壮，直灸至一百二十日乃止。常宜食灸韭菜，永不再举发，亦良法也。

方

溯源散　治癫狗咬。

斑蝥七个，去头翅足为末，温酒调服。于小便桶内，见衣沫似狗形为效。如无，再须七次，无狗形亦不再发。后用益元散一两，水煎服解之。忌饮酒、食猪肉、鸡、鱼、油腻百日，终身忌食犬肉。凡遇此患，依前针洗艾灸，再服此药，无不愈者。

扶危散周景阳传　治癫狗咬。

斑蝥七日内用七个，七日外每日加一个，百日百个，去头翅足令净，糯米同炒赤　雄黄

一钱　滑石一两　麝香一分，小儿不用亦可

上为末，能饮酒者，时酒调服；不饮酒者，米饮下。或从大小便出，或吐出毒即愈。以伤处去三寸，灸之三壮，永不再发，神效。

治癫狗咬伤成破伤风者。

如圣散方见破伤风加两头尖、红娘子各一钱。

治狗咬方

甘草、杏仁口嚼烂，搭伤处，用银杏捣涂患处，又宜蓖麻子五十粒，去壳，以井花水研成膏，先以盐水洗之，敷上，效。

雄灵散　治毒蛇所伤，昏闷欲死者。

雄黄五钱　五灵脂一两

上为末，每服二钱，好酒调服，仍敷患处，良久再进一服，即愈。又宜雄黄、青黛等份为末，每二钱，新汲水调服。又宜白矾熔化，滴伤处。又宜蜈蚣一条，去头足，炒川椒一钱，去目，略炒为末，酒调服，出汗即愈。

回生酒周梅江传　治毒蛇所伤至死。

扛板归不拘多少，其草四五月生，九月见霜即收[1]，叶青如犁头尖，藤上有小茨子，圆黑味酸用藤叶

上取研烂用汁，与生酒调服，随量饮之，用渣贴患处，立已。渣若火烧，仍痛。

海上方　治蛇咬。

丝瓜根洗净，捣研生酒吃一醉，立已。又方用半边莲，研酒服。

妙化丹刘彬齐传　治蝎螫蛇伤，点眼即效，端午制，忌妇人鸡犬见之。

没药　乳香　轻粉　海螵蛸　雄黄各五分　硫黄二厘

上为末，左边被伤点左眼大眦，右边点右。

神妙丸刘前溪传　治蝎螫，端午日制，忌妇人鸡犬。

雄黄　蟾酥　胆矾　半夏各等份　麝香少许

上为末，用猫儿草捣汁和为丸，用口嗒痛处令净，用丸药揩擦。

六神散周东泉传　治蝎螫。

川乌　草乌　南星　半夏　白芷　石菖蒲一寸九节者　各等份。

上端午日，取药为末，每用少许，先以津液抹患处，以药擦之。

杖蝎螫法　每年除夜，左手拽起前裾，右手执三尺长棍，向门楣上敲三下，念咒云：蝎蝎蜇蜇，不向梁上走，却来这里蜇。一敲敲八节。咒毕，吸气一口，吹于杖头，复吸其气，吹于执杖手心。如此三吹，即已。遇有蝎蜇，以手摩之，即不痛。可用一年，次年除夜，又如法为之，否则不验。

中　毒

脉

人遇事急，智尽术穷。或为人所陷，始自服毒或误中其毒，其脉洪大者生，微细者死。又曰：洪大而迟者生，微细而数者死。

治

大法：甘草、绿豆，能解百毒。又法：不问一切诸毒，急多灌香油无虑。

方

解毒丹　治中信毒，若于饮食中得者，易治；酒中得者，难治。若在胸腹作楚可吐，急用胆矾研水灌之，即吐；若在腹中可下，后服此。

黄丹　水粉　青黛　焰硝　绿豆粉

上为末，以小蓝挼水调下。腹痛，

[1] 收：原作“败”，属讹字，径改。

倍黄丹、绿豆粉，井花水调下。

秘方1 用苗竹成竿，而未有叶者，截筒留两头节，去竹青，置厕中，经月不取，遇有中信者，旋取一个净洗，取筒内红汁服之，即解。

秘方2 青黛五两，绿豆一升，去壳为粗末，用苗竹筒一个，两头留节，去竹皮，就节上取一孔，入药内，仍以竹钉塞孔，于端午日置厕中，浸至次年端午日取出，洗令净，悬屋脊上，风吹日晒，须尽一月余，内中自干，劈破取出再晒，研末，以小蓝自然汁，调作丸弹子大。每遇信毒，以井花水磨一丸，作一服，灌之立解。仍以乌梅[1]枚研水二合，以井水解饮，良久泻下，即愈。又法：卒急无药，只用真香油灌之，立解。又法：取稻秆烧灰，新汲水淋汁，滤过冷服一碗，毒随利下。又方：治信毒，用腊月猪胆收起，遇人中毒，割开一个，入水化开，服之立解。

诸骨鲠

方

打诸骨鲠神符

咒水 此碗化为东洋大海，咽喉化为万丈龙潭，九龙归洞，吾奉太上老君，急急如律令，敕吸东方生气三口，吹入碗中。每行此法，正面朝东，用净水大半碗，放桌上，左手执拳在胸前，右手执剑诀于碗上，书前符号。假如鱼骨鲠，就书上“𩽶”字，除“䲦、䶠”二符勿书，再书下八符，余皆仿此。

咒水治诸鲠法李中原传

以净器盛新汲水一盏，捧之，面东默念云：谨请太上东流顺水，急急如南方火帝律令敕，一气念七遍，即吹一口气，入水中，如此七次，以水与患人饮，立下。或用咒水，可以食针，并竹刺。

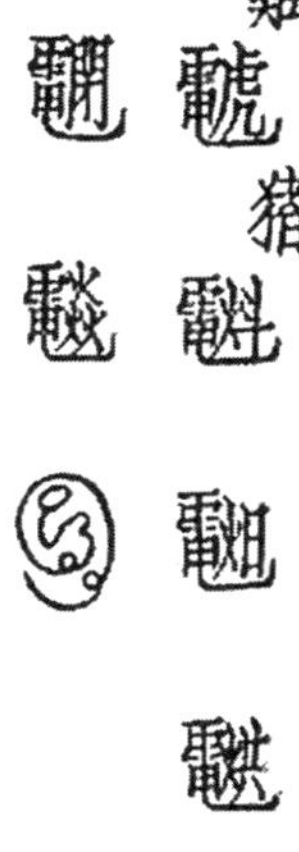

神仙钓骨丹徐通府传 其骨自随药带下，或出如神。

朱砂一钱 丁香一钱 血竭五钱 磁石五钱 龙骨五钱

上共为末，黄蜡三钱为丸，朱砂为衣，每服一丸，香油煎，好醋吞下。如要吐，用矮荷煎，好醋吃，后用浓茶任服，如无矮荷，用桐油代之。矮荷即红内销，其叶似荷树叶，其条细，其树矮短。

一方 治诸骨鲠。

用人指甲，烧存性，吹入喉中，立效。一方用硼砂一块噙之，骨自下。一方用金凤花子，嚼烂噙下。无子，用根亦可。一方用韭白三根，捣烂捻为丸，如骨子大，用绵缠裹线，茶咽下，更哽处手牵线，吐出原骨效。一方用橄榄食下，即化。如无橄榄肉，用核烧灰，水调亦化。

一方 治误吞铜铁，或金银等物，不能化者，砂仁浓煎汤服之，其物自下。

误吞田螺，鲠喉不下，死在须臾。归石塘传。

用鸭一只，以水灌入口中，少顷，将鸭倒悬，令吐出涎水，与患人服之，其螺即化。

---

[1] 乌梅：后疑脱一字。

救荒

方

养元辟谷丹京传　安五脏，消百病，和脾胃，补虚损，固元气，实精髓，助脾健胃，瘦者令肥，老者健，常服极妙。

黄犍牛肉十五斤，去筋膜，切作棋子大片，用河水洗数遍，令血水净，再用河水浸一宿，次日再洗二三遍，清水为度。用无灰好酒煮一夜，桑柴文武火，用砂罐煮，取出焙干，黄色者佳，黑焦不用，每牛犍肉一斤，加入后药二斤。

山药八两，用葱盐炒山药，黄色，去葱盐不用　莲肉八两，去心皮　白茯苓去皮，筋膜，为末，水飞过，八两　芡实肉取粉，八两　白术八两，油者不用炒　薏苡仁八两，炒　白扁豆八两，去壳，姜汁炒　人参去芦，四两　小茴香炒，四两　干姜炒，二两　砂仁炒，二两　青盐四两　川椒去目，炒，二两　甘草炙，四两　乌梅肉二两，熬浓汁半碗　粳米洗净，炒黄，六斤

上为细末，与米粉、牛肉末和匀，用小红枣五斤，醇酒五斤，煮枣极烂，去皮核，捣膏，加炼蜜二斤半，共和为丸如弹子大，每次二丸，不拘冷热茶汤嚼下，一日服二三次，永不饥。按是方实王道之妙用，平时预合，荒乱之时，可以避难济饥。虽一两月不食，不损胃道，不伤元气，久服成陆地之仙。宝之宝之。如渴，或用冷水。

长生不老丹京传

白茯苓去皮定粉、黄丹、白松脂、白沙蜜、黄蜡各二两，朱砂三钱，金箔二十片，水银三钱，先将蜜蜡、松脂于磁碗内，溶为汁，倾药在内。以木匙摽匀，候温就火丸如指头大，用水银为衣。有死水银法：先洗手净，用水银三两，默在手心，内以指头研如泥，见手心青色，将药三五丸搓揉，后以金箔约量，摊碗内，以药丸在内摇动，使金箔都在药上，密器收贮。服时用乳香末五分，水三盏，煎汤温送下，不嚼破。服后第三日觉饥，以面和白茯苓末，烙成煎饼，食半以后，药在丹田，永不饥渴。久则交过五脏，阴滓俱盖，长生不老。诸人得服，并无所忌，使添气力，悦容颜，身体轻健，百病皆除。拯贫救苦，实济世之良方，长生之妙法。其间若欲饮食，俱不妨事。但七日之内，吃食药必随下；至半月，药在丹田，永不出矣。服时面东持药，念咒一遍，吹在药上，如此七遍毕，以乳香汤送下。

天清地宁，至神至灵。三皇助我，六甲护形。去除百病，使我长生。清清净净，心为甲庚。左招南斗，右招七星。吾今立化，与天齐生。吾奉太上老君，急急如律令。

膏药

方

金不换神仙膏杜进士传　专治男妇小儿，不分远年近日，五劳七伤，咳嗽痰喘气急，左瘫右痪，手足麻木，遍身筋骨疼痛，腰脚软弱，偏正头风，心气疼痛，小肠疝气偏坠，跌打伤损，寒湿脚气，虚痢脚气痞块，男子遗精白浊，妇人赤白带下，月经不调，血崩，兼治无名肿毒，瘰疬臁疮，杨梅顽疮，误服轻粉，致伤筋骨疼痛，变为恶毒，肿烂成疮，大如盘，或流黄水，或流脓血，遍身臭烂不能动履者，贴此膏药除根，永不再发。

川芎　白芷　生地　熟地　当归　白术　苍术　陈皮　香附　枳壳　乌药　半夏　青皮　白芷　细辛　知母　贝母

杏仁　桑白皮　黄连　黄芩　黄柏　栀子　大黄　柴胡　薄荷　赤芍　木通　桃仁　玄参　猪苓　泽泻　桔梗　前胡　升麻　麻黄　牛膝　杜仲　山药　远志　续断　良姜　何首乌　甘草　连翘　藁本　茵陈　地榆　防风　荆芥　羌活　独活　金银花　白蒺藜　苦参　僵蚕　天麻　南星　川乌　草乌　威灵仙　白鲜皮　五加皮　青枫藤　益母草　两头尖　五倍子　大枫子　巴豆　穿山甲　芫花　蜈蚣二十条　苍耳头七个　桃柳榆槐桑楝楮枝各三十

上药共七十二味，每一味用五钱，各要切为粗片，用真芝麻油十二斤，浸药在内。夏浸三日，冬浸半月方可。煎药黑枯色为度。用麻布一片，滤去渣，将油再秤，如有十数斤，加飞过黄丹五斤；如油有八斤，加黄丹四斤，依数下丹，决无差矣。将油再下锅熬，黄丹徐徐的投下，手中用槐柳棍不住地搅，火先文后武熬成，滴在水中成珠不散，春夏硬，秋冬软，此是口诀。磁器内贮之，临用时加细药。

乳香　没药　血竭　轻粉　朝脑即樟脑　片脑　麝香　龙骨　海螵蛸　赤石脂

上细药十味，研为细末，磁器内收贮。临摊膏药掺上些须，生肌止痛，调血气，去风湿甚妙。

五劳七伤，遍身筋骨疼痛，腰脚软弱，贴两膏肓穴、两肾俞穴、两三里穴；痰喘气急，咳嗽，贴肺俞穴、花❶盖穴、膻中穴。

左瘫右痪，手足麻木，贴两肩井穴、两曲池穴。

男子遗精白浊，妇人赤白带下，月经不调，血山崩漏，贴两阴交穴、关元穴。

赤白痢疾，贴丹田穴。

小肠气、疝气，贴膀胱穴。

疟疾，男子贴左臂，女子贴右臂，即止。

偏正头风贴风门穴。

腰疼，贴命门穴。

心气疼痛，贴中脘穴。

走气贴两章门穴。

寒湿脚气，贴两三里穴。

一切无名肿毒，疬疮臁疮，杨梅顽疮，跌打伤损，痞块，不必寻穴，皆本病患处，即愈。

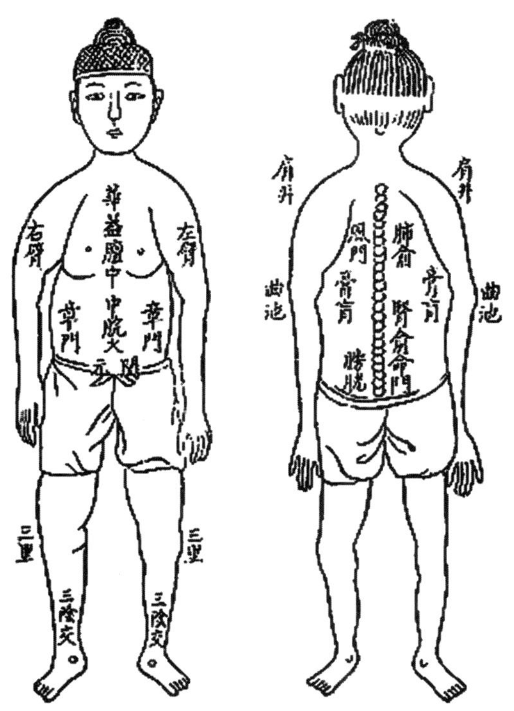

追风透骨膏秘传

川乌　草乌　淮乌各一两　巴豆三两，去壳　木鳖子三两，去壳　归尾一两　白蒺藜一两　松香三两　白及二两　血余一团　槐，柳枝各一握

上各锉，以桐油二斤，浸药一二日，

❶ 花：原作“下”，据日刊本改“花”，俗称“华”。

熬至众药黑色，取出滤去渣，再煎，用密陀僧半斤，研末，渐渐入内，柳条搅不住手，滴水成珠，不散为度，倾入水中，出火毒，用绵纸摊贴患处。

神妙五枝膏壬中嵩传

川乌　草乌　防风　白芷　当归　熟地黄　木鳖子去壳　穿山甲　大黄　甘草各六钱　槐桃柳椿楮各用枝一寸　血余一握

上药俱锉，用香油一斤，入药于文武火，煎至焦枯，滤去渣，将油再煎，随入黄丹，炒见火星为度。半斤，柳条搅不住手，滴水成珠为度，去火略待少时，入乳香一两、没药六钱、朱砂二钱、轻粉二钱，亦徐徐搅入内，倾碗中，坐水出火毒。腰痛贴痛处。咳嗽贴肺俞二穴。痞块贴块上。诸般疮毒，随大小贴之，神效。

万灵膏龚竹林传

香油二斤，血余一握，同煎。柳条搅不住手，化尽将锅下地，入黄丹一斤，于油内滚起，略扇几下，紧搅不住手，滴水成珠为度。如不成珠，再于火上略煎，候成珠则止。又不可制过了，再入乳香、没药为末，各三钱，入内搅匀，孩儿茶、血竭加入尤妙。筋骨痛，加麝香少许。治久年顽疮、诸般恶毒、杖疮，纸摊贴之，无不神效。

通　治

方

牛黄清心丸　专治男妇诸风，缓纵不随，语言謇涩，头目眩晕，胸中烦郁，痰涎壅盛，卒然倒什，口眼相引，手足挛搐，脊背强直，口吐涎沫，或心下怔忡，健忘，癫狂痫病，言语错乱，神不守舍，或歌或哭，或痴或呆，忽如见鬼，或惊悸恐怖，心神恍惚，梦寐不安，虚烦少睡，喜怒无时，悲忧惨戚，或积热去血；骨蒸劳病，及小儿五痫天吊，急慢惊风，潮热发搐，头目仰视，或发痘疹，郁结不出，惊过昏迷，一切怪病，并宜服之。

人参二钱半　白术一钱半　白茯苓去皮，一钱二分半　当归一钱半　白芍一钱半　川芎一钱二分半　肉桂去皮，一钱　干姜泡，七分半　黄芩一钱半　柴胡一钱二分半　桔梗一钱三分　杏仁去皮尖，一钱二分半，另研　防风一钱半　麦门冬去心，一钱半　阿胶蛤粉炒，一钱七分　蒲黄二钱半，炒　神曲炒一钱半　白蔹七分半　山药一钱　甘草炙，五分　大豆黄卷即黄豆芽炒，一钱七分半　羚羊角镑，一钱半　犀角镑，二钱　雄黄八分　朱砂一钱半，加些尤妙　牛黄一钱二分　片脑一钱　麝香一钱　金箔一百二十张　大胶枣十枚，煮去皮核研膏

上各为细末，枣肉炼蜜二两，捣研为丸。每一两作十丸，金箔为衣，黄蜡包裹，停用一丸，或半丸。小儿一丸分作四服，切开去蜡皮，以薄荷汤或姜汤研化服，神效。

蜡包法

用圆木弹子如龙眼大，上穿一铁条，入水煮透听用。将黄蜡入水内溶化，其蜡浮水上，将水弹蘸蜡，一层一层上，俟蜡弹大有二分厚，入冷水内取出，用刀从铁条中劈开一半，取出木弹，后入药丸于内，放灯上略烘，蜡口即合住，再用铁条，插入蜡弹内，仍前再蘸蜡为衣，取出铁条，将指甲按塞其孔，不令透气，虽千百年，药不坏也。

神仙太乙紫金丹一名紫金锭，一名万病回春丹，一名玉枢丹

解诸毒，疗诸疮，利关窍，通治百病。此药真能起死回生，其效不可尽述。凡居家出入，不可无之。

山慈菇去皮洗，焙二两　文蛤一名五倍子，槌破，洗，焙二两　千金子一名续随子，去壳，棘色白者纸包研去油，成霜，一两　红芽大戟一名紫大戟，洗焙一两半，切不可误用绵大戟，色白者大峻利，反能伤人，弱人吐血慎之　麝香研，三钱

上制法，宜端午、七夕、重阳或天月德黄道上吉日。修合量药多寡，预期数日前，主人及医生俱斋戒沐浴，易瀚濯，及新洁衣巾履袜，于僻净静室焚香。将前五味，各为极细末，设盥洗盆，出入必净手熏香，各用新洁器盛，纸盖至期夙兴，主人率医生，焚火陈设药品，拜祷天地毕，用数盆，各逐盆，配合分两，搅和数百次极匀，仍重罗两遍，依方用糯米浓饮调和，于木臼内杵数千下，极光润为度。每锭一钱，每服一锭，病势重者，连服通利，一两行无妨，用温粥补住。要在斋心至诚，极其洁净，如法修制，毋令丧服体气，不具足人、妇人、鸡犬见之。治一切饮食，药毒虫毒，瘴气恶菌，河豚死牛马驼羸等诸毒，并用凉水磨服。南方蛊毒，瘴疠伤人，才觉意思不快，即磨服一锭，或吐或利，随手便愈。痈疽发背，对口天蛇头，无名疔肿，杨梅等，一切恶疮，诸风隐瘾疹赤肿未破时，及痔疮，并用无灰淡酒磨服，及用凉水调涂疮上，日夜各数次，觉痒立消。已溃出脓者，亦减分数。阴阳二毒，伤寒心闷，狂言乱语，胸膈壅滞，邪毒未发，及瘟疫、喉闭、缠喉风，冷水薄荷一小叶研下。心气痛并诸气，用淡酒或淡姜汤磨服。赤白痢疾、泄泻、肚腹急痛、霍乱、绞肠痧等证，及诸痰证，并用薄荷汤磨服。男子妇人急中癫邪、喝叫乱走、鬼交鬼胎鬼气，狂乱失心，羊儿、猪癫等风，中风中气、口眼歪斜，牙关紧急，语言謇涩，筋脉挛搐，骨节风肿，手脚腰腿、周身疼痛，行步艰辛，诸风诸痫，并用暖无灰酒下。自溢溺水死，心头暖者，惊死，鬼迷死，未隔宿者，冷水磨灌下。毒蛇疯犬，一应恶虫伤，冷水磨涂伤处，另用淡酒磨服。久近疟疾，临发时，东流水煎，桃柳枝汤磨下。小儿急慢惊风，五疳五痢，脾病黄肿，瘾疹疮瘤，牙关紧急，并用蜜水薄荷小叶同磨下及搽，量儿大小，一锭作二三服。牙痛，酒磨涂，及含药少许，良久吞下。汤火伤，东流水磨涂伤处。打扑伤损，炒松节，无灰酒下。年深日近，头疼太阳疼，用酒入薄荷研烂，磨纸花，贴太阳穴上。诸虫肿胀，大麦芽煎汤下。妇人女子经水不通，红花煎汤下，有孕妇人不可服。一家患传尸劳，兄弟五人，已死者三，方士令服此药，遂各进一锭，一下恶物如脓状，一下死虫如蛾[1]形，俱获生，其人遂以此药，广济尸证，无不验者。一女子久患劳瘵，为尸虫所噬，磨一锭服之，一时吐下小虫十余条，后服苏合香丸，半月遂如常，药品虽不言补，羸瘦人服之并效，诚济世卫身之宝也。每料费银不过数钱，可救数十人。内有山慈菇、千金子，皆有子可种，仁人君子，合以济人，阴功不小。一牛马六畜中毒，亦以此药，方可救之。

一方加雄黄，明透如石榴子者三钱，历试治诸般疮毒，大小奇效，不能尽述。

神仙万亿丸

勅封通微显化真人，即赤脚张三峰，神仙所授，不可妄传非人，幸宝之宝之。

神效仙方万亿丸，赤脚真人亲口传，为用朱砂及巴豆，不去巴油各五钱，酒煎五钱寒食面，丸如黍米豆如圆，清茶

---

[1] 如蛾：原脱，据日刊本补。

送下丸三五，管教万病立时痊。

外感风寒发热，姜葱汤下，出汗。内伤生冷，饮食茶清下。心痛，艾醋汤下。肠痛，淡姜汤下。霍乱吐泻，姜汤下。赤痢，茶清下。白痢，淡姜汤下。赤白痢疾，姜茶汤下。疟疾寒热，姜汤下。心膨气胀，姜汤下。伏暑伤热，冷水下。诸虫作痛，苦楝根汤下。大便闭结，茶下。小便不通，灯心汤下。积聚发热，茶下。咳嗽喘急，姜汤下。小儿急慢惊风，薄荷汤下。小儿诸病用此，百发百中。

上方于寒食日，用好酒和白面为饼，飞罗干白面于内，蒸熟，去包皮，将内白面收贮，至五月端午日午时，焚香于净室中制之，忌妇人鸡犬见之。

一粒金丹

阿芙蓉，要真正者一分，用粳米饭同捣烂作丸，力作三丸，每服一丸，未效，更进一丸，不可多服，宜照引服，大有奇效，不可尽述。

中风瘫痪，热酒吞下。口眼歪斜，羌活汤下。百节酸疼，独活汤下。四时伤寒，姜葱汤下。恶寒无汗，麻黄葛根汤下。恶风自汗，桂枝芍药汤下。阳毒伤寒，栀子汤下。阴毒伤寒，炒黑豆淋酒下。伤暑，滑石汤下。偏头风，川芎汤下。正头风，羌活汤。雷头风，薄荷汤下。晕头风，防风汤下。头风遍身寒热，麻黄汤下。肠风下血，槐花汤下，肠风痔漏，薄荷汤下。小肠气，川楝子汤下。膀胱气，小茴香汤下。疝气，肉苁蓉汤下。痢疾去红，黄连汤下。痢疾去白，干姜汤下。痢疾噤口，白术汤下。痢后重，白茯苓汤下。食物所伤，随伤物汤下。霍乱吐泻，藿香汤下。脾胃不和，热酒下。转筋，木瓜汤下。疟疾，桃柳汤下。劳咳，款冬花汤下。咳嗽，生姜汤下。热嗽，桑白皮汤下。虚嗽，干姜阿胶汤下。痰嗽，枳实生姜汤下。一切气痛，木香磨酒下。热痛，山栀子汤下。脐下痛，灯心汤下。两胁痛，热酒下。腰痛，木瓜汤下。脚气，槟榔木瓜汤下。腹胀痛，姜汤下。呕吐酸水，陈皮生姜汤下。十肿水气，桑白皮汤下。风肿，防风汤下。血肿，红花汤下。虚肿，白茯苓汤下。小便不通，瞿麦汤下。大便不通，枳壳汤下。淋漓，车前子汤下。砂淋，萱草汤下。石淋，海金沙汤下。上焦热，桔梗薄荷汤下。下元虚，热酒下。积病，黑牵牛汤下。气虚，白术汤下。吐血，茶下，或陈皮汤下。酒劳，甘遂汤下。色劳，石燕子汤下。气劳，木香汤下。损劳，乳香汤下。脾劳，当归汤下。心劳，远志汤下。四肢无力，牛膝汤下。消渴，赤小豆汤下。破伤风，黄蜡煎汤下。肚热痛，山栀子汤下。衄血，茅花汤下。眼痛，谷精草汤下。青盲眼，密蒙花汤下。内障，石决明汤下。翳膜，木贼汤下。羞明怕日，荆芥汤下。眼目赤痛，陈皮汤下。攀睛胬肉，石决明汤下。口痛，井花水下，或沙糖水下。牙痛，良姜汤下，花椒汤亦可。牙肿，羌活汤下。喘急，葶苈汤下。血气痛，乳香汤下。噎食，生姜丁香汤下。遍身生疮，金银花汤下。痈疽，黄芪汤下。瘰疬，连翘夏枯草汤下。杨梅疮，黄连栀子汤下。妇人月水不调，香附子汤下。月事或前或后，红花汤下。漏下，当归汤下。血崩，续断汤下。血不止，五灵脂汤下。败血冲心，红花汤下。血气痛，桃仁生地黄汤下。经闭不通，生地黄汤下。血虚，当归汤下。血热，柴胡汤下。血枯，牛膝汤下。胎死腹中，牛膝红花汤下。胎衣不下，童便酒下。产后热，井花水下。产后寒，吴茱萸汤下。产后虚劳，热酒下。骨蒸劳热，青蒿汤下。惊痫，杏仁汤下。狂风，麝香朱砂汤下。小儿急惊风，薄荷朱砂汤下。慢脾风，砂仁汤下。暗风，吴茱萸汤下。

金不换三七经验仙方

三七产于南丹等州，深山僻处，溪洞险阻，採取甚难，土人得之，珍重如金。每簇上七叶，下三根，故名三七，又名金不换，专治血不归经，效最莫比。

一、治金刃箭伤，及跌扑伤损，血出不止，自嚼少许，罨患处。

二、妇人血崩，量年远近，研末一二钱，服淡白酒或米饮服，一二次愈，或用四物汤加三七五分，煎服亦妙。

三、治吐血，用一钱或五分，自嚼，米饮送下，或八物汤，加三七五分，煎服。

四、肠风下血，用四物汤加三七五分煎服，或空心嚼烂，分温酒送下。

五、杖疮或刀破瘀血，取三七随伤大小，嚼罨患处即愈，未破，先服一二钱，亦使血不冲心，杖后亦宜服之。

六、产后血污不止，用一二钱碾末，米饮调服即止，自嚼亦妙。治男妇误中打伤，青肿不消，用少许嚼涂患处即消。

七、男妇害眼，十分沉泄，不开，用水磨少许，涂眼眶一宵即愈。

八、男妇赤白痢疾，用一二钱研末，米泔水调服。

九、蛇虎伤，用一二钱研末，酒调服，嚼少许，敷患处立愈。

十、治畏人下患毒，先吃少许，遇毒，毒即迈出，神效。

十一、男妇生无名肿毒或痈疽等疮，疼痛不止，用二三钱研细涂之，疼痛立止。或生疮毒，用醋磨涂，立消。

羽泽散

一、中风痰厥，不省人事，用生矾末二三钱，生姜自然汁调，灌服。

二、风痫久服，其涎随小便出，用生矾、细茶各一两为末，炼蜜丸梧桐子大，每二十丸，茶清下。

三、痰火壅盛，及声嘶，用生矾一钱，水花珠二分，半熔化作丸，每服三粒，白汤送下。

四、齁喘，用枯矾末一匙，临卧滚白汤调下，三四次愈。

五、痢疾用枯矾一钱，石膏二钱，共为末，白痢桂皮汤下，红痢甘草汤下。时气暑泄，老米汤下。

六、水泻，用枯矾、五倍子等份为末，面糊丸梧桐子大，每三十五丸，空心白水送下。

七、耳聋疼痛，或出水，用枯矾末吹之即愈。

八、瓮鼻塞肉，乃肺气盛，用枯矾末绵裹塞鼻中，数日自消矣，

九、鼻中肉赘，臭不可近，痛不可摇，枯矾加硇砂少许吹之，化水而消。

十、口疮，用生矾二钱，硼砂一钱，为末蜜调敷患处。一法用生矾、甘草等份为末，掺口立效。

十一、眼暴发疼痛，用枯矾末三钱，生姜自然汁调如膏，抹纸上，令患人闭目，将药贴眼上，烧一柱香痛即止，温水洗去。

十二、咽喉肿痛，水浆不下，死在须臾，用生矾入银珠少许，吹入即效。一法用枯矾、雄黄等份为末，吹喉即效。

十三、满颈生小瘰子，用生矾、地肤子煎水洗，数次即去。

十四、心腹痛，用生矾一钱，好醋煎服，立止。

十五、心腹冷痛，用生矾、胡椒各一钱为末，每服五分，黄酒调服。

十六、白浊，用枯矾、滑石各二两

为末，旱米糊丸梧桐子大，每五十丸，空心米饮下。一切疔疮、发背、鱼口，诸般恶疮，肿毒初发，用生矾不拘多少，熔化作丸如绿豆大，朱砂为衣，每服十丸，用连须葱七八根，煎一碗送下，汗出立已。已成者不伤生，未成者即消。

十七、痔疮初愈，便毒复生，用矾半生半枯为末，好酒调服，尽量饮之。发汗，汗后用油针刺患处。

十八、杨梅疮初起，用生矾末擦手足心。

十九、白癜风，用生矾末、硫黄等绢包入水，煮一日擦之。

二十、汤烫火烧肿痛，用生矾为末，香油调搽。

二十一、顽癣，用生矾硝等份为末，酒浆调搽数次。

二十二、脑漏，鼻流脓涕，用枯矾、血余炭等份为末，青鱼胆拌成饼，阴干研细，吹鼻中。

二十三、脚丫烂，用生矾细末掺之。

二十四、妇人产后阴痛烦闷，枯矾、五倍子等份为末，以桃仁研膏，拌匀敷之。

二十五、小儿脐中汗出，用枯矾末敷之。

二十六、小儿牙疳，用生矾装五倍子内，烧过为末掺上。

二十七、中诸毒，以生矾、茶牙末等份，冷水调下。

二十八、蜈蚣咬，用生矾、枯矾等份为末，水调搽患处，如有出血或出水，以药掺之。

二十九、天丝入眼，用好生矾一两研细，水调碗内，以舌浸之，丝从舌出。一切痈疽肿毒，用生矾末二钱，温酒调下立效。

三十、霍乱吐泻，头旋眼晕，手足转筋，四肢逆冷，枯矾末一钱，百沸汤点服。

三十一、毒蛇所伤，用生矾以滚水泡，洗其伤处。

三十二、臁疮，用枯矾末，陈酽醋敷疮四围，好皮上干则换，渐渐收敛，则渐渐敷之。一切肿毒疮疖，用生矾入水化开，用皮纸蘸矾水，频搭患处，立消。

三十三、诸肿毒发背，一应恶疮，用端午日取白矾研末，但遇疮毒初起，每三钱，加葱头切，拌匀，好酒调服。

三十四、乳鹅斗喉，用枯矾、白僵蚕炒，等份为末，吹之立已。

文蛤散

一、诸般肿毒疼痛，用五倍子炒为细末，醋调敷患处，立消。

二、自汗、盗汗不止，用五倍子为末，津液调填满脐中，绢帛缚之，过一宿即止。

三、偏坠气，用倍子五六个，烧存性为末，好酒调，空心服，以醉为度。

四、聤耳，俗云耳底脓出，用倍子烧存性为末，吹入耳中。

五、火眼疼痛，风热肿烂，用倍子、蔓荆子等份，水浓煎，温洗之。

六、久痢腹痛，日夜无度，不思饮食，倍子、枯矾等份为末，醋糊为丸，每三四十丸，空心米汤下。

七、脱肛，用倍子半斤，水煮极烂，盛在桶中熏之，待温以手慢慢托上。一法，以倍子为末敷之，频托。

八、手冻裂疮，用倍子为末，牛骨髓调搽疮口，以帛缚之。

九、妇人赤白带下，用倍子炒桃仁，炒去皮尖，等份为末，空心烧酒调服。

十、小儿夜啼，用倍子末，津调纳脐中，即止。

十一、发背痈疽，用好醋，炆倍子，入猪脑髓同捣如膏贴之。如疮在左，用左边脑。一鱼口疮，初出三五日，用倍子炒为末，入百草霜，醋调贴患处，一日夜即消。

十二、中药毒，用五倍子二两重研细，用无灰酒调服，毒在上即吐，在下即泻，大效。

附　箴三首警医一首

明医箴

今之明医，心存仁义，博览群书，精通道艺。洞晓阴阳，明知运气。药辨温凉，脉分表里。治用补泻，病审虚实。因病制方，对证投剂，妙法在心，活变不滞。不炫虚名，惟期博济；不计其功，不谋其利；不论贫富，药施一例。起死回生，恩同天地。如此名医，芳垂万世。

庸医箴

今之庸医，炫奇立异，不学经书，不通字义。妄自矜夸，以欺当世。争趋人门，不速自至。时献苞苴，问病为意，自逞明能，百般贡谀。病家不审，模糊处治。不察病原，不分虚实；不畏生死，孟浪一试。忽然病变，急自散去。误人性命，希图微利。如此庸医，可耻可忌。

病家箴

今之病家，多惜所费。不肯急医，待至自愈；不求高明，希图容易；不察病情，轻投妄试。或祷鬼神，诸般不啻。履霜不谨，坚冰即至。方请明医，病已将剧。纵有灵丹，难以救治。懵然不悟，迟误所致。惟说命尽，作福未至。这般糊涂，良可叹息。如此病家，当革斯弊。

警医箴

至重惟人命，最难却是医。病源须洞察，药饵要详施。当奏万全效，莫趁十年时。死生关系大，惟有上天知。叮咛同志者，济世务如斯。

劝善良方[1]

失气失其平谓之疾，则气疾之偏者亦谓之疾。今人有过不喜，人规讳疾，忌医者多矣。然为人大要不过孝悌忠信礼义廉耻八者而已。余于暇日撰择二十四味良药，着立一方，名“千金不易丹”，令人日服一剂，每服用屋漏水、新良姜同煎，其味深长最宜详玩。又以是八者成口占八绝，临服时歌以咽之，勤嚼细服，厥疾自廖矣。谨奉四方贤士，慎勿以毒药弃口苦而不服，自甘于贞疾也。

千金不易丹

为父要栀子　为子要香附
为母要莲子　为子要知母
为兄要地榆　为弟要抚芎
为臣要钟乳　为官要荆芥
夫妻要合欢　媳妇要慈菇
朋友莫阿胶　妯娌莫辛夷
为人要君子　待人要枳实
存心要厚朴　贻谋要远志
乡邻要李仁　贫穷要甘遂
为富莫狼毒　临财莫枸杞
义理要决明　读书要官桂
往事要苁蓉　遇事要蜀葵

口占八绝

孝

游子天涯欢久违，思亲每望白云飞，昊天罔极恩难极，翘长官空泪满衣。

弟

伯仲贤名亘古今，埙篪迭奏意尤深，

[1] 原本缺，均据日刊本补。

俾余怀抱期相和，不在声音只在心。

忠

三顾茅庐恩欲酬，出师未捷竟淹留，功名却负英雄愿，一点丹心死不休。

信

范张三载约如期，千里云山竟不辞，客至主人鸡黍熟，交游到此是相知。

礼

周公礼乐欲如何，治国安民贵用和，古往今来遵圣道，万年芳躅镇山河。

义

吾生最爱范公贤，却为宗人立义田，千顷恩波遗后世，百年谁后更依然。

廉

解绶归来卧北窗，飘然白日到羲皇，门垂五柳交游息，靖节高风趣味长。

耻

不餐周禄秉忠竭，甘贫去采阳山蕨，此心耻与污者同，千古清风吹汉月。

圣人千言万语教人为善，余特立二十四味劝善良方，尤揭其大者八事，以告人观者，幸咀嚼方歌意味，亦未必非进善之一助也，敢曰诗云乎哉。

云林医人龚廷贤漫书